ビジュアル
生理学・口腔生理学
第4版

PHYSIOLOGY AND ORAL PHYSIOLOGY

編 集

日本大学松戸歯学部教授　　吉垣純子

北海道医療大学歯学部教授　石井久淑

執 筆（50音順）

北海道医療大学歯学部教授　　　石井久淑

大 阪 歯 科 大 学 准 教 授　　井上　博

日本大学松戸歯学部准教授　　　加藤　治

奥 羽 大 学 歯 学 部 教 授　　川合宏仁

松 本 歯 科 大 学 教 授　　北川純一

大 阪 歯 科 大 学 教 授　　合田征司

日本歯科大学新潟生命歯学部教授　佐藤義英

大 阪 歯 科 大 学 講 師　　寒川延子

神 奈 川 歯 科 大 学 准 教 授　　高橋聡子

奥 羽 大 学 歯 学 部 講 師　　古山　昭

神 奈 川 歯 科 大 学 講 師　　水野潤造

日本大学松戸歯学部教授　　　　吉垣純子

学建書院

第4版発行にあたり

　本書は，2008年の初版発行以来，改訂，増刷を経て，このたび第4版を上梓することとなりました．初版から編集に携わってこられた和泉博之先生，浅沼直和先生から引き継ぎ，本書改訂をまとめさせていただきました．

　第3版初刷の発行が2014年ですので，10年ぶりの大きな改訂となります．その間に歯科医師国家試験出題基準も改定が進みました．高齢者や全身疾患をもつ患者への対応，摂食機能を含む口腔機能の維持向上，医療安全やショックへの対応など，歯科医師として求められる技能・知識が増加しています．いずれも根本に，生理学の基本的な知識をもつことが必要な内容です．歯科医師にとって，生命現象のメカニズムを解き明かす生理学を理解し，その考え方を修得することはますます重要になっています．

　近年，生理学分野で，これまでブラックボックスの部分が多かった物質輸送や感覚受容に関する分子が同定され，生命現象における役割が急速に解明されてきました．生理学研究の発展に伴い，古典的な生理学で取り扱ってきた個体の行動や反応を，細胞レベル・分子レベルからも理解することが必要になっています．そのため，本書でもタンパク質などの生体分子の記述が増えましたが，分生生物学の専門的な知識がなくても読み解ける範囲に収まっていると思います．

　シンプルな図を多く活用し，文章も平易に読みやすくという初版からのコンセプトを受け継ぎ，改訂にあたっても内容を増やしすぎず，できるだけ図表を使った説明を心がけました．「ビジュアル」という書名にふさわしく，視覚的に概念をとらえやすい模式図を多数用いました．今年度から歯学部において共用試験が公的化され，その合格が歯科医師国家試験の受験資格を得るための要件となりました．CBTは，視覚素材を用いた問題がほとんどですので，図を読み解く力が得点に結びつきます．わかりやすい図表に慣れ親しむことで，その読解力を養うことができれば幸いです．

　本書は歯学部生の教育を念頭に書かれていますが，歯学部生のみならず歯科衛生士をはじめとするコメディカルの学生にとっても親しみやすく理解しやすい教科書となっていると思います．本書を通して，多くの方に生理学の面白さを伝えることができればと願ってやみません．

　最後に，本教科書作成にあたって株式会社学建書院の多大なるご尽力に感謝するとともに，ご執筆いただきました諸先生方にこの場を借りて御礼申し上げます．

2024年12月

吉垣　純子

石井　久淑

はじめに

　本書は，歯科大学・歯学部の学生を対象に，できるだけ単純に，見やすく，理解しやすく，そして，CBTや歯科医師国家試験に十分対応できることを目標に共同執筆した.

　学生が生理学・口腔生理学の講義を受ける際に予習しやすく，かつ講義その他で得た知識を整理し，要点の把握に役立つように，"冗長な記述をさけ，簡明な箇条書きで，図はカラーに"という編集方針のもと，各専門分野で実際に研究・教育されている8名の先生方の共同執筆となっている.

　生理学・口腔生理学実習の感想を学生に問うと，他の基礎科目の実習に比べ，何をやっているかがわかって楽しいという答が返ってくることが多い. これは，生理学・口腔生理学実習は，自分の身体の仕組み・機能を理解する実習だからと思われる.

　このように，生理学・口腔生理学実習は，自分自身の身体の仕組みから複雑な人間の身体の仕組みを理解していくことから，比較的興味をもつ学生が多い. しかし，それが生理学・口腔生理学の講義への興味に結びつかないのはなぜだろうか.

　第一の原因として，一般の生理学教科書の内容があまりに難解かつ膨大な量になっていることが考えられる. 科学の進歩はめざましく，生理学・口腔生理学の分野においても例外ではないが，教科書にそのすべてを詳細に盛り込むあまり，学生が利用するには焦点が絞りにくいものが多い. 他方，日本全国どの歯科大学・歯学部でも，生理学・口腔生理学の講義や実習に費やされる時間はおおよそ同じと思われる（80〜90分を1コマとすると，1年間の講義時間が50〜60回，実習時間が20〜25回）.

　この限られた講義時間で学生が生理学・口腔生理学を理解するためには，コンパクトに整理し，必要最小限の基本的内容を記載した教科書の必要性を感じたのが，今回の共同執筆の始まりである.

　近い将来，患者さんと向き合ったとき，患者さんの病気の治療には，生理学・口腔生理学の十分な知識が不可欠である. これらを念頭に，専門書としてのレベルを落とすことなく，できるだけわかりやすい生理学・口腔生理学教科書を目指した. 学生諸氏の手引き書として役立つことを願っている.

　本教科書作成にご賛同頂き，終始ご尽力賜りました学建書院 大崎真弓氏に深く感謝したい.

2007年12月

執筆者代表　和泉　博之

もくじ

I 生理学

1 生理学の基礎
◆吉垣純子◆

- A 生理学で学ぶこと……………2
  - 1 恒常性（ホメオスタシス） 2
  - 2 動物性機能と植物性機能 3
- B 細胞から器官系へ……………3
- C 細 胞……………4
  - 1 細胞の構造 4
- D 体 液……………6

- 1 体液の種類 6
- 2 体液の組成 7
- E 細胞膜を介した輸送……………8
  - 1 受動輸送 8
  - 2 能動輸送 9
  - 3 エキソサイトーシスと
     エンドサイトーシス 9

2 神 経
◆A～D：石井久淑／E：佐藤義英◆

- A ニューロンの構造と働き……………10
  - 1 ニューロン 10
  - 2 グリア細胞（神経膠細胞） 11
  - 3 膜 電 位 12
  - 4 細胞膜とイオンチャネル 12
  - 5 静止（膜）電位 14
  - 6 活動電位 15
  - 7 電気緊張電位 17
- B 興奮の伝導……………18
  - 1 興奮伝導の仕組み 18
  - 2 興奮伝導の三原則 18
  - 3 跳躍伝導 18
  - 4 神経線維の興奮伝導速度と分類 19
  - 5 興奮伝導に影響を及ぼす因子 20
- C 興奮の伝達……………21
  - 1 化学シナプスの構造と働き 21
  - 2 シナプス伝達の仕組み 22
  - 3 電気シナプス 22
  - 4 興奮性シナプスと抑制性シナプス 22

- 5 シナプス接続の型 23
- 6 神経伝達物質の種類 24
- 7 受容体の種類 25
- 8 シナプス伝達の特徴 26
- D 末梢神経系……………28
  - 1 末梢神経系の分類 28
  - 2 脳 神 経 29
  - 3 脊髄神経 30
  - 4 自律神経系 32
- E 中枢神経系……………42
  - 1 脊 髄 42
  - 2 脳 幹 49
  - 3 間 脳 51
  - 4 小 脳 53
  - 5 大 脳 54
  - 6 学習と記憶 58
  - 7 睡 眠 59
  - 8 言 語 61
  - 9 汎性投射系 61

3 感 覚
◆北川純一◆

- A 感覚の種類……………64
  - 1 特殊感覚 64
  - 2 体性感覚 64
  - 3 内臓感覚 65
- B 適刺激と受容器，順応……………65
  - 1 適刺激 65
  - 2 感覚受容器 66
  - 3 順 応 66
- C 受容と認知……………67

- 1 一次感覚細胞と二次感覚細胞 67
- 2 感覚変換 68
- 3 大脳皮質一次体性感覚野 68
- D 視 覚……………69
  - 1 眼球の構造 69
  - 2 網膜の構造 70
  - 3 視覚の受容機構：明順応，暗順応 71
  - 4 視力，屈折異常 72
  - 5 色覚，色覚異常 74

6　視覚の中枢機構：伝導路，視覚野　74
E　聴　　覚‥‥‥‥‥‥‥‥‥‥‥‥‥‥76
　　1　音，周波数と音圧　76
　　2　聴　覚　器　77
　　3　聴覚の識別　79
　　4　聴覚の中枢機構：伝導路，聴覚野　80
　　5　難聴，加齢変化　80
F　平衡感覚‥‥‥‥‥‥‥‥‥‥‥‥‥‥81
　　1　平衡器官の構造：半規管，耳石器　81
　　2　平衡感覚の中枢機構　82

　　3　眼　　振　82
G　体性感覚‥‥‥‥‥‥‥‥‥‥‥‥‥‥83
　　1　受容野と感覚点　83
　　2　皮膚の感覚受容器　84
　　3　皮膚感覚の中枢伝導路　87
　　4　深部感覚（固有感覚）　89
H　内臓感覚‥‥‥‥‥‥‥‥‥‥‥‥‥‥91
　　1　内臓痛覚　91
　　2　関　連　痛　91

4　筋と運動（運動系）　　　　　◆石井久淑◆

A　筋の種類と働き‥‥‥‥‥‥‥‥‥‥‥92
B　骨格筋の構造と働き‥‥‥‥‥‥‥‥‥93
　　1　筋線維と筋原線維　93
　　2　白筋線維と赤筋線維　95
C　筋収縮の仕組み‥‥‥‥‥‥‥‥‥‥‥96
　　1　運動単位　96
　　2　神経筋接合部　97
　　3　興奮収縮連関　98
D　筋の収縮様式‥‥‥‥‥‥‥‥‥‥‥‥99
　　1　単収縮と強縮　99
　　2　等張性収縮と等尺性収縮　99
　　3　筋の疲労　100

　　4　拘　　縮　100
　　5　硬　　直　100
E　筋のエネルギー供給‥‥‥‥‥‥‥‥101
　　1　ローマン反応　Lohmann reaction　101
　　2　解　　糖　102
　　3　酸化的リン酸化
　　　　（クエン酸回路と電子伝達系）　102
　　4　筋の熱産生　102
F　心筋と平滑筋‥‥‥‥‥‥‥‥‥‥‥103
　　1　心　　筋　103
　　2　平　滑　筋　104

5　血液とリンパ　　　　　　　　◆吉垣純子◆

A　血液の役割‥‥‥‥‥‥‥‥‥‥‥‥106
B　血　　球‥‥‥‥‥‥‥‥‥‥‥‥‥107
　　1　血球の分化　107
　　2　赤血球と酸素運搬　108
　　3　白血球と免疫　109
　　4　血小板と止血　110
C　血　　漿‥‥‥‥‥‥‥‥‥‥‥‥‥112

D　血　液　型‥‥‥‥‥‥‥‥‥‥‥‥112
　　1　ABO 式血液型　113
　　2　Rh 式血液型　114
E　リンパ，脳脊髄液‥‥‥‥‥‥‥‥‥114
　　1　脳脊髄液　114
　　2　リンパ液　114
F　浮　　腫‥‥‥‥‥‥‥‥‥‥‥‥‥115

6　循　　環　　　　　　　　　　◆川合宏仁◆

A　血液循環‥‥‥‥‥‥‥‥‥‥‥‥‥116
　　1　血液循環　116
　　2　循環としての役割　116
　　3　血液循環の経路　116
B　心臓の構造と働き‥‥‥‥‥‥‥‥‥118
　　1　心臓の構造と機能　118
　　2　心筋細胞　119
　　3　刺激伝導系　119
　　4　心周期および心音　120
　　5　心拍数，心拍出量　123
　　6　心　電　図　123
C　血　管　系‥‥‥‥‥‥‥‥‥‥‥‥127

　　1　血管の構造　127
　　2　血　　圧　129
D　循環調節‥‥‥‥‥‥‥‥‥‥‥‥‥132
　　1　神経性調節　132
　　2　液性調節　135
E　特殊循環‥‥‥‥‥‥‥‥‥‥‥‥‥136
　　1　冠　循　環　136
　　2　内臓循環（門脈）　136
　　3　脳　循　環　137
　　4　胎児循環　137
F　リンパ系（リンパ循環）‥‥‥‥‥‥138
　　1　組織間隙とリンパ管の仕組み　138

2 リンパの流れ　139
3 リンパ系の機能　139
4 組織液およびリンパ液の産生機序　140

7 呼　　吸　◆川合宏仁◆

A 呼　吸　器 ···················142
　1 呼吸器の構造とその働き　142
B 呼吸のステップ ···············144
　1 外呼吸と内呼吸　144
C 換　　気 ····················144
　1 呼吸運動　144
　2 肺気量　146
D ガス交換 ····················148
　1 ガス分圧　148
　2 拡　散　149
E 血液によるガス運搬 ············150

1 O_2の運搬　150
2 CO_2の運搬　152
3 血液の緩衝作用　153
F 呼吸の調節 ··················154
　1 呼吸中枢　154
　2 呼吸の化学的調節　154
　3 その他の呼吸調節　155
G 呼吸の異常 ··················156
　1 異常呼吸　156
　2 歯科に関連した異常呼吸　156

8 消化と吸収　◆吉垣純子◆

A 三大栄養素の消化と吸収 ·········158
B 消化の過程 ··················159
　1 糖質の消化と吸収　159
　2 タンパク質の消化と吸収　160
　3 脂質の消化と吸収　161
C 消化液と消化酵素 ·············162
　1 唾　液　162
　2 胃　液　162
　3 膵　液　164
　4 胆　汁　165
　5 腸　液　166
D 消化管運動 ··················166
　1 消化管の基本構造　166

2 消化管の神経支配　167
3 消化管平滑筋　167
E 口腔から大腸までの消化・吸収過程 ·······168
　1 口腔内消化　168
　2 胃　168
　3 小　腸　168
　4 大　腸　169
　5 排便機構　169
F 肝臓の働き ··················170
　1 肝臓の構造　170
　2 代謝における肝臓の役割　170
G 消化管ホルモン ···············172

9 排　　泄　◆吉垣純子◆

A 腎臓の構造 ··················174
　1 腎小体　175
　2 尿細管　175
　3 腎循環　176
B 尿の生成 ····················176
　1 尿の性状　176
　2 糸球体濾過　177
　3 尿細管における再吸収と分泌　178

4 水の再吸収と尿の濃縮　180
5 酸塩基の調節　181
6 クリアランスと腎機能評価　183
C 排　　尿 ····················185
　1 腎臓から膀胱へ　185
　2 膀胱における蓄尿　185
　3 神経支配　186

10 内 分 泌　◆吉垣純子・加藤　治◆

A 内分泌調節 ··················188
　1 ホルモンの機能　188
　2 ホルモンとホルモン産生細胞　188
　3 ホルモンの種類とその特徴　189

4 ホルモンの作用　192
5 ホルモンの分泌調節　192
B 視床下部-下垂体前葉系 ··········194
　1 視床下部ホルモン　194

2 下垂体前葉ホルモン　194

C　内分泌器官の特徴と分泌ホルモン……………195
1 下垂体後葉　195
2 副腎皮質と副腎髄質　195
3 甲状腺と副甲状腺　196

D　糖代謝調節………………………………………197
1 血糖値を低下させるホルモン　197
2 血糖値を上昇させるホルモン　198
3 脂肪細胞による調節　199

E　カルシウム代謝調節……………………………199
1 副甲状腺ホルモン
parathyroid hormone（PTH），
パラトルモン　200
2 活性型ビタミン D_3　200
3 カルシトニン　201

F　体液量調節………………………………………201
1 バソプレッシン　201

2 アルドステロン　201
3 心房性ナトリウム利尿ペプチド
（ANP）　202

G　ストレス応答……………………………………203
1 ストレスと内分泌　203
2 ストレス応答　203

H　睡眠とホルモン…………………………………204
1 メラトニン　204
2 コルチゾール　204
3 成長ホルモン　204

I　内分泌異常………………………………………205
1 下垂体ホルモン異常　205
2 甲状腺ホルモン異常　205
3 副甲状腺（上皮小体）ホルモン異常　206
4 糖尿病　206
5 副腎皮質ホルモン異常　206

11　生　殖
◆吉垣純子・加藤　治◆

A　性　決　定………………………………………208
1 性染色体　208
2 性分化　208

B　男性生殖器………………………………………209
1 精　巣　209
2 精　子　210

C　女性生殖器と性周期……………………………211
1 卵　巣　211
2 月経周期　212

3 妊娠と分娩　213
4 閉　経　213

D　性ホルモン………………………………………214
1 視床下部-下垂体前葉系による制御　215
2 性腺刺激ホルモン　215
3 テストステロン　216
4 エストロゲン　216
5 プロゲステロン　216

12　体　温
◆石井久淑◆

A　体温の恒常性……………………………………218
1 核心温度と外殻温度　218
2 体温の変動　219

B　熱の産生と放散…………………………………219
1 熱の産生（産熱）　220
2 熱の放散（放熱）　221
3 放熱の促進と放熱の防止　222

C　体温調節機構……………………………………223

1 温度受容器　223
2 体温調節反応　223
3 セットポイント仮説　224

D　体温調節障害……………………………………225
1 発　熱　225
2 うつ熱（高体温）　226
3 低　体　温　226

Ⅱ　口腔生理学

13　口腔生理学の意義　　◆石井久淑◆

A　口腔生理学の意義 ………………228
B　歯・顎・口腔系の特徴 …………228
　1　咀　嚼　228
　2　嚥　下　229
　3　嘔　吐　229
　4　言語形成　229
　5　口腔の体性感覚　229
　6　唾　液　229
　7　血流調節　230
C　歯・顎・口腔系と全身機能との関係…………230
　1　口腔内環境と認知症　230
　2　口腔と誤嚥性肺炎　230
　3　口腔と筋力　230
　4　歯周病と糖尿病　231
　5　歯周病と循環器疾患　231

14　歯および歯周組織の生理　　◆合田征司◆

A　歯の機能 …………………………232
　1　歯の構造と機能との関係　233
　2　歯の硬組織成分　233
　3　歯の硬組織の物理的性状　235
　4　歯　髄　237
B　歯周組織の機能 …………………238
　1　セメント質　238
　2　歯根膜　238
　3　歯　肉　240
　4　歯槽骨　241
　5　口腔粘膜　241
　6　口　唇　242
　7　頬　242
　8　口　蓋　242
　9　舌　243

15　口腔・顎顔面の感覚　◆A・B：北川純一／C・D：古山　昭・川合宏仁◆

A　感覚の種類と機能 ………………244
B　口腔・顎顔面の体性感覚 ………244
　1　口腔感覚の伝導路　244
　2　顔面皮膚の感覚　246
　3　口腔粘膜の感覚　246
　4　歯の感覚　248
　5　歯根膜の感覚　251
　6　舌の深部感覚　253
　7　咀嚼筋感覚　253
　8　顎関節の感覚　254
C　味　覚 ……………………………255
　1　味覚の概要　255
　2　5基本味と味物質，味覚閾値　256
　3　舌乳頭と味細胞　257
　4　味覚受容機構　259
　5　味覚異常（味覚障害）と味覚検査　263
　6　味覚の老化　265
D　嗅　覚 ……………………………266
　1　嗅覚の概要　266
　2　嗅覚受容体　267
　3　嗅覚受容器　267
　4　嗅覚伝導路　268

16　咬合および顎運動　　◆合田征司◆

A　咬　合 ……………………………270
　1　生理的咬合　270
　2　咬合の機能サイクル　272
B　下顎位 ……………………………273
　1　下顎安静位　273
　2　咬頭嵌合位　274
　3　中心咬合位と中心位　274
　4　下顎位感覚　275
　5　下顎の限界運動　275
　6　顎運動と顎関節　277
C　咀嚼筋 ……………………………278
　1　構　成　278
　2　機　能　279
D　下顎の随意運動 …………………281
E　顎反射 ……………………………282
　1　下顎張反射　282
　2　歯根膜咬筋反射　283
　3　緊張性歯根膜咀嚼筋反射　283

4　閉口反射（狭義の閉口反射）　284　　　　　5　開口反射　284

17　咀　　嚼　◆高橋聡子・水野潤造◆

A　咀嚼の役割……………………………286
B　咀嚼運動の調節………………………286
　　1　咀嚼運動様式　286
　　2　咀嚼過程と咀嚼周期　287
C　咀嚼運動の神経性調節………………288
　　1　中　枢　性　288
　　2　末　梢　性　290
D　咀嚼リズムの形成……………………291
　　1　中枢性パターン発生器（CPG）　291

　　2　咀嚼リズムの形成機構　291
E　舌の役割………………………………292
　　1　舌の構造　292
　　2　舌の機能　293
　　3　咀嚼時の舌運動　293
F　咀嚼能力………………………………294
　　1　咬合力と咀嚼力　294
　　2　食品の粉砕度による咀嚼能力の測定　298
　　3　咀嚼能力を測定するその他の方法　301

18　吸啜，嚥下，嘔吐　◆合田征司・寒川延子◆

A　吸　　啜………………………………302
　　1　吸　　啜　302
　　2　吸啜と口腔内の形態　302
　　3　吸啜運動　303
B　嚥　　下………………………………304
　　1　嚥下運動　304

　　2　嚥下の神経機構　307
C　嘔　　吐………………………………308
　　1　原　　因　308
　　2　症　　状　308
　　3　嘔吐の過程　308
　　4　嘔吐中枢　308

19　唾液腺および唾液　◆吉垣純子◆

A　唾液腺の種類と構造…………………310
　　1　唾液腺の種類　310
　　2　唾液腺の構造　310
B　唾液の産生……………………………312
　　1　水・電解質の分泌　312
　　2　タンパク質の分泌　314
　　3　唾液の組成変化　315
C　唾液分泌調節…………………………318
　　1　自律神経の一次中枢　318
　　2　上位中枢　318
　　3　血流の関与　318
　　4　唾液分泌量　319
D　唾液の生理作用………………………320
　　1　消化作用　320

　　2　口腔粘膜・歯質の保護作用　320
　　3　潤滑作用　320
　　4　抗菌・殺菌作用　320
　　5　pH 緩衝作用　321
　　6　抗脱灰作用・再石灰化作用　321
　　7　溶媒作用　321
　　8　洗浄作用　321
　　9　排泄作用　321
E　唾液と疾患……………………………321
　　1　口腔乾燥症　321
　　2　唾液と齲蝕　322
　　3　唾液と粘膜疾患　322
　　4　唾液と嚥下障害　323
　　5　唾液とウイルス疾患　323

20　発声と構音　◆合田征司・井上　博◆

A　発　　声………………………………324
B　構　　音………………………………324
C　発声および構音にかかわる器官……325
　　1　発声器官　325
　　2　発声の機序　326
　　3　音声の種類　327
　　4　音声の性状　327
　　5　構音器官とその運動　328

　　6　鼻咽腔閉鎖機能不全と構音　329
D　構音の様式……………………………329
　　1　言語音の形成　329
　　2　母　音　329
　　3　子　音　330
　　4　半母音　331
E　構音運動および音声の記録と発音検査法……332
　　1　パラトグラム　332

2　音声スペクトルによる方法　333
3　語音明瞭度試験法（語明度試験法）　336

F　言語中枢……………………………………336
1　ブローカ Broca 野
（運動性言語野：前頭言語中枢）　336
2　ウェルニッケ Wernicke 野
（感覚性言語野：側頭言語中枢）　336

G　歯科臨床と発音障害………………………337
1　上顎前歯欠如，開咬　337
2　口 蓋 裂　337
3　舌小帯短縮症　337
4　有床義歯　337
5　オーラルフレイル　337

付　生物学を学ぶための化学の基礎知識　◆吉垣純子◆

1. 元素と原子，分子　338
2. 原子量，分子量，式量　338
3. イオンと電解質　339
4. 化学反応式　340
5. モルと当量　340

6. 酸，塩基，塩　340
7. pH　341
8. 酸化還元　341
9. 拡散と浸透，浸透圧　342

参考文献　345
和文索引　347
数字・欧文索引　359

I

生 理 学

1 生理学の基礎

■ Objective ■

生理学 Physiology は，生命現象を理論的に解明しようとする学問である．細胞・組織・器官のヒエラルキーと相互作用が，生体という１つのシステムを構築・維持する機構を明らかにすることを目指している．正常な人体の機能を知ることから，疾病の原因を学ぶ病理学や薬の作用を学ぶ薬理学につながっていく．

本章では，生理学を理解するための基本的な知識として，細胞，体液，膜輸送について学ぶ．

A　生理学で学ぶこと

　生理学は人間の体を維持し，生きていくメカニズムを明らかにする学問である．Physiology の語源は，ギリシャ語の Phyusis（自然）と logos（理論，法則）に由来する．Phyusis は自然全体を対象とするが，次第に物質を扱う Physics と生命を扱う Physiology に分かれた．生理学は生体の構造を取り扱う解剖学と対をなしている．構造・形態を取り扱う解剖学に対して，生理学は機能を理解する学問であるが，機能と構造を切り離して考えることはできない．機能は構造に依存し，機能を理解することは構造の意味を見いだすことにつながる．したがって，解剖の知識と結びつけながら生理学を学ぶことが必要である．

1 恒常性（ホメオスタシス）

　生理学を学ぶにあたり，「恒常性」という概念を理解することが重要である．恒常性とは，外部環境に変化が生じても，体の中の生理的条件や構造（内部環境）を一定に保つ仕組みをいう．恒常性の維持に重要な働きをはたすのが内分泌系と神経系である．外部環境の変化を感知する仕組みと，その変化に対応して代償的に身体をコントロールすることで，生命を維持できる一定の範囲内に収める．

　内部環境の恒常性の維持の概念を打ち出したのは，19 世紀フランスの生理学者であるクロード・ベルナール Claude Bernard である．ベルナールは，生命現象もさまざまな物理現象と同様に物理化学的法則に従い因果で決定されていると考え，著書である『実験医学研究序説』において，医学における実験の重要性を説いた．その後，アメリカの生理学者であるウォルター・B・キャノン Walter B. Cannon がギリシャ語で「一定の状態を保つ」という意味で，ホメオスタシスという言葉を提案した．生理学は恒常性を維持するために身体がどう働いているかを理解する学問と考えることができる．

　恒常性の破綻が疾病につながることから，生理学は病理学の基礎になる．疾病の原因と成り立ちを考えるうえで生理学の知識が必要になる．また，安全な歯科治療を行うためには，口腔だけでなく循環や呼吸など生命維持に直結する機能を理解しておかなければならない．

動物性機能と植物性機能

生体で営まれている生命現象を動物性機能と植物性機能に分ける考え方がある．

動物性機能とは，人間の意識上にのぼる感覚や，自分の意志で行う運動をつかさどる機能である．一方，循環や呼吸，排泄のように自分の意志とは無関係にコントロールされる機能を植物性機能とよぶ．動物性機能をつかさどるのが体性神経であり，植物性機能をつかさどるのが自律神経および内分泌である．

B 細胞から器官系へ

細胞は生命の基本単位といわれる．細胞の発見は，フック R. Hooke のコルクの観察からはじまり，シュライデン M. J. Schleiden とシュバン（シュワン）T. Schwann により，すべての生物は細胞から構成されていると提唱された（細胞説）．ヒトの体は60兆の細胞から構成されていると長らくいわれてきたが，近年になって数え直され，ビアンコーニ E. Bianconi らが提唱した約37兆個という数字が受け入れられている．

細胞が秩序だって集まり，組織を形成する（図1-1）．組織には上皮組織，支持組織および結合組織，神経組織などがある．これらの組織が集まり1つの機能を担う器官（臓器）を形成する．心臓や肺，肝臓が器官に相当する．共通の働きをもつ器官の集まりを器官系とよび，心臓と血管で構成する循環器や気管や肺で構成する呼吸器，消化管と消化腺からなる消化器が代表的なものである．器官系が協調して働くことによって個体を維持している．

■図1-1■生体を構成する分子，細胞，組織，器官，器官系とその大きさ

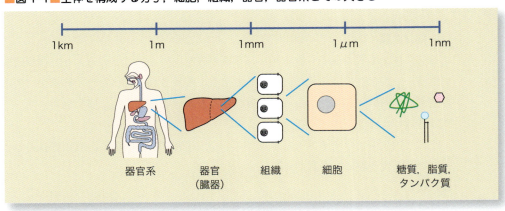

C 細　胞

ヒトの細胞は細胞膜で囲まれ，細胞の内側は液状の細胞質基質で満たされている．細胞質中には細胞内小器官（オルガネラ）とよばれる脂質二重膜で包まれた構造物が存在し，それぞれ細胞を維持するための機能をもっている（図1-2）．

細胞はさまざまな形と大きさをもつ．体内で最大の細胞は直径500 μmの卵細胞で，直径2～3 μmの血小板と比較すると100倍以上の違いがある．また，神経線維とよばれる神経細胞は軸索を1 m近く伸ばすものもある．血管壁を構成する内皮細胞は扁平に薄く伸展し，核以外の場所では厚さは0.05～0.2 μmほどである．また，赤血球のように核や細胞内小器官を失った細胞も存在する．

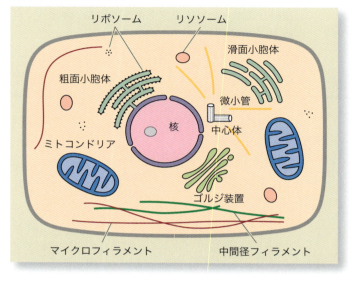

■図1-2■細胞の構造

1 細胞の構造

(1) 細胞膜

おもにリン脂質で構成される脂質二重膜が細胞内外を隔てている．リン脂質は親水性のリン酸を外側に，疎水性の脂肪酸を内側にして二重に配置されているため，体液中に膜として安定して存在する．内側が疎水性のため，脂質などの疎水性物質は容易に膜を通過する一方で，親水性物質は透過しない選択的透過性をもつ．

脂質二重膜中にはイオンチャネルやポンプ，受容体などの細胞内外の輸送やシグナル伝達に働くタンパク質が埋め込まれている．

(2) 核

核膜によって囲まれた中に，個体の遺伝情報であるデオキシリボ核酸（DNA）を保存している．核膜には核膜孔があり，核内と細胞質は物質の行き来が可能である．DNAはヒストンタンパク質と複合体を形成し染色体（クロマチン）として存在する．ヒトでは22対の常染色体と1対の性染色体，計46本の染色体をもつ．

ほとんどの細胞では核は1つだが，骨格筋細胞のように多核の細胞や赤血球や血小板のように無核の細胞もある．

(3) 小胞体

脂質二重膜で構成された扁平状の膜構造物である．表面にリボソームが結合した粗面小胞体

と，リボソームが結合していない滑面小胞体がある．

　リボソームはタンパク質とRNAからなる15〜20 nmの粒子であり，mRNAを翻訳してタンパク質合成を行う．リボソームには，小胞体と結合せず細胞質に存在する遊離リボソームもある．

　滑面小胞体の役割は細胞ごとに異なるが，副腎皮質細胞におけるステロイドホルモンの合成や，肝細胞における脂質の合成や代謝，筋細胞におけるCa^{2+}の貯蔵にかかわる．

(4) ミトコンドリア

　生物の共通エネルギーであるアデノシン三リン酸（ATP）合成にかかわる小器官であり，外膜と内膜の二重の膜構造をもつ．内膜は内部に突き出した構造をとり，クリステとよばれる．クリステにはATP合成に必要なTCA（クエン酸）回路や電子伝達系などの酵素群が存在する．

　生体活動に用いられるエネルギーは，栄養素を代謝して得られる自由エネルギーをアデノシン三リン酸（ATP）として化学エネルギーに変換した形で用いられる（図1-3）．ATPは，アデノシンに3個のリン酸基が結合した物質で，γ位のリン酸基が加水分解された際に大きなエネルギーを放出する（高エネルギーリン酸結合）．筋収縮や物質輸送など，ほとんどすべての活動がATPでまかなわれるため，ATPをエネルギーの通貨とよぶ．

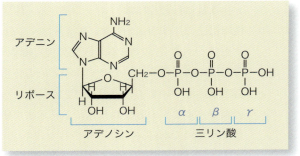

■図1-3■アデノシン三リン酸（ATP）の構造

(5) ゴルジ装置

　核の近くに存在する扁平な袋状の膜が重なった構造物である．粗面小胞体で合成されたタンパク質に対して糖鎖の付加や輸送先の決定を行う．

(6) リソソーム

　タンパク質分解酵素など，多くの加水分解酵素を含む膜状構造物で，内部は酸性に保たれている．細胞内外から取り込まれた物質を分解する働きがある．

(7) 中心体

　微小管形成中心ともよばれ，細胞骨格の1つである微小管は，中心体から伸びる形で形成される．2個の中心小体が直角にL字に配置されて1つの中心体をつくる．細胞分裂時には中心体は2つに自己複製し，細胞内の離れた位置に移動して紡錘体形成の起点となる．2つの中心体は，紡錘体の中点に配置された染色体を両側に引っ張り均等に分配する．

(8) 細胞骨格

　細胞内にみられる繊維状構造で，細胞の形状維持や細胞運動にかかわる．直径によって微小管，マイクロフィラメント，中間径フィラメントに分類される．

　微小管：直径20 nm．チューブリンによって構成される．

　マイクロフィラメント：直径5〜9 nmの線維．アクチンで構成されることからアクチンフィラメントともよばれる．

　中間径フィラメント：直径10 nm．サイトケラチンやビメンチンなど多くの種類が存在する．

D 体液

1 体液の種類

　体内に含まれる水を体液といい，細胞外液と細胞内液に分けられる．

　細胞外液には，血管やリンパ管等の脈管内を循環する循環液と，脈管外の組織中にある間質液（組織間液，組織液）がある．毛細血管から漏出した水分は間質液になるが，間質液は血管壁を透過して，またはリンパ管の回収を経て再び血液に戻される（**図1-4**）．脳室とくも膜下腔には間質液と似た組成の脳脊髄液が存在する．脳組織中の血管には血液脳関門が存在し，血漿から脳脊髄液への物質移動は制限されており，必要な成分だけが選択的に輸送される．

　体液量は性別や年齢によって異なる．体液は平均的な成人男性では体重の約60％を占める．女性は脂肪の比率が高いため，体液量はやや低く55％である．新生児の体重に占める割合は成人よりも多く，約75％である．成人男性で細胞外液は体重比約20％，細胞内液は約40％であり，細胞内液のほうが多い．それぞれの体液の体重比を**図1-5**に示す．体液量の加齢による変化は，細胞内液の減少による．これは，1細胞当たりの内液量の減少というよりは，体を構成する細胞数の減少によるものと思われる．さまざまな臓器，器官において実質細胞が失われ，結合組織が増加するためである．

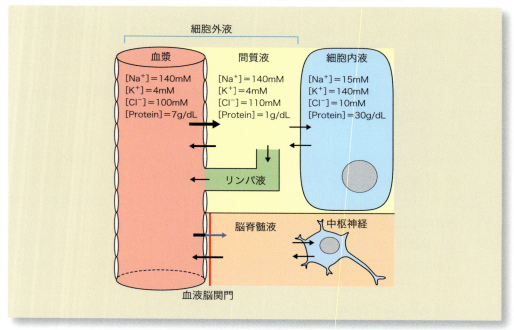

■**図1-4** ■**体液の種類と水の移動**
細胞外液には血漿と間質液，また間質液と似た成分のリンパ液，脳脊髄液がある．
（「森本俊文ほか編：基礎歯科生理学，第6版，p.52，図3-2，医歯薬出版，2014」より許諾を得て転載）

■図1-5■体重に対する体液の割合

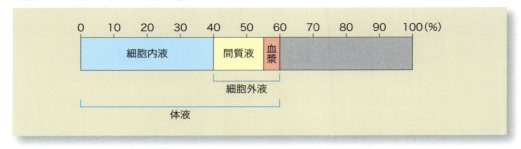

② 体液の組成

　細胞は，脂質二重膜で構成された細胞膜により細胞内外が区切られており，そのイオン組成は大きく異なる（図1-6）．細胞内液には陽イオンとしてカリウムイオンが多く含まれているが，細胞外液ではナトリウムイオンが大半を占める．細胞外液の組成は，細胞が発生した38億年前の海のイオン組成に類似していると考えられている．

　血液における血球以外の液体成分を血漿という．血漿と間質液（組織間液，組織液）のイオン組成はほとんど同じである．血漿と間質液の組成で大きく異なるのは，血漿のほうが，タンパク質濃度が高いという点である．多くの血漿タンパク質は，肝臓で合成され，血液中に分泌される．血管壁は，イオンやグルコースは自由に行き来できるが，タンパク質は血管内から間質へはほとんど漏れ出さない．そのため，間質液と血漿の間にはタンパク質濃度の違いから生じる浸透圧差（膠質浸透圧差）が存在する．

■図1-6■体液のイオン組成
縦軸は当量で示しているため，2価イオンが多い細胞内液のほうが細胞外液よりも総量が高くなっているが，浸透圧にはほとんど差がない．
（「貴邑冨久子，根来英雄：シンプル生理学，第7版，p.320，図17-2，南江堂，2017」より許諾を得て転載）

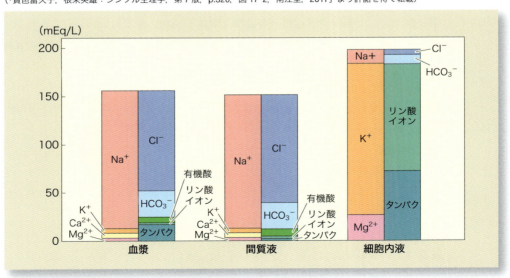

E　細胞膜を介した輸送

　細胞と外界は細胞膜で隔てられている．細胞膜は脂質二重膜で形成されており，脂質など無極性の物質は通すが，イオンのような極性をもつ物質はほとんど通らない．そのため，細胞内外のイオン組成を分けることができる．しかし，細胞が生きるためには，さまざまな物質を細胞外とやりとりする必要がある．そこで，物質が細胞膜を通過するメカニズムが存在する（**図1-7**）．

■**図1-7**■**細胞膜を介した物質輸送**

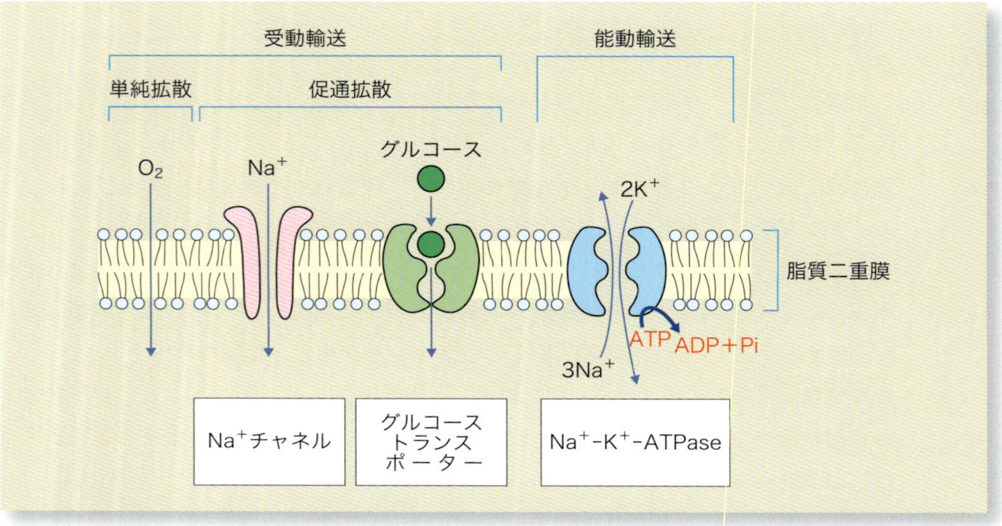

1　受動輸送

　細胞膜を介して細胞内外に物質の濃度差がある場合，濃度勾配に依存した拡散力によって物質が移動することを受動輸送という．濃度勾配がつくる化学ポテンシャル以外のエネルギーを必要としない．

（1）単純拡散

　極性をもたない O_2，CO_2，N_2などの気体や，ステロイドホルモンのような脂溶性物質は，脂質二重膜を特別な装置なしで通過する．

（2）促通拡散

　極性をもつ物質は，脂質二重膜をそのままでは通過できないため，チャネルや輸送体（トランスポーター）とよばれる膜タンパク質が必要となる．チャネルや輸送体には選択性があり，特定の物質の輸送にかかわる．

　チャネル：イオンや水などの低分子を通過させる単純なゲートである．

　輸送体：一度対象物質と結合したのち，構造変化することによって，細胞膜の一方から他方へと輸送する．輸送体とよばれるタンパク質のなかには，エネルギーを使わない受動輸送にかかわるものと，ATPを代謝する能動輸送にかかわるものの両方が含まれる．グルコースを濃度勾配に

従って輸送するグルコース輸送体（GLUT）は，エネルギーを使用しない輸送体の代表例である．

2 能動輸送

濃度勾配に従わず，ATPエネルギーを用いる輸送を能動輸送という．Na^+-K^+-ATPase（ナトリウムカリウムポンプ）およびABC輸送体が能動輸送を行う．Na^+-K^+-ATPaseは，ATPを分解するごとに，細胞内からナトリウムイオン3分子を細胞外へくみ出し，カリウムイオン2分子を細胞外から細胞内へ輸送する．体内の全細胞に存在し，細胞内外のイオン組成を維持している．全身のエネルギーの約30％がNa^+-K^+-ATPaseによる輸送に消費されるといわれている．P-糖タンパク質はABC輸送体の1つで，薬物の細胞外への排泄にかかわる．

自分自身はATPを直接利用せず，他の輸送体がATPを消費してつくる濃度勾配を利用して，物質輸送を行う輸送体も存在する．ナトリウム依存性グルコース輸送体（SGLT）は，Na^+-K^+-ATPaseがつくり出すNa^+の濃度勾配を利用して，グルコースを濃度勾配に逆らって輸送する．これを二次性能動輸送という．

受動輸送や二次性能動輸送にかかわる輸送体を担体（キャリア）とよぶことがある．

3 エキソサイトーシスとエンドサイトーシス

分泌顆粒やシナプス小胞は，細胞膜と同じ脂質二重膜でできている．細胞膜に接近し，小胞の脂質二重膜と細胞膜の脂質二重膜がつながる（膜融合）ことで，小胞の中身を細胞外に分泌する（**図1-8**）．これをエキソサイトーシス（開口放出，開口分泌）という．エンドサイトーシス（飲食作用）は，エキソサイトーシスの逆のステップで，細胞外の物質を取り込み，細胞内に輸送する．

■**図1-8**■**エキソサイトーシスとエンドサイトーシス**

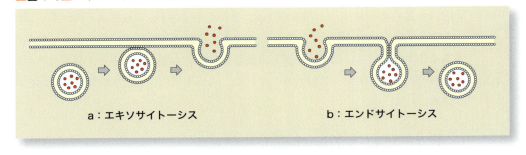

a：エキソサイトーシス　　b：エンドサイトーシス

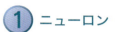

■ Objective

神経系は生体の外部環境や内部環境の変化に関する情報を脳へ伝達し，それらの情報を処理・統合するとともに，脳の指令を筋や腺などの臓器に伝達してそれらの働きを調節するシステム（系）である．

本章では，①神経系を構成する神経組織（ニューロンと支持細胞）の構造と働き，②神経情報（興奮）の発生および③興奮の伝導および伝達における一般的な性質を学ぶ．次いで，末梢神経系（体性神経系と自律神経系）と中枢神経系（脳と脊髄）の働きを学ぶ．

A　ニューロンの構造と働き

神経組織は，神経細胞（ニューロン）とその支持細胞（グリア細胞）からなる．

1　ニューロン

　ニューロンは細胞体，樹状突起，軸索およびその終末にある神経終末部によって構成される．ニューロンの神経終末部と他のニューロンあるいは筋や腺細胞との接合部は，シナプスとよばれる（図2-1）．ニューロンは，生体内外の環境変化（刺激）によって興奮する興奮性組織の一種である．身体の多くの細胞は生後も分裂して増殖するが，ニューロンは胎児の間に盛んに分裂・増殖して，生後早い時期に分裂を停止する．ニューロンの形や大きさはさまざまだが，他の細胞と同様に1つの核，細胞内小器官を含む細胞質および細胞膜からなる．ニューロンでつくられる神経情報（活動電位）は軸索を伝わり（伝導），神経終末部から他の細胞へ伝わる（伝達あるいはシナプス伝達）．軸索の長さはさまざまで，長いものは約1 mに達する．樹状突起は他のニューロンからの情報を受け取る機能をもっている．樹状突起は通常数本の突起として細胞体から起始し，多数の枝に分かれる．著しく発達した樹状突起は，小脳のプルキンエ細胞にみられるように，まるで海藻のように細かく枝分かれしている．大脳皮質内には約140億個のニューロンがあると推定されている．

■図2-1■ニューロン（神経細胞）の基本構造

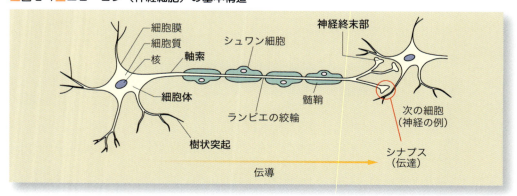

グリア細胞（神経膠細胞）

　ニューロンは諸種の支持細胞によって包まれており，これらの支持細胞をグリア細胞（神経膠細胞）という．

　末梢神経系のグリア細胞では，軸索を取り巻くシュワン細胞が重要である．軸索とシュワン細胞をまとめて神経線維という．神経線維は，有髄線維と無髄線維の2つに大別される（**図2-2**）．有髄線維は，シュワン細胞が軸索の周りに幾重にも巻きついて，軸索の周囲に脂質とタンパク質の混合物からなる鞘をもっている（**図2-2-a**）．この鞘は髄鞘あるいはミエリンとよばれ，軸索を絶縁する働きをもつ．髄鞘は神経線維の全長にわたって存在するのではなく，1〜2mmごとに切れ目がある．これをランビエの絞輪という．髄鞘を形成していない神経線維は，無髄線維とよばれる．無髄線維では，1つのシュワン細胞が数本の軸索を包んでいる（**図2-2-b**）．

　中枢神経系（脳や脊髄）にはニューロンの約5〜10倍の数のグリア細胞があり，多くの突起を出して複雑な網目をつくり，そのなかにニューロンを支えている（**図2-3**）．グリア細胞はニューロンを支持するとともに，ニューロンと血液との間の栄養や代謝産物などの物質交換にもかかわる．また，グリア細胞はニューロンと異なり，活動電位は発生せず，生後も分裂機能をもつ．中枢神経系のグリア細胞には，アストロサイト（星状膠細胞）やオリゴデンドロサイト（希突起膠細胞）およびミクログリア（小膠細胞）などがある．アストロサイトは，ニューロンと血液間での物質交換にかかわる．オリゴデンドロサイトは軸索を取り巻くが，髄鞘を形成するものとしないものとがあり，末梢神経系のシュワン細胞に相当する．ミクログリアはマクロファージの一種で，異物の除去に働く．

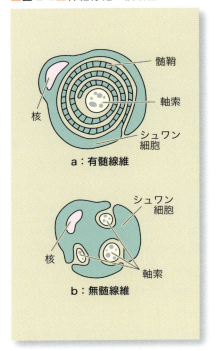

■図2-2■神経線維の横断面

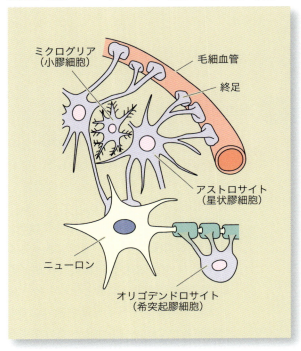

■図2-3■ニューロン，グリア細胞と毛細血管の関係

3 膜電位

　細胞膜はその内外の溶液中のある物質は透過させるが，他の物質は透過させない性質をもつ．これを細胞膜の選択的透過性という．細胞膜のイオンに対する選択的透過性は細胞外液と細胞内液で異なるイオン分布をつくり出すため，細胞膜の内側と外側との間には電位差が生じる（図2-4，表2-1）．この電位差は膜電位とよばれ，細胞内外に電位差が存在することを分極という．

■図2-4■細胞内外のイオン分布

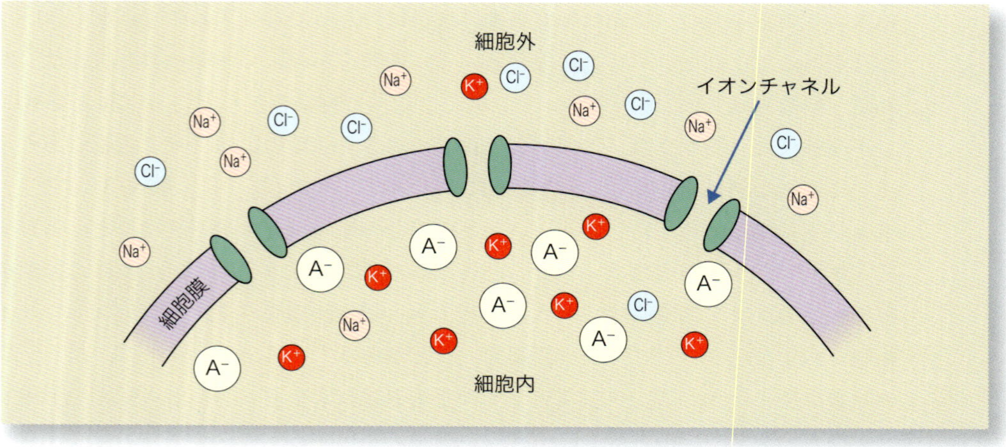

■表2-1■細胞外液と細胞内液のイオン組成の違い

イオン	細胞外液	細胞内液
Na^+	150	15
Cl^-	125	10
K^+	5	150

（ネコの神経細胞）　（mmol/L）

4 細胞膜とイオンチャネル

　ニューロンにおいても，細胞膜の主成分はリン脂質二重層であり，リン脂質二重層はイオンをほとんど通さない非電導性である．しかし，膜電位が発生するためには，細胞膜をイオンが透過する必要がある．このため，リン脂質二重層にはイオンの通路であるイオンチャネル（タンパク質で形成される）が埋め込まれていて，イオンはこのイオンチャネルを通って細胞内外を移動する（図2-5-a）．イオンチャネルにはゲートが備わっており，ゲートが開いたときのみ，イオンは通過できる（図2-5-b）．イオンチャネルは，膜電位の変化によってゲートが開閉する電位依存性チャネル，特異的な化学物質（リガンド）によってゲートが開閉するリガンド感受性チャネルおよび細胞膜の伸展が刺激となってゲートが開閉する機械感受性チャネルに大別される．

　また，イオンチャネルは細胞外に選択的フィルターをもっており，チャネルに特有なイオン（Na^+，K^+，Ca^{2+}やCl^-など）だけを選択的に通過させる．たとえば，Na^+のみを通すものはNa^+チャネル，K^+のみを通すものはK^+チャネルとよぶ．チャネルは1つの細胞当たり数万個もあり，

■図2-5■イオンチャネルの構造とイオン電流

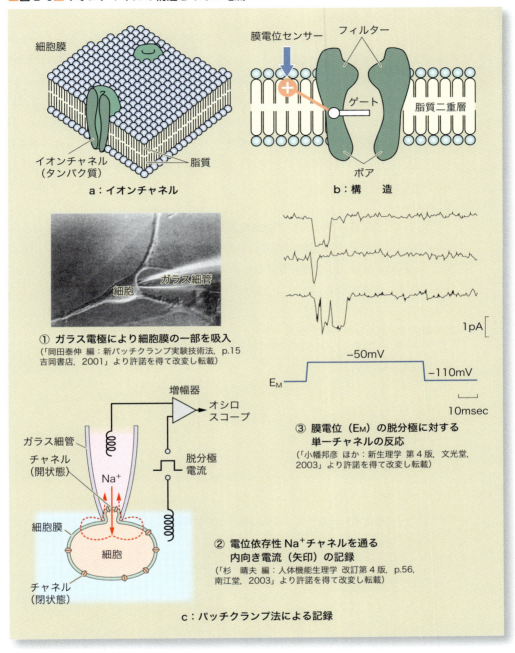

ゲートが開いているときにイオンが移動して電流が流れる．細胞膜の小片（パッチ）を微小電極（内径 0.5～3 μm）に吸いつけて，そのパッチに含まれるチャネルの活動を電圧固定法で調べる方法がパッチクランプ法である（図2-5-c）．

⑤ 静止（膜）電位

　静止時のニューロンの細胞内は，細胞膜を境として細胞外に対して約-70〜-90 mVの負電位を示す．この膜電位は静止電位とよばれる．ニューロンを含む細胞の細胞外にはNa$^+$やCl$^-$が多いのに対して，細胞内にはK$^+$とタンパク質陰イオンが多量に存在する（図2-4参照）．静止時の細胞膜のイオン透過性は，K$^+$が他のイオンに比べて著しく高い．このため，K$^+$はK$^+$チャネルを通過して拡散によって細胞内から細胞外へ流出する．しかし，流出したK$^+$は，膜を自由に拡散することのできない細胞内のタンパク質陰イオンに電気的に引き寄せられ，細胞外から細胞内に流入する（ドナンの膜平衡）．このとき，理論的にネルンストの方程式（図2-6）によって得られるK$^+$の平衡電位（K$^+$の外向きと内向き流束が釣り合った電位）が，静止電位に非常に近い（図2-7）．

　実際には，静止時のニューロンの細胞膜はわずかなNa$^+$を透過する．しかし，細胞膜には濃度勾配に逆らってNa$^+$を細胞内から細胞外へ送り出すように働く仕組みがある（図2-7）．この仕組みは，エネルギー（ATP）を使って行われる能動輸送であり，ナトリウムポンプ（Na$^+$-K$^+$-ATPase）とよばれる．ナトリウムポンプは，細胞内外のイオンの不均衡な分布の維持に重要である．

■図2-6■ ネルンストの方程式
自然対数を常用対数になおして式の右に示す（37℃の場合）．

$$E_K = \frac{RT}{FZ_K} \ln \frac{[K^+]_o}{[K^+]_i} = 61.5 \log \frac{[K^+]_o}{[K^+]_i}$$

E_K ：カリウムの平衡電位
R ：気体定数
T ：絶対温度
F ：ファラデー定数
　　（1モルのイオンがもつ電荷量）
Z_K ：K$^+$の原子価(+1)
$[K^+]_i$ ：K$^+$の細胞内濃度
$[K^+]_o$ ：K$^+$の細胞外濃度

■図2-7■ 静止電位時のイオンの受動輸送と能動輸送

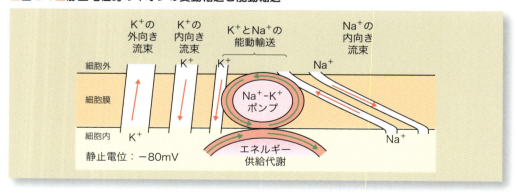

6 活動電位

　神経細胞の静止電位（負の膜電位）は，諸種の要因により0に向かって変化することがある．これを脱分極という．脱分極がある一定の値（閾膜電位）に達すると，神経細胞は自動的に興奮して活動電位（インパルスあるいはスパイクともいう）を発生する（**図2-8-a**）．これは，静止時では閉じている電位依存性Na$^+$チャネルが開放して，Na$^+$の膜透過性が急速に増加し（静止時の約500倍），細胞外のNa$^+$が拡散によって細胞内に流入することで生じる（**図2-8-b**）．このとき，膜電位は上昇して0に近づき，この時期を活動電位の脱分極相という．次いで，膜電位は0を超えてプラスになり，膜電位が逆転してNa$^+$の平衡電位（＋30～＋40 mV）に近づく．この活動電位のプラスの電位部分は，オーバーシュートとよばれる．

　一方，活動電位が0を超えてプラスになるにつれて，膜のK$^+$に対する透過性は増加して，細胞外へのK$^+$の流出を促す（**図2-8-b**）．このため，活動電位は頂点に達したあと，急速に下降して再び負の静止電位に戻る．この時期を活動電位の再分極相という．再分極相では，一般に緩徐な電位変動（後電位）がみられる（**図2-8-a**）．膜電位が，静止電位より陰性方向に変化することを過分極という．ニューロンの場合，活動電位の持続時間は数ミリ秒の範囲である．活動電位発生中に流入したNa$^+$と流出したK$^+$は，ナトリウムポンプによってゆっくりと元の分布状態に戻される．

■**図2-8**■**活動電位**

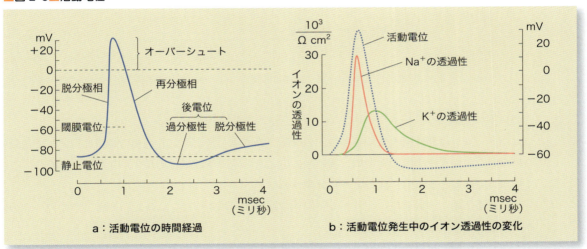

a：活動電位の時間経過　　　b：活動電位発生中のイオン透過性の変化

　生理学では，神経や筋を興奮させるために電気刺激が用いられる．その理由は，①組織を破壊せずに反復して用いることができる，②刺激の三要素である，振幅（刺激の強さ），持続時間および時間的変化（立ち上がりの勾配）などを自由に選択できるからである．

(1) 閾膜電位と閾値

　ニューロンが興奮して活動電位を発生するためには，急速なNa$^+$の細胞内流入を引き起こす大きさの脱分極が必要となる．このような脱分極はNa$^+$が流入すると，さらに脱分極してNa$^+$の透過性が増大するという自己再生的な過程により生じる．このときの膜電位は閾膜電位とよび，閾

膜電位まで膜電位を脱分極させる強さの刺激を閾値（閾刺激）という．閾値は興奮（活動電位）を起こすことのできる最小の刺激の強さであり，閾値の低い細胞ほど興奮性が高い．

(2) 全か無の法則

図2-9に示すように，閾値よりも低い刺激（閾下刺激）は脱分極を起こしても，刺激を除くと活動電位を発生せずに元の静止電位に戻る．刺激の強さを増して閾値に達すると，脱分極の大きさが閾膜電位に達して活動電位が発生する．また，刺激の強さをさらに増した刺激（閾上刺激）を加えた場合でも，活動電位の大きさは閾値の場合と同様である．

このように，ニューロンは刺激が閾値に達しなければ活動電位は発生せず，閾値以上の刺激であれば，刺激強度の大小に無関係に一定の形と大きさの活動電位を発生する．これは活動電位における全か無の法則とよばれ，活動電位のデジタル信号としての性質を示している．

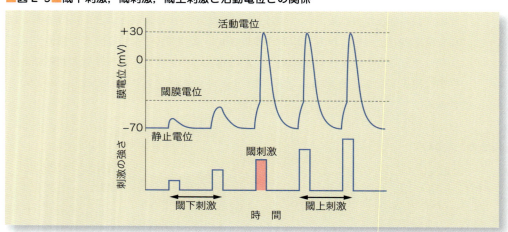

■図2-9■閾下刺激，閾刺激，閾上刺激と活動電位との関係

(3) 不応期

ニューロンに閾刺激を数ミリ秒以内の間隔で繰り返し加えると，最初の刺激に反応して活動電位が起こるが，その後，短期間，閾刺激に応じた一定の活動電位の発生がみられなくなる．この期間は不応期とよばれ，次のように分類される．

絶対不応期：活動電位の上昇相と下降相の期間は，ニューロンは新たに興奮できない．この時期は絶対不応期とよばれる．

相対不応期：絶対不応期終了後も細胞は興奮しにくく，活動電位を誘発するための閾値は通常よりも大きくなる．この時期を相対不応期という．相対不応期中は，活動電位の大きさが通常よりも小さくなる．これは，活動電位発生後，不活性状態になったNa^+チャネルが再分極相で次第に回復するためである．

(4) 強さ-時間曲線

矩形波電流刺激でニューロンに興奮を起こしたときの刺激電流の強さと持続時間との関係を表したものが強さ-時間曲線であり，直角双曲線で表される（図2-10）．しかし，ある一定の電流値以下では，いくら持続時間を長くしても興奮は起こらない．そこで，十分長い刺激持続時間のとき，興奮を起こすことができる最小の電流の強さ（閾値）を基電流とよび，基電流に要する最小

■図2-10■強さ-時間曲線

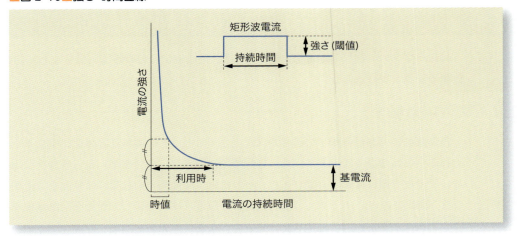

刺激時間を利用時とよぶ．しかし，厳密な利用時を求めることはむずかしいので，およその基電流を求めて，その2倍の強さの電流の強さについて活動電位発生に必要な刺激持続時間を求める．これを時値（クロナキシー）という．

閾値は興奮しやすさを量的に表すのに対し，時値は興奮性の時間的要素の比較に用いられ，時値が小さい組織ほど興奮性は高いといえる．

 電気緊張電位

　2本の細胞外電極を用いて細胞膜に閾下刺激電流を流すと，興奮は起こらないが電極の近くで閾値の変化が起こる．これは電気緊張とよばれる．電流は陽極から陰極に流れるため，陰極の直下では細胞の内側から外側に電流が流れて，脱分極により閾値が低くなる．一方，陽極の直下では細胞外から内側に電流が流れて，過分極となり閾値が高くなる．この電位は電極の直下で最も大きく，電極から離れるに従って次第に減少する．このような電位変化は，電気緊張電位とよばれる（図2-11）．

■図2-11■電気緊張電位

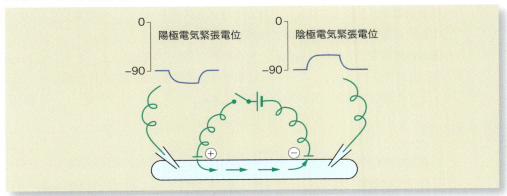

B 興奮の伝導

ニューロンの一部に活動電位が発生すると，活動電位は軸索を電気信号として伝わる．これは，興奮の伝導とよばれる．

1 興奮伝導の仕組み

神経線維の一部が興奮して活動電位を発生すると，その隣接部との間に電位差を生じて電流が流れる．これは局所電流とよばれ，細胞外では静止部（非興奮部）から興奮部に向かい，細胞内ではその逆方向に流れる（図2-12）．その結果，隣接部の細胞膜には外向き電流が流れることになり，隣接部のNa⁺チャネルの活性化により膜電位は脱分極して新たな活動電位を生じる．このように次々と隣接部に活動電位を発生させることで，興奮が伝導する．

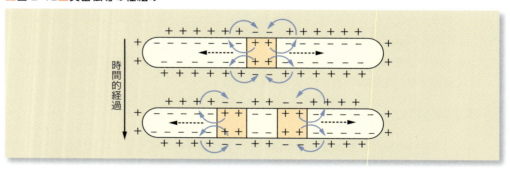

■図2-12■興奮伝導の仕組み

2 興奮伝導の三原則

神経線維の興奮伝導には，次の3つの原則がある．

不減衰伝導：神経線維の直径その他の性状が一様な場合は，興奮（活動電位）の大きさは減衰せず，一定の大きさで伝導する．

絶縁伝導：多数の神経線維が平行して神経線維束をつくっている場合，1本の神経線維が興奮しても，隣接する他の神経線維には興奮が起こらない．

両方向性伝導：生体外に摘出した神経線維の一部を刺激すると，そこで生じた興奮は軸索を両方向に伝導する．しかし，生体内では興奮は通常決まった一方向に伝導する．これは，最初に興奮が生じた部位には不応期が生じるためである．

3 跳躍伝導

活動電位が伝導する速度は，髄鞘（ミエリン）をもつ有髄線維が無髄線維に比べて著しく速い．有髄線維では髄鞘で覆われた部分の膜は絶縁されているため，局所電流は髄鞘が一定間隔で途絶えているランビエの絞輪のみを流れていく（図2-13）．したがって，新たな活動電位は1つのランビエの絞輪から次の絞輪へ，そこから次の絞輪へと，次々に髄鞘を飛び越えながら発生する．

■図 2-13■有髄神経における跳躍伝導

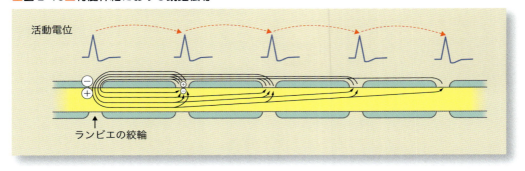

このような伝導様式は跳躍伝導とよばれ，伝導速度は髄鞘のない場合よりも著しく速くなる．

④ 神経線維の興奮伝導速度と分類

ニューロンの興奮伝導速度は，無髄線維（直径＝軸索）および有髄線維（直径＝軸索＋髄鞘）においても線維の直径が大きいほど速い．これは，太い線維ほど隣接した膜に電流が流れやすく，よりすみやかに閾値まで脱分極されるからである．伝導速度は，無髄線維では線維の直径の平方根に比例し，有髄線維では線維の直径にほぼ比例する．神経の興奮伝導速度は，約1 m/s（細い無髄線維）から約100 m/s（太い有髄線維）の範囲にある．

末梢神経は，興奮の閾値や太さも異なるさまざまな神経線維が束になって走行している．このような神経線維の束を神経束（神経幹）という．十分に長い神経束の一端を電気刺激して，すべての神経線維を興奮させたとき，他端から活動電位を記録する（図2-14-a）と，活動電位にはいくつかの峰分かれがみられる（複合活動電位，図2-14-b）．これは，その神経束に異なる伝導速度をもつ線維が含まれていることを示しており，速い神経線維の活動電位は，遅い神経線維の活動電位よりも速く記録部位に到達する．

■図 2-14■神経束の電気刺激と活動電位

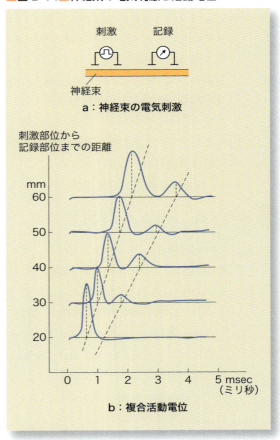

■表2-2■末梢神経の分類

a：哺乳類の神経線維の分類

神経線維の型		機　能	線維の直径（μm）	伝導速度（m/s）
A	α	固有感覚，α運動神経	12～20	70～120
	β	触覚，圧覚	5～12	30～70
	γ	筋紡錘へのγ運動神経	3～6	15～30
	δ	痛覚，温度覚	2～5	12～30
B		自律神経節前線維	<3	3～15
C	脊髄後根	痛覚，温度覚	0.4～1.2	0.5～2
	自律神経性	自律神経節後線維	0.3～1.3	0.7～2.3

b：哺乳類の感覚神経線維の分類

数字式分類	起　源	文字式分類との対応
Ⅰa	筋紡錘のらせん形終末	Aα
Ⅰb	ゴルジ腱受容器	Aα
Ⅱ	筋紡錘の散形終末，触覚，圧覚の受容器	Aβ
Ⅲ	痛覚，温度覚の受容器	Aδ
Ⅳ	痛覚，温度覚の受容器	C

　これらの神経線維は伝導速度の速いほうから順にA線維，B線維およびC線維とよばれ，A線維群はさらにα，β，γおよびδの4群に分類される（Erlanger-Gasserによる神経線維の分類，**表2-2-a**）．運動や感覚に関する信号を伝える神経線維は有髄のA線維に，自律神経節前線維は有髄のB線維に分類される．A線維とB線維は伝導速度に重なりがあるが，B線維はスパイクの持続時間が長いなどの電気的性質の違いを考慮して分類されている．痛覚（遅く鈍い痛み）や温度覚を伝える神経線維は無髄のC線維に分類され，自律神経節後線維もC線維に含まれる．

　また，感覚（求心性）線維の場合，Ⅰa，Ⅰb，Ⅱ，ⅢおよびⅣ群という分類もある（Lloyd-Huntによる神経線維の分類，**表2-2-b**）．Ⅰ，Ⅱ，ⅢおよびⅣ群線維はそれぞれ**表2-2-a**のAα，Aβ，AδおよびC線維に対応する．

⑤ 興奮伝導に影響を及ぼす因子

　神経線維の太さは興奮伝導速度に違いを生じさせるばかりでなく，局所麻酔薬の効きやすさにも関係する．局所麻酔薬は，細胞内に侵入してから膜の内面に作用する．この場合，細い神経線維から順にブロックが起きる．これは，細い神経線維は太い神経線維に比べて表面積/体積比が大きいので，麻酔薬が有効な細胞内濃度に達するのが速いためである．そのため，痛覚が麻痺したあとも，運動神経活動や触・圧覚は残存していることが多い．また，神経が走行している部位を皮膚表面から長時間圧迫すると，興奮伝導が遮断されて麻痺が起こる（伝導ブロック）．この場合は，太い線維のほうが影響を受けやすく，細い線維は圧迫の影響を受けにくい．さらに，温血動物の神経線維の興奮伝導は6～7℃以下になるとブロックされ，40℃以上でも興奮性が低下して興奮伝導速度は遅くなる．

C　興奮の伝達

　シナプスにおける興奮の伝達は，一般に化学的に行われる．この場合，神経終末部に興奮が達すると，そこから神経伝達物質という化学物質が放出され，次の細胞に作用してその細胞の膜電位を変化させる（化学シナプス）.

1　化学シナプスの構造と働き

　シナプスは次のような基本的要素からなる.

　神経終末部のシナプス前終末（少し膨らんでおり，シナプス小頭ともいう）と次の細胞（シナプス後細胞）との間には，シナプス間隙という 20〜50 nm の狭い間隙がある（図 2-15）．シナプス前終末と向かい合っているシナプス後細胞の細胞膜の部分は，シナプス後膜（シナプス下膜）とよぶ．シナプス前終末は，シナプス小胞を大量に含んでいる．シナプス小胞内には神経伝達物質が含まれており，神経の興奮によって，神経伝達物質はシナプス間隙に開口放出（エキソサイトーシス）され，シナプス後膜に作用する．シナプス後膜には，神経伝達物質に対して特異的な反応を示す受容体が存在する.

　このような神経伝達物質と受容体の相互作用によって，細胞は興奮あるいは抑制される.

■図 2-15■シナプスの構造とシナプス伝達過程（化学シナプス）

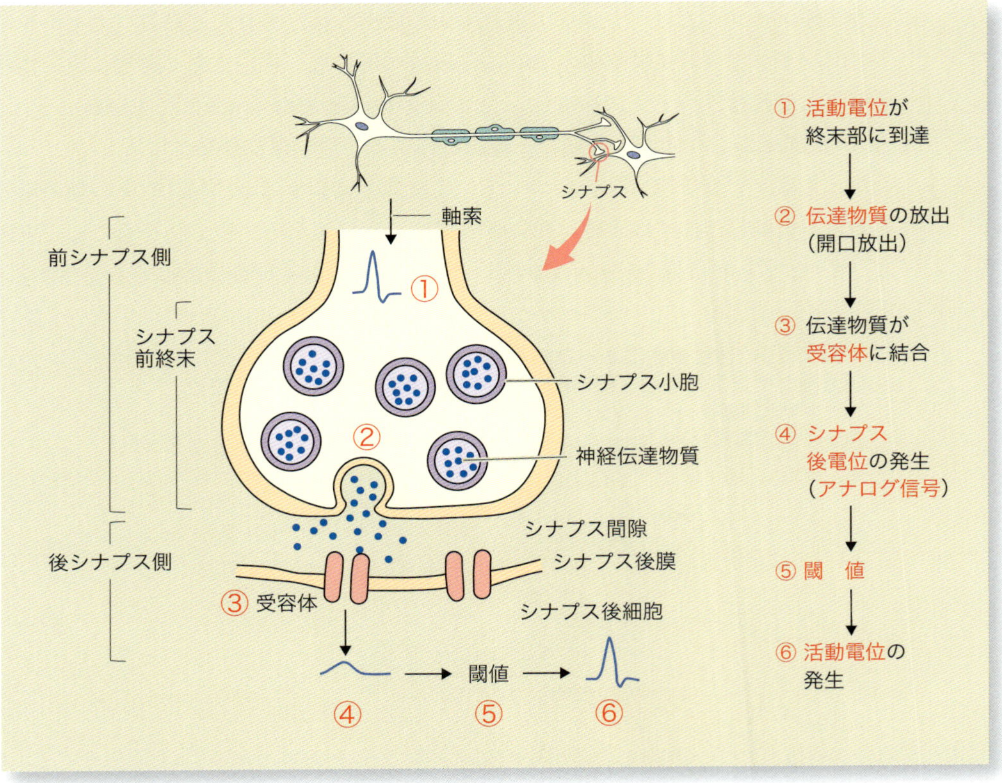

① 活動電位が終末部に到達

② 伝達物質の放出（開口放出）

③ 伝達物質が受容体に結合

④ シナプス後電位の発生（アナログ信号）

⑤ 閾　値

⑥ 活動電位の発生

2…神　経　●21●

② シナプス伝達の仕組み

軸索内を伝導してきた活動電位がシナプス前終末にいたると，Ca^{2+}チャネルが開いて細胞外から細胞内へCa^{2+}が流入する．この作用により，シナプス小胞の膜はシナプス前終末の膜に密着し，シナプス小胞からシナプス間隙に向かって神経伝達物質が開口放出される（図2-15）．放出された神経伝達物質は受容体に結合して，シナプス後膜に興奮性あるいは抑制性の膜電位の変化を引き起こす．このシナプス後膜に起こる電位変化はシナプス後電位とよばれ，シナプス後電位が閾値に達するとシナプス後細胞に活動電位が生じて伝導していく．シナプス間隙に放出された神経伝達物質は，シナプス間隙に存在する分解酵素ですみやかに分解され，シナプス前終末に取り込まれて再び神経伝達物質としてリサイクルされる．

③ 電気シナプス

哺乳類では，ほとんどすべてのシナプスは化学シナプスである．

ザリガニのような甲殻類では，軸索が次の細胞とギャップジャンクションを介して密着あるいは融合しており，電気的活動がそのまま次の細胞に伝えられる電気シナプスも存在することが知られている．

④ 興奮性シナプスと抑制性シナプス

(1) 興奮性シナプス

興奮性シナプスでは，シナプス前終末から放出された神経伝達物質（アセチルコリンやグルタミン酸）がシナプス後細胞のシナプス後膜に作用して，膜電位を一過性に脱分極させる．この膜電位変化を興奮性シナプス後電位 excitatory postsynaptic potential（EPSP）という（図2-16）．EPSPが加重により大きくなって，閾値に達すると活動電位が発生する．

たとえば，アセチルコリンはニコチン受容体と結合すると，Na^+やその他の陽イオンに対するチャネルを開く．Na^+は濃度勾配に従って細胞内に流入し，脱分極を起こしてEPSPを発生させる．また，EPSPはK^+チャネルを閉じる作用をもつ伝達物質によっても発生することがある．

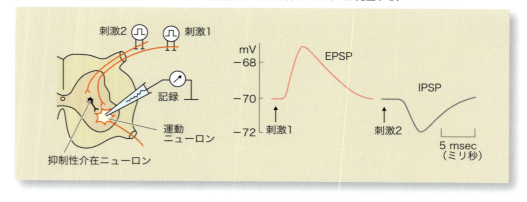

■図2-16■ 脊髄運動ニューロンで記録される
興奮性シナプス後電位（EPSP）と抑制性シナプス後電位（IPSP）
刺激1では興奮性シナプスを介してEPSPが発生し，
刺激2では抑制性介在ニューロンによる抑制性シナプスを介してIPSPが発生する．

(2) 抑制性シナプス

抑制性シナプスには，シナプス後抑制とシナプス前抑制とがある．シナプス後抑制では，シナプス前終末から放出された神経伝達物質［γ-アミノ酪酸（GABA）やグリシン］がシナプス後細胞のシナプス後膜に作用して，膜電位に一過性の過分極を起こして興奮性が低下する．この過分極性の膜電位変化を抑制性シナプス後電位 inhibitory postsynaptic potential（IPSP）という（図2-16）．

たとえば，GABAはGABA_A受容体に結合するとCl^-チャネルを開く．Cl^-は濃度勾配に従って細胞内に流入し，過分極を起こしてIPSPを発生させる．また，IPSPはK^+チャネルを開く作用をもつシナプス伝達によっても発生することがある．

シナプス前抑制とは，シナプス前終末からの興奮性神経伝達物質の放出を減少させて，シナプス後細胞の興奮性を低下させるものである（図2-17）．シナプス前抑制が働くと，シナプス後膜に生じるEPSPが小さくなる．シナプス後抑制は，シナプス後細胞で発生するすべてのEPSPを抑制するが，シナプス前抑制は特定の興奮性シナプスのみを抑制する機構として重要である．

■図2-17■シナプス前抑制

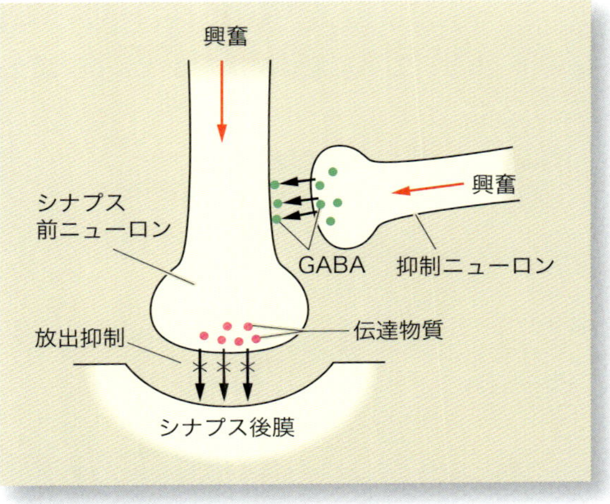

5 シナプス接続の型

(1) 発散と収束

ある1本のシナプス前ニューロンの軸索が多数の側枝に分かれて，他の多数のニューロンとシナプスを形成する場合を発散という（図2-18-a）．発散によって求心性の情報は中枢神経系のさまざまな部位へ到達する．

一方，多数のシナプス前ニューロンの軸索が，同一の1つのニューロンにシナプスを形成する場合を収束という（図2-18-b）．収束によって中枢神経内で情報の統合が可能となる．

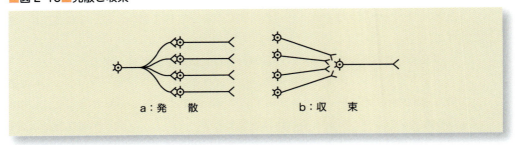

■図2-18■発散と収束

(2) 促通と閉塞

神経網では多数のシナプス結合がみられ，これらの部位での興奮性および抑制性効果の相互作用により高次な統合機能が行われている．

ある神経網においてシナプス前線維をA，Bの2群に分けたとき，A，Bそれぞれの単独刺激効果の和よりも，A，B同時刺激効果のほうが大きくなる場合がある．これは，単独刺激ではあるニューロン群に活動電位を生じさせるのに十分であるが（発射圏），多くのニューロン群にとっては閾下刺激にとどまり（閾下縁），A，B同時刺激ではシナプス後電位の加重が起こり，閾下縁のニューロンにも活動電位が生じるためである．この現象は促通とよばれる（図2-19-a）．

一方，A，Bそれぞれの単独刺激効果の和よりも，A，B同時刺激効果のほうが小さくなる場合がある．これは，A，Bそれぞれの単独刺激で活動電位を生じる共通のニューロンがあるためであり，この現象は閉塞とよばれる（図2-19-b）．

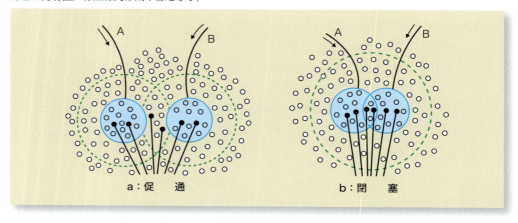

■図2-19■促通と閉塞
青色は発射圏，緑点線内は閾下縁を示す．

a：促　通　　　b：閉　塞

6 神経伝達物質の種類

末梢神経の遠心性神経がつくるシナプスにおけるおもな神経伝達物質には，アセチルコリンとノルアドレナリンがある．アセチルコリンは，運動神経終末部，交感および副交感神経節前線維と，副交感神経節後線維終末部から分泌される神経伝達物質であり，ノルアドレナリンは交感神経節後線維終末部から分泌される神経伝達物質である．運動神経終末部の神経筋接合部では，アセチルコリンは興奮性に作用する．交感神経と副交感神経節後線維終末部では，アセチルコリンとノルアドレナリンはそれぞれが効果器にある受容体の種類によって興奮性にも抑制性にも作用する．

中枢神経系内のシナプスにおけるおもな神経伝達物質には，アセチルコリン，カテコールアミン（アドレナリン，ノルアドレナリンやドーパミン），アミノ酸（グリシン，GABAやグルタミン酸），ATPやペプチド（サブスタンスPやVIP）などがある（表2-3）．とくに中枢神経系では，GABAとグリシンは抑制性神経伝達物質として，グルタミン酸は興奮性神経伝達物質として重要である．サブスタンスPは痛覚に重要であり，オピオイドは鎮痛作用にかかわる．

■表2-3■おもな神経伝達物質の化学構造

伝達物質		構造式
アセチルコリン		$CH_3-\overset{\overset{\displaystyle O}{\|}}{C}-O-CH_2-CH_2-N^+(CH_3)_3$
カテコールアミン	ノルアドレナリン	HO–（ベンゼン環）–HO–$CH-CH_2-NH_2$、OH
	アドレナリン	HO–（ベンゼン環）–HO–$CH-CH_2-NHCH_3$、OH
	ドーパミン	HO–（ベンゼン環）–HO–$CH_2-CH_2-NH_2$
アミノ酸	γ-アミノ酪酸（GABA）	$COOH-CH_2-CH_2-CH_2-NH_2$
	グルタミン酸	$COOH-CH_2-CH_2-CH-NH_2$、$COOH$
	グリシン	$COOH-CH_2-NH_2$
プリン誘導体	ATP	$CH_2-O-\overset{\overset{\displaystyle OH}{\|}}{\underset{\underset{\displaystyle O}{\|}}{P}}-O-\overset{\overset{\displaystyle OH}{\|}}{\underset{\underset{\displaystyle O}{\|}}{P}}-O-\overset{\overset{\displaystyle OH}{\|}}{\underset{\underset{\displaystyle O}{\|}}{P}}-OH$
ペプチド	オピオイド メチオニンエンケファリン	Tyr-Gly-Gly-Phe-Met
	オピオイド ロイシンエンケファリン	Tyr-Gly-Gly-Phe-Leu
	オピオイド β-エンドルフィン	Tyr-Gly-Gly-Phe-Met-Thr-Ser-Glu-Lys-Ser-Gln-Thr-Pro-Leu-Val-Thr-Leu-Phe-Lys-Asn-Ile-Ile-Lys-Asn-Ala-Tyr-Lys-Lys-Gly-Glu
	サブスタンス P	Arg-Pro-Lys-Pro-Gln-Gln-Phe-Phe-Gly-Leu-Met-NH$_2$
	VIP	His-Ser-Asp-Ala-Val-Phe-Thr-Asp-Asn-Tyr-Thr-Arg-Leu-Arg-Lys-Gln-Met-Ala-Val-Lys-Lys-Try-Leu-Asn-Ser-Ile-Leu-Asn-NH$_2$

7 受容体の種類

　シナプス後膜には，それぞれの神経伝達物質に対して特異的に結合するタンパク質で構成される特別な構造があり，これを受容体とよぶ．たとえば，アセチルコリンに対してはアセチルコリン受容体があり，ノルアドレナリンに対してはアドレナリン受容体がある．また，細胞の種類によって同じ神経伝達物質に対する受容体のタイプが異なることもある．たとえば，骨格筋細胞の

2…神　経　●**25**●

アセチルコリン受容体と平滑筋細胞のアセチルコリン受容体とでは性質が異なる．この性質の違いを利用して，骨格筋の受容体や平滑筋の受容体のみを抑制あるいは興奮させる薬物などが臨床的な検査や治療に用いられる．

8 シナプス伝達の特徴

(1) 一方向性伝達

シナプス前ニューロンの興奮は神経終末部からシナプス後細胞に伝わり，その逆に伝わることはない．これは一方向性伝達とよばれる．

(2) 加　重

シナプス後膜に生じるEPSPやIPSPは，活動電位とは異なるアナログ信号であるため，シナプス前ニューロンの複数の興奮は加算されてより大きな電位変化を生じる．この現象は加重とよばれる．

加重には1本のシナプス前ニューロンに短い間隔で連続的に興奮が起こり，加重が生じる場合（時間的加重，図2-20-a）と，複数のシナプス前ニューロンから同時に入力を受けて生じる加重（空間的加重，図2-20-b）がある．

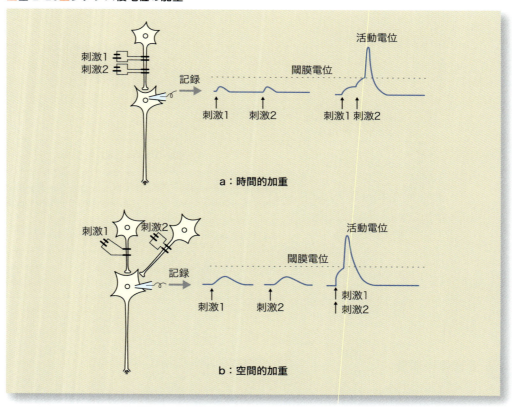

■図2-20■シナプス後電位の加重

a：時間的加重

b：空間的加重

(3) シナプス遅延

電気的な興奮伝導に比較して，興奮伝達における化学物質の分泌には時間を要する．興奮がシナプスを通過するのに要する時間をシナプス遅延という．シナプス遅延は約 0.3～0.5 ミリ秒である．

(4) 易疲労性

シナプス前ニューロンを繰り返し刺激すると，シナプスは疲労して，シナプス伝達の中断が起こる．神経線維に疲労が起こって伝導が断絶されるよりも，きわめてすみやかにシナプス伝達が遮断されるため易疲労性という．

(5) 可 塑 性

シナプスは頻繁に使用されると伝達機能が変化する性質がある．この性質をシナプス伝達の可塑性という．シナプスの可塑性は，学習，記憶，運動などの機能に重要な役割をはたすと考えられる．

a　反復刺激後増強

シナプス前ニューロンを連続刺激すると，そのあとしばらくの間，通常の刺激に対してシナプス後ニューロンに大きな反応が起こる．たとえば骨格筋の筋紡錘からの求心性入力は脊髄の α 運動ニューロンに単シナプス的に連絡しており，この求心性線維を 400～600 Hz で数秒間刺激すると，その後，数分間 α 運動ニューロンへの興奮性シナプス伝達機能が高まる．これを反復刺激（テタヌス）後増強 post-tetanic potentiation（PTP）という．

b　長期増強と長期抑圧

大脳皮質や海馬のシナプスでは，シナプス前ニューロンの反復刺激により，シナプス後ニューロンへのシナプス伝達機能の増強が，数時間から数日にわたって持続する場合があり，これを長期増強 long-term potentiation（LTP）という．長期増強とは逆に，シナプス伝達機能が反復刺激後に長期にわたって抑制される現象を長期抑圧という．

D　末梢神経系

神経系は，中枢神経系（脳と脊髄）と，中枢と身体各部を連絡する末梢神経系とに分類される（表2-4）．

1 末梢神経系の分類

末梢神経系は，解剖学的に脳から出る脳神経と，脊髄から出る脊髄神経とに分類される（表2-4，**分類1**）．また，機能的には身体の運動や感覚機能をつかさどる体性神経系と，循環・呼吸・消化などの各種の自律機能をつかさどる自律神経系とに分類される（**表2-4，分類2**）．体性および自律神経系のいずれも，末梢の感覚受容器からの情報を中枢神経系に伝える求心性神経と，中枢神経系の指令を末梢の器官に伝える遠心性神経よりなる．

体性神経系：
　求心性神経：顔面や体幹の皮膚，骨格筋・関節や各種感覚器からの情報を伝えるので感覚神経（知覚神経）とよばれる．
　遠心性神経：咀嚼筋や体幹の骨格筋を支配し，運動神経とよばれる（4章参照）．

自律神経系：
　求心性神経：各種内臓の情報を伝えるので内臓求心性神経とよばれる．
　遠心性神経：交感神経と副交感神経の2つの経路からなり，心臓や膀胱などの内臓諸器官の運動と唾液腺などの分泌腺を支配している（図2-21）．

■表2-4■神経系の分類

神経系	分類		
中枢神経系	脳 脊　髄		
末梢神経系	分類1	脳神経 脊髄神経	
	分類2	体性神経系	求心性神経：感覚神経 遠心性神経：運動神経
		自律神経系	求心性神経：内臓求心性神経 遠心性神経：交感神経 　　　　　　副交感神経

■図2-21■末梢神経の構造と支配臓器

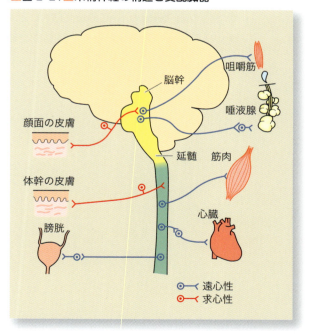

2 脳神経

　脳神経は左右12対ある（**図2-22**）．脳から出る位置によって，前方から順にⅠ〜Ⅻの番号がつけられている．嗅球から出る嗅神経（Ⅰ）と視交叉から出る視神経（Ⅱ）以外の脳神経は，脳幹から出ている．それぞれの脳神経は以下のような機能をもつ（**表2-5**）．

　Ⅰ　**嗅神経**：嗅覚をつかさどる．
　Ⅱ　**視神経**：視覚をつかさどる．
　Ⅲ　**動眼神経**：主として眼球の運動や瞼の運動を支配する運動神経と，瞳孔を縮小（縮瞳）させる瞳孔括約筋や毛様体筋を支配する副交感神経も含む．
　Ⅳ　**滑車神経**：眼を斜めに向ける運動に関与する運動神経からなる．
　Ⅴ　**三叉神経**：咀嚼や嚥下運動にかかわる筋を支配する運動神経と，顔面・前頭部の皮膚感覚および鼻腔・口腔粘膜の感覚をつかさどる感覚神経を含む．眼神経，上顎神経および下顎神経の3枝に分かれる．
　Ⅵ　**外転神経**：眼球を外転させる筋を支配する運動神経からなる．
　Ⅶ　**顔面神経**：顔面の表情筋を支配する運動神経と，舌の前方2/3の味覚を伝える感覚神経および涙腺や唾液腺（顎下腺と舌下腺）の分泌を支配する副交感神経を含む．
　Ⅷ　**内耳神経**：聴覚をつかさどる感覚神経（蝸牛神経）と，平衡感覚をつかさどる感覚神経（前庭神経）よりなる．聴神経ともいう．
　Ⅸ　**舌咽神経**：咽頭筋の運動を支配する運動神経と，舌の後方1/3から咽頭粘膜の感覚と味覚をつかさどる感覚神経および唾液腺（耳下腺）の分泌をつかさどる副交感神経を含む．

　Ⅹ　**迷走神経**：咽頭，喉頭の筋を支配する運動神経と，同部位の粘膜の感覚をつかさどる感覚神経，咽頭，喉頭，胸部や腹部の内臓の運動と腺分泌をつかさどる副交感神経およびこれらの部位からの内臓求心性神経を含む．
　Ⅺ　**副神経**：頸の運動に関係する胸鎖乳突筋と僧帽筋を支配する運動神経からなる．
　Ⅻ　**舌下神経**：舌を動かす舌筋を支配する運動神経からなる．

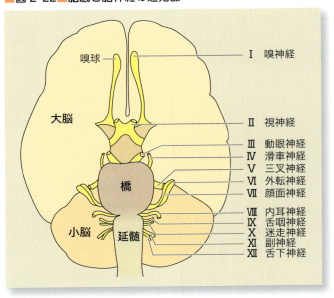

■図2-22■脳底と脳神経の起始部

■**表 2-5**■**脳神経の機能**

	脳神経名	運動神経	感覚神経	副交感神経
Ⅰ	嗅神経	なし	嗅覚	なし
Ⅱ	視神経	なし	視覚	なし
Ⅲ	動眼神経	眼球運動 （上直筋，下直筋，内側直筋，下斜筋）	なし	毛様体筋（眼の遠近調節） 瞳孔括約筋（縮瞳）
Ⅳ	滑車神経	眼球運動（上斜筋）	なし	なし
Ⅴ	三叉神経	咀嚼，嚥下	口腔粘膜，歯，顔面，頭皮の感覚 舌前部の知覚	なし
Ⅵ	外転神経	眼球運動（外側直筋）	なし	なし
Ⅶ	顔面神経	表情運動（表情筋）	味覚（舌前方 2/3）	唾液分泌（顎下腺，舌下腺） 涙液分泌
Ⅷ	内耳神経	なし	聴覚（蝸牛神経） 平衡感覚（前庭神経）	なし
Ⅸ	舌咽神経	咽頭の運動	味覚（舌後方 1/3） 咽頭粘膜の感覚 舌後部の知覚	唾液分泌（耳下腺）
Ⅹ	迷走神経	喉頭の運動	味覚（咽頭・喉頭部） 喉頭の感覚 内臓感覚*	胸部，腹部内臓の運動，分泌
Ⅺ	副神経	頸の運動（胸鎖乳突筋，僧帽筋）	なし	なし
Ⅻ	舌下神経	舌の運動（舌筋，舌骨下筋）	なし	なし

＊内臓感覚は内臓求心性神経（自律神経の求心路）で支配されるが，本表では感覚神経に含めている．

③ 脊髄神経

　　脊髄神経は左右 31 対あり，頸神経 8 対，胸神経 12 対，腰神経 5 対，仙骨神経 5 対，尾骨神経 1 対からなる（**図 2-23-a**）．脊柱管の中から，それぞれ対応する左右の椎間孔を通って脊柱管を出る（**図 2-23-b**）．

　　脊髄に入る求心性神経は脊髄の後根を通り，脊髄から出る遠心性神経は脊髄の前根を通る．これは，ベル・マジャンディー Bell-Magendie の法則とよばれる（**図 2-23-c**）．

　　遠心性神経の細胞体は脊髄内の灰白質に存在し，求心性神経の細胞体は脊髄外の椎間孔付近に存在する．この求心性神経の細胞体の集合部を脊髄神経節（後根神経節）という．

　　脊髄神経の感覚神経と，その神経によって支配される皮膚領域の間には規則的な対応があり，皮膚の脊髄神経支配領域が分節性に配列する．これを皮膚分節（デルマトーム）という（**図 2-24**）．

　　皮膚分節は体幹では比較的規則的に並ぶが，四肢では不規則になる．これは，体幹を前屈して両手を垂直にした状態にすると理解しやすい．四足獣の皮膚分節のパターンが，ヒトが直立したあとも残ったものと解釈できる．感覚麻痺が起こったとき，このような皮膚分節を利用して，脊髄神経の損傷部位を知る手がかりとする．

　　筋に対する運動神経分布も分節的になっており，これを筋分節という．1 つの骨格筋はそれぞれ数個の脊髄分節からの支配を受けており，その分節の境界は皮膚分節の場合より曖昧である．

■図 2-23■ 脊髄と脊髄神経

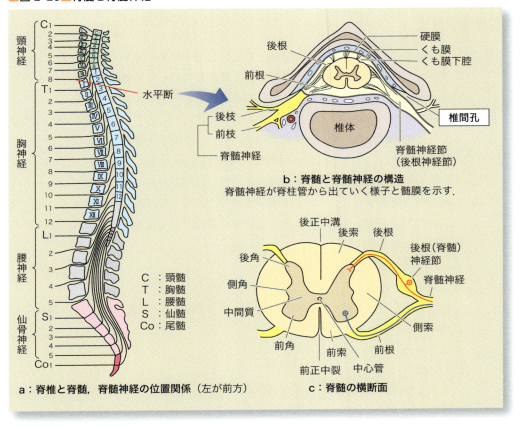

■図 2-24■ 皮膚分節

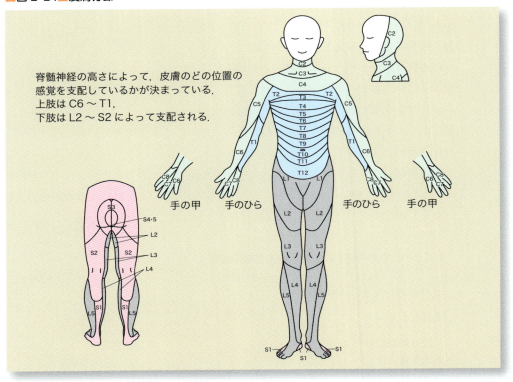

4 自律神経系

　生命維持に最も重要な循環・呼吸・消化・代謝・分泌・体温維持・排泄・生殖などの機能は自律機能とよばれ，自律神経系はこれら自律機能を調節して生体の恒常性（ホメオスタシス）の維持に重要な役割をはたしている．自律神経系は心筋，平滑筋および腺を支配し，自律機能を協調的に調節する．体性神経系が随意的な制御を受けるのに対し，自律神経系は不随意的に調節される．そのため自律神経系は，植物神経系あるいは不随意神経系ともよばれる．

　生体の外部および内部環境の情報は，自律神経系の中枢レベルにおいて統合され，自律神経の遠心路を介して効果器に伝えられる．この際，自律神経系ばかりでなく，内分泌系や体性神経系も協調的に調節されて，ホメオスタシスが保たれる．自律機能の調節は，一部は消化管の壁内神経叢のように末梢レベルで行われる場合もあるが，多くは脊髄，脳幹および高位の中枢によって統合的に行われる．

(1) 自律神経系の概要

a　交感神経と副交感神経

　自律神経系の遠心路は，胸髄と腰髄から出る交感神経系と脳幹と仙髄から出る副交感神経系の2つの系より構成される（図2-25）．

　大まかな特徴として，交感神経系は活動に適した状態（やる気），副交感神経系は活動に備えた状態（リラックス）を整える．その他の両神経の違いは表2-6に示した．

b　節前ニューロンと節後ニューロン

　中枢神経系から出た自律神経遠心路は効果器にいたる間にシナプスを形成してニューロンを変える．この自律神経遠心路においてシナプスの存在する部位は，自律神経節とよばれる．

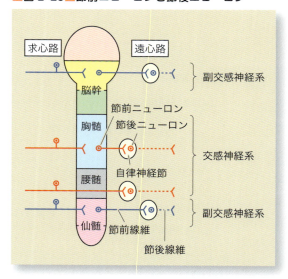

■図2-25■節前ニューロンと節後ニューロン

　中枢神経系内に細胞体をもつニューロンを節前ニューロンとよび，自律神経節内に細胞体をもつニューロンを節後ニューロンとよぶ．それらの軸索は，それぞれ節前線維および節後線維とよばれる（図2-25）．

■表2-6■交感神経と副交感神経の特徴の比較

	交感神経	副交感神経
自律神経節の位置	中枢に近い	中枢から遠い
発散度の違い	節前線維に対する節後線維の数の比（発散度）が大きい	発散度が小さい
支配効果の広がり	全身作用	局所作用
支配効果	エネルギー消費型	エネルギー蓄積型

c 自律神経の神経伝達物質

交感神経節前線維末端と，副交感神経の節前および節後線維末端から放出される神経伝達物質は，アセチルコリンである．アセチルコリンを放出するニューロンをコリン作動性ニューロンという．一方，交感神経節後線維末端から放出される神経伝達物質は，一般にノルアドレナリンであり，ノルアドレナリンを放出するニューロンをアドレナリン作動性ニューロンという．ただし，汗腺を支配する交感神経節後ニューロン末端からはアセチルコリンが放出される．

d 自律神経の受容体

節前ニューロンあるいは節後ニューロン末端から放出された神経伝達物質は，節後ニューロンの細胞体あるいは効果器細胞の膜に存在する受容体に作用する．

アドレナリン受容体（カテコールアミン受容体）：

アドレナリン受容体は，交感神経節後ニューロン末端から放出される神経伝達物質であるノルアドレナリンや，副腎髄質から血中に分泌されるホルモンの一種であるアドレナリンなどが作用する．効果器細胞のアドレナリン受容体には，α受容体とβ受容体の2種類がある（**図2-26**）．

　α受容体：全身の血管収縮や胃腸管の括約筋の収縮などに関与する．また，α受容体には，$α_1$受容体と$α_2$受容体のサブタイプが存在する．$α_1$受容体は血管平滑筋や胃腸・膀胱の括約筋に分布し，これらの筋の収縮に関与する．一方，$α_2$受容体は主としてアドレナリン作動性神経のシナプス前終末に存在し，神経伝達物質の放出を抑制する．

　β受容体：心機能亢進（心拍数増加や心収縮力増大），脂肪分解促進，骨格筋の血管拡張，気管支拡張および胃腸管の平滑筋弛緩などに関与する．β受容体には，$β_1$受容体と$β_2$受容体のサブタイプが存在する．$β_1$受容体は主として心臓に分布し，心拍数・心収縮力の増大に関与する．$β_2$受容体は血管，気管支や胃腸管などの平滑筋に分布し，これらの筋の弛緩にかかわる．

■図2-26■自律神経系の神経伝達物質と受容体

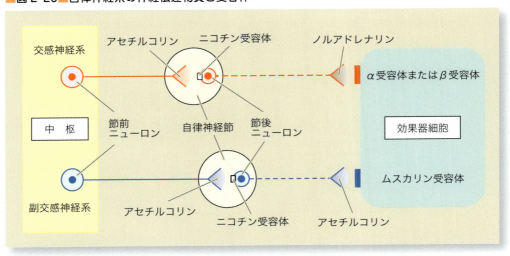

アセチルコリン受容体：

アセチルコリン受容体には，ニコチン受容体とムスカリン受容体の2種類がある（図 2-26）．

- ニコチン受容体（N受容体）：ニコチン受容体には，自律神経節と中枢神経系に存在する N_N 受容体と，骨格筋に存在する N_M 受容体がある．節後ニューロンの細胞体に存在する N_N 受容体は少量のニコチンによって刺激されるが，大量のニコチンや神経節遮断薬（ヘキサメトニウム）によって遮断される．筋肉に存在する N_M 受容体はクラーレで抑制され，ヘキサメトニウムでは影響を受けない．
- ムスカリン受容体（M受容体）：平滑筋などの効果器に存在するムスカリン受容体は，ムスカリンで刺激され，アトロピンで遮断される．ムスカリン受容体には，M_1〜M_5 のサブタイプが存在する．

e　神経伝達物質の合成と代謝過程

アセチルコリン（ACh）：

神経終末においてアセチルコリン合成酵素（コリンアセチルトランスフェラーゼ：CAT あるいは ChAT）により，コリンとアセチル CoA から合成される．神経終末から放出されたアセチルコリンは，効果器細胞のシナプス後膜にある受容体に作用して，効果器細胞の機能を調節する．放出されたアセチルコリンは，アセチルコリンエステラーゼ acetylcholinesterase（AChE）によりすみやかにコリンと酢酸に分解される．大部分のコリンは神経終末に取り込まれ，アセチルコリンの合成に再利用される（図 2-27-a）．酢酸は血液中に入り，肝臓や筋肉で代謝される（図 2-27-a）．

ノルアドレナリン（NA）：

チロシンからドーパ（ドパ），ドーパミン（ドパミン）を経て合成される．放出されたノルアドレナリンは効果器細胞の膜にある受容体に作用する．大部分のノルアドレナリンは神経終末に取

■図 2-27■自律神経系の神経伝達物質の合成と分解
ACh：アセチルコリン　　AChE：アセチルコリンエステラーゼ　　NA：ノルアドレナリン
MAO：モノアミン酸化酵素　　COMT：カテコール-O-メチル基転移酵素

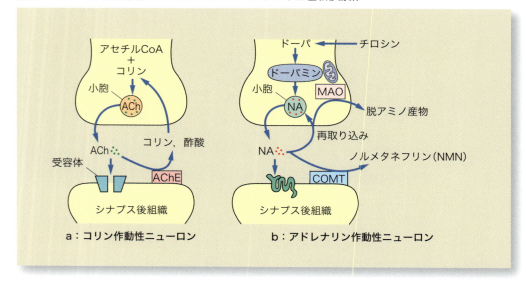

り込まれて神経伝達物質として再利用されるが，その一部は神経終末のミトコンドリアにあるノルアドレナリン分解酵素であるモノアミン酸化酵素 monoamineoxidase（MAO）により分解されて，不活性の脱アミノ産物となって神経外に出てくる．また，放出されたノルアドレナリンの一部は，再取り込みされずに効果器の細胞膜にあるカテコール-O-メチル基転移酵素 catechol-O-methyltransferase（COMT）により，ノルメタネフリン（NMN）に分解されて不活性化される（図 2-27-b）．さらに，ノルアドレナリンの一部は循環血中に入り，肝臓において代謝される．

f 内臓求心性神経（自律神経系の求心路）

Langley（イギリス，19世紀末）が自律神経系を末梢性の遠心路として定義して以来，自律神経系は遠心路に限定して考えられてきた．その後，自律神経系の詳細な研究により，自律神経系には求心性神経（求心路）も存在することが明らかになった．現在では，自律機能の理解に自律神経求心路を無視することはできないので，自律神経系に求心路も含める傾向にある．内臓からの情報は，自律神経遠心路とほぼ平行して走行する求心性神経を通って中枢神経系に伝えられる．このような求心性神経を自律神経求心路あるいは内臓求心性神経という．

内臓求心性神経の細胞体は，脊髄神経節の中に体性感覚神経と混在している．頭部では，内臓や血管などからの求心性情報（圧受容器情報など）は，迷走神経［神経細胞体は下神経節（節状神経節）］や舌咽神経［神経細胞体は下神経節（岩様部または錐体神経節）］によって脳幹に伝えられる．内臓求心性神経からの情報は体性神経の求心性神経からの情報とは異なり，通常ほとんど意識にのぼらず，おもに無意識下で自律機能の反射性調節に関与する．また，これらの情報は特定の状況でのみ意識にのぼり，臓器感覚（空腹感，渇き，尿意や便意など）や内臓痛覚として認知される．

g 自律神経系の中枢

交感および副交感神経の節前ニューロンが出力する脳幹と脊髄は，自律神経系の一次中枢とよばれる．これらの一次中枢のニューロン活動は脳幹内の自律神経の中枢，さらに上位の視床下部にある自律神経の中枢および大脳辺縁系などによる調節を受ける．すべての交感神経と仙髄から出る副交感神経の場合，脊髄が一次中枢であるので，脳幹は上位の中枢になる．自律機能は，大脳皮質の連合野の働きによっても影響される．

大脳皮質の連合野は，感覚情報の認知，運動の計画，思考などをつかさどる．一般に自律機能は意識的で随意的な制御を受けないといわれてきた．しかし，連合野と大脳辺縁系を連絡する神経回路が存在し，連合野→大脳辺縁系→視床下部→脳幹という順に神経回路が働いて自律機能は調節されうる．ある行動によって自律神経機能が反応する際に，連合野の働きによりこれらの反応を調節できる現象がある．この現象を応用した自律機能の調節は，バイオフィードバック調節とよばれる．

(2) 交感神経系の構成と働き

交感神経の節前ニューロンの軸索（神経線維）は，第1胸髄〜第2（ないし3）腰髄の中間質の側方（側角）から出て，脊髄前根，白交通枝を通って交感神経節に達する．交感神経節は脊柱の左右に分節ごとに配列しており，神経幹によって上下に連絡している．これは交感神経幹とよばれる．また，交感神経節は交感神経幹に加え，内臓の近くにも存在する．

交感神経の節前ニューロンは，次のいずれかの方法で効果器を支配する節後ニューロンとシナプスを形成する（図 2-28）．

■図 2-28■交感神経系の末梢経路

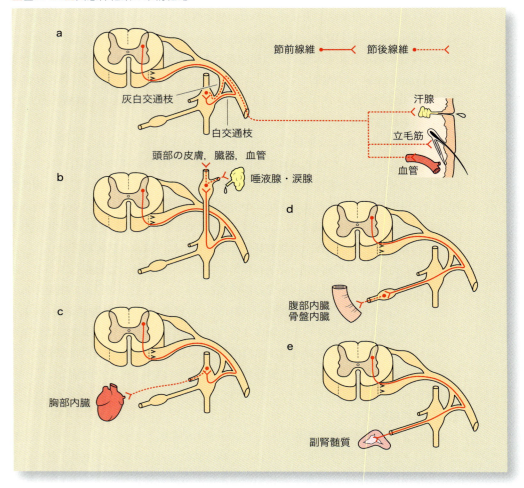

① 節前ニューロンが交感神経幹でシナプスを形成し，節後ニューロンが灰白交通枝を経て脊髄神経に入り，脊髄神経支配領域の血管（頭部や顔面部を除く），汗腺および立毛筋を支配する（図 2-28-a）．
② 節前ニューロンが交感神経幹の神経節でシナプスを形成し，節後ニューロンが効果器を支配する．これらには，第 1～第 4 胸髄から出て上頸神経節でニューロンを代えて脳や口腔・顔面・頭部の皮膚，眼（瞳孔散大筋や毛様体筋）および唾液腺などを支配するもの（図 2-28-b）や，星状神経節でニューロンを代えて心臓，気管支，肺や食道などを支配するものがある（図 2-28-c）．
③ 節前ニューロンが交感神経幹の神経節を素通りして，腹腔または骨盤腔にある神経節（腹腔神経節，上腸間膜神経節や下腸間膜神経節）でシナプスを形成し，節後ニューロンが腹部や骨盤部などの内臓効果器を支配する（図 2-28-d）．

例外として，副腎髄質は節前ニューロンによって直接支配される（図 2-28-e）．これは，副腎髄質自体が交感神経節後ニューロンの巨大変性したものであることによる．

■図2-29■交感神経系の支配領域と各臓器に対する作用
α：アドレナリンα受容体，β：アドレナリンβ受容体，m：ムスカリン受容体，n：ニコチン受容体

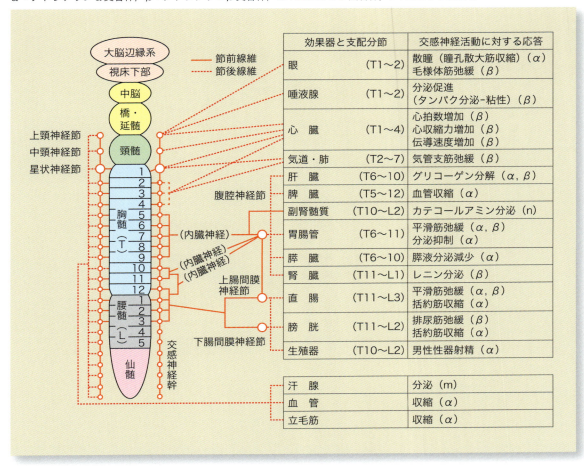

交感神経は脊髄の胸髄および腰髄のみから出るにもかかわらず，全身にくまなく分布する．交感神経の支配領域には，体性神経系における皮膚分節のような厳密な分節性支配は認められないが，大まかな支配分節がみられる（図2-29）．

(3) 副交感神経系の構成と働き

副交感神経の節前ニューロンは，①脳幹に起始するものと，②第2～第4仙髄に起始するものがあり，末梢効果器の近傍あるいは効果器の壁内にある神経節でシナプスを形成し，節後ニューロンが効果器に達する（図2-30）．

a 脳幹に起始するもの

動眼神経（第Ⅲ脳神経）：中脳の動眼神経核に起始する節前ニューロンは，毛様体神経節でシナプスを形成して，節後ニューロンは瞳孔括約筋と毛様体筋を支配している．

顔面神経（第Ⅶ脳神経）：延髄の上唾液核に起始する節前ニューロンは，顔面神経-鼓索神経-舌神経を経て顎下神経節でシナプスを形成して，節後ニューロンは顎下腺，舌下腺の腺細胞と血管を支配している．一方，顔面神経-大錐体神経を経由する節前ニューロンは，翼口蓋神経節でシナプスを形成して，節後ニューロンは涙腺や口蓋および鼻腔粘膜の分泌腺と血管を支配している．

■図 2-30■副交感神経系の支配領域と各臓器に対する作用
m：ムスカリン受容体

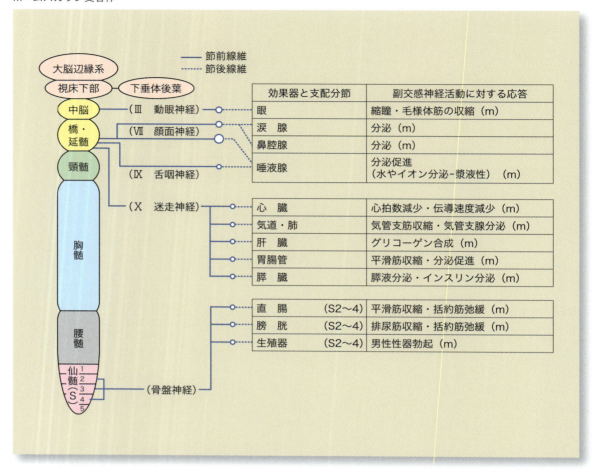

舌咽神経（第Ⅸ脳神経）：延髄の下唾液核に起始する節前ニューロンは，舌咽神経-鼓室神経-小錐体神経を経て耳神経節でシナプスを形成して，節後ニューロンは耳下腺の腺細胞と血管を支配している．

迷走神経（第Ⅹ脳神経）：延髄の迷走神経背側核に起始する節前ニューロンは，迷走神経を経てシナプスを形成して，節後ニューロンは腹部内臓（肝臓，胃，腸管や膵臓など）を支配する．一方，延髄疑核に起始する節前ニューロンは，迷走神経を経てシナプスを形成して，節後ニューロンは胸部内臓（心臓，肺や気管支など）を支配する．ニューロンの交代は，それぞれの支配臓器の付近（臓器の中に入っている）の神経節で行われる．

b　仙髄（第2〜4仙髄）に起始するもの

節前ニューロンは骨盤神経を経由して，直腸，膀胱や生殖器などの骨盤腔内器官を支配する．ニューロンの交代は，それぞれの支配臓器の付近の神経節で行われる．

（4）自律神経調節の特徴
a 二重（神経）支配

　内臓器官の多くは，交感神経と副交感神経の両神経に支配されている．このような支配様式は，二重支配とよばれる（**図2-31**）．二重支配を受ける器官には，心臓，気道，胃腸，膀胱，膵臓や唾液腺がある．

　一方，瞳孔散大筋，副腎髄質，立毛筋，汗腺や大部分の血管は交感神経のみで支配され，瞳孔括約筋は副交感神経のみで支配される二重支配のない臓器である．また，一部の血管（顔面部皮膚や唾液腺など）は，副交感神経支配も受けている．

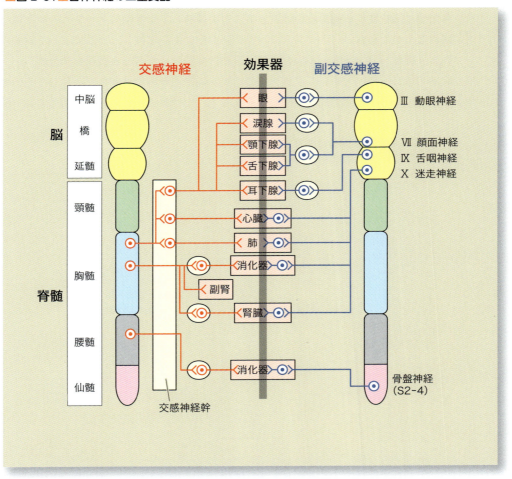

■図2-31■自律神経の二重支配

b 拮抗支配

　一般に，交感および副交感神経の同一臓器に対する作用は相反的であり，これを拮抗支配とよぶ．例として，心拍数は交感神経の活動によって促進され，副交感神経の活動によって抑制される．また，胃腸管の運動および分泌機能は交感神経の活動によって抑制され，副交感神経の活動によって促進される．

　一方，唾液腺の分泌は二重支配を受けるが，拮抗支配は受けていない．唾液腺では交感神経（タンパク分泌）および副交感神経（おもに水とイオン分泌）の両者の活動によって分泌が促進される（図 2-29, 2-30）．

c 持続性支配（神経のトーヌス）

　自律神経は，一般に安静状態においても常時自発性に活動している．この活動は，自律神経の自発性（持続性）活動あるいはトーヌスとよばれる．安静時のトーヌスの頻度は，1 秒間に 1～3 回程度とかなり低い．トーヌスは自律神経中枢により増減し，それによって臓器の機能が調節される．例として，通常，多くの血管平滑筋は交感神経である血管収縮神経のトーヌス下で軽度の収縮状態にある．しかし，交感神経の活動が高まると血管はさらに収縮してその部分の血流は減少する．一方，交感神経の活動が低くなると，血管は拡張して血流は増加する（図 2-32）．

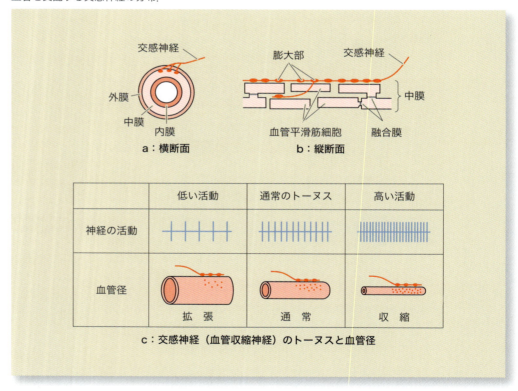

■図 2-32■ 交感神経の血管支配とトーヌス
血管を支配する交感神経の分布．

d　自律神経反射

　自律神経の活動は，体性あるいは内臓求心性線維の刺激により反射性に影響を受ける．これらの自律神経反射は，求心路の種類から次の2つに大別される．

　内臓-内臓（自律神経）反射：求心路は内臓求心性神経であり，遠心路は自律神経で生じる反射である．循環系でみられる圧受容器反射や化学受容器反射および消化系の胃腸管運動や消化液の分泌反応が典型的である．

　体性-内臓（自律神経）反射：求心路は体性求心性神経（感覚神経）であり，遠心路は自律神経で生じる反射である．体性感覚（皮膚や粘膜，筋，腱および関節などの感覚）や特殊感覚（視覚，味覚，嗅覚，聴覚および平衡感覚）が，求心路である．典型例は，寒冷刺激による心機能亢進や皮膚血管収縮反応を介する体温調節反射（図2-33-a），味覚刺激による唾液分泌反射（図2-33-b）あるいは侵害刺激による血圧上昇反応がある．

■図2-33■自律神経反射

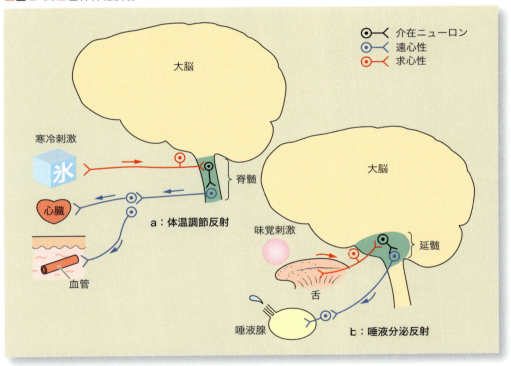

E　中枢神経系

　中枢神経は脳と脊髄からなり，それぞれ頭蓋骨と脊柱管の中に収まっている．
　脳は上前方から大脳，間脳，脳幹と小脳に区分される．脳幹は中脳，橋，延髄の3つの部位からなり，小脳は橋と延髄の背側部にある．大脳の表面は大脳皮質で覆われており，大脳皮質の下部には大脳辺縁系が，大脳内部には大脳基底核が存在する．大脳の下部に位置する間脳は，視床と視床下部に分けられる（図2-34）．

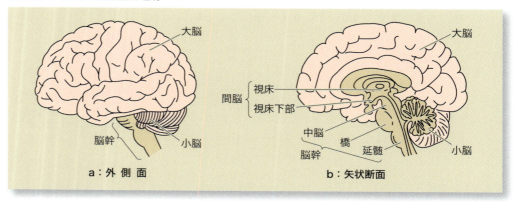

■図2-34■脳の各部位の名称

1　脊　髄

　脊髄は，皮膚，筋，内臓器官などにあるさまざまな受容器から感覚情報を受け取り，その情報を脳へ伝えるとともに，運動中枢や自律神経反射の反射中枢として，感覚情報と脳からの情報を統合して，筋や内臓へ情報を送っている．

(1) 脊髄の構造

　脊髄は頸髄，胸髄，腰髄，仙髄，尾髄の5つの部位からなり，各部位から左右に脊髄神経が出ている（図2-35-a）．
　脊髄の横断面を観察すると，中心部にH型をした灰白質とそれを取り囲んでいる白質が確認できる．背側から腹側にかけて灰白質は後角，側角，前角に，白質は後索，側索，前索に分けられる．さらに灰白質は組織学的に背側から腹側に向かって10層に分類されている（図2-35-b）．後角には感覚ニューロンの神経終末が，前角には運動ニューロンの細胞体が存在している．白質はニューロンの軸索が存在し，脊髄から大脳皮質などへ感覚情報を伝達する上行路や大脳皮質などから脊髄へ運動情報を伝達する下行路が通過している．

(2) 脊髄反射

　反射とは，受容器の刺激により生じた興奮が中枢神経を経て，意識とは無関係に筋肉などの効果器に反応を起こすことである．受容器から効果器までの反射を起こす経路を反射弓といい，受容器，求心路，反射中枢，遠心路，効果器からなる．反射中枢が脊髄にあるものを脊髄反射とい

■図2-35■脊　　髄

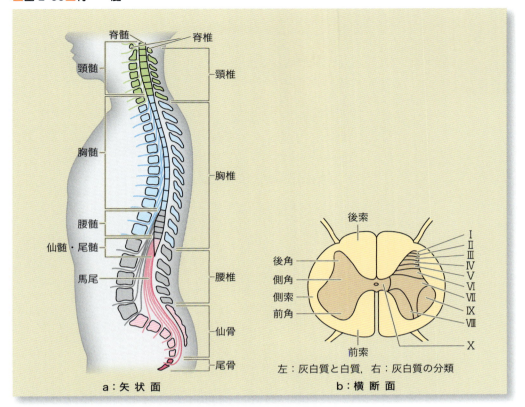

a：矢状面　　　b：横断面
左：灰白質と白質，右：灰白質の分類

い，伸張反射，自原抑制，屈曲反射などがある．反射弓に1個のシナプスしか存在しない反射は単シナプス反射といい，2個以上のシナプスが存在する反射は多シナプス反射という．

a　伸張反射

骨格筋を伸張すると，その筋肉が収縮する反射を伸張反射という．

伸張反射の受容器は骨格筋中に存在する筋紡錘であり，筋の伸張により筋紡錘も伸張する（p.89，筋紡錘参照）．筋紡錘の伸張により受容器電位が発生し，伸張が大きくなり閾値を超えると活動電位が発生する．活動電位は，筋紡錘の一次終末からの求心性神経であるⅠa群線維を伝導し神経終末部へ向かう．Ⅰa群線維の神経終末は，伸張された筋肉を支配する運動ニューロンとシナプスを形成し，神経終末から放出された神経伝達物質が運動ニューロンの受容体に結合する．その後，運動ニューロンに活動電位が発生し，活動電位は運動ニューロンの軸索を伝導したのち，神経終末部からアセチルコリンが放出される．骨格筋側の細胞膜（終板）にあるニコチン性受容体にアセチルコリンが結合すると終板電位が発生する．終板電位が閾膜電位を超えると活動電位が誘発され，興奮収縮連関により筋肉は収縮する（p.98，骨格筋の興奮収縮連関参照）．伸張反射は単シナプス反射であり，姿勢保持のために働いている．膝蓋腱をハンマーで叩くと下腿が上がる膝蓋腱反射は伸張反射の一種である（図2-36-a）．

Ⅰa群線維を伝導する活動電位は，軸索側枝も伝導し脊髄灰白質にある抑制性介在ニューロンが興奮する．そして，拮抗筋（伸張された筋肉に対し拮抗して働く筋肉）を支配する運動ニュー

■図 2-36■伸張反射

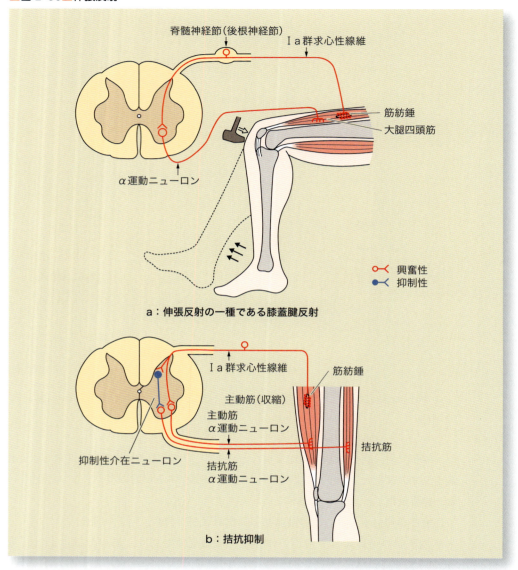

a：伸張反射の一種である膝蓋腱反射

b：拮抗抑制

ロンは，介在ニューロンにより抑制される（図 2-36-b）．この拮抗筋に対する抑制を拮抗抑制またはⅠa抑制という．伸張された筋が興奮し，拮抗筋が抑制される神経機構を相反性神経支配といい，円滑な運動を行うのに役立っている．

b　自原抑制（Ⅰb抑制）

　四肢（ヒトでは両腕と両脚）の骨格筋の両端は，腱を介して骨と結合しており，骨格筋と腱の移行部にはゴルジ腱器官が存在する．ゴルジ腱器官は筋肉が収縮した際に興奮して筋肉の張力を検出する受容器である（p.90，ゴルジ腱器官参照）．ゴルジ腱器官が興奮すると，活動電位はⅠb群線維を伝導し，抑制性介在ニューロンが興奮する．そして収縮した筋肉を支配する運動ニューロンは，介在ニューロンにより抑制される．この抑制を自原抑制またはⅠb抑制という（図 2-37）．

自原抑制は多シナプス反射であり，筋肉が収縮した際に発生する張力を一定に保ち，骨格筋の断裂を防ぐ役割があると考えられている．

c 屈曲反射

四肢の皮膚へ侵害刺激を与えると，刺激を受けた肢が屈曲し，刺激から遠ざかろうとする反射を屈曲反射という．誤って熱いものに触れたときに腕を引っ込める，あるいは足の裏に画鋲が刺さったときに脚を上げるのは，屈曲反射の誘発により生じる．屈曲反射の受容器は，侵害受容器の自由神経終末である（p.85，痛覚参照）．皮膚への刺激により，自由神経終末で受容器電位が発生し，刺激強度が増加して閾値を超える

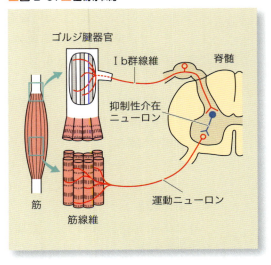
■図 2-37■自原抑制

と活動電位が発生する．活動電位はおもに Aδ 線維を伝導し興奮性介在ニューロンが興奮する．そして，屈筋を支配する運動ニューロンが興奮し屈筋が収縮する．Aδ 線維を伝導する活動電位は，軸索側枝も伝導し抑制性介在ニューロンが興奮する．伸筋を支配する運動ニューロンは，介在ニューロンにより抑制される（図 2-38-右）．

■図 2-38■屈曲反射（右）と交叉性伸展反射（左）
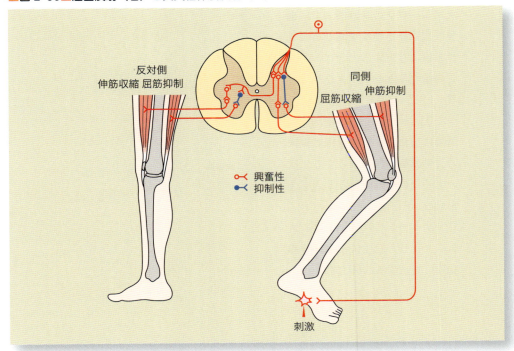

刺激を受けた脚に屈曲反射が生じると，反対側の脚は伸展する．これを交叉性伸展反射という．Aδ線維を伝導する活動電位は，前記と異なる軸索側枝も伝導し反対側の介在ニューロンが興奮する．そして，伸筋を支配する運動ニューロンが興奮し伸筋が収縮する．また，屈筋を支配する運動ニューロンは介在ニューロンにより抑制される（図2-38-左）．

　屈曲反射も交叉性伸展反射も多シナプス反射である．屈曲反射は有害な刺激から生体を守るための防御反射である．また，交叉性伸展反射は，屈曲が生じた脚の反対側の脚を伸展させ，体のバランスを保ち姿勢を維持するように働いている．

(3) 脊髄の伝導路

　伝導路には，手や足など末梢からの感覚情報を大脳皮質などに伝達する上行路と，大脳皮質などからの運動情報を末梢に伝達する下行路がある．

a 上行路

　体性感覚の情報を伝達する上行路には，後索-内側毛帯路，脊髄視床路（p.85, 痛覚参照），三叉神経視床路（p.244, 口腔感覚の伝導路参照）などがある．これらのうち，三叉神経視床路以外は脊髄の白質を通過する．

後索-内側毛帯路：

　後索-内側毛帯路は，体幹と四肢からの触圧覚と固有感覚を伝える経路である．

　一次ニューロンは，脊髄神経節（後根神経節）に細胞体があり，軸索は後索を上行する．一次ニューロンの神経終末は，延髄の薄束核と楔状束核からなる後索核に存在する二次ニューロンの細胞体とシナプスを形成する．

　二次ニューロンの軸索は，反対側に交叉し，神経終末は視床の後外側腹側核に存在する三次ニューロンの細胞体とシナプスを形成する．

　三次ニューロンの軸索は，さらに上行し大脳皮質一次体性感覚野に終止する（図2-39）．

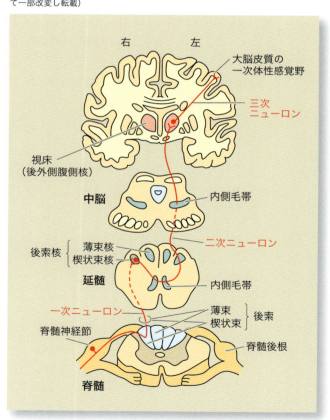

■図 2-39■後索-内側毛帯路
（「岩田幸一ほか編：基礎歯科生理学，第7版，医歯薬出版，2020」より許諾を得て一部改変し転載）

脊髄視床路:

脊髄視床路は，体幹と四肢からの触圧覚，温度感覚と痛覚を伝える経路である．

一次ニューロンは，脊髄神経節（後根神経節）に細胞体があり，神経終末は，脊髄後角に存在する二次ニューロンの細胞体とシナプスを形成する．

二次ニューロンの軸索は，反対側に交叉し，側索や前索を上行する．側索を上行するものを外側脊髄視床路，前索を上行するものを前脊髄視床路とよぶ．二次ニューロンの神経終末は視床の後外側腹側核に存在する三次ニューロンの細胞体とシナプスを形成する．

三次ニューロンの軸索は，さらに上行して大脳皮質一次体性感覚野に終止する（図2-40）．

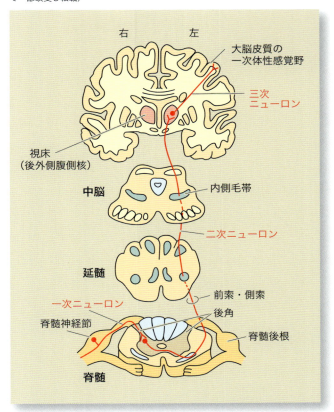

■図2-40■脊髄視床路
（「岩田幸一ほか編：基礎歯科生理学，第7版，医歯薬出版，2020」より許諾を得て一部改変し転載）

b 下行路

皮質脊髄路，皮質延髄路，皮質赤核脊髄路，皮質網様体脊髄路，前庭脊髄路などがある．これらのうち，皮質延髄路以外は脊髄の白質を通過する．また，皮質脊髄路と皮質延髄路は錐体路ともよばれる．錐体路以外の下行路は，以前は錐体外路ともよばれた．しかし，錐体外路全体としての機能の特定はできず，錐体路と錐体外路は運動制御において相互作用がある．そのため，錐体外路という用語は，生理学では使われなくなっている．

皮質脊髄路：

皮質脊髄路はおもに大脳皮質運動野から発する．

外側皮質脊髄路：皮質脊髄路のほとんどは，延髄から脊髄に入るとき正中を越えて反対側の脊髄白質の側索を下行し，脊髄の灰白質に入る．この下行路を外側皮質脊髄路という．外側皮質脊髄路の多くは，灰白質で介在ニューロンとシナプスを形成し，介在ニューロンが脊髄前角にある運動ニューロンとシナプスを形成する．外側皮質脊髄路の一部は運動ニューロンと直接シナプスを形成する（図2-41）．外側皮質脊髄路は，四肢の遠位部の筋肉を支配し，手指の細かい運動に関与している．

前皮質脊髄路：延髄で正中を越えない皮質脊髄路は，脊髄の正中付近を下行し，両側の脊髄灰白質に到達する（図2-41）．この下行路を前皮質脊髄路といい，四肢の近位部や体幹の運動を制御している．

■図2-41■皮質脊髄路（錐体路）の
外側皮質脊髄路（青）と前皮質脊髄路（緑）

■図2-42■皮質赤核脊髄路

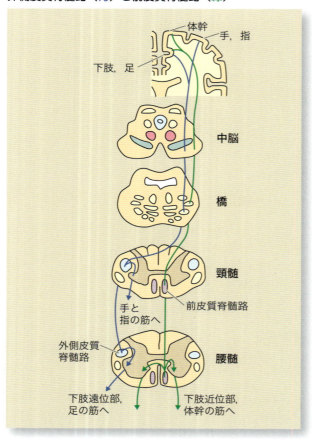
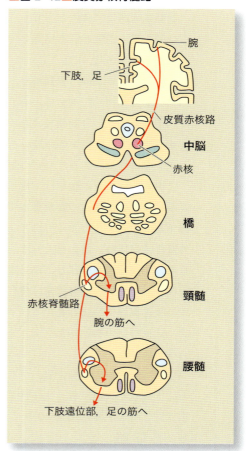

皮質赤核脊髄路：
　大脳皮質運動野から同側の赤核までを皮質赤核路，赤核から反対側の脊髄前角までを赤核脊髄路という（図2-42）．皮質赤核脊髄路は四肢の遠位部の運動を制御している．

皮質網様体脊髄路：
　大脳皮質運動野から両側の脳幹網様体までを皮質網様体路，脳幹網様体から脊髄前角までを網様体脊髄路という．網様体脊髄路には，橋網様体脊髄路と延髄網様体脊髄路がある（図2-43）．皮質網様体脊髄路は四肢の近位部や体幹の筋肉を支配している．したがって，随意運動に伴う姿勢や筋緊張の調節や歩行などの制御に関与している．

前庭脊髄路：
　延髄にある前庭神経核から脊髄前角までを前庭脊髄路という（図2-43）．前庭脊髄路には，外側前庭脊髄路と内側前庭脊髄路がある（p.50, 前庭頸反射／p.81, 平衡感覚参照）．
　　外側前庭脊髄路：おもに耳石器からの入力を受け，頸髄，胸髄，腰髄で終わり，前庭脊髄反射に関係している．
　　内側前庭脊髄路：おもに半規管からの入力を受け，頸髄で終わり，前庭頸反射に関係している．

■図2-43■橋網様体脊髄路（赤），延髄網様体脊髄路（緑），外側前庭脊髄路（青）

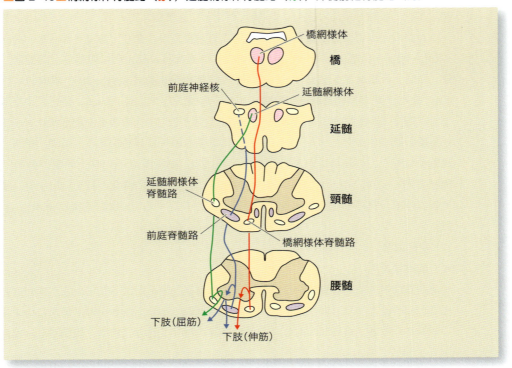

脳　幹

(1) 脳幹の構造と機能

　脳幹は，中脳，橋，延髄の3つの部位からなり，脊髄からの上行路や大脳からの下行路が通っている．

　脳幹には，嗅神経と視神経を除く10対の脳神経の神経核が存在する（図2-44）．

　第Ⅷ脳神経（内耳神経）を除く，第Ⅲ脳神経（動眼神経）から第Ⅻ脳神経（舌下神経）は運動神経線維を含んでおり，各運動ニューロンの細胞体は運動核として脳幹に配列されている．

　脳幹は口腔・顔面・頭頸部の皮膚感覚や固有感

■図2-44■脳幹の背面図（大脳と小脳は除いている）

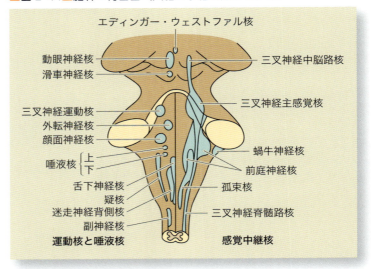

2…神　経　49

覚，聴覚，平衡感覚，味覚，内臓感覚の情報を受け，さまざまな運動（顎反射，咀嚼，発声，姿勢，歩行，眼球と頭部の運動，胃-胃反射など）を制御している．

　下行路の1つである皮質延髄路は大脳皮質運動野から発し，第Ⅴ・Ⅶ・Ⅸ・Ⅹ・Ⅺ・Ⅻ脳神経（三叉・顔面・舌咽・迷走・副・舌下神経）の運動核に終止し，咀嚼筋，顔面筋，咽頭筋，喉頭筋，頸筋，舌筋などを支配している（p.166，消化管運動／p.278～285，咀嚼筋，顎反射／p.288～294，咀嚼運動の神経性調節，咀嚼リズムの形成，舌の役割／p.325，発声および構音にかかわる器官参照）．また，脳幹にはニューロンの細胞体が散在し，その間を網目状に神経線維が走行している脳幹網様体が存在する．脳幹網様体には多くの神経回路があり，循環，呼吸，嚥下，嘔吐，睡眠や覚醒などの調節にかかわっている（p.132，循環調節／p.154，呼吸の調節／p.307，嚥下の神経機構／p.308，嘔吐中枢参照）．そのほかにも，中脳に瞳孔の対光反射中枢，橋に排尿中枢，延髄に唾液分泌中枢（上唾液核と下唾液核）が存在する（p.185，排尿／p.318，唾液分泌調節参照）．

(2) 姿勢調節

a　前庭頸反射

　前庭頸反射は前庭脊髄反射に含まれ，内側前庭脊髄路が関与しており，頭が回転したとき，半規管が受容器となり，頭が逆方向に回転する反射である．たとえば，何かにつまずいて頭が前方に回転したとき，前庭頸反射により頭は体幹に対して後方に回転（後屈）し，頭は地面に対して

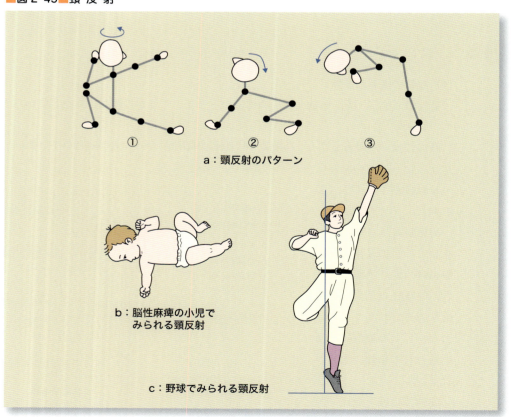

■図2-45■頸反射

垂直に保たれる．

　前庭脊髄反射は前庭脊髄路が関与しており，伸筋（抗重力筋）に対しては興奮性に，屈筋に対しては抑制性に働く．そのため抗重力機能を亢進する．

b　頸反射

　頭の位置が変化したとき，四肢の伸展や屈曲が生じるのが頸反射である．頭を一側にねじると，ねじった側と同側の上肢と下肢が伸展し，反対側の上肢と下肢は屈曲する（図2-45-a①）．頭が後屈すると，上肢の伸展と下肢の屈曲が起こる（図2-45-a②）．頭が前屈すると，上肢の屈曲と下肢の伸展が起こる（図2-45-a③）．受容器は頸椎の関節や頸筋の筋紡錘である．

　脳性麻痺の小児では，大脳などからの調節が弱くなるため，頸反射が観察されることがある（図2-45-b）．また，健常なヒトにおいてもスポーツ時に頸反射がみられることがある（図2-45-c）．

c　前庭動眼反射

　姿勢や頭部の位置が変化したとき，対象物に対して視線を揺らさず眼球の方向を一定に保つのが前庭動眼反射である．受容器はおもに半規管であり，頭が一側に回転したとき，半規管からの一次感覚ニューロンは，シナプスを介して前庭神経核を興奮させる．そして，前庭神経核ニューロンは，シナプスを介して反対側の外転神経核運動ニューロンを興奮させ，同側の外転神経核運動ニューロンを抑制する．その結果，頭の回転とは反対側の外直筋が収縮し，眼球は逆方向に回転する．

3　間　脳

(1) 視　床

　視床は，脊髄，脳幹からの皮膚感覚，固有感覚，味覚，聴覚，平衡感覚の情報，視神経を介した視覚情報や小脳からの運動情報を大脳皮質に伝える中継点であり，多くの核で構成されている（図2-46）．また，大脳皮質や大脳基底核からの情報を受け取り，脳内各部の連携に関係している．

　後外側腹側核：後索-内側毛帯路や脊髄視床路に含まれ，体幹・四肢からの皮膚感覚と固有感覚の情報を受け取り大脳皮質に伝えている．

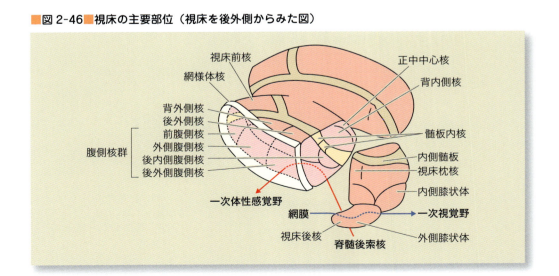

■図2-46■視床の主要部位（視床を後外側からみた図）

後内側腹側核：三叉神経視床路や味覚の伝導路に含まれ，口腔・顔面部からの皮膚感覚，固有感覚と味覚の情報を受け取り大脳皮質に伝えている（p.244, 口腔感覚の伝導路／p.259, 味覚受容機構参照）．

内側膝状体，外側膝状体：内側膝状体は聴覚の情報を，外側膝状体は視覚の情報を，それぞれ大脳皮質に伝えている（p.80, 聴覚の中枢機構／p.74, 視覚の中枢機構参照）．

(2) 視床下部

視床下部は，脊髄および脳幹と神経連絡があり，脊髄と脳幹の自律神経の調節機構を統合する高次の自律神経中枢として働いている．

視床下部は，さまざまな核と領野に分けられており，体温調節中枢，血糖調節中枢，概日リズム調節中枢や下垂体ホルモン分泌調節中枢がある（図2-47）．このほか，摂食行動，飲水行動，性行動などの本能的な行動，防御（攻撃と逃避）や怒りなどの情動行動にも関係している．

a 外側野

外側野を電気刺激すると摂食行動が生じ，両側の外側野を破壊すると摂食行動の障害と体重減少が生じる．外側野には，グルコースにより活動が抑制されるグルコース感受性ニューロンが存在し，インスリンや遊離脂肪酸により，このニューロンの活動は促進される．これらのことから，外側野は摂食中枢といわれている．また，外側野は飲水行動に関係している．

b 腹内側核

腹内側核を電気刺激すると摂食行動が停止し，両側の腹内側核を破壊すると過食による肥満が生じる．腹内側核には，グルコースにより活動が促進されるグルコース受容ニューロンが存在し，インスリンや遊離脂肪酸により，このニューロンの活動は抑制される．これらのことから，腹内側核は満腹中枢といわれている．

c 弓状核

弓状核は，外側野や腹内側核と相互の神経線維の連絡がある．さらに，弓状核には摂食を促進する2種類のペプチドが共在するGABA作動性ニューロンと，摂食を抑制する2種類のペプチドが共存する非GABA作動性ニューロンが存在する．したがって，弓状核は摂食行動の中心的な役割をしていると考えられている．

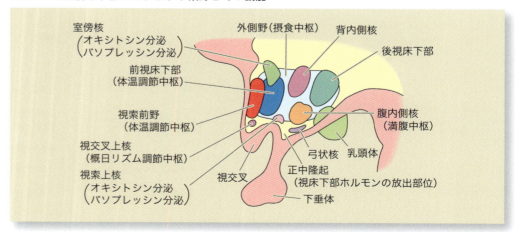

■図2-47■視床下部のさまざまな領野とその機能

④ 小　　脳

　小脳は橋と延髄の背側に位置し，解剖学的に2つの列によって前葉と後葉からなる小脳体と片葉小節葉に分けられる．小脳体の中央部は虫部とよばれており，虫部の両外側には小脳半球があり，それらは中間部と外側部に分けられる（**図2-48**）．

　小脳は，機能的には異なる種類の運動を制御する3つの領域に大別される（**図2-48**）．

　前庭小脳：片葉小節葉に相当し，前庭器官からの平衡感覚や視覚の入力を受け，脳幹の前庭神経核へ出力を送り，身体の平衡や眼球運動の調節を行っている．

　脊髄小脳：虫部と小脳半球中間部からなり，脊髄から感覚入力を受け，大脳皮質一次運動野，脳幹へ出力を送り，歩行，姿勢，四肢の筋活動を調節している．

　大脳小脳：小脳半球外側部に相当し，大脳皮質からの入力を受け，大脳皮質運動野へ出力を送り，運動の計画と実行，運動学習に関与している．

■**図2-48**■**小脳の解剖学的・機能的区分**

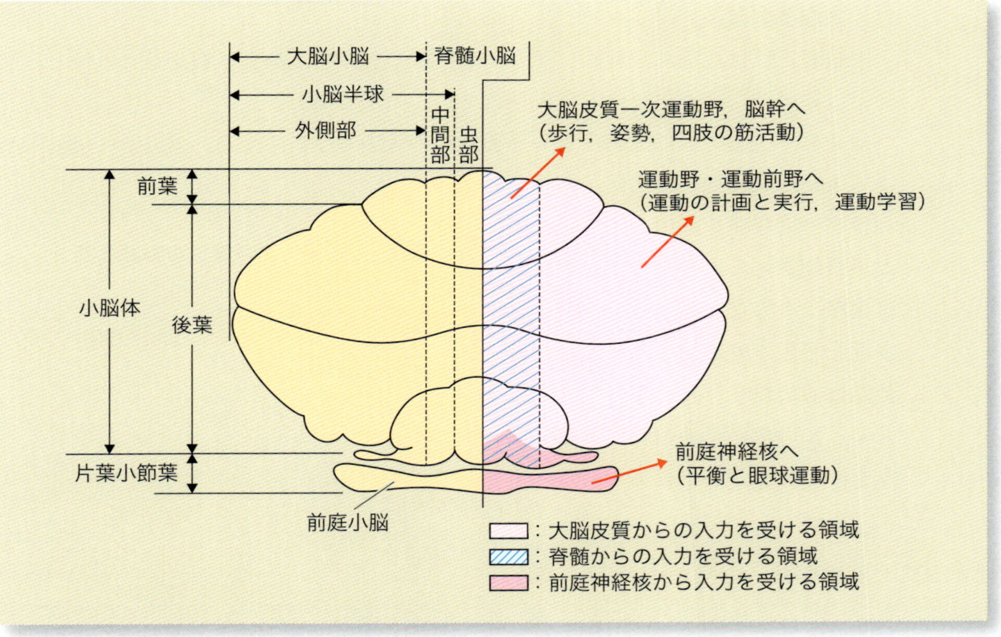

　小脳が障害されても運動麻痺は起こらないが，平衡障害，筋緊張異常，運動障害といった運動失調（小脳性運動失調）が生じる．平衡障害は起立や歩行が困難で転倒しやすくなる．筋緊張異常は，筋緊張と筋力の低下や膝蓋腱反射が誘発されたのちに下腿が前後に揺れつづける振子現象が認められる．運動障害では，挙手した状態から人指し指を鼻にもっていく動作（指鼻テスト）をすると，指が鼻を行きすぎたり鼻に届かなかったりする推尺異常や指が鼻に近づくにつれて手のふるえ（企画振戦）がみられる（**図2-49-a**）．そのほか，円滑な運動ができない協調運動不能，手首の回内・回外をすばやく反復することができない反復拮抗運動不能（**図2-49-b**）や個々の動作への解離（運動解離）が現れる．

2…神　　経　●**53**●

■図2-49■小脳障害の患者でみられる症状

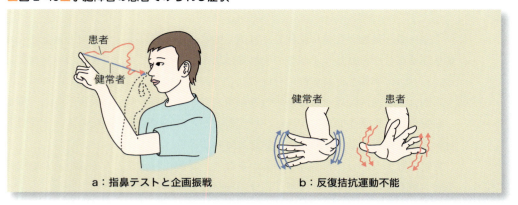

a：指鼻テストと企画振戦　　b：反復拮抗運動不能

5 大　脳

(1) 大脳基底核

　大脳基底核は大脳の深部に位置し，線条体（尾状核と被殻），淡蒼球（外節と内節），視床下核，黒質（網様部と緻密部）から構成されている（図2-50）．

　線条体や視床下核は大脳皮質から興奮性の入力を受けている．線条体や視床下核に入った情報は，大脳基底核内の直接路，間接路とハイパー直接路を経由し，淡蒼球内節と黒質網様部の出力部へ伝達される．直接路は出力部を抑制し，間接路は出力部を興奮させる．また，ハイパー直接路は間接路より速く出力部を興奮させる．出力部からの情報の大部分は視床を介し大脳皮質へ戻る（図2-51）．

■図2-51■大脳基底核の神経回路
―――：興奮性ニューロン
―――：抑制性ニューロン
D1, D2：ドーパミンD1, D2受容体
DA　　：ドーパミン
enk　　：エンケファリン
Glu　　：グルタミン酸
subP　：サブスタンスP

■図2-50■大脳基底核

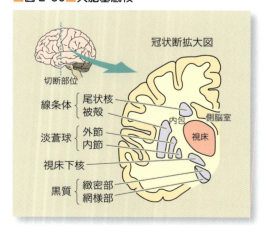

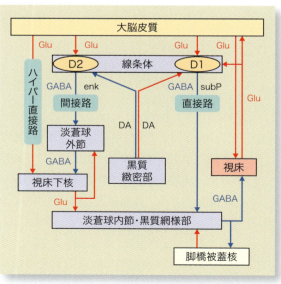

出力部が興奮すると視床は抑制され，大脳皮質一次運動野などの活動が弱まるため，運動は抑制される．よって，間接路とハイパー直接路は不必要な運動の抑制にかかわっていると考えられる．一方，直接路が出力部を抑制すると運動は促進される．したがって，直接路は必要な運動のみを適切なタイミングで起こすと考えられる．

　大脳基底核が障害されると，運動開始や遂行が困難になる運動減少症や不随意運動を伴う運動過多症が生じる．パーキンソン Parkinson 病は，黒質緻密部のドーパミンニューロンの変性・脱落が原因で生じる運動減少症である．主症状は，無動（運動が開始できない）や寡動（運動が遅い），振戦（安静時の手足のふるえ），筋固縮（筋緊張の亢進），姿勢反射障害などである．ハンチントン Huntington 病は，運動過多症の1つで，第4染色体の異常による遺伝性疾患である．Huntington 病の初期には，間接路を構成する線条体ニューロンが変性・脱落する．舞踏運動（顔面，腕，脚などに起こるすみやかで不規則な不随意運動）や認知症などの精神症状がみられる．

(2) 大脳辺縁系

　大脳辺縁系は大脳皮質の下部に存在し，視床下部と脳幹上部を取り囲んでおり，帯状回，扁桃体，海馬などから構成されている（図2-52）．

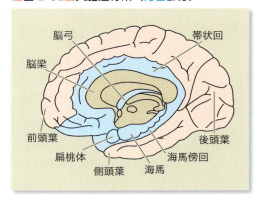

■図2-52■大脳辺縁系（青色部分）

　扁桃体は，視床下部とともに怒り，恐怖などの情動に関係している．Klüver と Bucy は，サルの扁桃体を含む両側の側頭葉を切除すると，食物と非食物の区別がつかない精神盲，食べられないものを口に入れようとする口唇傾向，従来恐れていた動物に対して恐怖を示さなくなる情動反応の低下，性行動の亢進などが起こることを報告した．これらの症状は，Klüver-Bucy 症候群とよばれている．また，扁桃体は味覚や嗅覚の感覚情報を受けており，扁桃体の連続電気刺激により，リズミカルな顎運動が生じる．これらのことから，扁桃体は咀嚼の制御にも関与していると考えられている（p.288，咀嚼運動の神経性調節参照）．

　海馬に存在するシナプス前ニューロンを高頻度で刺激すると，単発で刺激したときよりもシナプス後電位が長期にわたって大きくなる．この現象を長期増強とよび，学習・記憶の形成や保持に関係していると考えられている．

(3) 大脳皮質

　大脳皮質とは，大脳の表面を覆う灰白質の部分である．大脳皮質には系統発生的に古皮質，原皮質，新皮質がある．大脳新皮質は，哺乳類でとくに発達しており，6層構造を有する．大脳皮質の表面に出っ張っている部分は大脳回，溝の部分は大脳溝とよばれている．ヒトの大脳皮質は大脳回と大脳溝を基準に，前頭葉，頭頂葉，側頭葉，後頭葉に分けられる（図2-53-a）．

　ブロードマン Brodmann らは，ニューロンの細胞体の密度や形状を基に大脳皮質を52の領野に分類し，各領野に番号を振った．その後，大脳皮質には機能の局在性があることが発見され，機能局在が各領野と対応していることがわかった（図2-53-b）．前頭葉には一次運動野（4野），運動前野と補足運動野（6野），運動性言語野（44，45野）など，頭頂葉には一次体性感覚野（3，

■図 2-53■ 大脳皮質

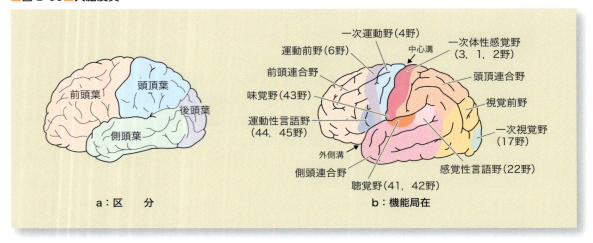

1，2野）や味覚野（43野）など，側頭葉には聴覚野（41，42野）や感覚性言語野（22野後部）など，後頭葉には一次視覚野（17野）などが存在する．

a 大脳皮質運動野

　大脳皮質運動野は一次運動野，運動前野，補足運動野，前補足運動野，帯状皮質運動野に分類される（図 2-54-a）．一次運動野の第Ⅴ層にはBetzの巨大錐体細胞が存在し，この細胞の軸索は皮質脊髄路や皮質延髄路（錐体路）を形成しており，運動情報を脊髄や脳幹の運動ニューロンへ伝達している（p.46，脊髄の伝導路参照）．

　ヒトの一次運動野を局所的に電気刺激すると，刺激部位に応じて反対側の身体の特定部位に運動が誘発される．これを体部位局在または体部位再現という．一次運動野の体部位局在は，内側から外側に下肢，体幹，上肢，手，顔面・口腔の順に並んでいる．手指や口腔のような細かい運動を行う部位は広い領域を占めている（図 2-54-b）．運動前野，補足運動野，前補足運動野などは，前頭連合野における行動の意志決定に基づき，運動のプログラムを組み立て，一次運動野へ運動プログラムの情報を送っている．

b 大脳皮質体性感覚野

　大脳皮質体性感覚野には，一次体性感覚野と二次体性感覚野がある（図 2-55-a）．

　一次体性感覚野は，視床の後外側腹側核や後内側腹側核から皮膚感覚と固有感覚の情報を受け取り，二次体性感覚野，大脳皮質一次運動野と頭頂連合野に皮膚感覚と固有感覚の情報を伝えている．一次体性感覚野の体部位局在は，内側から外側に下肢，体幹，上肢，手，顔面・口腔の順に並んでいる．手や口腔のような受容器の密度が高く，感覚が鋭敏な部位は広い領域を占めている（図 2-55-b）．

c 大脳皮質連合野

　大脳皮質連合野は，感覚野や運動野などから情報を処理し，認知，学習，記憶，思考，判断，言語などの高次の精神機能を担っている．大脳皮質連合野は，頭頂連合野，側頭連合野，前頭連合野に分けられる（図 2-53-b）．

　頭頂連合野：頭頂葉のうち一次体性感覚野と二次体性感覚野を除く領域で，空間認知機能や視

■図 2-54■大脳皮質運動野

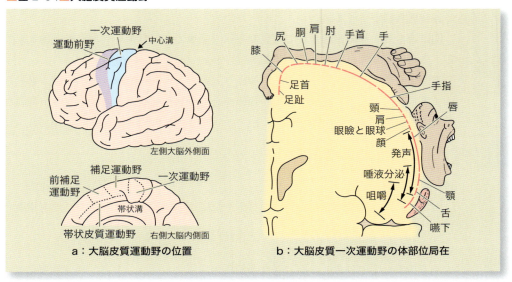

a：大脳皮質運動野の位置　　b：大脳皮質一次運動野の体部位局在

■図 2-55■大脳皮質体性感覚野

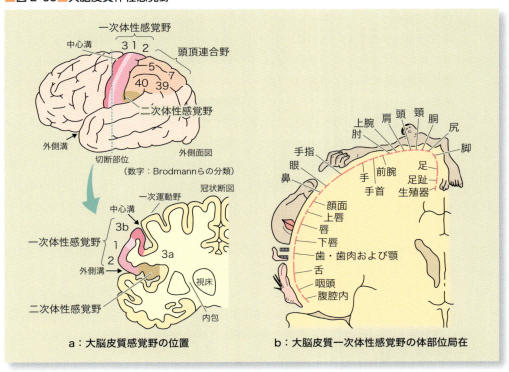

a：大脳皮質感覚野の位置　　b：大脳皮質一次体性感覚野の体部位局在

覚運動制御などに関与している．右側頭頂連合野が障害されると，左視野に注意が向かなくなる半側空間無視が生じる．

側頭連合野：側頭葉のなかで聴覚野を除く領域で，聴覚情報処理と視覚的な形態認知に関与する．また，感覚性言語野が存在する．

前頭連合野：大脳皮質のうち中心溝よりも前で，一次運動野，運動前野，補足運動野を除く領域である．行動計画に必要な情報を側頭連合野や頭頂連合野から受け取り，複雑な行動計画を組み立て，その実行の判断を行っている．また，運動性言語野が存在する（p.336，言語中枢参照）．

 学習と記憶

(1) 学　　習

学習とは，過去の経験に基づいて行動や反応が変化することであり，連合学習と非連合学習に分類される．

a　連合学習

ある事象と別の事象との間に新たな関係が成立する学習である．連合学習には，古典的条件づけとオペラント条件づけがある．

古典的条件づけ：条件刺激と無条件刺激を時間的に連続して呈示することにより，条件刺激を呈示しただけで無条件刺激を呈示したときと同等の反応が得られるようになる．たとえば，パブロフ Pavlov がイヌを用いて行った実験がある．メトロノームを聞かせたあとにイヌに餌を与えることを繰り返すと，イヌはメトロノームを聞くだけで唾液が分泌するようになる．この場合，それ自体では生体の応答を引き起こさない条件刺激は音であり，常に生体の反応を引き起こす無条件刺激は餌である．古典的条件づけによって得られた学習は，条件刺激を与えただけで無条件刺激を与えないことを繰り返すと，次第に減少し消失する．この現象は消去とよばれている．

オペラント条件づけ：行動に対し報酬または罰を与えて強化することにより，自発的な行動変化を引き起こすように学習させることである．たとえば，動物がレバー押しなど特定の行動を起こしたときだけ無条件刺激を与える．無条件刺激が食物などの報酬の場合，その行動を起こす確率が高くなる．これを正の強化という．逆に無条件刺激が電気ショックなどの罰の場合，その行動を起こす確率が低くなる．これを負の強化という．

b　非連合学習

1つの刺激を1回または繰り返し刺激を与えたときに得られる刺激自体に対する学習であり，慣れと鋭敏化がある．

慣れ：繰り返し刺激を与えると，それに対する生体の応答が次第に減少する現象である．たとえば，大きな音を与えると最初は驚愕反応を示すが，音刺激を繰り返すと次第に反応は減少する．

鋭敏化：強い刺激を与えると，別の刺激に対する生体反応が増強する現象である．

(2) 記　　憶

記憶は，新しい事柄を覚え込み（記銘），覚え込んだ事柄を脳内に保持し（保持），それを再生する（想起）一連の過程からなる．記憶は，保持時間の長さにより感覚記憶，短期記憶，長期記憶に分類される．

a　感覚記憶

視覚や聴覚などの感覚器に受容した情報を，そのまま短時間（0.1～0.5秒程度）保持する過程

であり，残像ともいわれている．

b 短期記憶

感覚記憶から抽出された情報を数分程度保持する過程である．

c 長期記憶

半永久的に保持する過程であり，陳述記憶と非陳述記憶に分類される．

陳述記憶：記憶の内容を言葉やイメージで説明することができる記憶であり，エピソード記憶と意味記憶に細分化される．エピソード記憶は，時間空間的に定位された個人史的な記憶（思い出）であり，意味記憶は，教科書や辞書的な知識の記憶である．

非陳述記憶：意識に上がらない記憶であり，自転車の運転やピアノの演奏のような手順記憶が含まれる．古典的条件づけとオペラント条件づけも非陳述記憶に含まれる．

(1) 睡　眠

外部の刺激に対して反応性が低下した状態であり，容易に回復するものである．睡眠はレム睡眠とノンレム睡眠に分けられ，ノンレム睡眠はさらに4段階に細分化される．正常な睡眠では，入眠後，ノンレム睡眠第1段階から第4段階へ推移したのち，急速に浅くなりレム睡眠がはじま

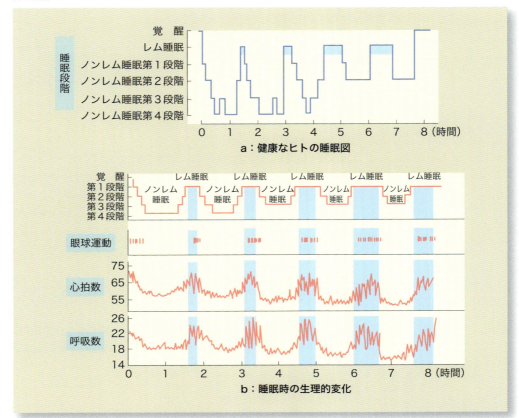

■図2-56■睡　眠
（「桜井　武：睡眠・覚醒と意識，標準生理学（本間研一 監修），第9版，p.478，p.480，医学書院，2019」より許諾を得て一部改変し転載）

る．このノンレム睡眠からレム睡眠までの90〜120分の周期を睡眠周期とよび，一晩に3〜5回繰り返す（図2-56-a）．ノンレム睡眠では，骨格筋の緊張が低下し，呼吸数は安定し規則的である．ノンレム睡眠第3・第4段階では交感神経活動が低下し，副交感神経活動が優位になる．そのため，心拍数や血圧は低下する．ノンレム睡眠第1・第2段階では，多数の歯ぎしり（睡眠時ブラキシズム）を生じる場合がある．レム睡眠では，ノンレム睡眠に比べ筋の緊張が著明に減少するが，急速眼球運動と覚醒時に近い状態の脳波が生じる．また，交感神経活動が優位になるため心拍数や血圧は上昇し，呼吸数が変動し，鮮明な夢を見ている（図2-56-b）．睡眠と覚醒のリズムは概日リズムの影響を受ける．

(2) 脳　　波

大脳皮質の自発的電気的活動を頭皮上の電極から記録したものである．脳波は個々のニューロンの活動電位を反映しているわけではなく，電極から近いニューロン群と電極から離れたニューロン群の電気活動の総和を記録している．脳波の波形，振幅，周波数は脳の活動状態により変化し，周波数により次のように分類されている（図2-57）．

- α波：8〜13 Hz，覚醒安静時に閉眼すると観察される．
- β波：14〜30 Hz，覚醒時に特定の精神活動に向けて注意を集中すると，α波に代わって現れる．
- θ波：4〜7 Hz，ノンレム睡眠第1段階でみられる．
- δ波：0.5〜3 Hz，ノンレム睡眠第3段階と第4段階でみられる．
- γ振動：30 Hz以上，覚醒時に何かに集中しているときにみられる．

■図2-57■脳　　波

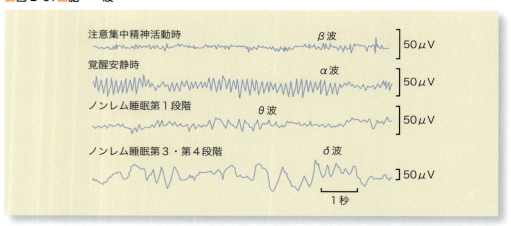

(3) 睡眠時無呼吸症候群

診断には，ポリソムノグラフィーが行われる．ポリソムノグラフィーは，睡眠時における脳波，筋電図，眼球運動，心電図，動脈血酸素飽和度，胸部の運動などを記録する検査である．

8 言　語

　左前頭葉には，運動性言語野（ブローカ Broca 野）が存在する（図 2-53-b）．この部位が障害されると，他人の話す言葉は理解できるが，意味のある言語を発することができなくなり，運動性失語症が生じる．また，左側頭葉には，感覚性言語野（ウェルニッケ Wernicke 野）も存在する（図 2-53-b）．この部位が障害されると，流暢に話すことはできるが，他人の話す言葉が理解できなくなり，感覚性失語症が生じる．

　運動性言語野と感覚性言語野との間には神経線維連絡があり，弓状束とよばれている．弓状束が損傷すると，言語の復唱ができなくなる（p.336，言語中枢を参照）．これらの領域が言語の理解と生成にかかわる神経経路と考えられてきた．しかし，近年の研究により言語にかかわる領域は，そのほかに補足運動野，左島皮質，大脳基底核なども含まれ，より複雑な神経経路であるという考えに変わりつつある．

9 汎性投射系

　さまざまな種類の神経伝達物質を放出するニューロンの細胞体は，脳の限られた部位に局在しているが，軸索は脳の広い領域に伸びている．これを汎性投射系といい，脳内の異なる領域間の情報伝達を担っている．

　汎性投射系は，脳の広い領域のニューロン活動を制御しており，情動や睡眠などに関与している（図 2-58）．

(1) セロトニン作動性ニューロン（図 2-58-a）

　セロトニンを放出するニューロン（セロトニン作動性ニューロン）の細胞体は，縫線核に存在し，視床下部，大脳辺縁系，大脳皮質および脊髄に投射する．

　セロトニン作動性ニューロンは，覚醒時に高頻度で活動電位を発生しているが，レム睡眠中は活動電位が発生しないため，覚醒の制御に関係していると考えられている．

(2) ノルアドレナリン作動性ニューロン（図 2-58-b）・アドレナリン作動性ニューロン

　ノルアドレナリン作動性ニューロンの細胞体は，おもに青斑核に存在する．青斑核からの軸索は脊髄を下行し，小脳，視床，視床下部，大脳辺縁系，大脳皮質に投射する．

　ノルアドレナリン作動性ニューロンは，覚醒の調節を担っている．

　アドレナリン作動性ニューロンの細胞体は，延髄網様体腹外側部と背内側部に存在する．腹外側部からの軸索は視床下部や脊髄側角にある交感神経節前ニューロンに投射している．

　アドレナリン作動性ニューロンは，心臓・血管・内分泌機能を制御している．

(3) ヒスタミン作動性ニューロン

　ヒスタミン作動性ニューロンの細胞体は，視床下部の結節乳頭体核とその周囲に存在し，脳のほぼ全体に投射している．

　ヒスタミン作動性ニューロンは，覚醒と睡眠の調節に関与している．

(4) ドーパミン作動性ニューロン（図 2-58-c）

　ドーパミン作動性ニューロンの細胞体は，黒質緻密部，腹側被蓋野などに存在する．黒質緻密部や腹側被蓋野のニューロンは，線条体や大脳辺縁系に投射しており，情動に関与すると考えられている．

■図 2-58■汎性投射系
(「W. F. Boron, E. L. Boulpaep 編,泉井亮 総監訳：ボロン ブールペープ 生理学,図 12-8,西村書店,2011」より許諾を得て一部改変し転載)

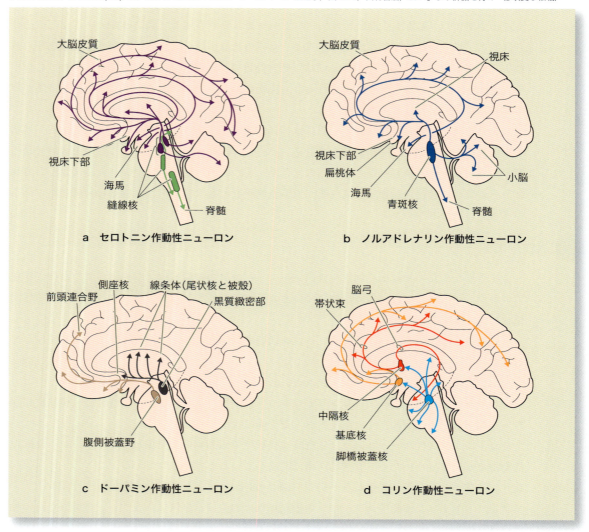

黒質緻密部から線条体へのドーパミン作動性ニューロンの変性により，パーキンソン Parkinson 病が発症する．

(5) コリン作動性ニューロン（図 2-58-d）

アセチルコリンを放出するニューロン（コリン作動性ニューロン）の細胞体は，脚橋被蓋核などに存在し，大脳皮質などに投射している．

コリン作動性ニューロンは，覚醒の調節にかかわっている．

3 感　覚

■ Objective ■

生体の環境変化への適応や，内部環境の恒常性を維持するためには，生体内外の情報の的確な把握が必要となる．生体にかかわるさまざまな刺激を受容し，情報処理を行うのが感覚機能である．

感覚には，視覚，聴覚，嗅覚，味覚，平衡感覚の特殊感覚と，痛覚，温度覚，触覚，圧覚，運動感覚，位置感覚などの体性感覚がある．また，意識にのぼらない体内の状況（体内の血液のpH，O_2濃度，CO_2濃度など）を情報としてとらえる内臓感覚もある．感覚が成立するためには，生体内外の刺激を情報としてとらえる感覚受容器，受容器の情報を中枢神経系へと送る感覚神経，情報を処理する感覚中枢が必要となる．

本章では，感覚について理解し，各種の感覚受容機能について学習する．

A　感覚の種類

生体内外において，物理または化学的な刺激を受容し，活動電位（インパルス）に変換して，感覚神経（末梢神経）を経て中枢で処理する（図3-1）．この一連の仕組みを感覚という．

感覚には，多数の種類 modality がある．さらに，感覚はそれぞれの感覚に属するいくつかの異なった質 quality をもっている．感覚の質とは，たとえば視覚では赤，青，緑の3原色や光の明るさ，味覚では甘味，塩味，苦味，酸味，うま味（味覚での質はとくに基本味ともいう）のことをさす．さまざまな刺激に対応して多くの感覚が引き起こされるが，受容器は特定の刺激のみに応答している．

感覚の分類として，一般には受容器の存在する部位や応答する刺激によって，特殊感覚，体性感覚および内臓感覚の3つに大きく分けられる．また，体性感覚と内臓感覚を合わせて一般感覚という．

■ 図 3-1 ■ 一般的な感覚情報の経路

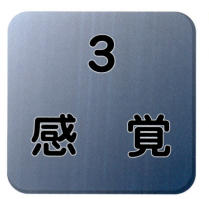

1 特殊感覚

特殊感覚には視覚，聴覚，嗅覚，味覚，平衡感覚があり，これらの受容器はすべて頭部に集中している．特殊感覚の受容器である目（視細胞），耳（有毛細胞），鼻（嗅細胞），舌（味細胞），耳石器・半規管（有毛細胞）が刺激を受容し，脳神経を介して情報を中枢に伝達する．

2 体性感覚

体性感覚は，内臓以外の身体の感覚，つまり皮膚や筋などの感覚である．皮膚表面の感覚である皮膚感覚（表在感覚）と，身体内部の感覚である深部感覚に分けられる．

皮膚感覚：皮膚や粘膜表面における触覚，圧覚，温度覚（温覚と冷覚），痛覚などである．

深部感覚：筋（受容器は筋紡錘）や腱（受容器はゴルジ腱器官）の反射に関与する感覚や関節などの感覚（固有感覚）などがある．身体の運動状態（運動速度・方向，筋の張力など）や身体各部の位置情報などに関与する感覚もあるが，通常これらの固有感覚は，意識にのぼらない感覚である．また，筋，腱，関節にも自由神経終末（痛覚受容器）があり痛みを感じる．この深部痛覚も一般的には深部感覚に分類される．

③ 内臓感覚

内臓感覚は，自律神経系の内臓求心性神経によって伝えられる感覚で，臓器感覚と内臓痛覚の2つに分けられる．血圧，血糖値，血液の温度，血液中の O_2・CO_2 濃度，体液の pH などの生命活動の維持にかかわる感覚であり，通常は意識にのぼらない感覚である．一方，意識にのぼる感覚として，内臓には体性感覚に比べて密度は低いが自由神経終末が分布しており，内臓に発生する痛み（内臓痛覚）がある．おもな感覚の種類を**表3-1**に示した．

■表3-1■感覚の種類と受容器

感覚の種類			受容器				
特殊感覚	視　　覚		目　　　：視細胞	光受容器	機械受容器	遠隔受容器	外受容器
	聴　　覚		耳　　　：有毛細胞（音受容器）	機械受容器			
	嗅　　覚		鼻　　　：嗅細胞（ニオイ受容器）	化学受容器			
	味　　覚		舌(味蕾)：味細胞（味受容器）	化学受容器	接触性受容器		
	平衡感覚（前庭感覚）		耳石器・半規管：有毛細胞（加速度・重力・方向受容器）	機械受容器	固有受容器		内受容器
体性感覚	皮膚感覚	痛　　覚	自由神経終末	侵害受容器		接触性受容器	外受容器
		触覚・圧覚	マイスネル小体，クラウゼ小体，パチニ小体など	機械受容器			
		温度覚	自由神経終末	温度受容器			
	深部感覚	関節の位置と運動	ルフィニ小体，ゴルジ受容器など	機械受容器		固有受容器	
		筋の伸張	筋紡錘	機械受容器			
		筋の張力	ゴルジ腱器官	機械受容器			
		痛　　覚	自由神経終末	侵害受容器			
内臓感覚	内臓痛覚		自由神経終末	侵害受容器		内臓受容器	内受容器
	臓器感覚	血　　圧	大動脈弓・頸動脈洞	機械受容器		内臓受容器	
		血中 O_2・CO_2 濃度	大動脈小体・頸動脈小体	化学受容器			
		浸透圧・pH	視床下部・延髄ニューロン	化学受容器			
		血中糖濃度	視床下部ニューロン	化学受容器			

B　適刺激と受容器，順応

① 適刺激

感覚の発生には生体内外からの刺激が必要である．受容器はあらゆる刺激に対応するのではなく，特定の刺激のみ受容する．この刺激を適刺激という．視覚は光，聴覚は音，嗅覚にはニオイ物質，味覚は味物質，平衡感覚は重力と加速度，温度覚は温度，圧覚は圧刺激，触覚は触刺激が適刺激となる．つまり，目では音を見ることも，聞くこともできない．また，耳では光（色）を聞くことも，見ることもできない．また，適刺激であっても，非常に弱く小さい刺激の場合には

3…感　覚 ●**65**●

感覚は生じない．感覚が生じるために，必要な最小限の刺激の強さ（閾値）より大きい刺激が必要である．

② 感覚受容器

特定の刺激を受容するように分化した器官を感覚器（目，耳，鼻，舌，皮膚など）という．感覚器には，適刺激となる物理的あるいは化学的刺激を受容して電気信号（活動電位）に変換する受容器が存在する（図 3-1）．

特殊感覚，体性感覚，内臓感覚に関与する多種類の刺激に応答するため，受容器の構造は生理形態学的に分化している．感覚神経の末端に特殊な感覚受容細胞がシナプス結合しているもの，感覚神経の終末が刺激を直接的に受容する形態のもの，あるいは結合組織や上皮細胞などの付属物に取り巻かれた形態のものなどがある（図 3-2）．

■図 3-2■各種感覚の受容器

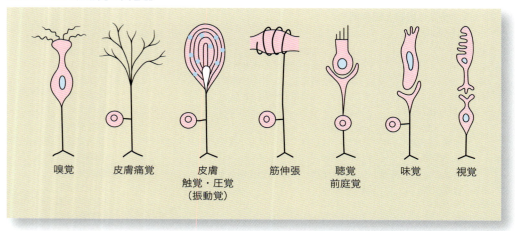

③ 順　応

受容器または神経軸索に一定の強さの刺激を持続的に与えると，活動電位（インパルス）の発生頻度は次第に減少する．この現象を順応 adaptation という．図 3-3 に示すように，持続的な刺激が続くかぎり，感覚神経に発生した活動電位が継続するものを遅順応，すぐに止まってしまうものを速順応という．速く順応する受容器（パチニ小体など）を速順応性受容器または相動性受容器とよび，遅く順応するもの（筋紡錘など）を遅順応性受容器または持続性受容器という．

■図 3-3■活動電位（インパルス）の順応

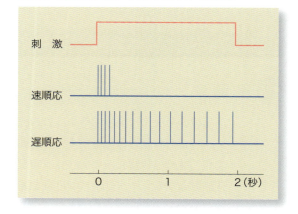

C　受容と認知

1　一次感覚細胞と二次感覚細胞

　受容器となる感覚細胞は，構造上の特色により，一次感覚細胞と二次感覚細胞とに分類される（図 3-4）．

(1) 一次感覚細胞

　一次感覚細胞は，一次感覚ニューロンの軸索終末が感覚受容器となっており，刺激の受容と感覚情報の伝導を行う．

　感覚受容器で刺激を受容すると細胞膜が脱分極して，受容器電位を発生する．閾値以上の強い刺激によって発生する大きな受容器電位は，軸索まで広がる局所回路を形成するため起動電位ともいう．軸索まで形成された大きな局所回路を流れる局所電流は，求心性の活動電位（インパルス）を発生する．

　一次感覚細胞には，痛覚受容器（自由神経終末），嗅覚受容器（嗅細胞），機械刺激受容器（マイスネル小体，パチニ小体，ルフィニ小体）などがある．

(2) 二次感覚細胞

　二次感覚細胞は，上皮細胞などが分化した感覚受容細胞に一次感覚ニューロン（感覚神経線維終末）がシナプスしているものである．

　感覚受容細胞で刺激を受容すると受容器電位が発生する．刺激の強さに依存して受容器電位は大きくなり，神経伝達物質の放出量も増加する．

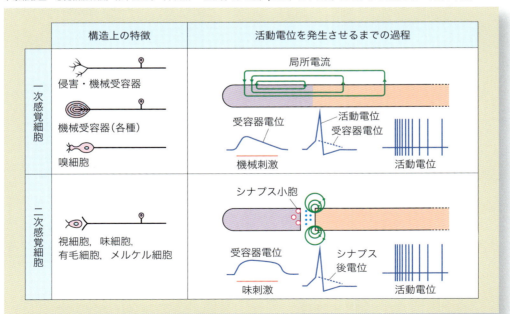

■図 3-4■受容器の形態
（「泰羅雅登：感覚機能総論，標準生理学（本間研一 監修），第 9 版，p.232，医学書院，2019」より許諾を得て改変し転載）

感覚受容細胞から放出された神経伝達物質は一次感覚ニューロンの終末に受容され，後シナプス電位（起動電位）が発生する．ある程度十分な量の神経伝達物質を一次感覚ニューロンの終末が受容すると，シナプス後電位が閾値を超えて求心性の活動電位（インパルス）を引き起こす．
　二次感覚細胞には，視覚（視細胞），味覚（味細胞），聴覚，平衡感覚（有毛細胞），皮膚の触覚に関与するメルケル細胞などがある．

 感覚変換

　受容器電位の大きさや持続時間によって，インパルスの発生頻度は増減する．したがって，刺激の強さは，感覚神経で発生するインパルスの頻度として表現されることになる（**図3-1，3-3**）．
　受容器に適刺激が与えられると一連のインパルスを発生する．この刺激の強さ（大きさ）（I）とインパルスの頻度（F）との間には［$F = a + b \log I$（a, bは定数）］の関係が成り立つ．受容器電位が閾値を超えたときに「全か無の法則」に従って発生するインパルスの性質は，エイドリアンの感覚の法則として，次の3つが知られている．
　① 感覚は，不連続な神経インパルスによって伝達される．
　② 感覚の強さは，神経インパルスの発生頻度によって伝達される．
　③ 神経インパルスの振幅は，刺激の強さが変わっても一定である．

 大脳皮質一次体性感覚野

　活動電位からなる感覚情報は，感覚神経を介して中枢神経系に伝わる．中枢神経系で処理された感覚情報には筋肉や臓器などの効果器に反応（反射）を起こすものもあるが，嗅覚など一部を除いた感覚情報は，感覚の種類によって異なる伝導路を経て，視床で中継され，大脳皮質感覚野に達して認知される．
　皮膚感覚や深部感覚などの体性感覚情報の処理に関与する大脳皮質一次体性感覚野には機能局在があり，身体の各領域からの体性感覚情報が，大脳皮質一次体性感覚野の決まった領域にそれぞれ入力（投射）している．すなわち，身体各領

■**図3-5**■**一次体性感覚野の体部位再現性**
脳内に再現されている身体区分の相対的広さを，その領域に入力している身体部位（顔や手など）の絵として描いたものを，ホムンクルス（小人）とよぶ．

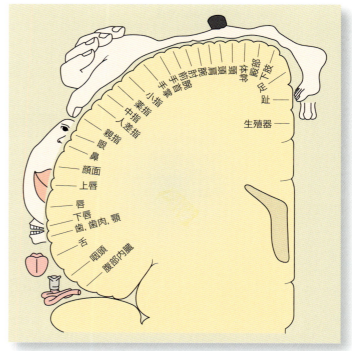

域の位置関係が大脳皮質一次体性感覚野の表面に再現されている．これを体部位再現性（体部位局在性）という（ペンフィールドの地図，図3-5）．その再現部位は，実際の身体領域の大きさには比例せず，刺激に対して精度の高いところが広く誇張される特徴がある．つまり，大脳皮質一次体性感覚野に描かれた体部位再現領域が大きいほど，感覚が敏感であることを示している．

ヒトでは手足，顔面など，受容器の密度が高い部位では広くなっており，体幹部などは実際の体表面の広さに対して皮質領域は小さくなっている．これは，その部位から情報を受けるニューロンの数の違いを反映しており，中枢で行われる情報処理の量と関係する．皮質領域の広い身体エリアは，それだけ感覚が鋭敏であることを意味している．

D 視　　覚

 眼球の構造

視覚は，適刺激を光として起こる感覚である．見える光の波長は動物によって異なり，ヒトでは，400～700 nmの範囲（紫，藍，青，緑，黄，橙，赤）が可視光線で，それより長い赤外線や短い紫外線は特殊な装置を用いないと見ることができない．

眼球は，顔面にある左右一対の視覚器である．眼球は，光刺激が通過して網膜に結像させる役割の通光器と，実際に光刺激を受容する網膜からなる（図3-6）．

通光器は，透明な角膜，虹彩，水晶体および硝子体（眼球内部の大部分を満たしている透明なゲル）からなる．

角膜：血管がない透明な皿状の組織で，周辺の強膜に移行し，眼球内や水晶体を保護している．

■図3-6■ヒト視覚器の構造（右眼水平断面図）

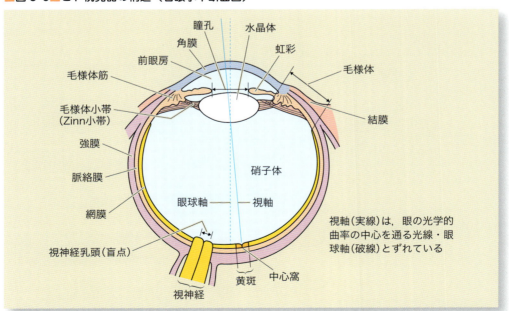

虹彩：瞳孔の大きさは虹彩の伸縮によって決まる．交感神経支配の瞳孔散大筋と動眼神経（副交感神経）支配の瞳孔括約筋によって調節されている．

水晶体：血管のない無色透明な凸型の弾性体である．毛様体の働きにより水晶体の厚さが変化し，入ってきた光を屈折させて，網膜に合わせる焦点距離を調節する．近くの物体を見るときは，動眼神経を介して毛様体筋が収縮し，毛様体小帯が弛緩することで水晶体の厚みが増す．水晶体が白濁すると白内障になる．

硝子体：水晶体の後方から網膜までの間を満たす透明なゼラチン様物質である．

  網膜の構造

網膜は眼球の内側に厚さ約 0.2 mm の薄い膜状にはりついている．非常に規則正しい層状の構造をなしており，外側（強膜・脈絡膜の側）から順に，色素上皮層，視細胞層，外顆粒層，外網状層，内顆粒層，内網状層，神経節細胞層となり，内側に向かい硝子体となる．

視細胞層には，光の受容器（視細胞）である錐体と桿体（杆体）が，先端（受光部）を色素上皮層に向けて整然と存在する（図3-7）．すなわち，光を受容する視細胞は，光の入ってくる方向

■図3-7■網膜の構造
（「外崎肇一，村本和世：ビジュアル生理学・口腔生理学（和泉博之ほか編），第3版，学建書院，2014」より転載）

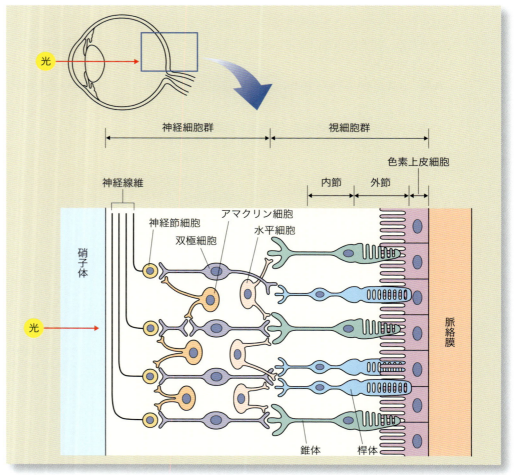

からは深層に位置し，受光部を眼球外側に向けて並んでいる．また，錐体（細胞）は明るい場所で色を認識する（明所視）ことに関与し，桿体（細胞）は色を区別することはできないが，おもにうす暗い場所でも明暗を感知できる（暗所視）ことに関与している．

　網膜のほぼ中央にある黄色の色素（キサントフィル）が豊富な黄斑には，錐体が多く集まっており，ものを見るための重要な部位である．黄斑の中心には中心窩（図 3-6）があり，錐体のみが密集している．中心窩には錐体を覆う細胞がほとんどなく血管もないため，網膜のなかで視力が最もよい部位である．網膜に入力する視覚情報は複雑なシナプスにより処理される（図 3-7）．このシナプスは視細胞のシナプス終末部が複雑に陥没し，陥没部に双極細胞などの神経終末が入り込む形で形成されており，リボンシナプスとよばれている．さらに，双極細胞は内顆粒層でアマクリン細胞や神経節細胞とシナプスを形成し，神経節細胞の軸索が視神経として中枢に向かって視覚情報を送る．この際，視細胞は網膜深層にあり，視神経は眼球の内側に向かっているため，網膜全域からの視神経線維は，視神経乳頭に集まって外側に出る．視神経乳頭には視細胞が存在しておらず，盲点（マリオットの盲点）となっている（図 3-6）．

　視覚情報の主要経路は，「視細胞→双極細胞→神経節細胞→視神経」であり，水平細胞とアマクリン細胞はともに抑制性ニューロンとして視覚情報の修飾を行っている．

③ 視覚の受容機構：明順応，暗順応

　光受容細胞（視細胞）には，錐体（おもに明るい場所で働き，色の情報に関与する）と，桿体（おもに暗い場所で働き，視力が悪く，色覚がない）がある．桿体も錐体もその形状から名づけられ，図 3-8 に示すような形態をしている．

　可視光量の多い環境（明るい場所）から急に可視光量の少ない環境（暗い場所）に出ると，最初はよく見えないが，しばらくすると見えるようになる．このように視力が変化する過程を暗順応という．暗順応は，錐体そして次に桿体が順応することによって，網膜の光に対する感度がよくなり見えるようになる．暗い場所から明るい場所へ急に出ると，はじめはまぶしさを感じるが，すぐに見えるようになる．このまぶしさに目が慣れる順応を明順応という．これは単なる暗順応の経過の終了にすぎない．およそ5分で起こる．

　網膜への光刺激は，桿体と錐体にある視物質を化学変化させる．つまり，視物質が光刺激を化学反応に変換している．

　　桿体：明暗に反応するロドプシンという視物
　　　　質を貯蔵し，薄暗いところでの明暗に反
　　　　応する暗所視の受容器である．ロドプシ
　　　　ンはレチナール（ビタミン A 誘導体）と
　　　　オプシン（リポタンパク質）が結合した
　　　　ものであり，光刺激によって構造変化を
　　　　起こす．

　　錐体：青，緑，赤の光に反応する3種類があ

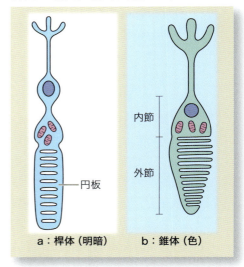

■図 3-8■ 桿体と錐体
（「外崎肇一，村本和世：ビジュアル生理学・口腔生理学（和泉博之ほか編），第3版，学建書院，2014」より転載）

a：桿体（明暗）　　b：錐体（色）

り，それぞれが420 nm，530 nm，560 nmに最大吸収スペクトルをもつオプシンをもっている．これらは桿体のオプシンとは構造が異なっている．3種の錐体細胞も光刺激によってオプシンが構造変化を起こし，色に反応する．しかし，桿体に比べて感度が低い．すなわち，錐体は明所視に関与し，色覚に関与する受容器である．

網膜では，黄斑部に錐体（約100万個）が密に存在し，その周囲に桿体（約1億個）が存在する．光刺激が視細胞（桿体，錐体）で受容され，情報が視神経（神経節細胞の軸索）までいたる間に，細胞内電位記録法によって視細胞では光刺激による過分極応答が記録される．このことから，視細胞は光刺激のないときに活動して脱分極していると考えられる．

桿体を例に，視細胞での光応答を説明する．

視物質ロドプシンが光を吸収すると，ロドプシン内のレチナールが構造変化（異性化）して，桿体オプシンとレチナールに分解する．桿体オプシンは，Gタンパク質であるトランスデューシンを活性化させ，続いてホスホジエステラーゼを活性化させる．このことにより細胞内メッセンジャーであるサイクリックGMP（cGMP）が分解され，cGMP濃度が低下する．

つまり，視細胞の桿体が光刺激を受けると，cGMP濃度が低下するため，cGMP依存性陽イオンチャネルが閉まり，細胞が過分極の状態になる．すなわち，視細胞は暗いときには脱分極状態にあり，持続的に神経伝達物質（グルタミン酸）を放出しているが，光刺激によって過分極になることで，光刺激の強度に応じて神経伝達物質の放出量が減少する．

4 視力，屈折異常

(1) 視　　力

物体の細部や周辺がどの程度はっきり認知されるかという能力を視力という．識別可能な最小視角（単位は分で表す）の逆数で表し，最小識別角が1分（1/60度）のとき視力1.0と定められている．視力の測定には国際視力標を用いる．

視力標にはランドルト環を用いる．ランドルト環は黒い環であり，一部が切れている．切れ目の幅は環の線幅に等しく，環の内径はその3倍と決められている．この切れ目の方向を，一定の距離より見て，判定させるものである．一辺が7.5 mmの正方形の中央に，太さ1.5 mmの環を描き，1.5 mmの切れ目をつくり，これを5 mの距離から見ると，切れ目の視角が1分になる．この切れ目が見えると視力1.0である．

黄斑には錐体が高密度に存在するため，色の識別力および視力が最もよく，周辺にいくほど悪くなる．十分に明るいところで，ものを注視すると，錐体のみが働くため中心窩に像を結ぶように眼球の位置が調節される．この見ているもの（対象物）と中心窩を結ぶ線を視軸という．この視軸は，眼の光学的曲率の中心を通る光線（眼球軸）と，ずれている（図3-6）．また，中心窩には弱い光に反応する桿体がない．したがって，夜空の暗い星は中心窩で見る（注視する）のではなく，視野の周辺で観察するのがよいといわれている．

レンズの屈折力をジオプトリ（D）といい，空気中では［D＝1/焦点距離］となる．健常者の成人での無調節時の水晶体の屈折力は，約58Dである．年齢とともに水晶体の屈折力は低下する．対象物が遠くにあるときや，近くにあるとき，水晶体は毛様体筋の収縮と弛緩により厚さを変えて屈折力を変え，網膜上に焦点を結ぶ調節を行っている．この遠近調節力もジオプトリ（D）で示され，次の式で求められる．

$$調節力(D) = \frac{1}{近点距離} - \frac{1}{遠点距離}$$

最も目を近づけて，はっきり見える距離を近点距離といい，はっきり見える最長距離を遠点距離という．正視眼では遠点距離は無限大となるので，調節力は近点距離だけから決まる．

たとえば，10歳の近点距離は7cmなので，調節力は［(1/0.07 m)−(1/∞)］で，14Dとなる．水晶体は加齢とともに弾性を失うため，調節力も減退してしまう．すなわち，近点距離が遠のくことになる．この状態が老視（老眼）である．つまり，老視は加齢による調節力の減退が原因である．

(2) 屈折異常

屈折の異常には，正視に対して近視，遠視，乱視があり，レンズを使って矯正することができる．屈折異常とは，無調節の状態で遠方の物体を見た場合に，像が網膜上に結像できない状態である．

近視：視力の調節力を働かせていない（水晶体が最も薄い）とき，平行光線（遠くにある物体の像）が網膜より前方に焦点を結んでしまうため，遠方のものがよく見えない状態である．眼軸の長さが伸びている場合が多い．凹レンズで矯正ができる．

遠視：無調節のとき，平行光線が網膜より後方で結像してしまう状態で，遠くにある物体も近くにある物体にも焦点が合わない．おもに眼軸の長さが短い場合が多い．凸レンズで矯正する．

乱視：正乱視は角膜や水晶体の歪みのため，網膜上での鮮明な結像が困難になり，像がぼけて見える．正乱視は，円柱レンズの眼鏡やコンタクトレンズで矯正することができる．不正乱視は炎症やけがが原因で角膜表面に凹凸ができ，網膜上に焦点が合わないため，像がぼけて見える．不正乱視は，おもにハードコンタクトレンズにより角膜の凹凸を補正することで矯正できる．

■図3-9■視　野

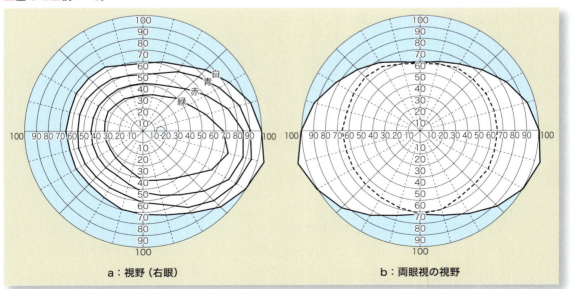

a：視野（右眼）　　　b：両眼視の視野

(3) 視 野

　ある1点を凝視して視軸を固定したときに見ることのできる範囲を視野という．視野は視野計で測定する．視神経乳頭部に対応する部分は，見ることができないので盲点とよばれる．視神経系に欠陥があると，その部位が見えなくなり，視野欠損を生じるため，障害部位を知ることができる（図3-9，3-10）．また視野は色により範囲が異なり，白＞青＞黄＞赤＞緑の順に狭くなる．

　外界の像からの光は両眼視によって左右の網膜に受容されて2つの像となるが，視神経を経由して大脳皮質で単一の像に融合される．これによって立体視が可能になる．

⑤ 色覚，色覚異常

(1) 色 覚

　色は，色相（光の波長），明度（光の強さ），彩度（色の純粋さ）の3つの要素で表すことができる．明度は，同一色相の光の物理的エネルギー量で決まる．また，純粋な単色光に白色先を混ぜると飽和度（彩度）が低下する．太陽光のうちの可視光は，プリズムを使うと波長700～400 nmの範囲で，赤（700 nm），橙，黄，緑（546 nm），青（435 nm），藍，紫の連続したスペクトルとしてみられる．

　色を認識するメカニズムとして，ヤング・ヘルムホルツの3色説が代表的な理論として知られている．

　ヤング・ヘルムホルツの3色説：実際の色は赤，緑，青の3色の基本色を混合することで生じることから，すべての色はこれら3色の受容メカニズムが活性化される程度を組み合わせることで得られるという考えである．視細胞の錐体にはL錐体（赤錐体），M錐体（緑錐体），S錐体（青錐体）という3種のそれぞれの波長に最大吸収をもつオプシンをもった錐体細胞が存在する．したがって，視細胞のレベルでは，3色説に基づいた色の受容が行われていると考えられる．

(2) 色覚異常

　色を区別できないことを色覚異常という．

　3色型色覚者：正常色覚と色弱であり，3種類の錐体をもっている．

　2色型色覚者：3種類の錐体の1つを欠き，第1色盲（赤色盲），第2色盲（緑色盲），第3色盲（青色盲）の3種が知られている．第1色盲，第2色盲は，赤と緑の区別ができない赤緑盲であり，劣性伴性遺伝で，男性（7%）に多くみられる（女性では0.5%）．

　1色型色覚者：錐体が欠如するため，色が見えない．

　色弱：色を区別しにくい色弱は，錐体の欠如ではなく，特性の変異に起因する．

⑥ 視覚の中枢機構：伝導路，視覚野

(1) 伝 導 路

　視神経は，視交叉（図3-10）を経て視索となり，視床の外側膝状体に投射している．左右の網膜いずれでも，鼻側部（内側）からの視神経線維は視交叉で交叉して反対側の視索に入り，耳側部（外側）からの線維は交叉せずに同側の視索となって外側膝状体に入力している．すなわち，左右の網膜どちらも，網膜上の左側半分からの線維は左脳へ，網膜右側半分からの線維は右脳へ入力することになる．眼球への入力光は瞳孔で左右反転するので，いずれの網膜でも右側には視野の左側が，左側には視野右側が投影されている．視交叉では，視神経線維の半数が交叉してい

■ 図 3-10 ■ 視神経路

A, B, C：視神経の切断部位による視野の違い.
（「外崎肇一, 村本和世：ビジュアル生理学・口腔生理学（和泉博之ほか編），第3版，学建書院，2014」より転載）

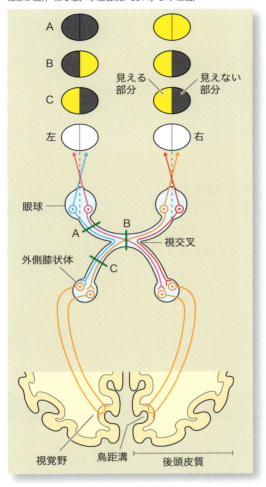

■ 図 3-11 ■ ブロードマンの 17 野，18 野，19 野

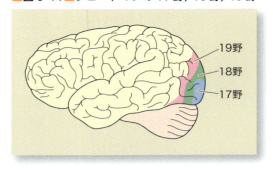

るので，これを半交叉という．半交叉という投射経路であるために，視神経の障害はその位置によって，決まった視野欠損を生じる（図3-10）．たとえば，図3-10で視交叉（図中 B）に障害が生じると，左右とも鼻側部網膜からの情報が伝達されないことになる．鼻側部には，左右どちらの網膜でも視野の耳側（外側）部分が投影されるので，この場合は左右の眼とも外側の視野が見えなくなる．視交叉は，視床下部の前下方にあり，下後方には下垂体が位置しているため，下垂体腫瘍などで圧迫されて，このような視野欠損を生じる場合がある．

視床の外側膝状体からは同側性の大脳皮質後頭葉にある一次視覚野に投射する．一次視覚野はブロードマン Brodmann の 17 野にあたる（図3-11）．大脳皮質では，一次視覚野を含めて非常に多くの領野が視覚の情報処理を行っている．一次視覚野からは二次視覚野（18野），三次視覚野（あるいは視覚連合野：19野）へと情報が送られ，さらに高次の視覚野も存在する．各領野はそれぞれ異なる機能をもっている．

(2) 視覚野の細胞

一次視覚野のニューロンは長方形の受容野を有し，方向性，長さ，動きの要素に伴うスリット刺激に特徴的に応じる．その応答性から，次の3種が階層的に分類される．

① 単純型細胞：視野内への光スリットによる刺激に対して ON 応答を示す領域（ON 領域）と，OFF 応答する領域（OFF 領域）をもっている．ON 領域と OFF 領域は長方形で平行に並んでいる．この長軸と平行に光スリット刺激を与えると，それぞれ大きな ON 反応，OFF 反応が生じるが，スリットの向きがずれると応答は小さくなり，直交する刺激に対しては応答しなくなる．この応答する方位は，細胞ごとに異なっており，それぞれの単純細胞は刺激に対して方位選択性をもっている．単純型細胞の役割は，視野内の特定の部位に存在して，一定

の傾きをもつ直線や角度の検出と考えられる.

② 複雑型細胞：光スリットの動きに応答するニューロンである．視野内の特定の部分に存在し，特定の傾きをもつ直線や角などが，特定の方向に動くときに応答する．単純型細胞よりも厳密に刺激の方位に選択性をもち，さらに刺激となる線などが動く方向にも選択性をもつ．応答する方位や動きの方向性は細胞ごとに異なっている．動く方向に対する応答は，刺激が一定の方向に動くことが重要で，特定の方向以外にはほとんど応答せず，逆方向への移動にさえも応答しない．視野内での刺激となるスリットの位置に対しては，単純型細胞よりも厳密さはない.

③ 超複雑型細胞：さらに高次の視覚野にあり，光スリットの動きとともに，その長さや面積に応答する選択性をもつ.

大脳皮質では機能の類似した細胞が集まり，皮質に垂直な方向に円柱状の集合体をつくっている．これを機能円柱（コラム）という．単純型細胞や複雑型細胞は，さらに上の階層のニューロンと接続して情報処理が行われ，大脳皮質のコラムを形成している．円柱は直径数百 μm 程度，高さ 2〜3 mm で，数百個の細胞で構成されている．さらに隣接するコラムと機能的に連結して視覚の高度な情報処理を行っている．このような機能的コラムには次の 2 種類が存在している.

① 眼球優位コラム：おもに同側眼からの入力を受ける細胞群のコラムと，対側眼から入力している細胞群からなるコラムが，視覚野上に縞模様をつくるように配列している.

② 方位優位コラム：単純型細胞も複雑型細胞も方位選択性があることは説明したが，視覚野上には，応答の最適方位が同じ細胞が集まってコラムを形成している．皮質上で隣り合った方位優位コラムでは，方位が約 10 度ずれているという.

E　聴　覚

① 音，周波数と音圧

聴覚の適刺激は音である．聴覚では音の大きさ（音の振幅：音圧），高低（音の周波数），音色（音波の波形）を感じる．耳の受容できる音圧の範囲は広いので，一般的には相対値である音圧レベル（音の強さ：SPL）で表す（単位：デシベル，dB）．ヒトが聞こえる最小の音圧（聴覚閾値）を Po として，音圧 SPL の音の強さは，次の式で表すことができる.

$$SPL = 20 \log_{10} P/Po \ （dB）$$

また，0 dB は聴覚がないということではなく，正常な人がぎりぎり聞こえるか聞こえないかという音のレベルを意味している．通常の会話は 60 dB，地下鉄のホームは 120 dB ほどである．140 dB で耳に痛みを感じる.

ヒトの可聴周波数範囲は 20 Hz〜20,000 Hz であるが，加齢とともに可聴範囲は狭くなり，中年では上限が 20 Hz〜15,000 Hz となり，高齢になるほど高い音が聞こえにくくなる．会話で使われる最適言語音域は 200 Hz〜4,500 Hz である.

2 つの音を同時に聞くと一方が聞こえにくくなることを隠蔽効果という.

① 強い音は弱い音を隠蔽する.

② 低い音は高い音を隠蔽する.

③ 振動数の差が小さいほど隠蔽作用は少ない．

両耳で聞くと，音波が両耳に達するまでの時間差や，両耳で感じる音の強さの差および音波の位相差によって音源の方向が判断できる（ドップラー効果）．これを音源定位という．識別閾値は正面の音源で約3度，真横の場合で約7度である．

聴覚器

聴覚の適刺激は音である．音は，空気の振動による縦波（疎密波）の音波であり，空気中を約340 m/秒（15℃）の速度で進む．音波が鼓膜と耳小骨を介して，内耳の液体に伝えられることを耳小骨伝導（空気伝導）といい，外部の音を聞くときの経路である．また，自分の声が頭蓋骨の振動により内耳の液体に伝えられる骨伝導がある．

音を受容する器官である耳は，外耳と中耳からなる伝音部および内耳にある蝸牛の感音部から構成されている（**図 3-12**）．

(1) 伝音部

外耳と中耳が伝音部に相当する．外耳は耳介と外耳道で構成され，耳介が一定方向からの音を集める．音は外耳道（長さ約2.5 cm）を伝わるうちに共鳴・増幅され，音圧は約3倍になる．この増幅された音圧が中耳との境界にある鼓膜を振動させる．鼓膜の中耳側にはツチ骨が付着しており，ツチ骨にキヌタ骨，そしてキヌタ骨にアブミ骨がそれぞれ関節で連結して耳小骨を構成し，アブミ骨底面は蝸牛の卵円窓に付着している．鼓膜の振動はツチ骨，キヌタ骨，アブミ骨を伝わり，アブミ骨底面を振動させ卵円窓に届く．鼓膜の振動に対して，耳小骨の3つの骨はテコとして働き，さらに鼓膜の面積がアブミ骨底の面積よりはるかに大きいことから，音圧は約22倍にも増幅されて卵円窓に伝えられる．また，中耳は鼓膜によって外耳と区切られているが，耳管が鼻咽腔と通じており，嚥下やあくびの際に，中耳と外耳の圧力がほぼ同じになるように働く．中耳の空気圧の調整がうまくできないときには，耳がつまるような感じ（耳閉感）がする．

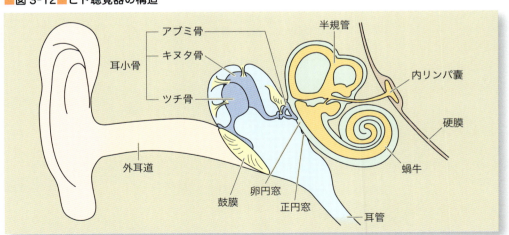

■図 3-12■ ヒト聴覚器の構造

(2) 感音部

　側頭骨内には骨迷路とよばれる複雑な管状の器官があり，その中にはさらに膜迷路が含まれている．骨迷路と膜迷路の間は通常の細胞外液とよく似たイオン組成をもつ外リンパで満たされ，膜迷路は高K^+，低Na^+，低Ca^{2+}濃度を特徴とする内リンパを含んでいる．これが内耳であり，蝸牛と三半規管，耳石器（卵形嚢と球形嚢）からなる．これらのうち聴覚にかかわり，感音部となっているのは蝸牛である．三半規管と耳石器は合わせて前庭器官といい，平衡感覚（前庭感覚）に関与している．

　ヒトの蝸牛は直径35mmで，2と1/2〜2と3/4回転した，らせん形の管である（**図3-13-a**）．管の断面を見ると，内部は卵円窓から連なる前庭階と，蝸牛の基部の正円窓に通じる鼓室階，両階の間にある中央階に分かれており，前庭階と鼓室階は蝸牛の頂点の蝸牛孔で連続している．前庭階と中央階の間はライスネル膜，中央階と鼓室階は基底膜で区切られている（**図3-13-b**）．基底膜上にはコルチ器官がある．

■**図3-13**■**蝸牛の構造**
（「外崎肇一，村本和世：ビジュアル生理学・口腔生理学（和泉博之ほか編），第3版，学建書院，2014」より一部改変して転載）

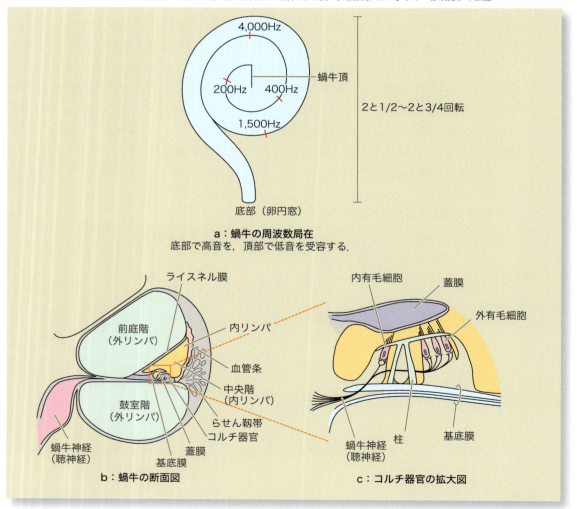

(3) コルチ器官

コルチ器官は，蝸牛の迷路内にある蝸牛管（中央階）の仕切りである基底膜とライスネル膜および聴覚に関与する内有毛細胞，外有毛細胞などから構成される．コルチ器官のトンネル腔の内側に1列の内有毛細胞が，外側に3～4列の外有毛細胞が配列している．これらの有毛細胞は頂部に感覚毛をもつ．内有毛細胞の感覚毛は蓋膜には接触しておらず，蝸牛内のリンパ液中に揺れている．内有毛細胞は，音によるリンパ液の振動に由来した基底膜の機械的振動を神経電気信号へと変換する（音を受容し神経に伝える）役割を担っている．外有毛細胞の感覚毛の最も長い先端は蓋膜のくぼみに付着しており，コルチ器官の感度を調節する役割に関与していると考えられている（**図 3-13-c**）．

③ 聴覚の識別

音による鼓膜の振動が耳小骨を伝わり，アブミ骨底の運動が卵円窓に届くと，蝸牛内部のリンパ液が振動する．この振動は前庭階から鼓室階へと伝搬して，基底膜を上下方向に振動させる．基底膜は，卵円窓に近い基底部付近は結合組織がかたく，幅が狭いため比較的振動しにくいが，蝸牛頂部に移行するにつれて結合組織がやわらかく，幅が広いために振動しやすい構造になっている．この基底膜の振動は，蝸牛の基底部から上昇し蝸牛頂に向かって，波紋のように波として進むことから，進行波とよばれる．

進行波の振幅は蝸牛を上昇するにつれて次第に大きくなり，やがて振幅が最大になったのち，急速に減衰する．進行波の振幅が最大となる部位は刺激音の周波数によって異なり，振幅が最大になった部位は強く刺激されることになる．周波数の高い音は蝸牛の基底部近くの部位で振幅が最大になり，周波数の低い音は蝸牛頂近くで振幅が最大になる．蝸牛における周波数の局在は，基底部でおよそ 20,000 Hz であり，次第に受容周波数が減少し，蝸牛頂では 20 Hz になる（**図 3-13-a**）．

コルチ器官に配列されている有毛細胞は頂部に感覚毛をもつ．有毛細胞を覆うように蝸牛の全長にわたって蓋膜がある．蓋膜には基底膜の振動を有毛細胞頂部の感覚毛に伝える役割がある．感覚毛と感覚毛をつないでいる細いフィラメントは，感覚毛の細胞膜にある陽イオンチャネルと関連している．このチャネルは感覚毛の先端付近に分布しており，機械および伸展刺激によって開く．基底膜の振動はコルチ器官および蓋膜の位置関係を変化させる．

この変化により有毛細胞の長い感覚毛が屈曲すると感覚毛同士をつなぐフィラメントにより，隣り合う短い感覚毛の機械伸展受容チャネル（陽イオンチャネル）が開口する．有毛細胞のチャネルが開口すると陽イオンが流入し，膜電位が上昇する．次に有毛細胞の細胞膜にある多数の電位依存性 Ca^{2+} チャネルが開き，多数の Ca^{2+} が流入して脱分極が急速に進み，受容器電位が発生する．

この結果，有毛細胞から神経伝達物質であるグルタミン酸が，シナプスしている蝸牛神経に放出される．このシナプス伝達により蝸牛神経線維に興奮性シナプス後電位（EPSP）が生じる．興奮性シナプス後電位が閾値に達すると蝸牛神経線維に活動電位が発生する．蝸牛神経線維のシナプスは，コルチ器官の限局された領域の有毛細胞のみに連絡しているため，ある特定の周波数の音は蝸牛内の限局された基底膜のみを振動させる．そのため，振動部位にある神経が最も強く興奮することになる．この蝸牛における基底膜が最も振動しやすい周波数を特徴周波数という．蝸

牛表面やコルチ器官近傍で音刺激の波形を再現する電気信号が記録できる．これを蝸牛マイクロフォン電位といい，有毛細胞での受容器電位を細胞外で記録したものである．

 聴覚の中枢機構：伝導路，聴覚野

　音は空気の振動であり，この振動がコルチ器官の有毛細胞で情報に変換され，聴覚一次ニューロンの蝸牛神経を介して，上位の中枢へ伝えられる．蝸牛神経は，脳幹に入り蝸牛神経核で二次ニューロンにシナプスしている．二次ニューロンは，同側および反対側の上オリーブ複合体（内側上オリーブ核，外側上オリーブ核，台形体核）や外側毛帯核に投射する．上オリーブ複合体や外側毛帯核からの三次ニューロンは，外側毛帯を形成して中脳の下丘に投射線維が送られる．下丘からの情報は，視床の内側膝状体を経て同側の大脳皮質聴覚野に達し，音として認識される．
　ヒトの一次聴覚野は側頭葉にあり，ブロードマン Brodmann 41野，42野に相当する（図3-14）．言語理解の機能をつかさどるウェルニッケ Wernicke 野（22野：感覚性言語野）と発話の運動機能をつかさどるブローカ Broca 野（44野，45野：運動性言語野）がある．

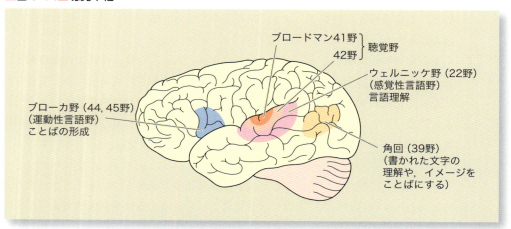
■図3-14■聴覚中枢

 難聴，加齢変化

（1）難　　聴

　音が聞こえにくいことを難聴という．難聴には伝音性難聴と感音性難聴がある．
　伝音性難聴：外耳や中耳の障害によるものである．中耳の炎症，耳硬化症などが原因で，鼓膜を通じて音が入りにくくなることをいう．
　感音性難聴：音響性外傷や薬物の副作用などによる内耳，聴神経または脳の障害によるものである．急性のものには突発性難聴，メニエール病や音響外傷などがあり，慢性のものには加齢性難聴，騒音性難聴，薬剤性難聴などがある．

（2）加齢性難聴

　加齢によって聴覚は低下する．加齢性難聴は，加齢とともに内耳にある蝸牛の有毛細胞が障害されて数が減少したり，聴毛（有毛細胞の先にあり，音の振動によって脱分極する）が抜け落ち

たりすることがおもな原因の感音性難聴である．また，内耳や聴神経から聴覚中枢を含む中枢神経系の機能が加齢により障害され，感音性難聴になったものを老人性難聴という．

加齢性難聴の特徴：
- 一般に，高音域の音が聞き取りにくくなる．
- 比較的，中・低音域の聴覚は保たれることが多い．
- 原則として両耳がほぼ同程度に進行する．
- 女性よりも男性のほうが聴力低下は大きい．
- 単純な音に比べて，話しことばの聞き取りが低下する．
- 難聴の進行程度は高齢になるほど個人差が大きい．

F　平衡感覚

1　平衡器官の構造：半規管，耳石器

(1) 前庭器官

前庭器官は，全身または身体の一部の位置，傾き，運動の方向，速さに関する平衡感覚（前庭感覚）を受容する．前庭器官は，内耳の中にあり，頭の回転の角加速度を受容する半規管と，重力を含む直線加速度を受容する耳石器（卵形嚢，球形嚢）からできている（図3-15）．

■図3-15■ヒト平衡感覚器の構造
（外崎肇一，村本和世：ビジュアル生理学・口腔生理学（和泉博之ほか編），第3版，学建書院，2014」より転載）

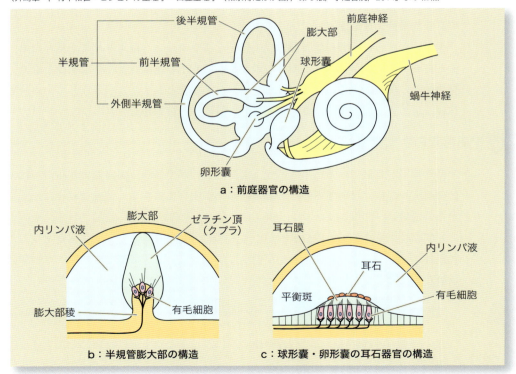

a：前庭器官の構造
b：半規管膨大部の構造
c：球形嚢・卵形嚢の耳石器官の構造

(2) 半規管

　半規管は，内部がリンパ液で満たされた３つの外側半規管，前半規管，後半規管が，上，後ろ，水平に直交した角度で配列された構造をしている．外側半規管，前半規管，後半規管と卵形嚢がつながる膨らんだ部分を膨大部とよぶ．膨大部の内部には膨大部稜があり，感覚上皮部となっている．この部位にリンパ液の流れの速度や方向などの刺激を受容する有毛細胞がある．有毛細胞の感覚毛（シリア）は，ゼラチン様のクプラによって埋められている（図3-15）．弾性に富んだクプラは，膨大部稜からリンパに満ちた半規管内腔にのびており，ここから膨大部内腔を横断する隔膜をなしている．

　頭部が回転すると，半規管も一緒に回転する．半規管内部に固定されている有毛細胞も，頭部と一緒に動くことになる．しかしながら，半規管内部のリンパ液は慣性の法則により，そのままその位置にとどまろうとする．このため，頭部（半規管）の回転に対して，リンパ液は反対の流れが生じ，クプラを動かすことになる．この感覚毛の動きにより刺激された有毛細胞は脱分極する．これが受容器電位となり，神経伝達物質を放出すると，シナプスを介して前庭神経にインパルスが発生して，身体の回転運動の情報を中枢に伝える．

(3) 耳石器

　耳石器は，頭部に働く直線的な加速度運動や身体に加わる加速度感のほか，重力を基準とした頭部の傾きを検出している．耳石器は卵形嚢と球形嚢で構成され，卵形嚢と球形嚢の床上には平衡斑がある．平衡斑には，感覚上皮があり有毛細胞が並んでいる．有毛細胞の感覚毛はゼラチン様の物質の耳石膜（平衡砂膜）に覆われている．耳石膜の表面には炭酸カルシウムがおもな成分である結晶状の耳石がある（図3-15）．卵形嚢と球形嚢の平衡斑は互いに直交している構造で，感覚毛の配列の方向が異なる．このため，卵形嚢は水平方向の直線加速度に，球形嚢は垂直方向の直線加速度に反応する．

　平衡斑の耳石は，卵形嚢と球形嚢の内腔を満たすリンパ液より比重が重いため，加速度が加わると耳石は取り残される．この耳石のずれが感覚毛を屈曲させるので刺激となり，受容器電位が発生する．受容器電位の大きさに応じて，有毛細胞とシナプスを形成している前庭神経の終末に神経伝達物質が放出され，さらに上位の中枢に感覚情報が送られる．

② 平衡感覚の中枢機構

　前庭器官が刺激されると平衡感覚（前庭感覚）が生じる．前庭器官からの一次求心性線維は延髄の前庭神経核に投射するが，一部は直接小脳皮質に達する．前庭神経核に伝えられた前庭器官からの情報は，二次ニューロンを経て，いくつかの脳の部位へ投射される．その１つは，おもに反対側の視床を介して大脳皮質へいたり，情報の処理を受けて，平衡感覚を生じる．また，前庭神経核ニューロンは，眼球運動を反射的に制御している．同側に伝えられた情報は，姿勢の制御反射などに関与している．

③ 眼　　振

　自分の意志とは無関係に，眼球が律動的に左右または上下に痙攣したように反復運動する状態を眼振という．

　半規管と耳石器からの信号は，頭部の動き（回転や傾き）を検出するが，一方で姿勢維持や，

運動時に視線の方向を一定に保つ前庭動眼反射へのフィードバックにも関係している．頭が動いたとき，この向きと反対方向に眼球を動かして網膜に映る像がぶれないようにする（前庭動眼反射）が，注視点が視界から消えると，眼球は急速に移動して新たな注視点を見る（サッケード運動）ようになる．視界が大きく動くとき，この前庭動眼反射とサッケード運動とが繰り返され，眼球が無意識で規則的な動きをする眼振を起こす．眼振は，迷路（半規管と耳石からなる部位）からの神経インパルスによって発動されるもので，視神経の活動によるものではない．そのため眼振は目が見えない人にも起こる現象である．生理的な眼振だけでなく，メニエール病など病的な症状として眼振がみられる場合もある．

G 体性感覚

1 受容野と感覚点

1本の感覚神経線維（ニューロン）は，皮膚や器官など刺激に対応する複数の受容器を支配している．これを感覚単位という．多くの場合，1本の感覚神経線維は末端で枝分かれしているため，それぞれの分枝が受容器を支配している．これら感覚単位が受容する刺激の空間的範囲が受容野である（図3-16）．

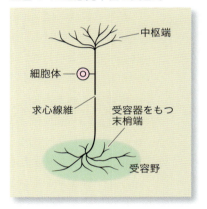

■図3-16■感覚単位と受容野

皮膚，皮膚粘膜移行部，粘膜には，感覚刺激を受容する部位が点状に分布している．これを感覚点といい，痛点，触圧点，冷点，温点がある（表3-2）．感覚点の下には，それに対応する受容器としての小体や神経終末がある．感覚点の密度は，部位によって異なり，触圧点は鼻や指先などは非常に密であるのに対して，大腿部などでは少ない（表3-2）．分布の密度が高いほど感覚の閾値は低く，密度が低いほど感覚の閾値は高い．触・圧覚の識別能は，二点弁別閾（皮膚の二点に加えられた刺激を二点と感じる最小距離）によって調べられる（表3-3）．

■表3-2■感覚点

		痛 点	冷 点	温 点	触圧点
全身の感覚点の概数		200～400万	25万	3万	50万
各部位における感覚点の概数（感覚点/cm^2）	額	184	5.5～8	0.6	50
	鼻	50～100	8～13	1	100
	口腔	27～150	4.6	3.6	7～35
	手背	100～200	6～23	0～3	25
	大腿	170～190	4～5	0.4	11～13

■表3-3■二点弁別閾値（mm）

舌 尖	指 頭	口 唇	鼻 尖	胸	背 中	大 腿	足 底
1	1	4.5	6.8	45	54	68	16

2 皮膚の感覚受容器

皮膚には，機械受容器，温度受容器，化学受容器，侵害受容器などさまざまな受容器があり，触覚，圧覚，温度覚，痛覚などの感覚が認められる（**表 3-1** 参照）．

(1) 触覚，圧覚

触覚，圧覚は，皮膚の表面や毛の先などを軽く触れる，あるいは押すといった弱い機械刺激による皮膚局所の可逆的な変形や変位で生じる感覚である．触覚は圧覚の弱いものと考えられる．

受容器には，順応の遅い（遅順応性機械受容器）メルケル触盤とルフィニ小体，順応の速い（速順応性機械受容器）マイスネル小体，クラウゼ小体，パチニ小体がある（**図 3-17**）．このうち，パチニ小体は数十 Hz～数百 Hz の繰り返し（振動）刺激，マイスネル小体は数十 Hz 以下の低周波数（粗振動）刺激で生じる振動感覚も受容する．

また近年，Piezo チャネルが触刺激や圧刺激による皮膚の変形を受容する機械受容チャネルであることが明らかにされた．

(2) 温度覚（温覚と冷覚）

温度受容器には，冷受容器と温受容器がある．Aδ 線維および C 線維における自由神経終末の一部に発現している温度感受性イオンチャネルである TRP チャネル（Transient receptor potential channel）が関与している．TRP チャネルにはいくつものサブファミリーがあり，異なる温度を受容する．

皮膚温（およそ 32℃）付近の温かい温度を受容するのは，TRPV3 チャネル（Transient receptor potential vanilloid 3 channel）と TRPV4 チャネル（Transient receptor potential vanilloid 4 channel）である．しかしながら，32℃で皮膚を刺激しても温度感覚とはっきり認知しないため，皮膚温付近の温度を無感温度という．TRPM8 チャネル（Transient receptor potential melastatin 8 channel）は，メントールを皮膚に塗ったときに感じるような涼しげな温度（25～28℃）を受容する．

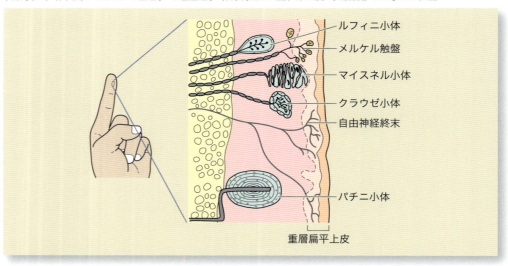

■図 3-17■皮膚感覚受容器
（「外崎肇一，村本和世：ビジュアル生理学・口腔生理学（和泉博之ほか編），第 3 版，学建書院，2014」より転載）

■表 3-4■温度感覚に関与している TRP チャネル

受容体	活性化温度閾値	温度以外の活性化刺激
TRPV1	> 43℃	カプサイシン，酸，アリシン（ニンニクの辛味成分），脂質
TRPV2	> 52℃	機械刺激
TRPV3	> 32〜39℃	カンフル，カルバクロール（オレガノの主成分），2-APB（2-アミノエトキシジフェニルボレート），サイモール（タイムの主成分）
TRPV4	> 27〜35℃	低浸透圧刺激，脂質，機械刺激（未確定）
TRPM8	< 25〜28℃	メントール
TRPA1	< 17℃	アリルイソチオシアネート（ワサビの辛味成分），シナモアルデヒド（シナモンの辛味成分），カルバクロール（オレガノの主成分），アリシン（ニンニクの辛味成分），機械刺激（未確定）

（「富永真琴：温度を感じるしくみ，総研大ジャーナル，Vol. 10，p.41-45，2006」より許諾を得て改変し転載）

52℃以上の熱刺激は TRPV2 チャネル（Transient receptor potential vanilloid 2 channel）が，43℃以上の熱刺激は TRPV1 チャネル（Transient receptor potential vanilloid 1 channel）が受容している．一方，17℃以下の冷刺激の受容には，TRPA1 チャネル（Transient receptor potential ankyrin 1 channel）が関与する．これらの熱または冷刺激は皮膚に有害な温度のため，侵害受容刺激になり痛覚を生じる（**表 3-4**）．

（3）痛　　覚

痛覚は，刺激された部位や刺激強度を弁別する感覚（弁別的様相），痛みによる不快感（情動的様相），過去に経験した痛みと比較して新たな痛みの認知・評価（認知的様相）から構成される複雑な感覚である．また，痛覚は順応しないため，刺激が続くかぎり痛みを感じる．

痛みの分類：

組織に不可逆的な損傷をもたらす刺激を侵害刺激とよび，強い機械的刺激や化学的・電気的刺激，熱刺激や冷刺激はすべて侵害刺激となる．やけどや外傷などで組織を損傷したときの痛みを侵害受容性疼痛，神経の損傷による痛みを神経障害性疼痛に分類する．

また，痛みは発生部位でも分類され，皮膚や粘膜の痛みを表在痛，筋・腱・関節・骨膜など深部組織に生じる鈍い痛みを深部痛，胃や腸の痛みを内臓痛という．いずれの発生部位でも，組織を損傷する物理的・化学的エネルギーを活動電位に変換する侵害受容器が関与している．

痛みの受容器（侵害受容器）：

痛みの受容器は，Aδ 線維と C 線維の自由神経終末である．有髄の Aδ 線維は局在が明瞭で速く鋭い痛み（第一次痛）を伝え，無髄の C 線維は局在のはっきりしない遅く鈍い不快な痛み（第二次痛）を伝える．これを二重痛覚という．

侵害受容器には，Aδ 線維由来の高閾値機械侵害受容器と，おもに C 線維からなるポリモーダル侵害受容器の 2 種類がある．

　　高閾値機械侵害受容器：侵害レベルの強い侵害性機械刺激だけに応答し，速く鋭い痛みを引き起こす．Aδ 線維に由来する侵害受容器である．

　　ポリモーダル侵害受容器：侵害性機械刺激だけでなく，侵害性熱刺激，侵害性化学刺激など，「さまざまな（ポリ）」，「型・様式（モーダル）」の刺激に反応し，持続性の不快な鈍痛を生じる．おもに C 線維からなる侵害受容器である．

　　　ポリモーダル侵害受容器には，複数の化学物質（リガンド）やさまざまな温度に対応

■図3-18■侵害受容器に発現しているイオンチャネル

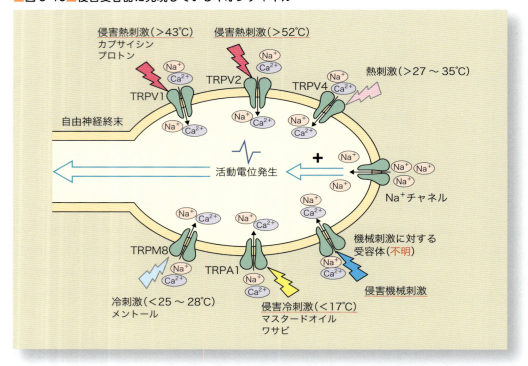

する受容体（イオンチャネル型）が発現している（図3-18）．17℃以下の冷刺激やアリルイソチオシアネート（ワサビの辛味成分）に対してはTRPA1チャネル，43℃以上の熱刺激やカプサイシン（トウガラシの辛味成分）にはTRPV1チャネル，25〜28℃の温度やメントールを受容するのはTRPM8チャネルなどがある（表3-4）．

これらが刺激を受容するとイオンチャネルが開き，Ca^{2+}やNa^+などの陽イオンが細胞内に流入して脱分極する．この脱分極により，細胞膜に数多く存在している電位依存性Na^+チャネルが次々に開き，細胞内に大量のNa^+が流入して活動電位が発生する．

また，炎症時に内因性に産生されるプロスタグランジン，ブラジキニン，ヒスタミンなど，多くの化学物質に対する受容体も存在し，痛みの発生に関与している．

軸索反射：

皮膚の特定部位に爪や先のとがったもので強く引っ掻くなどの侵害刺激を与えると，刺激された部位は一過性に蒼白となり，次いで発赤が生じ，周囲が腫れる．これは皮膚の損傷によりキニン類やプロスタグランジンが生成されるためである．発赤は血管拡張による血流量の増加，腫脹は血管透過性の亢進によるものである．しばらくすると腫れの周辺にも発赤が広がる．これを刺激直後の発赤とは区別して紅潮（フレア）とよぶ．

痛覚を伝える自由神経終末（C線維）の末端側は，細い神経線維の軸索がいくつもの枝に分枝している．ある種類の痛覚刺激の情報は，求心性神経線維を上行するが，途中，分枝している部位で別の毛細血管を支配している細い神経線維を逆行する．この痛覚情報が逆行してきた神経線維の末端からサブスタンスPやカルシトニン遺伝子関連ペプチド（CGRP）が分泌されると痛覚受容部位とその周辺の血管が拡張する．この一連の反応を軸索反射という．

内因性発痛物質：

炎症に関与するブラジキニン，ヒスタミン，セロトニンなどは，痛みを誘発する．また，組織損傷により生じるK^+や，タンパク質分解酵素も痛みを誘発する．さらに，サブスタンスPやプロスタグランジンは，直接受容終末を興奮させず，感受性を高める作用をもつ．

3 皮膚感覚の中枢伝導路

皮膚の受容器からの一次求心性線維は，有髄のAβ線維，Aδ線維と，無髄のC線維である．触覚，圧覚の形成に関係しているAβ線維は後根神経節（脊髄神経節）に細胞体をもつニューロンに由来する．このAβ線維は後根から脊髄に入り，同側性に後索を上行して延髄後索核（薄束核と楔状束核）にいたる．後索核からの二次ニューロンは，正中線で交叉して内側毛帯となり，反対側の視床へ投射している．この経路を後索路または後索-内側毛帯路（図3-19-a）という．

四肢・体幹部からの触覚の一部（粗大な触覚），温度覚，痛覚に関係しているAδ線維，C線維は後根から脊髄後角に入り，後角に細胞体をもつ二次ニューロンとシナプス結合する．入力を受けた二次ニューロンの軸索は同じレベルで正中線を交叉して，脊髄対側の側索（前索）を上行して視床で三次ニューロンに中継され，大脳皮質一次体性感覚野に終わる．この経路を脊髄視床路という．このうち触覚は腹側脊髄視床路（図3-19-a）を，温度覚と痛覚は外側脊髄視床路（図

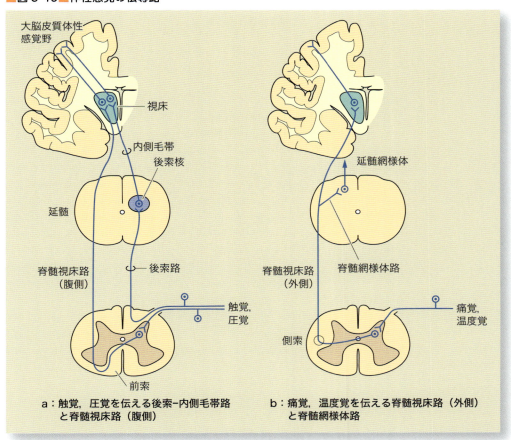

■図3-19■体性感覚の伝導路

a：触覚，圧覚を伝える後索-内側毛帯路と脊髄視床路（腹側）

b：痛覚，温度覚を伝える脊髄視床路（外側）と脊髄網様体路

3-19-b）を経て視床に達し，大脳皮質一次体性感覚野に終わる．

　四肢・体幹部からの痛覚は2つの中枢伝導路が関係している．外側脊髄視床路（図3-19-b）は，橋で内側毛帯の外側を上行し，視床の腹側基底核群を経て大脳皮質に投射する．

　脊髄網様体路（図3-19-b）は，脊髄後角で二次ニューロンとシナプスを形成後，脊髄レベルで交叉して前外側索を上行し，延髄や橋にある脳幹網様体へ投射する．この系の役割は，大脳辺縁系を介して痛覚の情動的な影響にかかわることと，網様体を介して覚醒・意識・注意のレベルにも影響すると考えられる．

　顔面や前頭部，口腔，舌などからの体性感覚は，三叉神経によって中枢に伝えられる．これらの情報は，三叉神経中脳路核や三叉神経感覚核（複合核）に入力する．三叉神経中脳路核には，歯根膜や歯肉の感覚の一部や筋紡錘からの固有感覚が入力する．三叉神経感覚核は，主感覚核と脊髄路核からなる．主感覚核は，後索-内側毛帯路における後索核に相当し，触・圧覚が入力している．主感覚核からの二次ニューロン軸索は，反対側の内側毛帯に合流し，視床後内側腹側核（VPM）を介して，大脳皮質一次体性感覚野へ投射する．脊髄路核には，痛覚や温度覚が入力し，二次ニューロンとシナプスを形成してから，反対側の視床を経由して大脳皮質一次体性感覚野へ投射する．脊髄路核は，脊髄視床路の脊髄後角に相当する部位となる（図3-20）．

■図3-20■顔面や前頭部，口腔，舌などからの体性感覚の伝導路

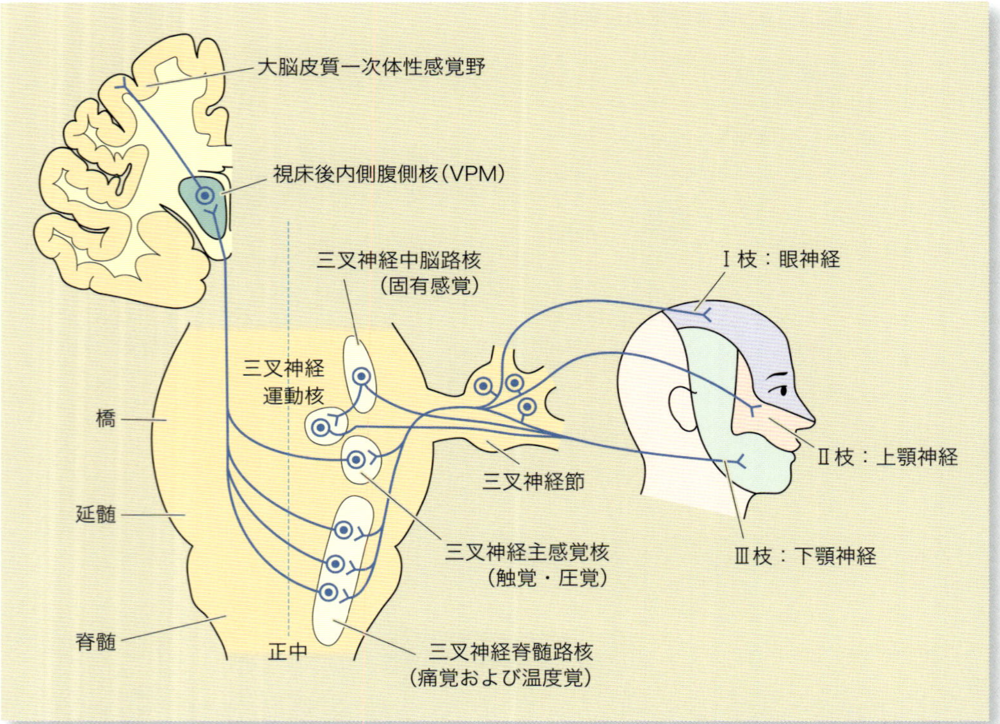

4 深部感覚（固有感覚）

　深部感覚は，関節や靱帯，筋，腱の動きに関与する感覚で，これらの位置や運動を感知する．固有感覚ともいわれる．筋は筋紡錘，腱はゴルジ腱器官が固有受容器であり，これらの受容した情報は，大脳皮質に伝わらないため意識にのぼらず，認識や自覚することはない．意識にのぼる深部感覚は，関節包のパチニ小体などが関与する身体の位置や運動の感覚および骨膜や筋などの自由神経終末が受容する痛みである．

(1) 筋紡錘

　骨格筋における筋の伸張をセンサーする感覚受容器である．骨格筋線維（錘外筋線維）の間に散在する長さ 4〜7 mm ほどの紡錘形の受容器である（図 3-21）．

　筋紡錘は，特殊に分化した筋線維である錘内筋線維と，これにからみつく 2 種類の感覚神経，錘内筋線維の収縮に関与する γ 運動線維によって構成される．錐内筋の収縮は筋全体の張力には貢献をしない．錘内筋線維の中央部付近には，多くの核をもつ核袋線維と，核が鎖状に並んだ核鎖線維がある．錘内筋線維の中央部にはＩa群感覚線維がからみつくように終末（一次終末）をつくり，錘内筋線維の端にⅡ群感覚線維が終末（二次終末）をもつ．Ｉa群感覚線維は錘内筋線維の長さと伸張速度の情報（動的反応）を，Ⅱ群感覚線維は骨格筋の長さの情報（静的反応）を中枢に送る．また，収縮により張力を生じる錘外筋は α 運動線維に支配されている（図 3-21）．

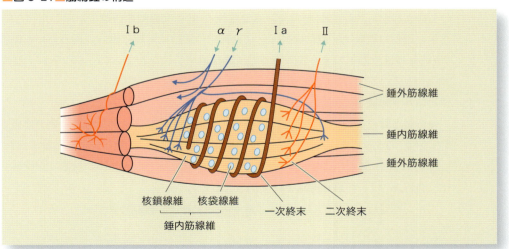

■図 3-21■筋紡錘の構造

　骨格筋が受動的に伸ばされたとき，この伸張を筋紡錘で感知して，Ｉa群感覚線維から求心性の固有感覚情報を中枢に送る．これにより，反射的に α 運動線維から遠心性の情報が出されて錘外筋が収縮する．また，瞬間的に錘外筋が収縮した場合，並列に位置している筋紡錘はゆるんでしまうため脱負荷状態になり，Ｉa群感覚線維の活動が低下する（図 3-22-a）．すると，γ 運動線維から遠心性情報（活動電位）が送られて錘内筋が収縮し，筋紡錘の機能が回復（Ｉa群感覚線維の情報が増加）する（図 3-22-b）．したがって，α 運動線維が錘外筋の張力を適切に調整できる．

■図 3-22■ γ運動線維の作用と α-γ 連関
錘外筋線維と筋紡錘を模式的に並列配置にしている．
a：α運動線維を刺激によって錘外筋だけが収縮し筋紡錘がゆるみ，脱負荷の状態になる．
　　その結果，Ⅰa群感覚線維の活動が低下する．
b：γ運動神経を刺激すると錘内筋も収縮し，Ⅰa群感覚線維の情報が増加する．
c：α経路と γ経路．
（「高草木薫：標準生理学（本間研一 監修），第9版，p.340，医学書院，2019」より許諾を得て改変し転載）

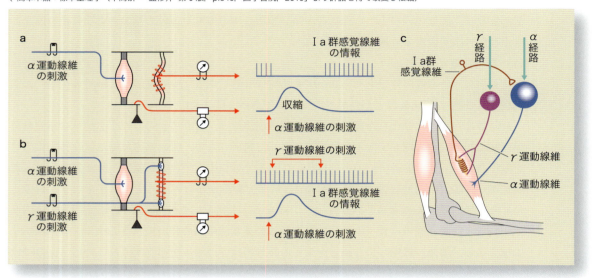

　このような γ運動線維 ― Ⅰa群感覚線維 ― α運動線維の回路を γ環（ガンマループ）という．通常の運動の場合，γ運動線維と α運動線維の活動は同時に働き，錘外筋の収縮による筋紡錘からのⅠa群感覚線維の求心性固有感覚情報は適切に保たれている．これを α-γ 連関という（図3-22-c）．

(2) ゴルジ腱器官（腱紡錘）

　骨格筋と腱の移行部に存在し，皮膜に包まれた細いコラーゲン線維の束で構成された張力受容器である．1つのゴルジ腱器官が，5～15個の運動単位を支配していると考えられている．

　1つのゴルジ腱器官には，1～2本のⅠb群感覚線維（求心性神経線維）が樹枝状に分布しており，筋紡錘のⅠa群感覚線維とは区別されている．

　ゴルジ腱器官が支配している筋線維が収縮すると，感覚終末が変形するので，Ⅰb群感覚線維にインパルスが発生する．

H　内臓感覚

内臓感覚には，臓器感覚と内臓痛覚がある．内臓のさまざまな刺激情報を受容すると，自律神経系の内臓求心性神経を介して中枢に伝達される．

おもな臓器感覚には，血圧，呼吸，血中 O_2 および CO_2 濃度，血液中の浸透圧や pH，血糖値などの感知があり，いずれも生命活動や恒常性の維持にかかわる．これらの感覚のほとんどは，脊髄や脳幹で遠心性神経に情報を送り，自律神経系の反射として働いている．したがって，大脳皮質には伝わらないため，意識にのぼらない．意識にのぼる臓器感覚には，迷走神経を介する飢餓感，渇き，吐き気や骨盤神経を経由する尿意，便意などがある．

1 内臓痛覚

内臓の痛覚受容器（自由神経終末）は分布が少ないため受容野が広い．したがって，内臓痛覚は痛みの局在性が不明瞭である．また，強い内臓痛は不快感を起こし，吐き気などの自律神経症状を起こす．皮膚に対する侵害性機械刺激や侵害性熱刺激は，内臓にとっては侵害刺激にはならないことが多い．たとえば，消化管など管腔臓器にとって，多くの場合，切断や焼灼は侵害刺激ではない．しかしながら，急激な収縮や伸展などは激しい痛みを引き起こす．腸閉塞（イレウス）では，腸管の通過障害により食物や水分などが動かないため，腸管が膨張して激しい痛みが生じる．

2 関 連 痛

内臓や深部組織が何らかの原因で痛みを生じると，しばしば体表の特定な領域（たとえば皮膚など）に投射し，痛みを起こすことがある．このような痛みを関連痛 referred pain という．関連痛のメカニズムについてはいくつかの説があるが，最も知られているのが「収束―投射説」である．

「収束―投射説」とは，「痛覚の伝導路において，内臓からの痛覚を伝える求心性神経線維と皮膚の痛みを伝える神経線維が脊髄後角で，同一の二次ニューロンに収束しており，大脳皮質に投射したときに，脳は入力経路を錯誤して，内臓からの痛みを皮膚の痛みとして感じてしまう」という考えである．関連痛による痛みは，元の痛みが発生した内臓組織と発生学的に同じ体節や皮膚節に由来する領域に放散する．

よく知られている関連痛として，心臓の痛みの場合，左腕内側にかけて痛みを感じる．また，口腔内では歯の根尖部の痛みが放散して，頭部や顔面に痛みを感じることなどがある．

4 筋と運動（運動系）

■ Objective ■

手足の動きなどの身体の運動や姿勢維持の大部分は，骨格に付着している骨格筋の収縮とそれに伴う関節の動きによって行われる．また，血管，胃腸管や膀胱などの内臓器官の運動は平滑筋で行われ，心臓の拍動は心筋の働きで行われる．

本章ではおもに骨格筋の筋収縮の性質や筋収縮の仕組みを学び，最後に心筋と平滑筋の特徴についても学ぶ．

A 筋の種類と働き

筋組織には，骨格に付着している骨格筋，血管，胃腸管や膀胱などの内臓の壁を構成する平滑筋および心臓を構成する心筋の3種類がある（図4-1）．

骨格筋と心筋は，明瞭な横紋構造がみられるため横紋筋とよばれる．平滑筋には横紋構造がみられない．骨格筋は運動神経の支配を受け，意志によって制御できる随意筋である．一方，心筋と平滑筋は自律神経の支配を受け，意志による制御ができない不随意筋である．

■図4-1■筋の種類

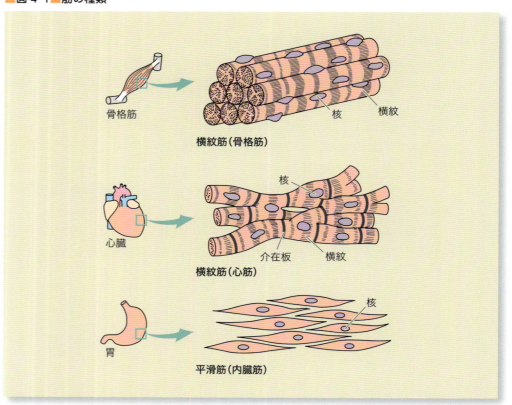

B 骨格筋の構造と働き

1 筋線維と筋原線維

　骨格筋は，筋線維（筋細胞）とよばれる細長い細胞が多数集まり束状になって構成されている（**図 4-2-a①**）．その両端は，一般に腱を介して骨格に付着する．筋の表面は，筋膜（筋上膜）で覆われる．筋線維は直径が 10～100 μm，長さは数 mm から長いもので 30 cm 程度に達する（**図 4-2-a②，a③**）．一般的な細胞は 1 個の核をもつが，筋線維は複数の核をもつ多核細胞である．

　筋線維内には多数の筋原線維（直径 1～2 μm）が密に並び（**図 4-2-a④**），これらの筋原線維の短縮によって骨格筋の収縮が起こる．筋原線維は，筋小胞体（滑面小胞体）によって取り巻かれている．筋小胞体には一定の間隔で膨らんだ部分（終末槽）があり，その中には大量の Ca^{2+} が貯蔵されている（**図 4-3**）．筋小胞体の終末槽の間には，横行小管（T管）という管状構造がある．横行小管は，骨格筋の細胞膜が細胞内に陥入したものである．これらの構造が筋線維の収縮の制御に重要であり，横行小管とその両側の筋小胞体（終末槽）を合わせて三つ組構造あるいは三連

■図 4-2 骨格筋の構造

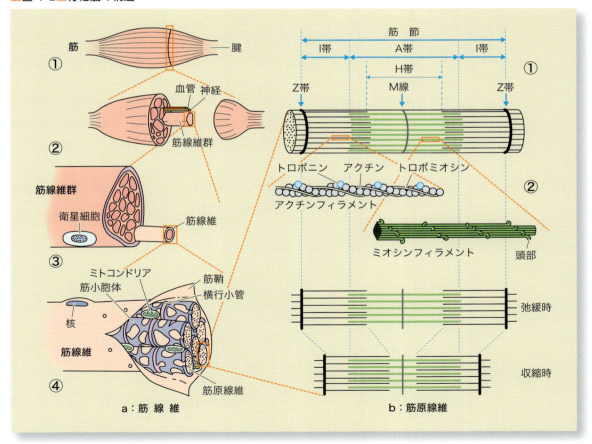

a：筋線維　　　　　　　　　　　　　　　b：筋原線維

構造 (triad) という (図 4-3).

筋原線維を光学顕微鏡で観察すると，規則正しい明暗の縞模様（横紋）が認められる (図 4-2-b ①). すべての筋原線維が同じレベルで並んでいるため，筋線維全体としても横紋ができる．この縞模様の明るく見える部分は I 帯 (明帯, isotropic band)，暗く見える部分は A 帯 (暗帯, anisotropic band) とよぶ．A 帯の中央のやや明るく見える部分を H 帯という．I 帯の中央には Z 帯という区切りが存在し，Z 帯と Z 帯の間を筋節（サルコメア，安静時の長さ約 2 μm）とよぶ．筋節は，筋原線維の構造上の単位であると同時に，機能上の単位でもある．

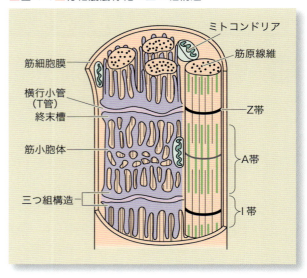

■図 4-3■骨格筋筋線維の三つ組構造

筋原線維を電子顕微鏡でさらに拡大して観察すると，筋原線維の中にはミオシンフィラメント（太いフィラメント）と，アクチンフィラメント（細いフィラメント）が規則正しく配列されている (図 4-2-b ②). 太いフィラメントはミオシン，細いフィラメントは主としてアクチンというタンパク質（収縮タンパク）から構成される．アクチフィラメントの一端は Z 帯に付着し，他端はミオシンフィラメントと部分的に重なりながら終わる．アクチンフィラメントがミオシンフィラメントと重ならない部分は I 帯を形成し，ミオシンフィラメントの部分は A 帯をつくる．A 帯のうち両フィラメントが重なる部分はより暗く見え，ミオシンフィラメントのみの部分はやや明るく見える (H 帯). 筋肉が収縮する際, A 帯の長さは変化せず, I 帯の長さが短くなる．これは，収縮のときには各フィラメントが短縮するのではなく，アクチンフィラメントがミオシンフィラメントの間に滑り込むようにして動くことにより，筋節が短縮するためである．

ミオシンフィラメントには多数の突起が出ている (図 4-4). この突起はミオシン頭部とよばれ，アクチンフィラメントを載せているように見える．安静時，ミオシンフィラメントとアクチ

■図 4-4■筋収縮におけるアクチンとミオシンフィラメントの動き

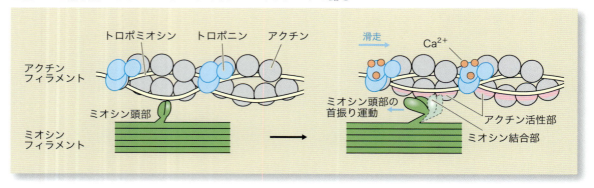

ンフィラメントは解離している．

アクチンフィラメントには，アクチン，トロポニンとトロポミオシンという収縮を制御するタンパク質が存在する．トロポニンは，T，IおよびCという3つのサブユニットが複合体をつくっている．トロポニンCは，Ca^{2+}と特異的に結合する．トロポニンIとトロポミオシンは，収縮反応を抑制している（**図4-4-左**）．トロポニンTは，トロポニン全体をトロポミオシンに結びつける働きをしている．筋収縮の際には，トロポニンCにCa^{2+}が結合すると，トロポニンIとトロポミオシンのカバーが外れて，アクチンの活性部が露出される（**図4-4-右**）．このアクチンの活性部とミオシン頭部の結合は，架橋形成あるいはクロスブリッジ形成とよばれる．このとき，ATP分解により生じるミオシン頭部の首振り運動が，アクチンフィラメントをたぐり寄せることで，筋節は短縮して筋が収縮すると考えられている（滑走説）．

 白筋線維と赤筋線維

骨格筋線維は，性質の違いから赤筋線維（遅筋あるいはI型線維）と白筋線維（速筋あるいはII型線維）に分類される．また，両筋線維の中間型も存在する．1つの筋の中には，白筋線維と赤筋線維が混在する．それらの混合の割合は筋によって異なり，赤筋線維の多い筋は赤筋，白筋線維の多い筋は白筋とよばれる．

赤筋：白筋よりもミオグロビン量が多く赤味が強い．赤筋は収縮速度が遅く，疲労しにくく，姿勢保持のような持続的な筋収縮に関与する．

白筋：赤筋よりミオグロビン量が少ないため，赤味も少ない．白筋は収縮速度が速く，疲労しやすく，瞬発的な速い運動に関与する．

表4-1に，それぞれの筋線維タイプの性質の違いを示す．

■**表4-1**■骨格筋筋線維の分類

	赤 筋	白 筋
他の名称	遅筋，I型	速筋，II型
筋収縮速度	遅 い	速 い
ミオシンATPase活性	低 い	高 い
直 径	中等度	太 い
解糖系酵素活性	低 い	高 い
ミオグロビン含量	多 い	少ない
ミトコンドリア含量	多 い	少ない
酸化的リン酸化酵素活性	高 い	低 い
筋疲労	難疲労性	易疲労性

C　筋収縮の仕組み

　骨格筋には，中枢神経の運動指令を筋に伝える運動神経（遠心性）と，筋の状況を中枢神経に伝える感覚神経（求心性）の2種類の末梢神経が分布する．さらに運動神経は，α運動神経（α運動ニューロン）とγ運動神経（γ運動ニューロン）に分類される．

　骨格筋の伸展に関する情報は筋に存在する筋紡錘（伸展受容器）からⅠa群求心性線維を介して，筋の張力に関する情報は腱に存在する腱受容器（ゴルジ腱器官）からⅠb群求心性線維によって中枢神経に伝えられる．

1　運動単位

　骨格筋の収縮と弛緩に関する中枢神経系からの命令は，脊髄前角あるいは脳幹に起始するα運動神経を介して伝えられる．α運動神経の軸索は左右31対の脊髄神経と，左右の脳神経のうち，動眼神経，滑車神経，三叉神経，外転神経，顔面神経，舌咽神経，迷走神経，副神経および舌下神経に含まれる．

　α運動神経の軸索は骨格筋に近づくと多数の枝に分かれ，数本から数百本の筋線維を支配する．このため，1つのα運動神経が興奮すると，その支配下にあるすべての筋線維が同時に収縮する．1つのα運動神経とこれによって支配される筋線維群を運動単位という（**図4-5-a**）．1つの筋は，複数の運動単位から構成される．

　1つのα運動神経が支配する筋線維の数は筋によって異なり，この支配する割合を神経支配比（筋線維数：1つのα運動神経）という．一般に，神経支配比は細かい運動に関与する筋（指や舌など）では小さく，大まかな運動に関与する筋（体幹や四肢など）では大きい．

　また，運動単位は性質の違いから一般にFF，SおよびFR型の3つのタイプに分けられる．

　　FF型（収縮が速く疲れやすい型，fast-twitch fatigable type）：FF型のα運動神経は大きな細胞体と太い軸索をもち，おもに白筋（速筋）線維を支配する．FF型の筋線維はおもに嫌気的な解糖系で得られるATPを利用するため，速い単収縮を示し，発生する張力は大き

■図4-5■運動単位

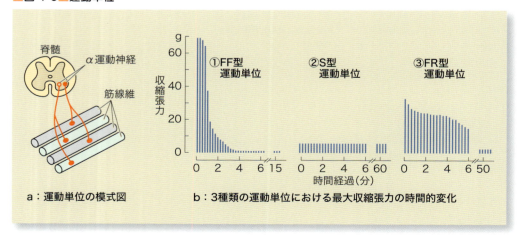

a：運動単位の模式図　　b：3種類の運動単位における最大収縮張力の時間的変化

いが，疲労しやすい（図 4-5-b①）．FF 型は，とくに瞬発的な運動に関与する．

S 型（ゆっくりと収縮し疲労しにくい型，slow-twitch type）：S 型の α 運動神経は小さな細胞体と細い軸索をもち，おもに赤筋（遅筋）線維を支配する．S 型はおもに好気的代謝で得られる ATP を利用するため，ゆるやかな単収縮を示し，発生する張力は小さいが，疲労しにくい（図 4-5-b②）．S 型は，とくに持続的な運動に関与する．

FR 型（速く収縮し疲労しにくい型，fast-twitch fatigue resistant type）：FR 型は，FF 型と S 型の中間的性質をもつ（図 4-5-b③）．

筋収縮を段階的に増加させると，小さな運動単位（S 型）が最初に活動し，次第に大きな運動単位（FF 型や FR 型）が動員される．これは，サイズの原理 size principle とよばれる．したがって，小さな運動単位は，運動開始や運動中の力の微調整にも関与すると考えられる．また，筋の張力の増大は，収縮に動員される運動単位の数が増加することと，個々の α 運動神経の発火頻度が高くなることで達成される．

 神経筋接合部

正常な骨格筋には自動能がないため，骨格筋の収縮は筋を支配する α 運動神経からの神経情報（活動電位）を受けて行われる．α 運動神経の神経終末部と骨格筋との間で興奮を伝達する場所は，神経筋接合部とよばれる．神経筋接合部は興奮性シナプスの典型例である．

α 運動神経の軸索は，支配する筋線維に近づくと髄鞘を失って，筋線維の少し肥厚した部分に入り込んで終わる．この筋線維の肥大部は終板とよばれる．α 運動神経の神経終末部と筋線維の間には，約 50 nm の間隙がある．神経終末部には神経伝達物質の入ったシナプス小胞が多数存在し（図 4-6-a），シナプス小胞の中には，神経伝達物質であるアセチルコリンが含まれている．

α 運動神経の神経終末部に活動電位が到達すると，神経終末部にある電位依存性の Ca^{2+} チャネルが開いて細胞外から細胞内へ Ca^{2+} が流入する．この細胞内 Ca^{2+} 濃度の上昇によって，シナプス小胞がシナプス前終末部へ移動して細胞膜に融合する一連の反応が引き起こされ，開口放出（エキソサイトーシス）によって，アセチルコリンがシナプス間隙へ分泌される．放出されたアセチルコリンが終板のアセチルコリン受容体（ニコチン受容体）に結合すると，筋線維の細胞膜の

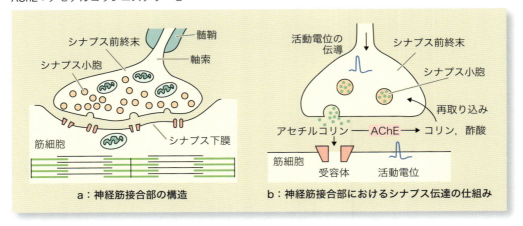

■図 4-6■神経筋接合部
AChE：アセチルコリンエステラーゼ

a：神経筋接合部の構造
b：神経筋接合部におけるシナプス伝達の仕組み

イオン透過性が増大して終板部に脱分極が生じる．これは終板電位（シナプス後電位）とよばれる．終板電位が閾値に達すると活動電位が発生して，筋線維全体に伝播して筋の収縮が起こる．シナプス間隙に出たアセチルコリンは，アセチルコリンの分解酵素であるアセチルコリンエステラーゼ acetylcholine esterase（AChE）によって瞬時に分解される（**図4-6-b**）．

　筋の収縮に先立って起こる筋の活動電位を記録したものが，筋電図 electromyogram（EMG）である．筋電図は筋疾患の診断に広く利用され，皮膚上に置く電極（表面電極）あるいは筋肉内に刺入した電極（針電極）を用いて測定する．また，①運動神経が正常に働いているか，②運動神経からの情報が筋に正確に伝わっているかおよび③筋に損傷がないかなどの情報を反映する．

③ 興奮収縮連関

　神経筋接合部を介して，α運動神経から筋に興奮が伝達されると，筋に活動電位が発生する．この筋の活動電位を筋収縮に変換する現象は，興奮収縮連関とよばれる（**図4-7**）．筋細胞膜の一部に活動電位が発生すると，活動電位は線維全体に伝播するとともに，横行小管を介してすみやかに筋細胞の内部に伝わる．この活動電位は横行小管に隣接する筋小胞体の終末槽に存在するCa^{2+}チャネル（リアノジン受容体）を開放し，筋原線維の周囲にCa^{2+}を放出させる（**図4-7**）．細胞内に放出されたCa^{2+}はトロポニンCと結合して，アクチンフィラメントとミオシンフィラメントの架橋形成を可能とする．次いで，ATPを消費して，ミオシンフィラメントの間にアクチンフィラメントが滑走して，筋は収縮する．

　活動電位終了後，ATPを消費して架橋は解離し，Ca^{2+}はCa^{2+}ポンプによって能動的に筋小胞体に回収される．また，トロポニンがアクチンの活性部を再度カバーすることで，筋は弛緩する．

■**図4-7**■**興奮収縮連関**

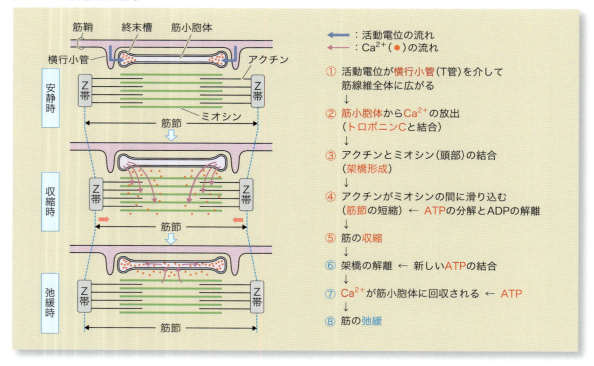

D　筋の収縮様式

1　単収縮と強縮

　　筋に活動電位が1回発生すると，その約10ミリ秒後に筋は1回だけ収縮し，ただちに弛緩する（図4-8）．これは単収縮とよばれる．一方，筋の収縮自体には不応期はないので，単収縮の途中で次の活動電位が生じると筋の張力あるいは収縮力（収縮高）は加算されて大きくなる．この現象は収縮の加重とよばれ，加重の結果生じた持続的で強い収縮は強縮とよぶ．刺激頻度が低いときには，個々の刺激に対応して収縮高が変動する．これは不完全強縮とよばれる．刺激頻度をさらに高めると（50～100 Hz程度），収縮高は次第に大きくなり，それぞれの単収縮が滑らかに融合した完全強縮という状態になる（図4-8）．われわれが日常行う運動の多くは筋の強縮によって起こり，運動神経の活動頻度によって強縮の程度が調節されてさまざまな運動が可能になる．

■図 4-8■単収縮と強縮

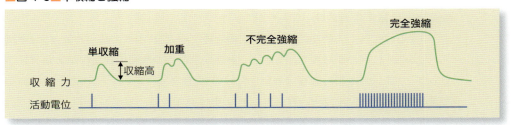

2　等張性収縮と等尺性収縮

　　何も持たずあるいは軽い物を持ち上げるために肘を屈曲させるような運動では，肘関節の屈筋は収縮して短くなるが，筋肉にかかる張力は運動の間ほぼ一定である．このような収縮様式は，等張性収縮とよばれる（図4-9-a）．
　　これに対して，肘を動かさない状態で重い物を支える場合は，筋の収縮によって張力は生じる

■図 4-9■等張性収縮と等尺性収縮

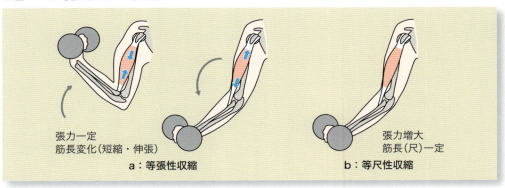

が，筋の長さは変化しない．このような収縮様式は等尺性収縮とよばれる（図4-9-b）．

　生体の多くの筋活動は両者の組み合わせで生じるが，そのいずれかがより有効に働いている場合もある．たとえば，歩行運動はおもに等張性収縮であり，姿勢保持はおもに等尺性収縮による．顎運動では，食物を口腔に取り入れて，咬合するまでが等張性収縮であり，上下の歯で食物を把持して咬合により噛みつぶすまでが等尺性収縮である．

③ 筋の疲労

　筋収縮を繰り返し起こさせると，収縮力は次第に減少し，やがて収縮しなくなる．この現象は，筋の疲労とよばれる（図4-10）．白筋は，赤筋より疲労しやすい．筋活動が激しくなると，ATPの消費が増加する．運動中は糖代謝が盛んになるとともに，呼吸が激しくなって肺から血中へ酸素が豊富に取り込まれる．また，筋血管は筋自体の代謝産物（CO_2やH^+な

■図4-10■疲労曲線

ど）によって拡張して筋血流を増加し，内呼吸でのATP産生に必要な栄養素と酸素の供給を増やす．しかし，これらが限度を超えると，有酸素的過程（酸化的代謝）によるATP供給が間に合わなくなり，筋は無酸素的過程（解糖）だけでATPを補給する．その結果，ピルビン酸から生じた乳酸が筋に蓄積する．乳酸の蓄積はpHの低下（アシドーシス）を招くため，筋疲労の原因の1つと考えられる．また，筋細胞内でのグリコーゲンの枯渇，ATPの減少，ATPの分解で生じるリン酸やADPの蓄積なども筋疲労の要因であり，筋疲労はこれらの複数の要因で生じると考えられている．筋自体の疲労とは別に，中枢性疲労を感じる場合もある．

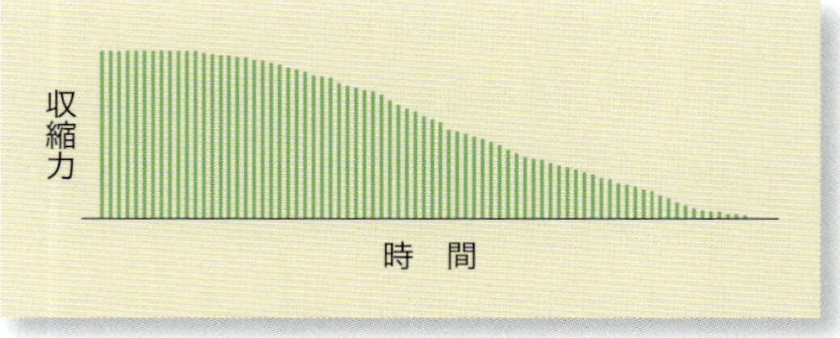

④ 拘　縮

　拘縮とは，活動電位を伴わない持続的で伝播しない収縮であって可逆的なものをいう．このような収縮は，正常では生じない非生理的な刺激によって起こる．たとえば，細胞外液のK^+濃度の上昇は，細胞膜に持続的な脱分極を誘発して筋収縮を起こす（K拘縮）．また，カフェインは，筋小胞体に直接作用して筋小胞体からのCa^{2+}放出を促進し，静止電位にほとんど影響を与えずに筋収縮を起こす（カフェイン拘縮）．

⑤ 硬　直

　硬直とは，筋の非可逆的な変化で生じる収縮である．

熱硬直：40〜60℃で起こり，タンパク質の凝固による．

水硬直：筋を水中に入れたときに起こる．

死後硬直：死後に生じる硬直である．これは解糖による乳酸の蓄積やATPの供給停止により，筋が収縮したままになるためである．その後，収縮タンパク質の分解により，硬直がとれる．これは解硬とよばれる．

E 筋のエネルギー供給

筋の収縮と弛緩には，エネルギーであるATPが必要である．筋のATPは，①筋収縮の過程でのミオシン頭部の運動，②筋弛緩の過程でのCa^{2+}の筋小胞体への回収および③ミオシン頭部とアクチンとの結合の分離に利用される（図4-7参照）．

筋が消費するATPは，筋線維内に蓄えられているATPがまず利用されるが，これは数秒程度で消費されるため，以下に述べるATP合成過程が漸次作動する（図4-11）．

■図4-11■運動の開始から時間経過に伴う筋のエネルギー供給系の変化

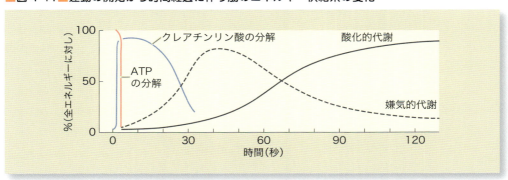

1　ローマン反応 Lohmann reaction

筋線維内のADPが，クレアチンリン酸からリン酸を受け取ってATPに合成される．この反応はローマン反応とよばれ，O_2を必要としないATP供給系である（図4-12）．筋線維内に貯蔵されているクレアチンリン酸の量は，運動を約10秒間行える程度である．

クレアチンリン酸は，ATPとの間に次のような平衡関係が成り立つ．

■図4-12■ローマン反応

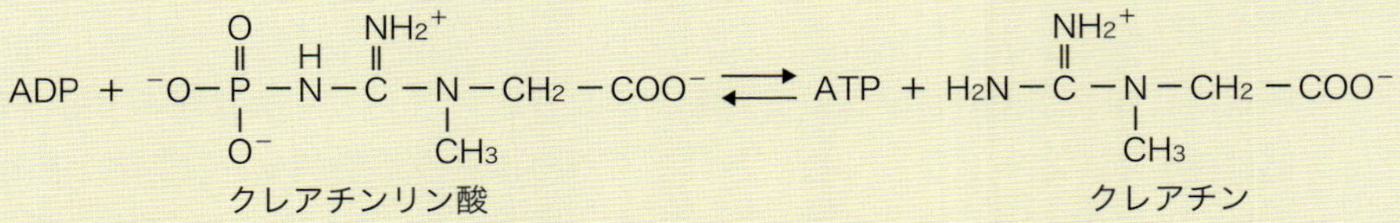

$$ADP + {}^-O-\overset{O}{\underset{O^-}{\overset{\|}{P}}}-\overset{H}{\underset{}{N}}-\overset{NH_2^+}{\underset{CH_3}{\overset{\|}{C}}}-N-CH_2-COO^- \rightleftharpoons ATP + H_2N-\overset{NH_2^+}{\underset{CH_3}{\overset{\|}{C}}}-N-CH_2-COO^-$$

クレアチンリン酸　　　　　　　　　　　　　　　　　　　クレアチン

筋が繰り返し収縮してATPが消費されると，反応は上式の右方向に進んでATPの不足が補われる．筋の静止時には内呼吸によりATPが補給されるので，反応が左に進んでクレアチンリン酸が再生される．

このように，クレアチンリン酸は高エネルギーリン酸結合を貯蔵する役割をもつ．

② 解　糖

　　筋線維内に貯蔵されているグリコーゲンや血液から取り込まれたグルコースがピルビン酸に分解される過程でATPが供給される（図4-13）．この反応は解糖とよばれ，O_2を必要としない．解糖は，O_2供給が不十分な場合や短時間（40～50秒程度）の瞬発的運動（無酸素運動）のおもなエネルギー供給を担っており，最終的に乳酸が生成される．

■図4-13■筋活動に必要なATP供給系

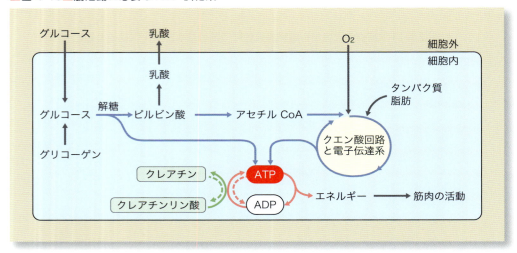

③ 酸化的リン酸化（クエン酸回路と電子伝達系）

　　O_2が十分に供給されると，解糖で生じたピルビン酸はミトコンドリア内に入り，クエン酸回路と電子伝達系によりATP産生が行われる．この過程は酸化的リン酸化とよばれる．ピルビン酸は，最終的にH_2OとCO_2に分解される．この過程は，1モルのグルコースから38モルの大量のATPを供給する．長時間の持久的運動（有酸素運動）では，酸化的リン酸化によりATPが供給される．

④ 筋の熱産生

　　筋収縮に伴う諸種の化学反応で遊離されたATPのすべてが筋収縮に用いられるわけではなく，一部は熱エネルギーとなって放出される．その産熱の時期から，初期熱と回復熱に分けられる．初期熱は，筋が収縮してから弛緩するまでの間に発生する熱で，回復熱は弛緩したあとに発生する熱である．初期熱と回復熱の熱量は，ほぼ等しい．

　　骨格筋の総重量は全体重の半分近くを占めるため，とくに運動時における骨格筋による産熱量は高く，身体の全産熱量の90％程度に達することもある．

F 心筋と平滑筋

■表4-2■骨格筋，心筋，平滑筋の特徴の比較

	骨格筋	心筋	平滑筋
筋線維	横紋筋	横紋筋	平滑筋
細胞間の興奮伝導	絶縁伝導	全体に広がる	ある方向に広がる
神経支配	運動神経（随意的）	自律神経（不随意的）	自律神経（不随意的）
自動性	なし	結節組織にあり	一部にあり
静止電位	$-90\,mV$	$-90\,mV$	$-30\sim-60\,mV$
活動電位の振幅	$120\,mV$	$120\,mV$	$60\,mV$
電気刺激閾値	低い	中等度	高い（反復刺激が適当）機械的刺激に敏感
活動電位の絶対不応期	1～2ミリ秒	200～300ミリ秒	50～100ミリ秒
単収縮の持続	0.03～0.1秒	0.5秒	数秒
強縮	強縮が多い	単収縮のみ	ほとんどが強縮
疲労	起こりやすい	起こりにくい	起こりにくい
刺激応答 電位（青）張力（緑）			

1 心 筋

(1) 固有心筋と特殊心筋

　固有心筋は，血液を拍出するための心拍動を直接行っている筋である．心臓は，心房部と心室部に区分され，それぞれを構成する固有心筋は心房筋および心室筋という．固有心筋の収縮は，骨格筋同様に活動電位の発生が引き金となる．しかし，固有心筋の活動電位の持続時間は心房筋で100ミリ秒，心室筋では200～300ミリ秒であり，骨格筋の2～3ミリ秒と比べると著しく長い．これは，固有心筋の活動電位には，平坦で持続的なプラトー相とよばれる脱分極相がみられるためである．プラトー相は，心筋細胞外から細胞内への Ca^{2+} の流入に起因する．

　一方，特殊心筋は収縮を担う筋ではなく，興奮の自動的発生と興奮の心臓全体への伝導を行う筋として刺激伝導系をつくっている．刺激伝導系は歩調取り（ペースメーカ）として興奮を発生する洞房結節，房室結節（田原結節），ヒス束，右脚・左脚およびプルキンエ線維からなる．

　洞房結節で生じる自発的な興奮は心房から心室へと伝わり，心臓の収縮と弛緩を繰り返す心周期をつくり出す．洞房結節は，$-40\sim-60\,mV$ 程度の浅い膜電位から，刺激がなくてもゆっくりと脱分極する．これは緩徐脱分極とよばれ，閾膜電位に達すると活動電位を発生する．活動電位発生後，再分極すると再び緩徐脱分極が自発的に生じる．この自発的に繰り返される脱分極変化を歩調取り電位（ペースメーカ電位）という．洞房結節や房室結節は静止電位が浅いため，Na^+ チャネルは不活性化しており，Na^+ の流入ではなく，Ca^{2+} の流入により活動電位が発生する．

4…筋と運動（運動系）　●**103**●

(2) 心筋の特徴

心筋は骨格筋と同様に細胞内にアクチンフィラメントとミオシンフィラメントが規則正しく配列した横紋構造をもつ．心筋は骨格筋と比べ，各筋線維は小さく，隣接する細胞とギャップ結合（介在板）によって電気的に連絡している．このため，多数の心筋線維の興奮は連動し，心筋全体が1つの筋線維のように働く．これを機能的合胞体という．また，心筋の活動電位の不応期は骨格筋に比べて非常に長いため（表4-2），心筋の収縮は加重せずに単収縮のみであり，骨格筋のように強縮を起こすことはない．心筋のこの性質は，心臓のポンプ機能に重要である．

心筋の収縮機構は，基本的には骨格筋と同様である．すなわち，細胞内で増加したCa^{2+}がトロポニンに結合→トロポニンの分子構造が変化→アクチンの活性部が露出→ミオシン頭部とアクチンの結合（架橋形成）→ATP分解によりアクチンフィラメントがミオシンフィラメントの間に滑走→筋収縮となる．しかし，細胞膜の興奮から収縮にいたるまでの興奮収縮連関は，骨格筋と心筋では多少異なっている．骨格筋では細胞膜の電気的興奮が直接筋小胞体のCa^{2+}チャネルを開放するが，心筋では細胞外からの細胞内へのCa^{2+}流入が興奮収縮連関には必須である．心筋の活動電位は心筋の横行小管（T管）に存在する電位依存性Ca^{2+}チャネル（ジヒドロピリジン受容体）を開放し，細胞外からCa^{2+}が流入する．このCa^{2+}流入によって，心筋の筋小胞体にあるCa^{2+}チャネル（リアノジン受容体であるが，骨格筋のものとはタイプが異なる）が活性化され，筋小胞体からCa^{2+}が放出される．この現象は，Ca^{2+}によるCa^{2+}放出（Ca^{2+}-induced Ca^{2+} release あるいはトリガー効果）とよばれる（図4-14）．

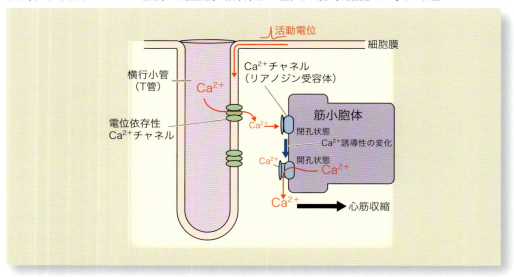

■図4-14■心筋の興奮収縮連関
（「外崎肇一，村本和世：ビジュアル生理学・口腔生理学（和泉博之ほか編），第3版，学建書院，2014」より転載）

② 平滑筋

(1) 単元性平滑筋と多元性平滑筋

平滑筋細胞では，細胞内に筋フィラメントが不規則に配列しており，横紋構造はみられない．平滑筋細胞は，緩徐かつ持続的に収縮する．骨格筋のような急速な収縮はできない．

胃腸管，膀胱，尿管や子宮などの平滑筋細胞は各所で他の細胞とギャップ結合により電気的につながっており，合胞体として機能する．これらは単元性平滑筋とよばれる．単元性平滑筋は，外部からの刺激がなくても興奮を繰り返す自動能をもっている．また，自律神経はこれらの自動興奮を増減する役割をはたす．

　一方，虹彩や血管壁の平滑筋はギャップ結合が少なく，それぞれの平滑筋細胞の活動は自律神経に支配されている．これらは多元性平滑筋とよばれる．多元性平滑筋は自動性がなく，局所的に収縮する性質をもつ．

(2) 平滑筋の特徴

　平滑筋の興奮収縮連関も，細胞内 Ca^{2+} の濃度上昇によって引き起こされる．平滑筋の細胞内 Ca^{2+} 濃度上昇は，活動電位で開放する Ca^{2+} チャネルによる細胞外からの Ca^{2+} 流入や，ホルモンなどにより細胞内のセカンドメッセンジャーを介した筋小胞体からの Ca^{2+} 放出機構による．しかし，平滑筋にはトロポニンが存在しないため，平滑筋の収縮調節はアクチンフィラメントではなく，ミオシンフィラメントに対する Ca^{2+} の制御が主体となる．平滑筋のミオシンは2本のミオシン重鎖（229 kDa）と個々の重鎖に分子量 20 kDa と 17 kDa の2種類のミオシン軽鎖が会合して構成されている．平滑筋の興奮によって細胞内に流入した Ca^{2+} は，細胞質のカルモジュリンと結合して Ca^{2+}-カルモジュリン複合体を形成する（図 4-15）．この複合体は，リン酸化酵素であるミオシン軽鎖キナーゼ myosin light chain kinase（MLCK）を活性化する．活性化したミオシン軽鎖キナーゼは，ミオシン頭部に存在するミオシン軽鎖（20 kDa）をリン酸化することで，ミオシンとアクチンとの架橋形成を可能とし，ATP分解により平滑筋は収縮する．細胞内 Ca^{2+} 濃度が低下すると，ミオシン軽鎖はホスファターゼ（脱リン酸化酵素）によって脱リン酸化され，平滑筋は弛緩する．すなわち，平滑筋の収縮は，Ca^{2+} 濃度に依存したミオシンのリン酸化と脱リン酸化によって調節されている（図 4-15）．

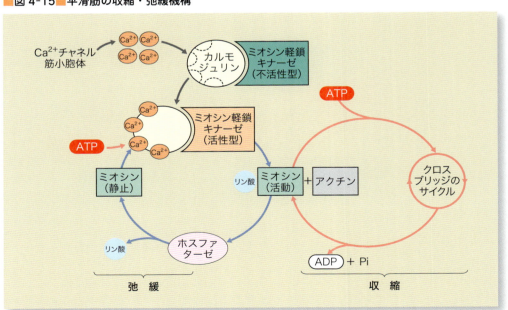

■図 4-15■ 平滑筋の収縮・弛緩機構

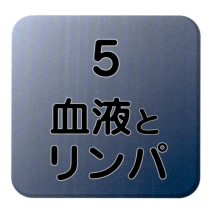

5 血液とリンパ

■ Objective ■

血液は血漿とよばれるタンパク質に富んだ液体と，血球とよばれる細胞成分である赤血球，白血球，血小板からなる．血球は骨髄の共通の幹細胞から分化するが，それぞれ独自の機能をもっている．

本章では，血液の機能について理解する．

A　血液の役割

血液は全身に張り巡らされた血管内を循環することで，物質の運搬と免疫・止血などの生体防御に働く．

① 細胞に栄養素や酸素を供給し，細胞の排出する老廃物や二酸化炭素を受け取る．
② 体内で生じた熱を全身に循環し，体温維持に関与する．
③ 白血球の免疫作用により，生体を細菌など異物から防御する．
④ 血小板と血漿の止血機構により，出血を防ぐ．

血液は体重の7〜8％を占め，細胞成分である血球と液体成分である血漿からなる．血液が凝固すると，血球を含む血餅と血漿から血液凝固因子が除かれた血清に分かれる（図5-1）．

■図5-1■血液の成分

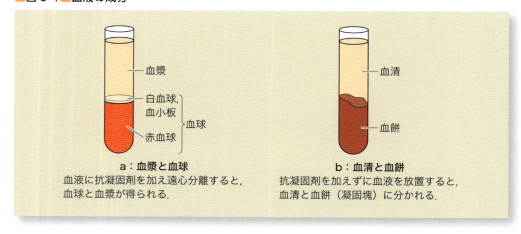

a：血漿と血球
血液に抗凝固剤を加え遠心分離すると，血球と血漿が得られる．

b：血清と血餅
抗凝固剤を加えずに血液を放置すると，血清と血餅（凝固塊）に分かれる．

B　血　球

　血球は赤血球，白血球，血小板に分類される．

　ヘマトクリット値とは，血液の体積のうち血球が占める割合で，約45％である．血球の90％以上は赤血球であるため，ヘマトクリット値は赤血球の量に依存する．

❶ 血球の分化

　赤血球，白血球，血小板は，いずれも共通の多能性幹細胞から分化し，成熟したあとに血液中へと放出される（図5-2）．

　血球をつくることを造血といい，胎生期には卵黄嚢で行われるが，発生が進むと肝臓，脾臓で造血がはじまる．胎生後期には骨髄での造血に移行し，出生後には骨髄以外の造血能は失われる．

■図5-2■血球の分化

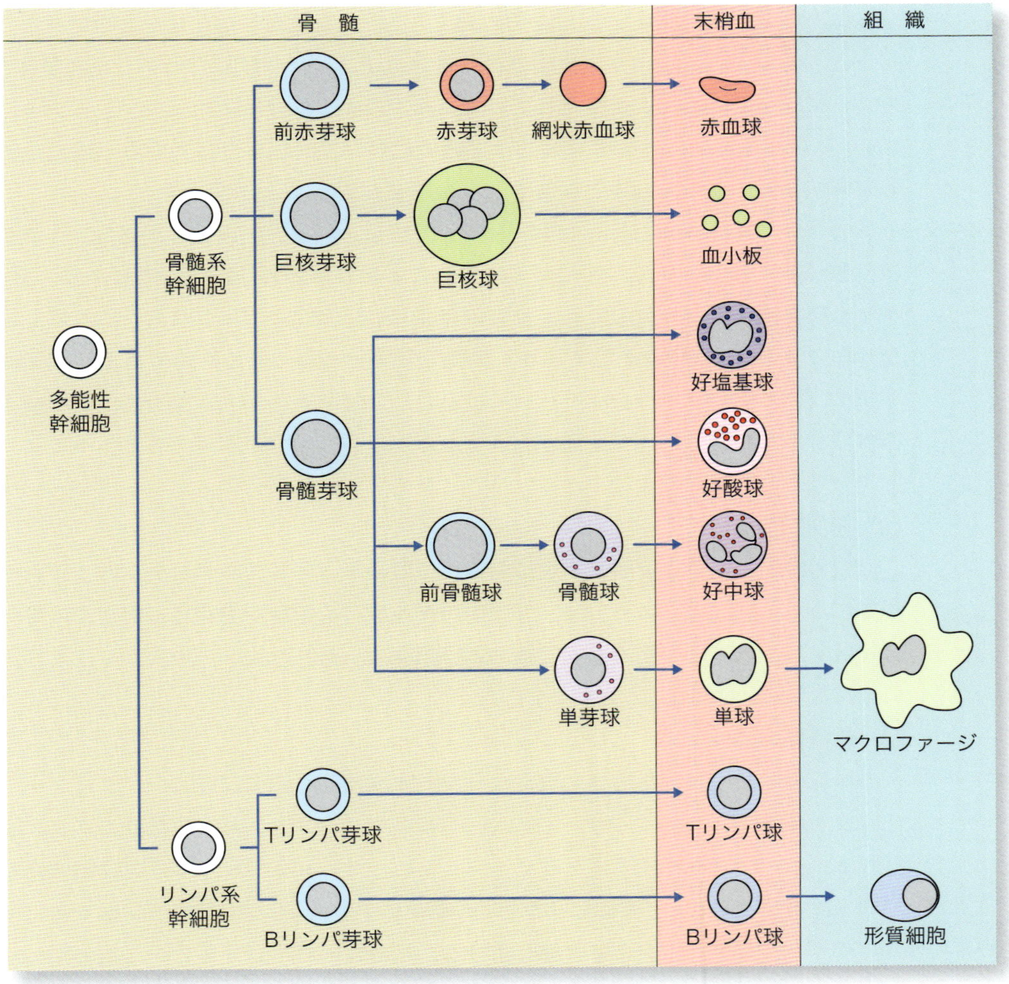

5…血液とリンパ　●**107**●

赤血球と酸素運搬

赤血球は無核の細胞で，中央がくぼんだ円盤状である（図5-3）．柔軟性があり，直径よりも細い毛細血管をパラシュート状に変形して通過することができる．

成人男性では1 μL中に500万個，成人女性で450万個存在する．血液量が5Lと考えると，約25兆個の赤血球が体内に存在することになり，これは全身の細胞を37兆個と考えるとおよそ2/3に相当する．

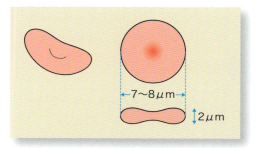
■図5-3■赤血球

(1) 酸素運搬

赤血球の役割は酸素運搬であり，赤血球中の鉄含有タンパク質であるヘモグロビンが酸素を結合して全身の細胞に供給する．

ヘモグロビンは，グロビンというタンパク質にヘム色素が結合したものである．成人ヘモグロビンは，α鎖，β鎖という2種類のグロビン鎖が2本ずつ組み合わさった四量体を形成し，1つのグロビンに1つのヘムが結合している．ヘムの中心に鉄イオン（Fe^{2+}）があり，ここに酸素が1分子結合する．胎児ヘモグロビンはβ鎖の代わりにγ鎖をもっている．成人ヘモグロビンよりも酸素結合能が高く，母胎から効率よくO_2を受け取ることができる．

ヘモグロビンは血液100 mL当たり男性で16 g，女性では14 g含まれる．ヘモグロビン，または赤血球の異常により酸素運搬が不足することを貧血という．体内でビタミンB_{12}や葉酸が不足すると貧血になるが，このとき，骨髄の赤芽球の巨大化が観察される．これは，核酸合成に必要なビタミンB_{12}や葉酸の不足により，細胞分裂が行えなくなるためである．赤芽球は分裂をしないまま，ヘモグロビンの合成を行い続けるため，細胞直径が大きくなる．この結果，末梢血中の赤血球も正常状態に比べて直径が大きくなる．一方，鉄分が不足すると，ヘモグロビンの合成が不十分になるため，赤血球の直径は小さくなる．

(2) 赤血球の生成

低酸素時や出血時など酸素不足に陥ると，腎臓からエリスロポエチンとよばれるホルモンが分泌される．エリスロポエチンは，骨髄中の赤血球系幹細胞や赤芽球に働きかけて，増殖および分化を促す．赤血球は分化の過程で核および細胞内小器官を失い，中央がくぼんだ円盤状に成熟して末梢血に放出される．

(3) 赤血球の破壊

赤血球の寿命は約120日で，古くなった赤血球は肝臓および脾臓のマクロファージにより処理される（図5-4）．マクロファージ内で，ヘモグロビンはタンパク質部分のグロビンとヘムに分けられる．ヘムはさらに鉄イオンとビリルビンに分けられる．ビリルビンは脂溶性なので，血漿中でアルブミンと結合し，間接ビリルビン（遊離ビリルビン）とよばれる状態で血中を輸送される．さらに，肝細胞中でグルクロン酸と結合し，水溶性の直接ビリルビン（抱合型ビリルビン）に変化する．直接ビリルビンは胆汁として腸管に分泌され，大部分は大便として体外に排出されるが，一部は腸管で再吸収される．

■図5-4■ ヘモグロビンの処理

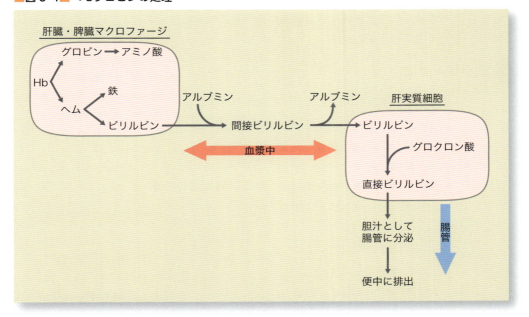

間接ビリルビンとは，血液検査時に結合アルブミンを除去する過程が必要なビリルビンのことである．直接ビリルビンはその過程を必要とせず直接検出できるものをいう．

赤血球の過剰な破壊（溶血）や胆道閉塞が起こると，血中のビリルビン濃度が上昇して黄疸になる．

3 白血球と免疫

白血球は有核の細胞で，血液1 μL当たり4,000～10,000個存在し，細菌感染や炎症によって増加する．好中球，好酸球，好塩基球の顆粒球，単球，リンパ球など，多くの種類があり，それぞれ働きは異なるが，いずれも免疫に関与する（表5-1）．

■表5-1■ 白血球の種類

種類	直径（μm）	割合（%）
好中球	10～16	50～70
好酸球	12～18	1～5
好塩基球	10～16	0～2
リンパ球	6～10	20～40
単球	15～20	2～6

好中球：白血球の半分以上を占める．走化性および貪食能をもち，外界から細菌など異物が侵入した際に産生される走化性因子に向かって血管外へ遊走し，異物を貪食して処理する．

好酸球：寄生虫感染やアレルギー疾患によって増加する．寄生虫感染への防御に働く．

好塩基球：IgE受容体をもつことから，アレルギー反応にかかわると考えられている．ヒスタミンを含む顆粒をもつ．ヒスタミンは血管を拡張し，毛細血管の透過性を高めて炎症反応を引き起こす．

単球：単球は血液中から組織に入り，マクロファージに分化する．細菌などの異物が侵入したときには，マクロファージは貪食作用によって処理する．処理した異物の一部を抗原としてTリンパ球に提示して（抗原提示），免疫反応を開始させる．

リンパ球：獲得免疫にかかわる．ある抗原が侵入したときには，それと特異的に結合するT細

胞受容体を細胞膜上にもつTリンパ球と，抗体をもつBリンパ球が活性化して，増殖する．Bリンパ球は，活性化すると形質細胞に変化して抗体を分泌するようになる．抗体は抗原と結合し，それを不活性化する．

 血小板と止血

血小板は，骨髄中の巨核球から細胞質が引きちぎれて生じる直径2〜3 μmの無核の円盤状細胞で，血液1 μL当たり15〜35万個存在する．寿命は4〜7日で，その後，おもに脾臓で破壊される．
血小板は止血において中心的な役割をはたす．

(1) 血小板凝集

止血のステップは，血小板凝集と血液凝固に分けられる（図5-5）．

血小板凝集は血管損傷によって露出した血管壁のコラーゲンに，von Willebrand因子が接触して，構造変化を起こすことからはじまる．構造変化したvon Willebrand因子を血小板上の受容体が認識して結合すると，血小板の活性化が誘導される．活性化血小板の顆粒から，ATPやトロンボキサンA₂などの血小板活性化因子やvon Willebrand因子が放出されると，他の血小板も次々と活性化し，フィブリノーゲンやvon Willebrand因子を介して互いに凝集する（図5-6）．

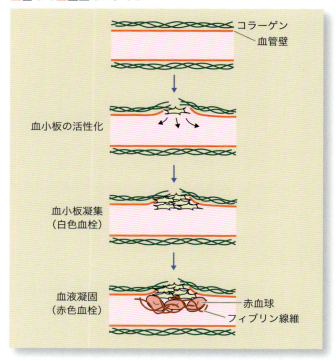

■図5-5■止血のステップ

また，セロトニン放出により血管が収縮し，血流が阻害される．その結果，血小板中心の白色血栓（血小板血栓）が形成され，出血が止まる．これを一次止血という．皮膚の毛細血管を傷つ

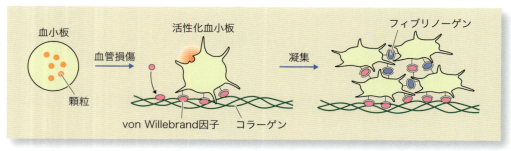

■図5-6■血小板の活性化

けてから，出血が止まるまでの時間を出血時間という．出血時間は，血小板血栓ができるまでの時間であるため，血小板の減少や異常によって延長する．

(2) 血液凝固

血小板血栓は脆く壊れやすいため，それだけでは大きな出血を止めることはできない．そのため，次に血小板血栓を足場として血液凝固が起こり，血餅（赤色血栓）が形成されることによって本格的な止血を行う．血液凝固はいくつものステップを経て起こる複雑な反応である（図5-7）．

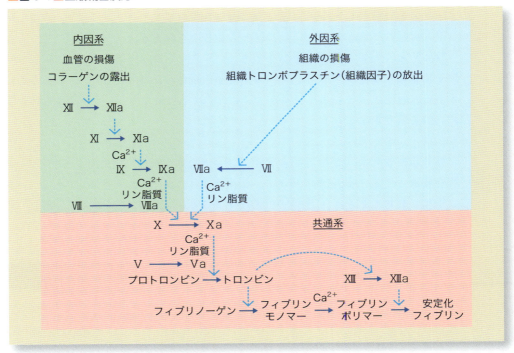

■図5-7■血液凝固反応

不活性な凝固因子が活性型凝固因子に変換され，それが次の凝固因子を活性化する過程を繰り返すカスケード反応によって進行する．血液凝固因子にはⅠ～ⅩⅢの番号が付され，ローマ数字で表される（表5-2）．第Ⅰ因子はフィブリノーゲン，第Ⅱ因子はプロトロンビン，第Ⅲ因子は組織トロンボプラスチンと慣用名でよばれる．

血液凝固反応には内因系と外因系の2つの経路があり，途中から共通経路に合流する．

内因系：血液内の因子だけで血液凝固が進行するという意味で名づけられた．しかし，実際の反応開始には損傷血管により露出したコラーゲンとの接触が必要となる．内因性反応は，コ

■表5-2■血液凝固因子

因子番号	慣用名
Ⅰ	フィブリノーゲン
Ⅱ	プロトロンビン
Ⅲ	組織トロンボプラスチン
Ⅳ	Ca^{2+}
Ⅴ	不安定因子
Ⅵ	（欠番）
Ⅶ	安定因子，プロコンバーチン
Ⅷ	抗血友病因子
Ⅸ	クリスマス因子
Ⅹ	スチュアート因子
ⅩⅠ	血漿トロンボプラスチン前駆物質（PTA）
ⅩⅡ	ハーゲマン因子
ⅩⅢ	フィブリン安定化因子

5…血液とリンパ 111

ラーゲンと接触した第XII因子の活性化からはじまる．血友病は，この過程にかかわる第VIIIまたは第IX因子の先天性欠損症である．

外因系：血管外の組織損傷によって放出された組織トロンボプラスチンとの接触によってはじまり，内因系と比較して反応のステップが少ないため進行が速い．

共通過程：2つの経路は第X因子の活性化過程で合流する．プロトロンビンは，グルタミン酸に修飾を受けたアミノ酸であるγカルボキシグルタミン酸（Gla）をもつタンパク質で，カルシウムイオンを結合しており，血小板表面のリン脂質に結合する．すると，活性化した第X因子（Xa）によって切断され，トロンビンになる．トロンビンはプロテアーゼ活性をもっており，フィブリノーゲンを切断する．切断されたフィブリノーゲンはフィブリンになり，線維を形成する．フィブリン線維は，赤血球を巻き込んだ強固な血栓を形成する．

Gla タンパク質：血液凝固因子のうち，プロトロンビン，第VII，IX，X因子はGla タンパク質とよばれる．これらの凝固因子はタンパク質合成されたのち，ビタミンK依存的にグルタミン酸がGla に変換される．Gla はカルシウムと結合する性質があり，カルシウム結合能が血液凝固反応には必須である．

(3) 線　溶

血管修復後には，血栓は血小板から分泌された血小板由来成長因子（PDGF）が，血管内皮細胞を増殖させて，血管を修復させる．治癒後には，プラスミノーゲンアクチベーターがプラスミノーゲンをプラスミンに活性化させる．プラスミンはフィブリン線維を分解し，血栓を溶かす．これを線溶という．

C　血　漿

血漿とは血液の液体成分であり，血清とは血液凝固を起こさせてから，血餅を取り除いた液体部分のことで，血漿からフィブリノーゲンを除いた成分と等しい（**図 5-1** 参照）．pH は 7.4±0.05に維持されている．血漿の浸透圧は約 290 mOsm/kg H₂O で，0.9%NaCl とほぼ等しい浸透圧をもつため，0.9%NaCl を生理食塩水とよぶ．血液中には 7～8%のタンパク質が含まれ，そのおもな成分はアルブミン，グロブリン，フィブリノーゲン（線維素原）である．また，重要なエネルギー源としてグルコースが 0.1%（100 mg/dL）含まれており，これを血糖とよぶ．

アルブミン：最も多い血漿タンパク質であり，血漿の膠質浸透圧の約 80%がアルブミンに依存する．血漿膠質浸透圧は，血管から出た水を血管へ再び引き込む役割をもつ．血中のステロイドホルモンや脂肪酸など，脂溶性物質を結合して輸送する．

D　血液型

ヒト血清に他人の赤血球を混ぜたとき，凝集する場合と凝集しない場合があることから，血液に型があることが明らかになった．赤血球表面に凝集原（抗原）が，血漿中には凝集素（抗体）が存在し，対応する凝集原と凝集素が出会うと赤血球の凝集が起こる．

1 ABO 式血液型

　ABO 式の A 型，B 型は，赤血球表面に存在する A 型抗原と B 型抗原で決定されている（図 5-8）．AB 型は両方の抗原をもち，O 型は抗原をもたない．血漿（血清）中には，自分がもたない凝集原に対する凝集素が存在する．これらの凝集素は生後 1 歳までに産生されるようになる．食物中や腸内細菌には凝集原に似た抗原が存在し，抗体産生が誘導されるが，自分がもつ凝集素に対する抗体を産生する免疫細胞は排除され，自分がもたない凝集原に対する抗体だけが産生されると考えられている．たとえば，A 型の血液を B 型のヒトに輸血すると，A 型赤血球上の A 型抗原と B 型血清中の抗 A 抗体が反応して凝集が起こる（図 5-8，表 5-3）．

　ABO 式血液型はメンデルの法則に従って遺伝する．A および B 型の遺伝子は O 型に対して顕性（優性）であるため，A 型血液の遺伝子型には AA と AO が存在し，B 型血液の遺伝子型には BB と BO が存在する（表 5-4）．

　日本人の血液型分布は，およそ A：O：B：AB＝4：3：2：1 である．

■図 5-8■ ABO 式血液型

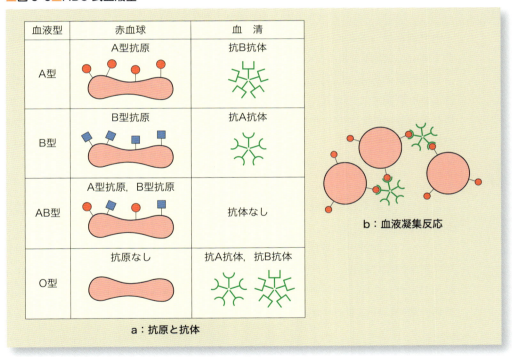

■表 5-3■血液凝集反応

	血液型	受血者 A	B	AB	O
供血者	A	−	＋	−	＋
	B	＋	−	−	＋
	AB	＋	＋	−	＋
	O	−	−	−	−

＋：凝集あり　−：凝集なし

■表 5-4■血液型の表現型と遺伝子型

表現型	遺伝子型
A	AA, AO
B	BB, BO
AB	AB
O	OO

② Rh 式血液型

　ヒト赤血球上に存在する，アカゲザルとの共通抗原としてみつかった．Rh 抗原は 40 種以上存在するが，このうち最も抗原性の強い D 抗原をもつヒトを Rh 陽性［Rh（＋）］，もたないヒトを Rh 陰性［Rh（－）］とよぶ．

　自然抗体がつくられないため，Rh（－）のヒトへの Rh（＋）の血液の初回の輸血は可能である．しかし，2 回目には抗体ができているため，血液の凝集や溶血が引き起こされる．Rh（－）の母親が Rh（＋）の胎児を妊娠すると，分娩時に胎児の赤血球が母体に入り，抗 Rh 抗体がつくられることがある．抗 A・抗 B 凝集素は，そのほとんどが IgM 型であり，胎盤をほぼ通過しないが，IgG 型の抗 Rh 抗体は胎盤を容易に通過する．そのため，2 回目の妊娠時には胎児の赤血球が破壊される危険性がある．

E　リンパ，脳脊髄液

 脳脊髄液

　脳脊髄液は，脈絡叢から側脳室へ分泌され，脳室からくも膜下腔や脊髄中心管へ循環するおよそ 100 mL の液体である．

　脳脊髄液の組成は間質液とよく似ているが，血液から脳脊髄液への物質移行は，間質液への移行よりも制限されており，有害な物質が簡単に脳に入らない仕組みになっている．この移動選択性を血液脳関門とよび，視床下部など一部を除いて，中枢神経は血液脳関門内にあり保護されている．

 リンパ液

　リンパ液の組成は血漿成分に似ているが，毛細血管の透過性や組織の代謝産物によって変化する．

　リンパ管は血管から漏れ出た間質液を吸収して回収する役割をもっている．毛細リンパ管の末端は細胞間隙に存在し，間質液が流入する．静脈と同様に弁が存在するため，リンパは一方向に流れて逆流しない．リンパ管が閉塞すると間質液の回収が滞り，リンパ浮腫の原因になる．リンパ管の途中に存在するリンパ節には，細菌やウイルスをせき止め除去する働きがある．

F 浮　腫

　血管と間質の間では常に水が出入りしている（図5-9）．血漿と間質液の間の水の出入りを決定する因子の1つは，血管内圧（血液が毛細血管内壁を押す力のこと）と間質液静水圧の差である．しかし，間質液静水圧はほぼ0なので，血管内圧だけ考えればよい．もう1つの因子は，血漿膠質浸透圧と間質液膠質浸透圧との差である．2つの膠質浸透圧を比較すると，通常，血漿のほうが間質液よりも高い．血管内圧は水が血管から間質に出る力に，膠質浸透圧差は水が間質から血管に入る力になる．動脈側では，血管内圧が膠質浸透圧差を上回るため水が間質へ出るが，静脈側では血管内圧が下がるため膠質浸透圧差が上回り，水が間質から血管へ戻る．ただし，全体的には血管外へ出る水の量がわずかに多く，その分はリンパ管から血管へ戻る．

　血管から出る水と間質から血管へ戻る水の量は正常であれば等しい．しかし，肝機能不全になると，アルブミンを代表とする血漿タンパク質が合成できなくなり，血漿膠質浸透圧が低下する．これにより，血漿と間質液の間の膠質浸透圧差が小さくなり，間質から水の回収が行われなくなる．結果として，間質に水がたまり，組織が膨れることになる．この状態を浮腫という．

■図5-9■毛細血管内外の水分移動

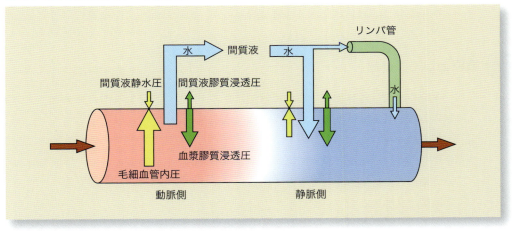

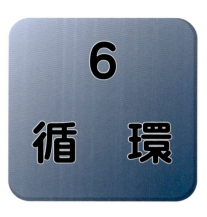

■ Objective ■

生体内の細胞が正常に機能するためには，O_2や栄養素が必要である．これらの運搬は血液循環によって行われる．そのため心臓，血管の働きについての理解が重要である．

心臓には刺激伝導系という特殊心筋があり，ペースメーカ細胞となり，固有心筋が一定の間隔で収縮・弛緩を繰り返し，心拍動をつくっている．

心拍動の周期を心周期といい，心臓内の房室弁，動脈弁の開閉が行われている．心臓から出た血液は，血管の中を，圧の高いほうから低いほうに向かって流れ，動脈，毛細血管，静脈の順に全身に流れている．心臓も血管も自律神経の支配を受けて循環調節を行っている．

A 血液循環

1 血液循環

循環は，おもに心臓，動脈，静脈，毛細血管から構成され，その血液の流れによって，全身の細胞に酸素，水分，栄養分が運ばれる．

その流れは心臓にはじまり心臓に終わるが，血管は随所で生命維持に必要な場所すべてに到達している．

2 循環としての役割

循環の役割は単に血液を流すだけではなく，血液に含まれる酸素を全身の一つひとつの細胞に届けることである．

酸素は，生命がエネルギーを生み出すために不可欠な物質であるが，体内にたくわえておくことができない．また，細胞では，生命維持を目的とした物質の分解，排泄も行わなくてはいけない．ゆえに，心臓は休むことなく拍動して血液を送り続ける必要がある．

循環の具体的な役割を次に示す．
・細胞への酸素供給と二酸化炭素の除去
・恒常性の維持
・栄養素およびホルモンの運搬
・体温調節
・老廃物を腎臓および肝臓へ

3 血液循環の経路

血液循環は，大きく体循環（大循環）と肺循環（小循環）の2つに分けられる．

(1) 体循環（大循環）

体循環は，左心室からはじまり，大動脈→動脈→細動脈→毛細血管→細静脈→大静脈→右心房までの経路をいう．

(2) 肺循環（小循環）

肺循環は，右心室→肺動脈→肺毛細血管→肺静脈→左心房までの経路をいう．

(3) 血液分布

安静時に，左心室から体循環に駆出される血液量は，1分間当たり約5Lであり，各臓器への分布は，図6-1に示す通りである．

安静時のおもな臓器への配分は，脳（14％），肝臓・消化器系（25％），腎臓（20％），骨格筋（15～20％），心臓の冠循環（5％），皮膚（5％），骨・生殖器・その他（10％）である．また，運動時の骨格筋に流入する血液量の配分は80～85％となり，安静時とはまったく異なる．

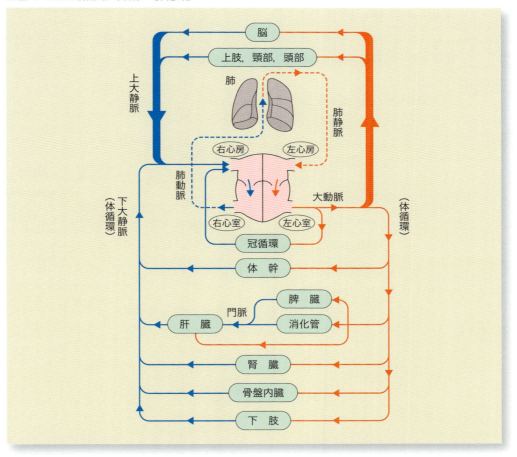

■図6-1■血液循環（破線：肺循環）

B 心臓の構造と働き

1 心臓の構造と機能

　心臓の働きは，血液を押し出して，体内のさまざまな器官に血液を送ることである．その構造は，左右の心房と左右の心室の4つの部屋からできており，最も重要な機能は，血液ポンプ作用である．心臓表面は心嚢膜に包まれ，内部は心室中隔，心房中隔，房室弁によって，右心房，右心室，左心房，左心室の4つの腔に分かれる．右心房と右心室の間には三尖弁，右心室と肺動脈の間には肺動脈弁，左心房と左心室の間には僧帽弁，左心室と大動脈の間には大動脈弁がそれぞれ存在する（図6-2）．

　心臓に出入りする血液の流れは，大静脈（上大静脈・下大静脈）→右心房→三尖弁→右心室→肺動脈弁→肺動脈→肺→肺静脈→左心房→僧帽弁→左心室→大動脈弁→大動脈となる．

■図6-2■心臓の前後からの外観と心臓の内腔

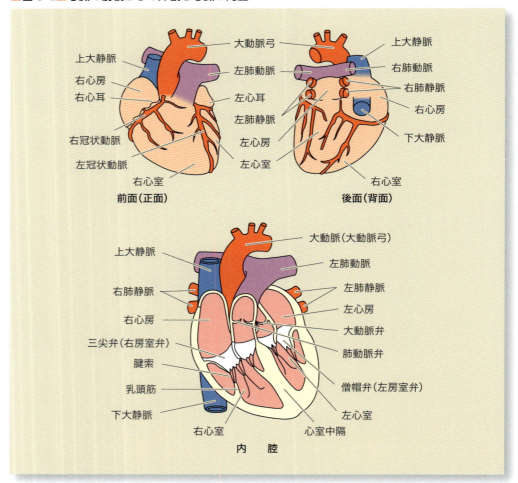

2 心筋細胞

(1) 種類

心筋細胞は，大きく特殊心筋細胞と固有心筋細胞の2つに分類される．

特殊心筋細胞：心臓の調律を生み出すペースメーカの役割と，電気的興奮を心臓全体に伝える役割を担う．

固有心筋細胞：心房と心室の自由壁と中隔の大部分を構成し，心筋自体の収縮を起こしながら，直接，血液を拍出する役割を担う．

(2) ギャップ結合

心筋細胞間には電気抵抗の低い接合部があり，これをギャップ結合という．

ギャップ結合を構成するタンパク質は，長さ約7.5 nmのコネキシンという分子が6つ集まり，隣り合う細胞膜のコネキシンは，細胞間にコネクソン（ギャップ結合チャネル）という通路をつくるように配列している（**図6-3**）．

(3) 心筋細胞の活動電位の伝播

隣り合う心筋細胞において，興奮を起こした側の細胞内の陽イオン（おもにK^+）が，まだ活動電位を起こしていない隣の細胞に移動し，細胞内外の膜電位をわずかに変化させる．このわずかな変化が脱分極を起こし，Na^+，Ca^{2+}のチャネルが開口する．これらのイオンの動きによって各心筋細胞の活動電位が発生し，**図6-4**のように，隣接する細胞がギャップ結合を介して次々と収縮を起こす．その結果，心臓は全体としての収縮を行い，血液の拍出へとつながっていく．

■図6-3■心筋細胞におけるギャップ結合

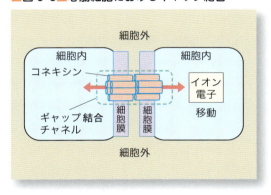

■図6-4■心筋細胞における活動電位の伝播

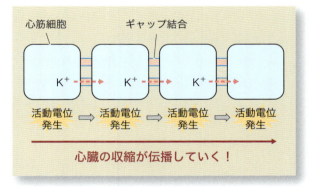

3 刺激伝導系

図6-5のように，歩調取り細胞である洞房結節が興奮を発生すると，その電気的興奮が房室結節，ヒス束，左右の脚，プルキンエ線維へと伝わり，乳頭筋を含む心室の固有心筋を収縮させる．歩調取り細胞の集合体でもある洞房結節は洞結節ともよばれ，ペースメーカの役割をはたすように，その発生した興奮は両側の心房筋に伝わり，心房全体を収縮させる．興奮の一部が房室結節に及ぶと，その後，興奮はヒス束から心室の中隔を走行し，左脚と右脚を通過後，枝分かれしたプルキンエ線維を通って心室全体に伝わり，左右の心室固有筋を収縮させる．

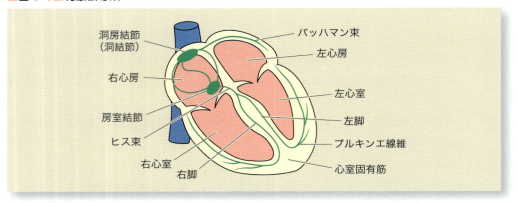
■図 6-5■刺激伝導系

(1) 洞房結節

洞房結節は，上大静脈の前面で右心房との接合部に位置する紡錘形の特殊な細胞の集まりである．

洞房結節の細胞の膜電位は，他からの刺激なしにひとりでにゆっくりと脱分極を起こし，ある閾値に達して活動電位に移行する．この興奮は，3つの伝導路（前結節間路，中結節間路，後結節間路）により房室結節へと伝達され，左心房への興奮はバッハマン束によって伝播される．

(2) 房室結節

房室結節は，右心房下壁に存在する冠状静脈洞と三尖弁の中隔尖の間に位置する紡錘形の細胞集団で，洞房結節からの電気的な連絡を受けている．房室結節の末端はヒス束へと移行し，同時に興奮伝導の中継点として働いている．この部位の伝導速度は遅く，心房から心室への円滑な血液の流入に大切な役割をはたし，効率的な心臓のポンプ機能の維持に寄与している．

(3) ヒス束と左脚・右脚

房室結節を中継した興奮伝導は，ヒス束とよばれる束状の組織を伝わり，心室中隔の頂上で左右の太い筋束に分かれる．左右の太い筋束は，それぞれ左脚，右脚とよばれ，左脚はさらに分岐して前枝と後枝となる．

(4) プルキンエ線維

プルキンエ線維は，刺激伝導系の左右脚の末梢が心室壁内面で細かく分岐して心筋に移行していく部分を構成している．形態学的には，隣接心筋細胞との結合が強く，心室組織全体にすばやく興奮を伝えていく．

 心周期および心音

(1) 心 周 期

心臓は収縮と拡張を繰り返しながら，図 6-6 のように拍動を周期的に行っている．これを心周期といい，5期に分類される．

また，各周期に観察される諸変化を図 6-7 と表 6-1 に示した．

a　心房収縮期

心房の収縮がはじまり，心房圧が上昇する．房室弁はまだ開いているので，静脈を経て心臓に戻ってきた血液は直接心室に流入する．具体的には，上大静脈・下大静脈を経て右心房に戻ってきた血液は右心室へ，肺静脈を経て左心房に戻ってきた血液は左心室へと流れる．

b　等容性収縮期

房室弁と動脈弁がともに閉じている時期である．心室中の血液の容積はほとんど変わらず，心室が収縮を開始すると心室内圧は急激に上昇する．

c　駆出期

血液が動脈弁を越えて，動脈に流入する時期である．心室の収縮開始後，すぐに左心室内圧が急上昇し，大動脈圧を超えて動脈弁が開いたときから，心室が弛緩を開始して，心室内圧が動脈圧よりも低下し動脈弁が閉鎖するまでの時期をいう．

d　等容性弛緩期

心室が弛緩しはじめる時期で，房室弁，動脈弁がともに閉じている時期である．血液の駆出後，心室内圧は急激に下降し，心房内圧よりも低くなるまでは房室弁は閉じたままとなる．その後，心室内圧が心房内圧よりも低下したときに，房室弁が開きはじめることになる．

e　充満期

等容性弛緩期終了後，血液が心房から心室へ流入し，心房が収縮を開始する直前までの時期である．心室内圧が心房内圧よりも低下すると房室弁が開き，心室内圧は急激に低下するため，心房から心室へ血液が流入することになる．

■**図6-6**■**心周期の各期における血液の流れと弁膜の状態**
➡：心臓内の血液の流れ　➡：心臓の収縮，弛緩に伴う心臓壁の移動方向

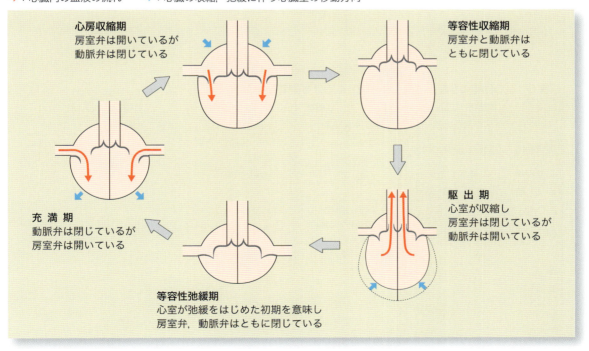

■図 6-7■心周期の各期（心臓拍動周期）における諸変化
（「青木　健：標準生理学Ⅱ，金原出版，1985」より許諾を得て一部改変し転載）

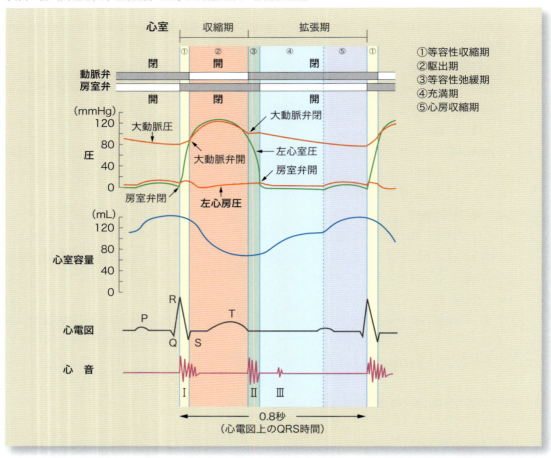

■表 6-1■心周期の各期（心臓拍動周期）における諸変化

	拡張期（流入期）	収縮期（拍出期）		拡張期（流入期）	
	心房収縮期	等容性収縮期	駆出期	等容性弛緩期	充満期
血液動態	心房から心室に流入		心室から大動脈・肺動脈に駆出		心房から心室に流入
心室容量	増加開始	最　大	減少開始	最　低	徐々に回復
心房筋	収　縮				
心室筋		心室筋収縮開始（心房からの興奮が刺激伝導系を介して伝導してくる）	心室筋収縮	心室筋弛緩開始	心室筋弛緩
房室弁	開	閉	閉	閉	開
動脈弁	閉	閉	開	閉	閉
心　音		第Ⅰ心音（房室弁閉鎖音）		第Ⅱ心音（動脈弁閉鎖音）	第Ⅲ心音

(2) 心　音

a　第Ⅰ心音

　音の性質は，比較的長く，低く，鈍い音（30〜45 Hz）である．房室弁の急激な閉鎖による弁膜の振動や心室筋の収縮に伴う筋の振動がおもな成分である．すなわち，心室の収縮開始から僧帽弁と三尖弁が閉鎖するまでに生じる心音である．この心音の成分には，左心系の僧帽弁と右心系の三尖弁の成分が含まれているが，通常は，左心室の収縮エネルギーが右心室より大きいために僧房弁の成分が多くを占める．

b　第Ⅱ心音

　音の性質は，やや高い周波数（50〜100 Hz）の短い持続性の音である．心室が弛緩するときに，急激に閉じる動脈弁の振動がおもな第Ⅱ心音の成分である．この心音の成分は，大動脈弁と肺動脈弁の半月弁が，心室の収縮終期から閉鎖するときに生じる心音で，大動脈弁の成分と肺動脈弁の成分からなる．

c　第Ⅲ心音

　心室の拡張早期，すなわち急速充満期に，心房から心室に血液が流入する振動により生ずる低調音である．この心音は心室の急速充満期（拡張早期）に発生し，心尖部，とくに側臥位で聴取しやすい．急速充満期に心房から心室へ流入した血流が，心室壁で急に阻止された場合発生し，阻止の程度が急であるほど音は強くなる．

⑤ 心拍数，心拍出量

(1) 心 拍 数

　心拍数とは，一定時間内に心臓が拍動した回数のことを意味する．一般的には，1分間の回数で表される．正常成人の安静時心拍数の基準値は，1分間に 60〜100 回の心拍とされているが，個人差，運動状態，体調によっても変動する．

　心拍数が 60 回/分より少ない場合を徐脈といい，100 回/分よりも多い場合を頻脈という．

(2) 心拍出量

　心臓の収縮ごとに左心室から大動脈に駆出される血液量を1回心拍出量といい，健康成人では，安静時の1回心拍出量は 70〜80 mL（基準値 60〜130 mL）といわれている．

　毎分心拍出量は，1回心拍出量（mL）と心拍数の積で求められる．

$$毎分心拍出量（mL/分）＝1回心拍出量（mL）×心拍数（回/分）$$

　毎分心拍出量は，安静時や運動時，年齢，体格，心疾患の有無などの因子によって変化する．

⑥ 心 電 図

　心電図とは，生理学的検査（生理検査）の1つで，心筋の収縮に先行して発生する活動電位を体表面からとらえたものである．心臓の電気的な流れは，体の2か所を金属でつなぐと，電気の強いほうから弱いほうへ流れることでわかる．この性質を利用して，心臓の電気的な活動の様子を記録したのが心電図で，心臓疾患の診断や治療に利用される．

　その測定方法は，標準肢誘導（双極肢誘導）と単極誘導（増幅単極肢誘導と単極胸部誘導を含む）の2種類に大きく分類され，12の誘導として用いられる．

　また，心電図は，診療上の目的によって次のいくつかの種類に分けられる．

6…循　環　●**123**●

(1) 心電図の種類

a 安静時心電図

臥床して安静にした状態で，心臓の筋肉が活動する時に発生する微弱な電気信号を，機械を通して増幅させて記録する心電図である．通常は12の誘導で記録するが，体を動かすと筋肉の電気的活動（筋電図）が混入するため，記録時には安静にすることが必要である．

b 負荷心電図

安静時の心臓機能には問題ないものの，運動中もしくは仕事中に，胸の痛み・不整脈・呼吸苦などの症状が発症することがある．このような症状を意図的に誘発させるために，運動することで心臓に負荷を与え，その前後の心電図を記録して診断する検査である．

c ホルター心電図

日常の生活で，ときおりしか出現しない不整脈をとらえるため，携帯式の心電計を24時間装着し，普段の行動のなかで心電図がどのように変化するのか，あるいは何らかの症状（胸痛，動悸，めまい）が出現したときに心電図がどのように変化するのかを記録したものである．

(2) 標準12誘導心電図

一般的に最も使用されている心電図検査（図6-8）は，体の10か所に電極をつけて，そこで検知される電気の流れを記録したものである（図6-9）．記録された標準12誘導心電図は，標準双極肢誘導，増幅単極肢誘導，単極胸部誘導に分けてよばれている（表6-2）．

■図6-8■ 標準12誘導心電図の検査

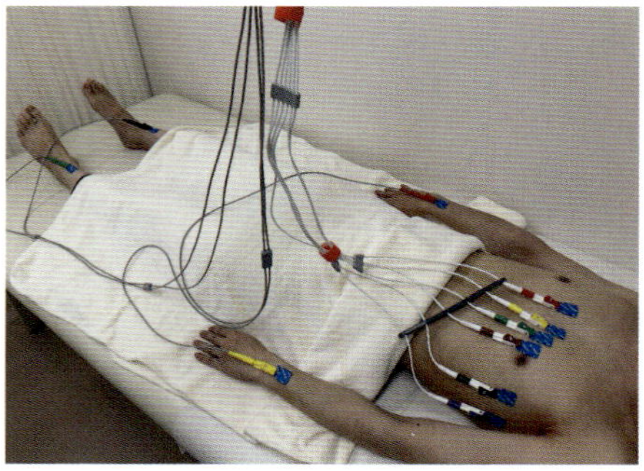

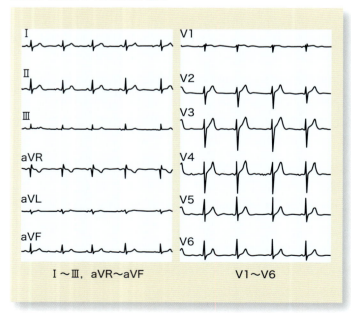

■図6-9■ 標準12誘導心電図

■表6-2■ 標準12誘導心電図における誘導名

誘導名	記号
標準双極肢誘導	I II III
増幅単極肢誘導	aVR aVL aVF
単極胸部誘導	V1 V2 V3 V4 V5 V6

a：augmented（増幅されたという意味）
V：voltage lead（計測した電圧を表す）
R：right hand（右手を表す）
L：left hand（左手を表す）
F：foot（足を表す）

■ 図6-10 ■ 心電図の標準双極肢誘導
(「月刊ナーシング，19 (5) (235)，p.27, Gakken, 1999」より許諾を得て一部改変し転載)

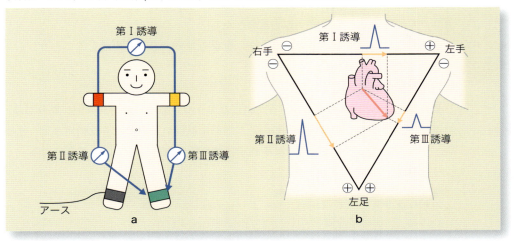

a　標準双極肢誘導

　標準双極肢誘導は，左手，右手，左足（右足はアース）に電極をつけて，図6-10-aのように2か所をつなぐことで，刺激伝導系の強さや向きを知ることができる．また，これらの3か所を直線的に考え，各点を結ぶとアイントーベンEinthovenの三角形ができる．この三角形の各辺は，それぞれ第Ⅰ誘導，第Ⅱ誘導，第Ⅲ誘導を意味する（図6-10-b）．

　第Ⅰ誘導（右手-左手）：左手のほうからみた右手との電圧差である．
　第Ⅱ誘導（右手-左足）：左足のほうからみた右手との電圧の差である．
　第Ⅲ誘導（左手-左足）：左足のほうからみた左手との電圧の差である．

b　増幅単極肢誘導（図6-11）

　増幅単極肢誘導は，肩や足に向かっていく電圧は微量なため，電位変化が少ないことから心電計で増幅される．

　aVR誘導：右肩（右手）に向かってくる電圧を，右肩（右手）から単独で右心室を中心にみて

■ 図6-11 ■ 増幅単極肢誘導（aVR，aVL，aVF）
(「月刊ナーシング，19 (5) (235)，p.28, Gakken, 1999」より許諾を得て一部改変し転載)

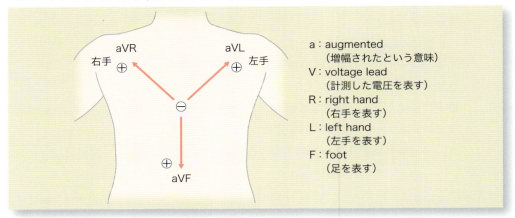

おり，右心室の状態を反映する心電図となる．

aVL誘導：左肩（左手）に向かってくる電圧を，左肩（左手）から単独で左心室を中心にみており，左心室の状態を反映する心電図となる．

aVF誘導：足に向かってくる電圧を，足から単独で心臓の下部をみており，おもに心臓の下部の状態を表す心電図となる．

c　単極胸部誘導

単極胸部誘導は，6枚の電極を図6-12のように心臓周囲の胸部前面に貼りつけ，心臓から6枚の電極に向かってくる電圧をみている．胸部に貼りつけられた6枚の電極は，それぞれV1，V2，V3，V4，V5，V6とよばれ，それぞれ単独で心臓の電圧をみていることになる．

■図6-12■単極胸部誘導の位置
（「青木　健：標準生理学Ⅱ，金原出版，1985」より許諾を得て一部改変し転載）

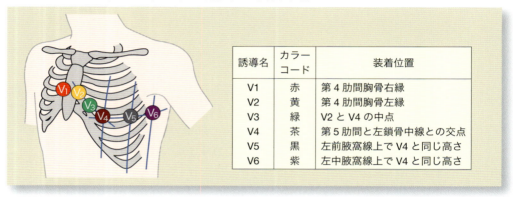

誘導名	カラーコード	装着位置
V1	赤	第4肋間胸骨右縁
V2	黄	第4肋間胸骨左縁
V3	緑	V2とV4の中点
V4	茶	第5肋間と左鎖骨中線との交点
V5	黒	左前腋窩線上でV4と同じ高さ
V6	紫	左中腋窩線上でV4と同じ高さ

（3）心電図波形

心臓が収縮，弛緩するときに発生する電圧，すなわち，心筋細胞が興奮して発生した活動電位を，体表面から心臓全体について記録したものが波形として現れてくる．これが心電図波形である．

P波は心房の興奮を，そのあとからQまでの部分は房室結節からヒス束までの伝導を，そしてQRS波は心室の収縮をそれぞれ表している．また，T波は心室の興奮の回復であり，再分極を表す（図6-13）．

■図6-13■刺激伝導波形と心電図波形

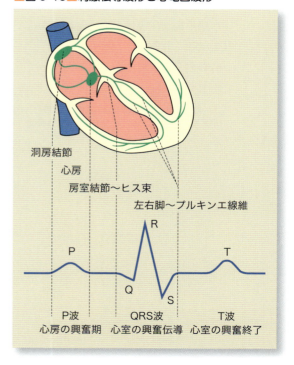

C 血管系

　血管を流れる血液は，酸素，栄養分，および水分を全身の細胞に運び，体内の生命維持に必要なあらゆる場所に届けている．

　心臓から駆出された血液は，圧の高いほうから低いほうへと血管内を流れる．このときに血管内に生じる圧を血圧という．血圧の高さは，大動脈，動脈，細動脈，毛細血管，細静脈，静脈，大静脈の順に低下していく（図6-14）．

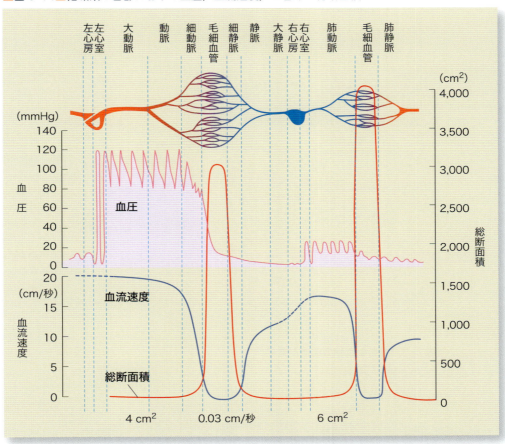

■図6-14■循環系の各部における血圧，血流速度，血管床の総断面積

1 血管の構造

(1) 血管の種類

　動脈系は，大動脈，動脈，細動脈に，静脈系は，大静脈，静脈，細静脈に分類される．機能的な面からみると，心臓から起始した血管は，大動脈，動脈，細動脈，毛細血管，細静脈，静脈，大静脈の順につながり，毛細血管は，枝分かれした細動脈と細静脈を結び，組織の深くまで網目状に分布している．

6…循　環　127

（2）血管壁の構造

血管壁の構造は，外膜，中膜，内膜の3層に分類される（図6-15）．

外膜：血管の最外層を取り巻く結合組織で構成され，血管運動神経や感覚神経が走っている．

中膜：平滑筋，弾性線維および膠原線維でできており，自律神経終末が存在し，液性と神経性に平滑筋収縮が調節されている．

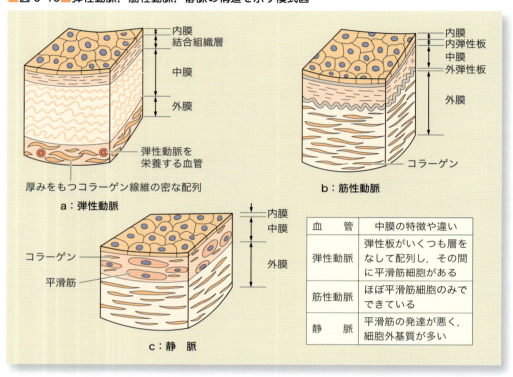

■図6-15■弾性動脈，筋性動脈，静脈の構造を示す模式図

■表6-3■おもな血管の構造と機能

血　管	大動脈	細動脈	毛細血管	大静脈
内　径	25 mm	30 μm	8 μm	30 mm
壁　厚	2 mm	20 μm	1 μm	1.5 mm
内　皮	++	++	+	+
弾性組織	+++	+		++
平滑筋	++	+++		++
線維組織	+++	+		++
機　能	弾性血管（拍動的な血流を連続的な血流に変更）	抵抗血管（血管抵抗を変えて血流量調節）	交換血管（物質交換，ガス交換）	容量血管（貯血作用）

内膜：血管内皮細胞という細胞の層があり，血管の緊張性の調節，血管内血栓形成の防止，動脈硬化の予防に関与している．

表6-3に，おもな血管の構造と機能をまとめた．

(3) 血管の働き

a 弾性血管系：大動脈と太い動脈

左心室から起始する大動脈と，これに続く動脈は，弾性線維が発達しており，伸縮性と弾性に富むことから，圧がかかると容易に伸び，圧が下がると元に戻る性質をもつ．このため，左心室の収縮による血圧や血液量の変化に対して容易に対応することから，弾性動脈とよばれている．また，よく発達した弾性線維によって血管自体が収縮と拡張を繰り返すため，拡張期の左心室からの血液の拍出がない間にも，血管の収縮によって臓器や末梢組織への血流が維持される仕組みとなっている．

大動脈から分岐して細くなると，その血管径によって中動脈，小動脈となる．これに伴って血管壁の弾性線維が減少し，平滑筋が増加してくるため，中動脈や小動脈は筋性動脈とよばれている．

b 抵抗血管系：細動脈

細動脈は末梢血管抵抗の主体となるため抵抗血管とよばれる．また，細動脈は交感神経による神経性調節を受け，血管自体が収縮および拡張することで血圧や血流を調節する働きをもつ．

c 交換血管系：毛細血管

毛細血管は，微小な血管で細動脈から分岐し，血液中に溶解した酸素やその他の栄養素を組織に供給する．また，組織から二酸化炭素およびその他の老廃物を血液中に取り込み，その後，静脈へと流れていく．毛細血管の血液は，組織との接触面積が大きく，その血流速度はきわめて遅い（約0.2〜0.5 mm/秒）という特徴をもつ．これらの特徴は，血液と組織の間のガス交換，物質交換において非常に好都合であることから，毛細血管は交換血管ともよばれる．

毛細血管内圧は，動脈側では約30 mmHg，静脈側では約15 mmHgといわれている．

d 容量血管系：静脈

静脈は動脈よりも弾性線維が少ないため，伸展しやすいことから血液を貯留しやすく，容量血管とよばれている．毛細血管で血液から身体の組織に酸素および他の物質が放出されたのち，血液が細静脈とよばれる微細な静脈の分枝に入り，細静脈は，血液を静脈へと導き，大静脈を通って心臓に血液が戻る．

静脈壁は動脈壁より薄く，動脈壁ほどの弾性がないため，静脈内の血液を押し出す圧力は小さい．そのため，血液の逆流を防ぐために静脈内腔には複数の弁が存在する．

 血 圧

心臓から拍出された血液が血管内を流れていくときに，血管系のある点における圧力を血圧といい，血管の部位により，動脈の場合には動脈血圧，静脈の場合は静脈血圧という．一般的には，動脈血圧を血圧とよぶ．成人の血圧値の分類を表6-4に示す．

■表6-4■成人における血圧値の分類

分 類	診察室血圧（mmHg）			家庭血圧（mmHg）		
	収縮期血圧		拡張期血圧	収縮期血圧		拡張期血圧
正常血圧	＜ 120	かつ	＜ 80	＜ 115	かつ	＜ 75
正常高値血圧	120-129	かつ	＜ 80	115-124	かつ	＜ 75
高値血圧	130-139	かつ/または	80-89	125-134	かつ/または	75-84
Ⅰ度高血圧	140-159	かつ/または	90-99	135-144	かつ/または	85-89
Ⅱ度高血圧	160-179	かつ/または	100-109	145-159	かつ/または	90-99
Ⅲ度高血圧	≧ 180	かつ/または	≧ 110	≧ 160	かつ/または	≧ 100
（孤立性）収縮期高血圧	≧ 140	かつ	＜ 90	≧ 135	かつ	＜ 85

（「日本高血圧学会高血圧治療ガイドライン作成委員会 編：高血圧治療ガイドライン2019，p.18，表2-5，ライフサイエンス出版，2019」より転載）

(1) 動脈血圧

収縮期血圧（最高血圧）：心室が収縮し血液が駆出され，動脈の血管内圧が最高となったときの血圧をいう．

拡張期血圧（最低血圧）：心室が拡張し動脈の血管内圧が最低となったときの血管内圧をいう．

脈圧：収縮期血圧と拡張期血圧の差を脈圧という．

平均血圧：［拡張期血圧＋脈圧×1/3］で求められる．

(2) 血圧の決定因子

血圧は，おもに心拍出量と末梢血管抵抗の2つの大きな因子によって決定される．

（血圧）＝（心拍出量）×（末梢血管抵抗）

上記の2つの決定因子にかかわる因子を，心拍出量と末梢血管抵抗に分けて整理すると，心拍出量に影響するのは，静脈還流量あるいは循環血液量と心機能である．末梢血管抵抗に影響するのは，細動脈の血管壁の柔軟性，血液の粘性である．

(3) 血圧の関係因子

a 心拍出量に影響する因子

全身を流れた血液が心臓（右心房）に戻る血液量を静脈還流量といい，循環血液量が増加すると静脈還流量が増加することから心拍出量も増加する．ヒトの循環器系では，心房に戻る静脈還流量と心室から押し出される心拍出量が平衡して循環の安定が保たれるため，静脈還流量が変化すると，それに伴い心拍出量が変化し，反対に心拍出量が変化すると，それに伴い静脈還流量も変化する（スターリングの心臓の法則）．血圧は［（血圧）＝（心拍出量）×（末梢血管抵抗）］と定義されていることから，心拍出量（あるいは静脈還流量）が増加すると血圧も高くなる．

この静脈還流を促進する因子として，筋ポンプ作用と呼吸ポンプ作用がある．

筋ポンプ作用：静脈は表在静脈と深部静脈の2つに分かれ，深部静脈は静脈血を心臓へ送る重要な役割をもち，構造的には弁があるため血液が逆流するのを防いでいる．さらに，深部静脈を取り囲む筋肉は，静脈を圧迫して静脈内の血液を心臓のほうへ絞り出す手助けをしていて，これを筋ポンプ作用という．

呼吸ポンプ作用：吸息時には，胸腔内の陰圧がさらに下降し，横隔膜の下方移動と相まって腹部の内圧が上昇し，下肢方向への血液逆流は弁によって遮られ，腹部の血液は胸腔のほうへ押し上げられることになる．反対に，呼息時には，腹腔から胸腔への静脈血流が

減少し，下肢から腹腔への血流は増加する．いきみや呼息時のように胸腔内圧が上昇すると，大静脈の圧平が起こり，静脈還流量が低下することから血圧は低くなる．

一方，心機能が低下すると心拍出量が低下するため，末梢血管抵抗が変わらないとすると血圧は低下する．

b 血管抵抗に影響する因子

$$\text{ポアズイユの式：} V = (P1 - P2) \, \pi r^4 / 8l\eta$$

まっすぐな細く丸い剛管内を単位時間に流れる流体量（V）は，その管の両端の圧力差（P1 − P2）と管の半径（r）の4乗に比例し，管の長さ（l）と液体の粘性（η）に反比例する．

上記の式を変形して，

$$(P1 - P2) = V \times 8l\eta / \pi r^4$$

これをヒトのまっすぐな血管に置き換えて考えると，（P1 − P2）は血圧，$8l\eta / \pi r^4$は流れに対する抵抗（血管抵抗：$R = 8l\eta / \pi r^4$）と考えてよいから，

$$\text{血圧}（P1 - P2）= V \times 8l\eta / \pi r^4 = V \times R \qquad \text{となる．}$$

この式から，血圧の決定因子である末梢血管抵抗に影響する因子は，血管の太さ，血液粘性，および血管壁の弾性に分けることができる．

血管の太さ：血管が収縮すると，血管の半径（r）が小さくなり，血管抵抗が上がるので，血圧は上昇する．逆に，血管が拡張すると血圧は下降する．

血液粘性：ヘモグロビン濃度が高くなると，血液粘性（η）が上昇し，血管抵抗が上昇する．

血管壁の弾性：高齢者の場合，動脈壁の弾性低下により，血管壁が硬化した状態になってしまい，血管抵抗の上昇から高血圧を呈する．

(4) 血圧の測定方法

血圧の測定方法は，大きく観血的血圧測定法と非観血的血圧測定法の2つに分けられる．

ここでは，一般的に行われている非観血的血圧測定法の聴診法と触診法について説明する．

a 聴 診 法

上腕にマンシェットを，指が2本入る程度のきつさで巻き，マンシェットの中心部が上腕動脈の上にくるようにする．マンシェットの下帯が肘窩から約2cm上方に位置するように巻き，肘窩付近で，上腕動脈の拍動がよく触れる箇所に聴診器を当てる．送気球でマンシェットを膨らませながら内圧を高める．十分な内圧を得たら，減圧を開始し，心拍に一致して血管音（コロトコフ音 Korotkov sound）が聞こえはじめる．このときの血圧計の数値が収縮期血圧（最高血圧）となる．さらに，減圧を再開し，コロトコフ音が急に減弱して聞こえなくなるところがある．このコロトコフ音が消失したときの血圧計の数値が拡張期血圧（最低血圧）となる．

b 触 診 法

聴診法と同様に，マンシェットを上腕に巻き，聴診器は用いずに，送気球を持たない側の手指2〜3本で橈骨動脈を触れながら，カフを膨張させ，橈骨動脈の拍動が消失した時点での圧を測定する．これが収縮期血圧（最高血圧）となり，拡張期血圧は測定できない．

聴診法による血圧測定時に，先に触診法にて収縮期血圧（最高血圧）を測定しておくと，触診法で測定した収縮期血圧に30 mmHg の圧を加算した値までマンシェットによる加圧を行い，その後，減圧して血管音（コロトコフ音）に集中して計測すればよいことになる．

D　循環調節

　神経性調節

(1) 心臓の神経支配

心臓は，交感神経と副交感神経（おもに迷走神経）によって調節を受けている（図6-16）．交感神経は，心臓交感神経が心臓に対して促進的に働くように命令し，副交感神経は心臓迷走神経が抑制的に休むように働きかける．

a　交感神経

心臓に分布する交感神経，すなわち，心臓交感神経の節前ニューロンの神経細胞は，胸髄側角に位置する第1〜7胸髄の中間外側核から起始する．とくに，第1〜3胸髄の前根を通る節前ニューロンが心臓の機能に関与し，交感神経節で節後ニューロンとなって左右の心臓交感神経が心臓全体に広く分布する．これらの節後ニューロンからノルアドレナリンを放出し，心拍数上昇，心収縮力増強および刺激伝導速度の上昇を示す．

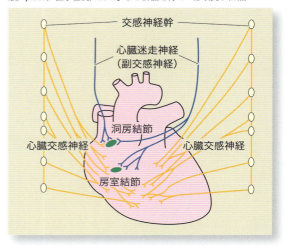

■図6-16■心臓の神経支配
（「松岡　進：心臓の機能解剖学，標準生理学（本間研一 監修），第9版，p.626，医学書院，2019」より許諾を得て一部改変し転載）

b　副交感神経（おもに迷走神経）

心臓に分布する副交感神経，すなわち，心臓迷走神経の節前ニューロンは，延髄の迷走神経背側運動核と疑核の介在領域に位置する．これらから起始する節前ニューロンの線維が，洞房結節と房室結節の付近で節後ニューロンとシナプスを形成し，節後ニューロンから放出されるアセチルコリンが洞房結節と房室結節のM2受容体に結合して，心拍数低下，心収縮力減少および刺激伝導速度の低下などの抑制作用を示す．

(2) 血管の神経支配

a　交感神経性血管収縮線維

ほぼ全身の血管を支配している交感神経性血管収縮線維（図6-17）は，神経終末からノルアドレナリンを放出し，血管平滑筋の$α_1$受容体を刺激して血管を収縮させる．

交感神経性血管収縮線維は，動脈，細動脈，前毛細血管括約筋，細静脈，静脈に分布しているが，毛細血管には分布していない．この神経

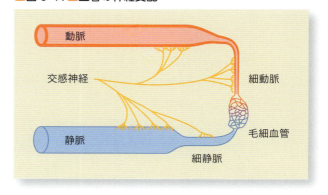

■図6-17■血管の神経支配

132

線維の動脈系への働きは，細動脈の血管収縮作用により，末梢血管抵抗の増加に作用して血圧上昇を起こす．また静脈系への働きは，静脈の血管壁の伸展性を減少させることにより，循環血液量を維持して静脈還流量を左右する因子となる．

b　交感神経性血管拡張線維

骨格筋に分布する血管では，交感神経性血管収縮線維のほかに交感神経性血管拡張線維も存在する（体液性調節においては，$\beta2$ 作用により骨格筋の血管が拡張する）．

c　副交感神経性血管拡張線維

副交感神経性拡張線維は，顎顔面頭部（脳，唾液腺，鼻粘膜，下口唇），消化器（膵臓外分泌腺），生殖器（陰茎，陰核）などの限られた領域の血管を支配している．

神経終末からは，アセチルコリンや血管作動性腸管ポリペプチド vasoactive intestinal polypeptide（VIP）を放出して，ムスカリン受容体と VIP 受容体を介して拡張作用を示す．

(3) 循環を調節する反射

a　圧受容器反射

頸動脈洞と大動脈弓の血管壁に血圧の変化を感知する圧受容器が分布している．

血圧上昇により，これらの圧受容器が伸展されると，**図 6-18-a** のように，この興奮がそれぞれ舌咽神経（頸動脈洞神経）と迷走神経（大動脈神経）を求心路として延髄の孤束核に伝わり，介在ニューロンによって疑核と迷走神経背側核に到達することになる．これによって心臓迷走神経が興奮すると，心拍数の低下が起こる．また，孤束核からの興奮は尾側延髄腹外側部（領域）の活動を亢進させ，抑制性ニューロン（抑制性アミノ酸 GABA）によって吻側延髄腹外側部（領域）への伝達を行うため，吻側延髄腹外側部（領域）の活動が低下し，中間質外側核を介した心臓や血管を支配する交感神経の活動低下が起こる．その結果，心臓では心拍数低下，心収縮力低下，心拍出量低下が起こり，血管では末梢血管拡張，容量血管（静脈）拡張が生じ，上昇した血圧が低下する方向に働く．

反対に，血圧が低下した場合には，**図 6-18-b** のように，圧受容器と循環中枢を介して交感神経活動の亢進と迷走神経活動の低下が起こり，血圧は上昇する方向に働く．

b　心肺部圧受容器反射（**図 6-19**）

心肺部圧受容器は，右心房と上・下大静脈の接合部，左心房と肺静脈との接合部，および肺血管中に存在している．わずかな圧を感じて作動する伸展受容器であるため，低圧受容器ともいわれる．機能的には次の2つの働きをもつ．

① 心房収縮期に活動して心拍数を監視し，心房の容量負荷時には，ときとしてみられる心臓交感神経活動亢進による頻脈の求心路に関与している（Bainbridge 反射）ともいわれる．

② 心房拡張期に活動して血液量を監視している．心肺部圧受容器が循環血液量の減少を感知すると，迷走神経を介して延髄の孤束核を中継し，心臓血管中枢に迷走神経の活動低下を伝える．次に，交感神経を介して腎臓でのレニン分泌を促し，その結果，アンジオテンシンやアルドステロンの分泌が増加する．また，心臓血管中枢から視床下部へインパルスが伝わり，バソプレッシンの分泌が増加し，腎臓でのナトリウムと水の再吸収が増加し，循環血液量の増加に傾く．反対に，血液量が増加すると，バソプレッシン分泌が抑制され，これにより尿量が増加するため循環血液量が減少する．

6…循　環　● **133** ●

■ 図 6-18 ■ 圧受容器反射
脳幹と小脳においては，脊髄のあるほうを尾側，中脳と第三脳室のあるほうを吻側という．
間脳と大脳においては，普通の座標で前方を吻側，後方を尾側という．

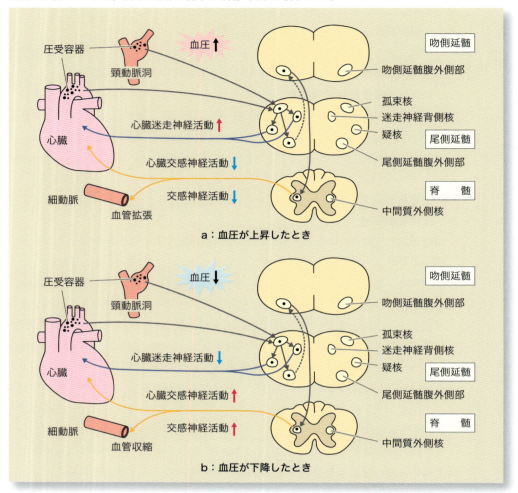

■ 図 6-19 ■ 心肺部圧受容器反射

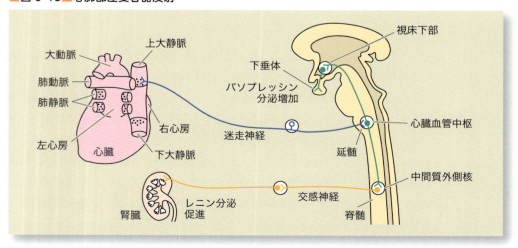

c　化学受容器反射

　化学受容器反射に関与する動脈化学受容器の役割は，いち早く低酸素状態を感知して，この状態を即座に元の状態まで戻すことである．感知する受容器は，頸動脈洞近くに存在する頸動脈小体と大動脈弓に存在する大動脈小体である．これらの受容器が，PaO_2の低下，$PaCO_2$の上昇およびH^+濃度上昇によって興奮すると，頸動脈小体からは舌咽神経（頸動脈洞神経），大動脈小体からは迷走神経（大動脈神経）を介して求心性に延髄の孤束核に伝わる．次に，この情報が呼吸中枢と心臓血管中枢に伝わり，呼吸数，1回換気量，心拍数，血圧が上昇する．

液性調節

（1）全身調節

a　カテコールアミン（アドレナリンとノルアドレナリン）

　循環を調節する交感神経副腎系は，交感神経が興奮したときに副腎髄質からアドレナリンとノルアドレナリンを分泌する．アドレナリンとノルアドレナリンは，心臓を支配する心臓交感神経と交感神経性血管収縮線維と協調しながら循環調節を行い，α受容体とβ受容体への刺激を介してほぼ同じ作用を示す．心臓に最も影響を与えるβ1受容体は心臓全体に分布しているため，心拍数と心収縮力を増加させる作用があり，心拍出量を増加させて血圧を上昇させる．また，α1受容体は血管平滑筋に多く分布し，この受容体を介した刺激が血管平滑筋を収縮させ，末梢血管抵抗の上昇により血圧は上昇する．反対に，血管平滑筋の弛緩により血管の拡張が起こり血圧は低下する．ただし，骨格筋や肝臓の血管は，β2受容体への刺激を介した作用により拡張する．

b　バソプレッシン

　バソプレッシンは，視床下部の視索上核および室傍核の大細胞性神経細胞で産生され，循環血液量の減少や血漿浸透圧の上昇によって下垂体後葉にある神経終末から血中に放出される．直接的な血管収縮作用を起こすほか，おもに腎臓の集合管に作用して水の再吸収を促進し，循環血液量を増加させ，血圧を上昇させるように働く．反対に，循環血液量の増加時には，心肺部圧受容器がこれを感知してバソプレッシンの分泌を抑制して，尿中への水分排泄を促し，循環血液量を減少させるように働く．

c　レニン・アンジオテンシン・アルドステロン系

　循環血流量の減少により腎臓の傍糸球体装置が腎血流量の低下を感知すると，傍糸球体細胞からタンパク質分解酵素であるレニンを分泌する．血液中に分泌されたレニンは，肝臓で合成されるアンジオテンシノーゲンをアンジオテンシンⅠに変換する．アンジオテンシンⅠは，おもに肺の血管内皮細胞に存在するアンジオテンシン変換酵素によってアンジオテンシンⅡに変換される．アンジオテンシンⅡは血管を収縮させ，もう一方で，副腎皮質の球状層に作用してアルドステロンの分泌を促進する．アルドステロンは腎臓の集合管に作用し，ナトリウムおよび水の再吸収を促進させ，循環血液量を増加させる．

d　心房性ナトリウム利尿ペプチド

　循環血液量の増加による静脈還流量の増加によって心房壁の伸展が起こると，この刺激が誘因となり，心房から心房性ナトリウム利尿ペプチドが血中に分泌される．心房性ナトリウム利尿ペプチドは，末梢血管の拡張によって血管抵抗を下げ，血圧を下げて心臓の負荷を軽減する．また，腎臓に作用して，ナトリウムと水分を排泄させて循環血液量を減少させる．同時に，副腎皮質に

も作用し，アルドステロンの分泌を抑制する．

e　サイロキシン（チロキシン）

おもに甲状腺から分泌されるサイロキシン（チロキシン）は，甲状腺ホルモンであり，心筋にβ受容体数を増加させることにより，心筋の収縮時間の短縮と収縮力の増強を起こす．

(2) 局所調節

a　血管拡張性物質

局所の血管拡張性物質としては，一酸化窒素（NO），ヒスタミン，アセチルコリン，ブラジキニン，アデノシン，二酸化炭素，乳酸などがある．

NOは，内皮細胞由来の血管弛緩因子として代表的なものであり，NO合成酵素によりアルギニンから生成され，拡散により血管平滑筋に達すると，細胞内のグアニル酸シクラーゼの活性化を介してサイクリックGMP（cGMP）を産生し，血管平滑筋を弛緩させる．

また，ヒスタミン，アセチルコリン，ブラジキニン，アデノシンなどの血管拡張性物質も，内皮細胞からのNO遊離を引き起こし，血管平滑筋細胞に到達したNOはグアニル酸シクラーゼを活性化してcGMPの産生を促進し，血管拡張を引き起こす．

二酸化炭素や乳酸のような酸代謝性物質は，血管を拡張させ，活動が盛んな組織では，局所の血流を増加させる．

b　血管収縮性物質

局所の血管収縮性物質としては，エンドセリンやセロトニンなどがある．

エンドセリンは血管内皮細胞から分泌される21個のアミノ酸からなるペプチドで，血管が伸展されたり，低酸素になったりすると血管内皮細胞から放出され，強力な血管収縮作用を示す．

セロトニンの大部分は消化管に存在するが，血管平滑筋や血管内皮に作用するセロトニンは血小板由来で，血管平滑筋細胞の5-HT$_2$受容体を介した血管収縮作用により出血防止に役立つ．

E　特殊循環

冠循環

心臓に血液を供給する血管は冠状動脈とよばれており，左右の冠状動脈は，大動脈弁のすぐ上の大動脈起始部から起こり，心臓を取り巻くように走行する（p.118，図6-2参照）．左の冠状動脈は前下行枝と回旋枝に分かれる．心臓自身に酸素や栄養を与えるために，安静時心拍出量の約5％（250 mL/分）の血液が冠状動脈へ流入する．酸素や栄養を与えたあと，大部分の血液は冠静脈洞に集まり，右心房に流入する．アデノシン，プロスタグランジン，一酸化窒素（NO）などが，冠状動脈の血管拡張調節に関与している．

内臓循環（門脈）

胃，小腸，大腸，膵臓，脾臓を流れてきた血液が一緒になり，肝臓へ流れ込むときに通る血管を門脈という（p.117，図6-1参照）．正常な門脈は，肝臓内で肝動脈と合流し，次第に細くなる．やがて肝細胞と接すると，さまざまな物質の交換を行いながら肝静脈に流れ，最終的には下大静脈に合流する．健康な肝臓であれば，この門脈の中の血液はスムーズに肝臓を通り心臓に戻るが，

肝臓が線維化して肝硬変になると，血液の流れに対する抵抗が増大してしまう．その結果，門脈の中の血液の圧力が高くなり，門脈圧亢進症を起こすことになる．また，この血液が肝臓を通って心臓に戻るのが困難になると，肝臓に血液が流入する前の箇所でうっ滞を起こし，食道静脈瘤の形成，腹壁静脈の拡張，痔核を形成する．

3 脳循環（図6-20）

脳の重量は体重の2～3％であるものの，血液供給量は心拍出量の約15％を超える．脳へ血液を供給する動脈は，左右の椎骨動脈が頭蓋内後頭部で合流した脳底動脈と，左右の内頸動脈である．脳底動脈と内頸動脈は，脳底部で吻合し合って大脳動脈輪（ウィリス動脈輪）を形成し，前大脳動脈，中大脳動脈，後大脳動脈へと分岐していく．複数の動脈が環状のウィリス動脈輪から分岐し，脳全体に血液が供給される．

脳には，血液脳関門というバリアがあり，これは，一部を除いて，脳の毛細血管がH_2O，O_2，CO_2以外の物質に対する透過性をきわめて低くしている．また，脳血管は，CO_2の増加に伴い，拡張する性質をもっている．

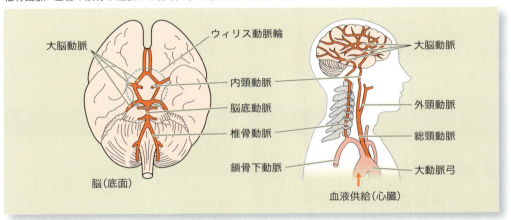

■図6-20■脳循環
内頸動脈：総頸動脈から分岐し，血液を首の前側に沿って運ぶ．
椎骨動脈：左右の鎖骨下動脈から分岐し，血液を首の後面に沿って運び，脳底部で1本の脳底動脈となる．

4 胎児循環（図6-21）

胎児の臍帯と母体の胎盤をつなぐ血管は3本あり，そのうちの2本は細い動脈（臍動脈）で，残りの1本が太い静脈（臍静脈）である．臍動脈には静脈血が流れており，臍静脈には動脈血が流れている．胎盤でO_2や栄養分を取り込んだ臍静脈血は，一部は肝臓を通過するものの，大部分は直接下大静脈へ流入して心臓へ流れる．臍静脈血は，母体の肝臓で代謝された栄養分が胎児の体内でそのまま使えるため，胎児の肝臓を通過する必要がない．正常であれば，心臓へ流れた血液は右心房に入り，右心房から右心室に入り，肺動脈を経て肺に送られる．しかし，胎児の場合，臍静脈には豊富なO_2が含まれており，ガス交換をする必要がない．このため，血液の一部は開存している右心房の卵円孔を通って左心房に入り，残りは右心房から右心室へ入り，そのまま肺動

■図6-21■胎児循環

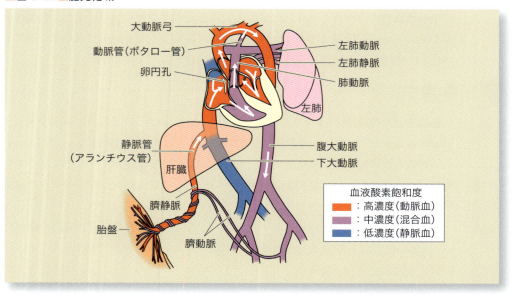

脈に流れる．肺動脈に入った血液は，肺に到達する前に，動脈管（ボタロー管）を通って大動脈へ流入する．出生後は，動脈管が閉塞して血液が右心房から右心室に流れ込み，肺動脈を通って肺でガス交換を行うことになる．胎児の場合には肺が機能していないので，そのまま大動脈から全身へ血液が流れるとともに，一部は臍動脈を介して胎盤に戻ってくる．胎盤では絨毛と脱落膜の接するところで，ガス交換や栄養素の摂取が行われ，再び臍静脈へと流れ込むようになる．

F　リンパ系（リンパ循環）

1　組織間隙とリンパ管の仕組み （図6-22）

組織間隙は，組織を構成する細胞と血管系を取り囲むスペースで，存在する液体を一般的には間質液（組織間液，組織液）という．動脈血の血漿成分の一部が毛細血管壁から組織中に漏出す

■図6-22■組織間隙とリンパ管の仕組み

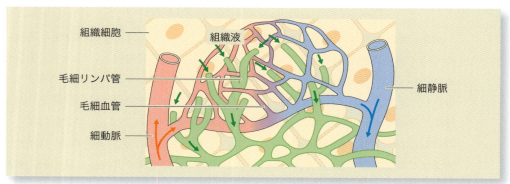

ると組織液となる．組織液は，組織の各細胞に栄養を与え，代謝産物を取り込んだあと，静脈側の毛細血管壁を通過し静脈に戻る．このとき，静脈側で毛細血管に戻れなかった水分はリンパとなり，これを回収して血流に戻してくれるのがリンパ管の役割である．すなわち，毛細血管の静脈側で再吸収されなかった組織間隙の組織液（水分）が毛細リンパ管に入るとリンパとなる．

② リンパの流れ

　リンパ系は，毛細リンパ管からはじまり，集合リンパ管を経て，左右の2本の太い本幹（右リンパ本幹と胸管）となり，最終的には静脈に合流する（図6-23）．

　具体的には，両下肢，腹部，左上半身からのリンパ系は，体幹の左側にある胸管に合流し，左頸部リンパ節と左鎖骨下リンパ本幹からの流れとともに，左静脈角（左鎖骨下静脈と左内頸静脈の合流点）に注ぐ．右上半身からの流れは右リンパ本幹に流れ，右頸部リンパ節からのリンパ系の流れとともに，右静脈角（右鎖骨下静脈と右内頸静脈の合流点）に注ぐ．

■図6-23■リンパ系の経路
胸管と右リンパ本幹の静脈との連絡部位と，おのおのの管に流入する領域を示した．
リンパ管は深層の太い管のみを示した．

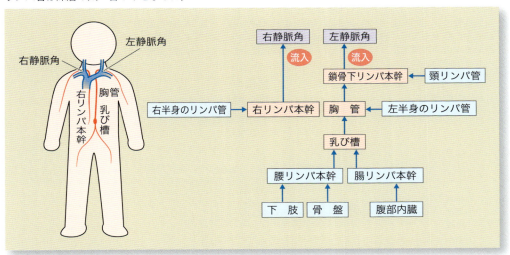

③ リンパ系の機能

　リンパ系のおもな役割4つを次に示す．
　① 組織で血管に戻れなかった組織液（水分）をリンパ管に集め，静脈に戻すことによって，血液量を大きく増減させずに，循環させることができる．
　② 免疫担当細胞の1つであるリンパ球は，胸腺とよばれる器官で自己と非自己を学び，的確な指令を出して異物を除去し，外敵から体を守る．
　③ 小腸で吸収された脂肪分は，腸のリンパ管に取り込まれ，胸管を通って静脈まで運ばれる．
　④ 過剰なタンパク質や細胞の代謝から生じた老廃物などを取り込み，最終的にはリンパ液をきれいな状態で静脈に戻すことによって，組織の膠質浸透圧を調節する．

4 組織液およびリンパ液の産生機序

図6-24のように，組織液の血漿漏出は，毛細血管の動脈側と静脈側における毛細血管血圧と，血漿の膠質浸透圧および組織液中の膠質浸透圧の圧勾配によって起こる．動脈側の血液から濾過されて生じた組織液は，静脈側で再び血液に収容される．この動きが血液と組織細胞間の物質交換を媒介するのに役立つことになる．もし，組織液生成量が静脈側の収容量より多い場合には，余分な組織液はリンパ管に収容されてリンパ液となる．しかしながら，組織液の産生が著しく増加したり，組織液の静脈側血管やリンパ管への収容が妨げられたりすると，組織液は組織間隙に過剰に貯留し，浮腫を起こすことになる．

具体的には，次の場合に浮腫が起きやすくなる．

- 静脈の圧迫により，静脈側毛細血管内圧の上昇が起こり，浮腫が起こりやすくなる．
- ヒスタミン，組織代謝物，炎症物質などにより，血管透過性の亢進が起こり，浮腫が起こりやすくなる．
- 栄養失調や腎疾患などにより，血漿タンパク質の減少が起こり，浮腫が起こりやすくなる．

■図6-24■組織液およびリンパ液の産生機構
- 毛細血管血圧（動脈側 約30 mmHg，静脈側 約15 mmHg）：血液成分を血管外に押し出す力
- 血液中の膠質浸透圧（約28 mmHg）：血漿成分がもっている膠質浸透圧で，組織から血管内に吸い込む力
- 組織液中の膠質浸透圧（約6 mmHg）：組織中の成分がもっている膠質浸透圧で，血管から組織に吸い込む力

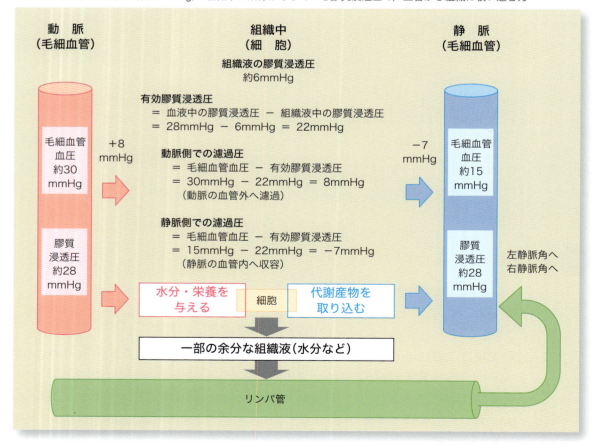

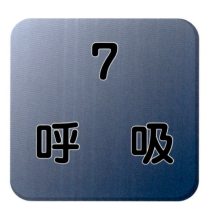

7 呼 吸

■ Objective ■

われわれは栄養素を酸化してエネルギーを取り出し，生命活動を営んでいる．この栄養素の酸化には酸素（O_2）が必要であり，エネルギーを取り出す反応では二酸化炭素（CO_2）が発生する．外界から O_2 を取り込んで細胞へ届け，細胞で生じた CO_2 を体外へ排出することを，呼吸という．

本章では，呼吸器の機能，ヘモグロビンの機能を理解する．また呼吸の調節機構について理解する．

A 呼 吸 器

1 呼吸器の構造とその働き

（1）気　道

気道は，鼻腔，咽頭，喉頭，気管およびその分岐部からなり，最後は肺胞にいたる．鼻腔の働きは，外気の粉塵を除去するフィルターの役割と，吸気の加湿・加温，発声時の共鳴を手伝うことである．咽頭は後鼻孔から頸部を下り，食道の入り口までに広がる空間である．つまり，咽頭は，吸気と呼気にかかわる空気の通り道と，飲食物の通り道となることから，2つの役割をもち，

■図 7-1■気管支の分岐と肺胞嚢の構造
（West, J. B.：Respiratory physiology. 5th ed., Williams & Wilkins, 1995 より一部改変）

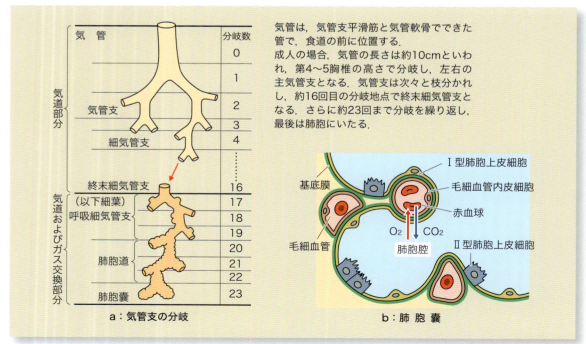

■図7-2■**肺胞とその毛細血管の断面**
肺胞壁の構造は，肺胞腔内側は，Ⅱ型肺胞上皮細胞から産生された表面活性物質（サーファクタント）による薄層が覆い，肺胞上皮，基底膜，毛細血管内皮の順に毛細血管に移行する．
拡散によって肺胞に到達したO_2は，肺胞上皮→基底膜→毛細血管内皮細胞膜の順に，全身の各細胞から血液中に排泄され肺に集められたCO_2は，毛細血管内皮細胞膜→基底膜→肺胞上皮の順に3層膜を通過する仕組みとなっている．

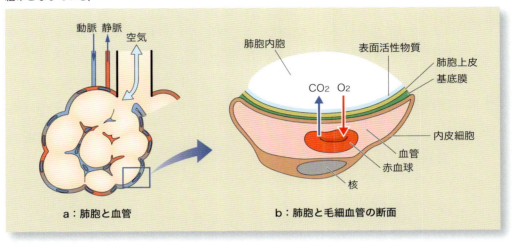

さらに，気管の入り口に存在するため，呼吸時，発声時，嚥下時には複雑かつ重要な働きを示す．喉頭は喉頭蓋と声帯をもつ器官であることから，呼吸時には，喉頭蓋と声帯は開き，発声時には声帯を振動させている．しかしながら，嚥下時には飲食物が気管内に入らないように喉頭蓋が蓋をするように働いている．解剖学的な観点から気管とその分岐部をみると，気管，気管支，細気管支，終末細気管支，呼吸細気管支，肺胞道，肺胞嚢に区別される（**図7-1**）．

(2) 肺胞嚢（肺胞）

ヒトの肺胞は，成人で2～7億個あるといわれ，その総表面積は60～70 m^2に及び，呼吸細気管支の先にブドウの房状に密集している．肺胞の直径は約0.2 mm（呼気時）で，肺胞壁はⅠ型肺胞上皮細胞で覆われ，毛細血管が網目状に張りめぐり，O_2とCO_2の交換を行っている（**図7-2**）．また，肺胞上皮上に存在する表面活性物質（サーファクタント）は，dipalmitoyl lecithinからなるリン脂質で，おもに肺胞の表面張力を低下させて肺胞の虚脱を防いでいる．

(3) 胸　郭

胸郭は，胸椎，肋骨，胸骨で囲まれ，上方の胸壁と下方の横隔膜から構成されており，胸郭内部には胸腔が存在する（**図7-3**）．

肺表面を覆う膜は肺胸膜，胸壁の内面を覆う膜は壁側胸膜とよばれる．これらは，連続した袋の形をしており，この2つの膜の間は胸膜腔とよばれる．胸膜腔内には少量の漿液があるため，肺組織は，摩擦を起こすことなく膨張と収縮を繰り返すことができる仕組みとなっている．

■図7-3■**胸郭と胸腔内圧**

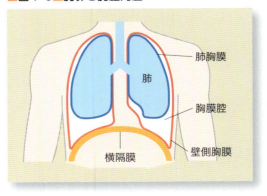

B　呼吸のステップ

われわれが地球上で生きていくためには，肺内でのガス交換と血液中でのガス運搬が必要となる．また，摂取した食物は，消化・吸収後，糖質，脂質，タンパク質などへと変化し，酸素（O_2）によって酸化分解を受け，水（H_2O）と二酸化炭素（CO_2）となって体外に排出される．つまり，呼吸とは，外界から取り込んだO_2を各細胞に届け，各細胞で生じたCO_2を体外へ排出する過程を意味する．

外呼吸と内呼吸

呼吸は，大きく次の4つの過程で行われる（図7-4）．

① 外界（外気）と肺との間で空気の入れ換えが生じる（換気）．
② 肺胞では，外界のO_2が血液中に，血液中のCO_2が肺胞に拡散してガスの交換が行われる．
③ 血液中に拡散したO_2が細胞まで運搬され，細胞から排出されたCO_2が肺胞まで運搬される．
④ 組織内の細胞は，運搬されてきたO_2を取り込み，CO_2を血液中に排出する．

①〜③までの過程を外呼吸といい，④を内呼吸（または組織呼吸）という．

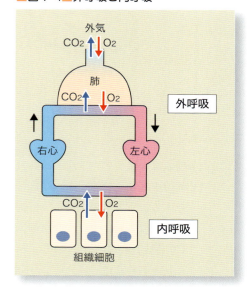

■図7-4■外呼吸と内呼吸

C　換　気

1　呼吸運動

（1）吸息と呼息の仕組み

肺組織自体は，みずから呼吸運動を行うことができないので，呼吸筋によって胸郭容積が大きくなると，胸膜腔は陰圧となり，肺は外側から引っ張られて大きく膨張する．

呼吸運動は，大きく吸息と呼息の2つに分けられる．空気を肺に取り込む吸息では，おもに外肋間筋の収縮により肋骨が挙上し，胸骨は前上方に移動する．同時に横隔膜の収縮によって胸腔底が下がり，胸郭容積が増大する（図7-5-a）．その結果，肺が膨張し，空気が肺内に流入することになる．空気を排出する呼息では，内肋間筋が収縮することによって肋骨が引き下がり，胸郭が小さくなる．また，収縮した横隔膜が弛緩して挙上するため，胸腔内の容積が小さくなる（図7-5-b）．その結果，膨張した肺自身も肺組織がもつ弾性により縮小して空気が排出される．

■図 7-5■吸息と呼息の仕組み

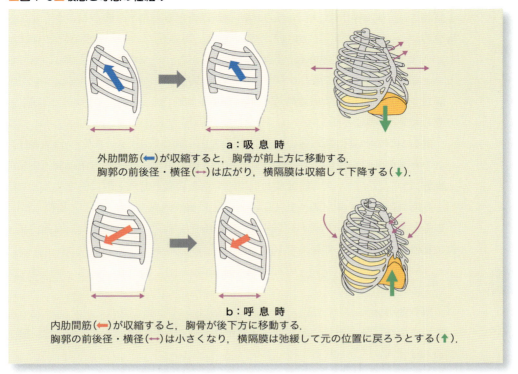

a：吸息時
外肋間筋（→）が収縮すると，胸骨が前上方に移動する．
胸郭の前後径・横径（↔）は広がり，横隔膜は収縮して下降する（↓）．

b：呼息時
内肋間筋（→）が収縮すると，胸骨が後下方に移動する．
胸郭の前後径・横径（↔）は小さくなり，横隔膜は弛緩して元の位置に戻ろうとする（↑）．

　外肋間筋運動による呼吸を胸式呼吸，横隔膜運動による呼吸を腹式呼吸という．通常は，両者を併用した胸腹式呼吸が行われており，換気量の70～80％が腹式呼吸によるものである．また，横隔膜は，大部分が横紋筋で，休むことなく収縮・弛緩を繰り返し，呼吸運動を担っている．この周期的な運動は，呼吸中枢を起始部とする横隔神経（頸髄C3～C5の前角から出る）によって支配を受ける．

(2) 胸腔内圧と肺胞内圧

■図 7-6■胸腔内圧と肺胞内圧

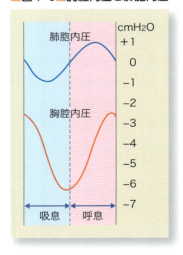

　肺の表面と胸腔の表面は連続した胸膜で覆われており，この胸膜腔内の圧を胸腔内圧という．胸膜腔は肺表面での摩擦を起こらなくするために，わずかの漿液で満たされた空間であり，胸腔内圧は陰圧となる．その大きさは図7-6のように，安静吸息時－6～－7 cmH$_2$O，安静呼息時－2～－3 cmH$_2$Oである．また，肺胞内圧は外気圧に近く，安静呼吸時では－1～＋1 cmH$_2$Oほどとなる．胸腔内圧は肺胞内圧よりも陰圧となるため，肺胞は常に外側に膨らむ状態になり，肺胞自体はつぶれにくくなる．ただし，肺胞が破れたり，外傷などにより胸膜腔内に空気が入ったりすると，胸腔内圧は陽圧となり，肺胞はつぶれて気胸となる．

(3) 肺と胸郭のコンプライアンス

　コンプライアンスとは伸展性を意味し，肺と胸郭はその伸展性をもつことから，コンプライア

ンスは肺と胸郭の膨らみやすさを意味する．コンプライアンスは圧変化に対する容量変化の割合と定義され，具体的には，1 cmH₂O の圧をかけたときに何 mL 膨らむのかを示す．つまり，肺と胸郭のコンプライアンス（膨らみやすさ）は，ある圧（△P）をかけたときに，どの程度容量（△V）が変化するかで表され，［コンプライアンス（C）＝△V/△P］の式で算出される．

　コンプライアンスは，肺コンプライアンスと胸郭コンプライアンスの 2 つに分類される．

肺コンプライアンス：ある時点の肺の容量を肺胞内圧と胸腔内圧の差（肺胞内圧 − 胸腔内圧）で割って算出する．

　　　肺コンプライアンス＝肺の容量/（肺胞内圧 − 胸腔内圧）　　単位：mL/cmH₂O

このときの肺胞内圧は，気流を 0 にしたときの気道内圧，胸腔内圧は食道内圧で代用する．

胸郭コンプライアンス：筋弛緩剤を用いて筋を弛緩させたときに測定する．

　　　胸郭コンプライアンス＝換気量の変化量/（胸腔内圧 − 大気圧）　　単位：mL/cmH₂O

このときの胸郭コンプライアンスは，胸腔内圧を食道内圧で代用し，食道内圧 − 大気圧の差で換気量の変化量を割って算出する．

肺気量

(1) 肺気量の区分

　肺の中の空気量を肺気量とよぶ．スパイロメーターで計測することができ，図 7-7 に示すような肺気量分画に区分される．

1 回換気量 tidal volume（**TV**）：安静吸気位と安静呼気位の間の量で，安静呼吸時に出入りする容量

予備吸気量 inspiratory reserve volume（**IRV**）：安静吸気位から最大吸気位までの容量

最大吸気量 inspiratory capacity（**IC**）：1 回換気量と予備吸気量の和

予備呼気量 expiratory reserve volume（**ERV**）：安静呼気位から最大呼気位までの容量

機能的残気量 functional residual capacity（**FRC**）：予備呼気量と残気量を合わせた容量

残気量 residual volume（**RV**）：最大呼気位で，肺内に残る容量

肺活量 vital capacity（**VC**）：最大吸気量と予備呼気量を合わせた容量

全肺活量 total lung capacity（**TLC**）：肺活量と残気量を合わせた容量

■図 7-7■肺気量分画と測定

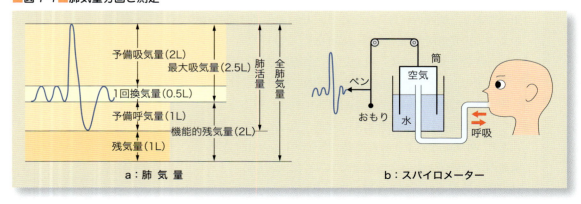

予備呼気量や予備吸気量は，各個人の胸郭の大きさや伸展性，呼吸筋の強さに依存するところが大きい．また，肺活量も年齢，性別，身長によって異なるため，臨床で用いられている肺活量の基準値もこれらの因子によって変わってくる．高齢者では，呼吸する筋力，肺胞・胸郭の弾性が低下するため，肺活量は減少し，残気量は増加する．このため機能的残気量はやや増加する．

(2) 比肺活量（%VC）とその評価

　肺活量を測定する場合，最大吸気位にするために横隔膜は最大限に収縮して下方へ移動する．同時に，外肋間筋は収縮しながら，頸部の補助吸気筋（胸鎖乳突筋，斜角筋）の助けをかりて胸郭を最大に拡張させる．肺が最大に拡張したこの時点で，最大吸気位から拮抗する内向きの弾性力が働き，最大呼気位までゆっくりと呼出する．この呼出量（肺容量）を肺活量 vital capacity（VC）とよぶ．また，できるだけ速く最大吸気位から最大呼気位まで一気に呼出を行わせて得られる呼出量を努力性肺活量 forced vital capacity（FVC）とよぶ（図 7-8）．

　肺活量に関しては，年齢，性別，身長から割り出した予測値が存在し，その個人の肺活量の評価を示すのが比肺活量［%VC＝実測 VC／予測 VC×100（%）］である．

　比肺活量（%VC）は，80%以上が正常値である．

(3) 強制呼出曲線とその評価

　最大吸気位から一気に強制呼出させることによって得られる努力性肺活量を，時間的な要素から観察すると，その個人の換気力学上の特徴を知ることができる．

　強制呼出開始後 1 秒までの間に，最大に呼出できる呼出量（肺容量）を 1 秒量 forced expiratory volume 1.0（FEV1.0）と定義し，努力性肺活量（FVC）のうち，1 秒量の占める割合を 1 秒率［FEV1.0%＝FEV1.0／FVC×100（%）］という．

　1 秒率（FEV1.0%）は，70%以上が正常である（図 7-8）．

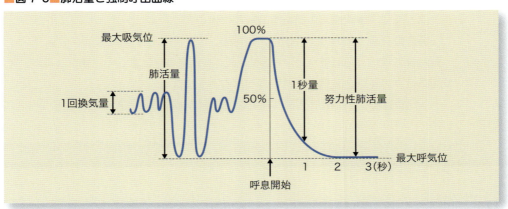

■図 7-8■ 肺活量と強制呼出曲線

(4) 換気障害

　換気障害，すなわち呼吸器疾患を区別するために，比肺活量（%VC）と 1 秒率（FEV1.0%）の観点から，図 7-9 のように，4 つに分類することができる．

■図7-9■換気障害の分類

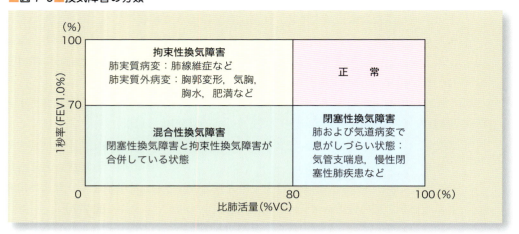

(5) 死腔と換気量

a 死腔

呼吸するときに，吸入した空気のすべてがガス交換に利用されるわけではない．空気の出入り口である鼻腔や口腔から終末細気管支までのスペースは，解剖学的に肺胞が存在しないため死腔となり，これを解剖学的死腔とよぶ．また，血流の存在しない肺胞は死腔となり，肺胞死腔とよばれる．生理学的死腔は，解剖学的死腔と肺胞死腔の和として定義され，通常，死腔は生理学的死腔を意味する．

b 肺胞換気量

実際にガス交換にかかわる空気量を肺胞換気量とよぶ．健康成人の場合，1回換気量はおよそ500 mLであるから，死腔（生理学的死腔）の量，約150 mLを差し引いた容量が肺胞換気量である．たとえば，健康成人の肺胞換気量は次のようになる．

肺胞換気量：500 mL − 150 mL = 350 mL

分時換気量は［分時換気量 = 1回換気量 × 1分間の呼吸数］で定義されるが，死腔を考慮し，1分間当たりの肺胞換気量を定義すると次のようになる．

1分間当たりの肺胞換気量（呼吸数12回/分の場合）：350 mL × 12回/分 = 4,200 mL

D　ガス交換

1　ガス分圧

(1) 肺胞気 O_2 分圧

呼吸によって空気を肺内に吸入すると，吸気は体内の水蒸気によって飽和される．体温37℃における飽和水蒸気圧は，気圧に関係なく47 mmHgであることから，肺内に流入してくる水蒸気圧以外のガス分圧は，760 − 47 = 713 mmHgとなる．「2種類以上のガスにより構成される混合気体では，それぞれのガスの圧力（分圧）は，混合気体中に占めるガスの成分比率に比例する」というDaltonの法則より，吸入された気体にはO_2が20.9％存在することから，吸気が気管内に流

入してきたときの吸入気O_2分圧は，713 mmHg×0.209≒149 mmHg となる．この吸気が肺胞内に流入すると，肺胞内では，肺胞気と混合静脈血の酸素分圧較差，すなわち，拡散によってO_2は毛細血管へと溶け込み，CO_2は肺胞内へと排泄される．そうすると，肺胞内に流入してきたガス分圧にCO_2分圧が加わるため，肺胞内O_2分圧は吸入気O_2分圧よりも低下する．肺胞内O_2分圧P_{AO_2}は［P_{AO_2}＝吸入気O_2－（P_aCO_2/R）］となり，肺胞内CO_2分圧P_ACO_2は動脈血のCO_2分圧P_aCO_2に等しく，呼吸商のRは，100%のO_2が吸入された場合R＝1，100%でない場合R＝0.8として計算する．動脈血液中のP_aCO_2が正常値の40 mmHgとすると，P_{AO_2}は，次のように計算することができ，肺胞内O_2分圧P_{AO_2}は，ほぼ100 mmHgとなる．

$$P_{AO_2} = 吸入気 O_2 - (P_aCO_2/R) \quad [A:Alveolus (肺胞)，a:artery (動脈)]$$
$$= 149\,mmHg - (40\,mmHg/0.8)$$
$$= 149\,mmHg - 50\,mmHg$$
$$= 99\,mmHg\ (\fallingdotseq 100\,mmHg)$$

(2) 肺胞気-動脈血O_2分圧較差（A-aDO_2）について

肺胞気O_2分圧と動脈血O_2分圧の圧較差を評価したものである．

$$肺胞気-動脈血 O_2分圧較差（A-aDO_2）= P_{AO_2} - P_aO_2$$

計算した肺胞気O_2分圧（P_{AO_2}）から，実際に採血後，測定した動脈血O_2分圧（P_aO_2）を引くことにより求められる．一般的には，A-aDO_2は肺の酸素化能の評価に用いられ，この値が少ないほど肺の酸素化能が高いことを示す．また，この値は加齢に伴って増大する．

2 拡　散

気体，液体，固体のどの拡散にも適用できる基本法則としてフィックの法則 Fick's laws of diffusion が存在する．この法則は組織間のガスの拡散に適応することができ，拡散の駆動力は濃度勾配であることから，ガス分子の分圧（濃度）の高いところからガス分子の分圧（濃度）の低いところへとガス分子が移動することで拡散が生じる．拡散量は，ガス分子の溶解度，ガス交換面積，介在する膜の厚さ，肺血流量などに影響を受ける．ヒトの肺におけるガス交換部位の拡散面積は50～100 m^2と大きく，肺胞毛細血管膜の厚さも0.5 μmほどしかないため，ガスはすみやかに通過する．また，O_2とCO_2は脂溶性であり，細胞の脂質膜を容易に通過するため，肺胞と血液，血液と間質液とのガス交換は，それぞれの場所におけるガス分圧の差に基づいて物理的に拡散する．

(1) 肺胞におけるガス交換

図7-10のように，肺胞の毛細血管の中では，体内の各組織から運ばれてきたCO_2を含んだ静脈血が流れており，このときの毛細血管の酸素分圧と二酸化炭素分圧は，それぞれ約40 mmHg，約46 mmHgである．これに対して，肺胞内のP_{AO_2}は約100 mmHg，P_ACO_2は約40 mmHgであり，肺胞内は血管内よりも圧倒的にO_2分圧が高く，CO_2分圧はやや低い状態である．ここで，ガス分圧を均一にしようとする自然な動き，すなわち，分圧（濃度）勾配によって拡散が起こる．その結果，肺胞から血管内へとO_2が移動し，血管内から肺へとCO_2が移動するようになる．

(2) 組織細胞におけるガス交換

図7-10のように，肺胞内では約100 mmHgであったP_{AO_2}は，動脈血液中に入ると肺胞毛細血管を血液との混合により約97 mmHgで，P_aCO_2は40 mmHgのまま，各組織に運ばれていく．組

■ 図 7-10 ■ 肺胞と組織におけるガス交換
数字はガス分圧（mmHg）を示す．
（　）内のガス分圧は便宜上，混合静脈血の値を示したが，個々の組織によって異なる．

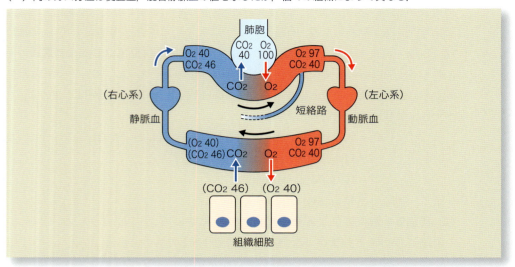

織細胞内では，O_2 が 40 mmHg，CO_2 が 46 mmHg であるため，分圧（濃度）勾配によって，血管内から各細胞内に O_2 が溶け込み，細胞内からは CO_2 が血管内に排泄されることなる．

E　血液によるガス運搬

1　O_2 の運搬

(1) 体内における O_2 分布

生体内に存在する O_2 は，物理的に血液中に溶解している O_2 とヘモグロビン（Hb）に結合している O_2 の形で運搬されている．ところが，O_2 の血液中への溶解度は低く，ほとんどの O_2 はヘモグロビン Hb と結合して運搬される．

(2) 酸素解離曲線

酸素解離曲線とは，図 7-11 のように，横軸は血液中の酸素分圧（mmHg）を示し，縦軸は Hb の酸素飽和度（％），すなわち全部の Hb の何％が O_2 と結合しているかを表している．これは，酸素分圧の変化と，Hb が O_2 と結合する割合の関係を示したものである．曲線は S 字状を示し，O_2 分圧が高いと Hb は O_2 とよく結合し，O_2 分圧が低いと Hb は急激に O_2 を解離することを意味している．

a　P50 について

標準的な酸素解離曲線は，1 気圧下，血液 pH7.4，体温 37℃，$PaCO_2$ が 40 mmHg という条件を基準にしたグラフである．酸素分圧が 0 mmHg から上昇していくと，20 mmHg から 60 mmHg までの間，著しく酸素飽和度が上昇する S 字状曲線を示し，そのあとは，ゆるやかな曲線を描きながら 100 mmHg を超えるとプラトーに達する．通常，50％の酸素飽和度が得られるときの酸素分圧の値を P50 とよび，標準的な酸素解離曲線では，P50 ＝ 27 mmHg を基準値として用いている．

図 7-11 酸素解離曲線

2,3-DPG（2,3-diphosphoglycerate）：O_2 よりも Hb に対する親和性が高く，Hb と O_2 の結合を調節することによって組織の O_2 放出を調節する物質である．

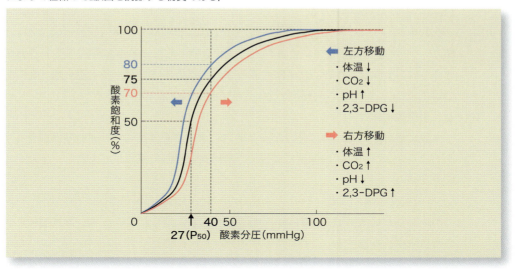

この値が酸素解離曲線の左右移動を示す指標となり得るため，P50 の値が 27 mmHg より小さいと左方移動，大きいと右方移動を示すことになる．

b 左方移動と右方移動（図7-11）

左方移動は，末梢の組織のように酸素分圧が 40 mmHg の血液が流れている箇所では，もともと 75％の酸素飽和度であったものが，青い曲線のように左方移動すると，酸素飽和度は 80％まで上昇することになる．これは，同じ酸素分圧でも，体温↓，CO_2↓，pH↑によって Hb が酸素と結合しやすくなったことを意味する．生体内では，Hb が肺血管部位を通るときに，肺胞に CO_2 が排泄されることによって CO_2↓と pH↑が起こり，肺胞から溶け込んだ O_2 と Hb が結合しやすくなる状態と考えられる．

反対に，赤い曲線のように右方移動すると，酸素分圧が 40 mmHg の血液が流れている末梢組織のようなところでは，もともと 75％の酸素飽和度であったものが，酸素飽和度は 70％まで減少することになる．これは，同じ酸素分圧でも，その組織部位の条件（体温↑，CO_2↑，pH↓）によって酸素を離しやすくなったことを意味する．生体内では，血液が末梢組織を通る間に，代謝を行った細胞から CO_2 が排泄され，CO_2↑と pH↓が起こり，各細胞に O_2 を与えるために O_2 を離しやすい状況にしていると考えられる．

c ボーア効果

ボーア効果 Bohr effect とは，血液中の CO_2 量変化によって赤血球内の pH 変化が起こり，酸素解離曲線が左右に移動することをいう．末梢組織のような CO_2 が多い環境では赤血球に取り込まれる CO_2 が多くなり，赤血球内の pH 低下が起こる．これによって Hb の酸素親和性が低下し，Hb はより多くの O_2 を離しやすくなる（酸素解離曲線の右方移動状態）．反対に肺のような CO_2 の少ない環境では，赤血球は HCO_3^- と H^+ から CO_2 と H_2O をつくり，CO_2 を放出して赤血球内 pH を上昇させる．これによって Hb の酸素親和性が増加し，Hb は O_2 と結合しやすくなる（酸素解離曲線の左方移動状態）．いずれにしても，ボーア効果は生体にとって都合のよい現象である．

2 CO₂の運搬

(1) 体内における CO₂分布

血液中の CO_2 は，物理的に溶存している CO_2，重炭酸イオン（炭酸水素イオン HCO_3^- の形），Hb のアミノ基に結合しているカルバミノ化合物として血液中に存在する．これらの３つの形で運搬される CO_2 は，物理的に溶解する溶存 CO_2 は約 10%，最も多い重炭酸イオンとして移動するのは約 70%，カルバミノ化合物として存在するのは約 20% である．

a 重炭酸イオン

血液に溶解した CO_2 の大部分が赤血球内にすみやかに拡散し，赤血球内に存在する炭酸脱水酵素 carbonic anhydrase の作用によって，次の式の CO_2 の水和反応を著しく促進し，急速に右に反応を進める．

$$CO_2 + H_2O \rightleftarrows H_2CO_3 \rightleftarrows H^+ + HCO_3^-$$

形成された炭酸は H^+ と HCO_3^- に解離し，大量に生じた HCO_3^- は，濃度勾配によって赤血球内から血漿中に拡散する．これにより赤血球は負に荷電している HCO_3^- を失い，電気的に不安定となるため，電気的安定性を得ようとして，血漿中より Cl^- を赤血球内に取り込もうとする．赤血球膜は陽イオンを通過させにくいため，Na^+ や K^+ は細胞外に出ることができず，逆に赤血球膜を通過しやすい Cl^- が赤血球内に入ってくることによって電気的安定性を図るようになる．これをクロライドシフト chloride shift，または Hamburger 現象という（図7-12）．

b 溶存 CO₂とカルバミノ化合物

760 mmHg，37℃の水において，CO_2 は O_2 よりも約 20 倍も溶けやすく，高い拡散能力をもつため，容易に血漿中や赤血球内に溶け込むことができる．また，組織の CO_2 分圧は毛細血管よりも高いため，分圧（濃度）勾配によって CO_2 が毛細血管に拡散し，血漿中に排出される．排出された CO_2 の一部はそのまま溶存 CO_2 となるが，そのほかは，血漿中のタンパク質や Hb 分子中の NH_2 基（アミノ基）と結合してカルバミノ化合物となり，血液中を運搬されることになる．

■図7-12■赤血球内外間のガスと電解質の移動

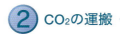

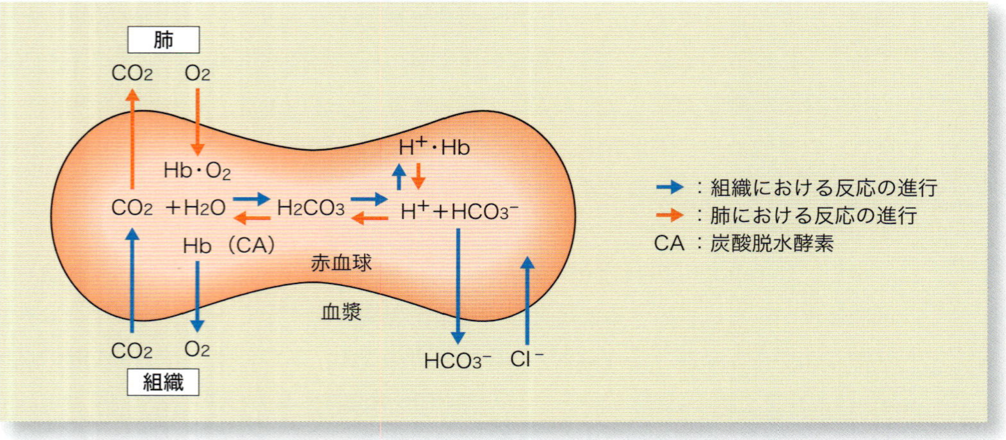

3 血液の緩衝作用

　生体内にとって pH の恒常性を保つことは重要で，ヒトの動脈血（血漿）の pH は 7.4 ± 0.05 に保たれている．常に pH を 7.4 に保つように，pH 変化を抑えるための作用を緩衝作用という．

(1) 酸塩基平衡

　酸とは H^+ を放出するもの，塩基とは受け入れるものであることから，

$$[酸] \rightleftarrows [H^+] + [塩基^-]$$

と表すことができる．質量作用の法則より，解離定数を K とすると，

$$K \cdot [酸] = [H^+] \times [塩基^-]$$

式を変形して，　　$[H^+] = K \cdot \dfrac{[酸]}{[塩基^-]}$　　……………①

pH の定義は，$pH = \log \dfrac{1}{[H^+]}$ であるから，これに①の式を代入して，

$$pH = \log \dfrac{1}{K \cdot \dfrac{[酸]}{[塩基^-]}} = \log \dfrac{[塩基^-]}{K \cdot [酸]} = \log \dfrac{1}{K} \cdot \dfrac{[塩基^-]}{[酸]}$$

$$= \log \dfrac{1}{K} + \log \dfrac{[塩基^-]}{[酸]} = pK + \log \dfrac{[塩基^-]}{[酸]}　　……………②$$

　　　　　　　　　　　　　　（pK：緩衝するイオンによって異なる値）

ここで，ヒトの血液中では，炭酸（H_2CO_3）-重炭酸塩（HCO_3^-）が緩衝系の大半を担う．一方，$[酸] \rightleftarrows [H^+] + [塩基^-]$ であることから，炭酸の場合，次の式が成り立つ．

$$H_2CO_3 \rightleftarrows H^+ + HCO_3^-$$

この関係式を用いて，②の式を利用すると，炭酸の場合は，pK = 6.1 であるから，

$$pH = pK + \log \dfrac{[塩基^-]}{[酸]} = 6.1 + \log \dfrac{HCO_3^-}{H_2CO_3}　　……………③$$

健康成人では，$HCO_3^- = 25 \, mEq/L$，$H_2CO_3 = 1.25 \, mEq/L$ であるから，

$$pH = pK + \log \dfrac{HCO_3^-}{H_2CO_3} = 6.1 + \log \dfrac{25}{1.25} = 6.1 + \log 20$$

常用対数表で，$\log 20 = 1.3$ であるから，

$$pH = 6.1 + 1.3 = 7.4$$

生体内では，③の式における H_2CO_3 は CO_2 の形で存在しているので，存在している CO_2 は，CO_2 の溶解係数（0.03）× $PaCO_2$（動脈血 CO_2 分圧）で表される．つまり，

$$pH = 6.1 + \log \dfrac{HCO_3^-}{(0.03) \times PaCO_2}　　……………④$$

と表すこともできる．生体内では，④の式における HCO_3^- の排泄・調節は腎臓で行われ，$PaCO_2$ は肺で排泄・調節されることから，動脈血液中の pH を 7.4 に保つために腎臓（代謝性因子）と肺（呼吸性因子）で調節を受けていることになる．いい換えれば，生体内の緩衝系は，腎臓と肺によって調節されている．

7…呼　　吸　　●**153**●

F　呼吸の調節

呼吸運動は自分の意志でも行えるが，通常は，無意識に吸息と呼息とを繰り返し，吸息筋と呼息筋が交互に収縮することによってリズミカルな運動を続けている．この呼吸運動をリズミカルに行うように調節しているのが呼吸中枢である．

1 呼吸中枢

呼吸中枢は延髄に存在し，中脳，橋，延髄からなる脳幹の下部に位置し，呼吸のリズムをつかさどる．

延髄の背側部には，吸息筋運動ニューロンにインパルスを送る吸息ニューロンが存在し，延髄の腹側部には，吸息ニューロンと呼息筋運動ニューロンにインパルスを送る呼息ニューロンが存在している．

また，脳幹の橋に存在する呼吸調節中枢は，呼吸中枢でつくられたリズミカルな呼吸運動を正常に機能するように調節している（図7-13）．

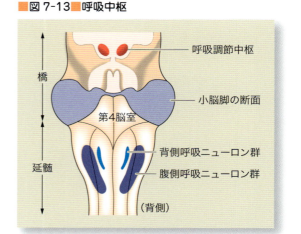

■図7-13■呼吸中枢

2 呼吸の化学的調節

生体内には，動脈血液中に含まれるO_2，CO_2およびH^+（pH）の変化を検知して呼吸中枢に伝える化学受容器が存在する．大きく2つに分けられ，末梢化学受容器と中枢化学受容器に分類される．

(1) 末梢化学受容器

生体内の末梢化学受容器は2種類あり，左右の内頸動脈と外頸動脈が分岐する部位に存在する頸動脈小体と，上行大動脈から下行大動脈の間の弓状部に位置する大動脈小体が存在する（図7-14-a）．

動脈血のO_2分圧が低下すると，これらの受容器は興奮し，頸動脈小体からは舌咽神経を介して，また大動脈小体からは迷走神経を介して呼吸中枢に入力され，呼吸の増大を引き起こすことになる．なお，これらの受容器は，動脈血液中のCO_2の上昇やpHの低下によって刺激されるものの，その刺激効果は弱く，おもにO_2の低下によって強く刺激される．

(2) 中枢化学受容器

脳幹部にある延髄の腹側表層には，脳脊髄液中のH^+の上昇とCO_2の増加によって刺激を受ける中枢性化学受容器の領域が存在する（図7-14-b）．

脳脊髄液と動脈血液の間は，血液脳関門で隔てられており，CO_2は通過できるが，H^+は容易に通過することはできないため，通過したCO_2が水（H_2O）と反応してH^+を生じさせている．すな

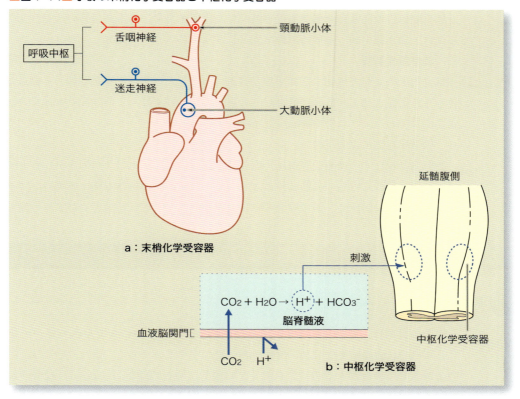

■図7-14■呼吸の末梢化学受容器と中枢化学受容器

わち，動脈血中のCO₂が増加すると，受容器がH⁺の増加とpH変化を検知し，これらの情報を呼吸中枢に伝達する．呼吸中枢はこれらの情報を認識したのち，呼吸を促進させて動脈血液中のCO₂を正常に戻そうとする．

③ その他の呼吸調節

(1) 神経系の呼吸調節

a 自律性呼吸調節

　脳幹部の呼吸中枢から出される呼吸出力は，生体内の代謝量に見合った血液ガスの恒常性を保つために換気量を調節することと，効率よくガス交換を行う呼吸パターンの最適化を図っている．これらの呼吸調節は，上位中枢の活動とは別に無意識に行われており，これを自律性呼吸調節とよぶ．

b 行動性呼吸調節

　会話，深呼吸，息ごらえなど，大脳の運動中枢における呼吸制御により，随意的に行われるものを行動性呼吸調節という．

(2) 肺・胸郭系からの呼吸反射

a 侵害受容器反射 irritant receptor

　中枢気道に存在する侵害受容器は，おもに咳反射・気道反射に関与し，末梢気道の侵害受容器は呼吸促進に関与する．

b　J-receptor（J受容器，C線維受容器）

肺毛細血管の間質に位置する受容器で，左房圧の上昇，肺毛細血管の透過性亢進によって刺激を受け，肺水腫・肺うっ血時の換気亢進に関与する．

c　肺伸展受容器

気道内圧の変化を感知する肺伸展受容器は，吸気とともに活動が増加し，吸息から呼息へ切り替わりを促進させる．なお，吸息から呼息への切り替えは，この伸展受容器を介して反射的かつ周期的に行われ，これを Hering-Breuer 反射という．

d　機械受容器による反射

胸郭系に存在する機械受容器は，筋紡錘，腱組織，関節内の3つの部位に存在する．このなかで，肋間筋に多く存在する筋紡錘は，呼吸時の気道抵抗の増加や肺・胸郭コンプライアンスの低下という病態において，筋の張力変化に敏感に反応し，呼吸活動を調節する役割をもつ．

G　呼吸の異常

1　異常呼吸

呼吸の目的は，酸素を取り入れて生命活動を維持するのに必要なエネルギーを産生することと，体内の代謝の結果生じた二酸化炭素を排出することである．また，呼吸は，バイタルサインの1つとして扱われ，その呼吸状態を，呼吸数，呼吸の深さ（換気量），呼吸の速さやリズムから，呼吸の異常を評価することが可能である．つまり，呼吸に異常が認められた場合，さまざまな病態が関連していることが考えられ，その病態を診断するときの手助けとなる．

呼吸数，呼吸の深さ，呼吸リズムからみた呼吸の異常を表7-1にまとめる．

2　歯科に関連した異常呼吸

(1) 過換気症候群

過換気症候群は，発作性の過呼吸と呼吸困難，テタニー様症状，意識障害，動悸など多彩な症状を示す機能的疾患である．病態発現には身体生理的誘因と精神的ストレスが関与している．前者には，激しい運動と疲労，温冷刺激，注射や処置時の疼痛，後者には緊張，不安，興奮などがあげられる．病態としては，不安や恐怖によって自律神経の興奮が高まり，血中カテコールアミンの濃度が上昇する．これによって心悸亢進，胸部圧迫感，発汗，興奮などの症状が現われ，同時に呼吸の深さと呼吸数が増大し，動脈血中の CO_2 低下と pH 上昇（呼吸性アルカローシス）を引き起こす．動脈血中の CO_2 の低下は脳血管の収縮や脳血流量の減少を誘発し，HbO_2 からの O_2 の解離の抑制によって脳を低酸素状態にする．また，動脈血中の pH がアルカリ性に傾くことにより，血中 Ca^{2+} 濃度が低下し，テタニーなどの症状を発現させる．さらに，これらの症状は不安を増強し悪循環となる．

(2) 睡眠時無呼吸症候群

睡眠時無呼吸症候群とは，空気の通り道である上気道が狭くなることによって無呼吸状態（10秒以上呼吸が止まること）と，大きないびきを繰り返す病気のことをいう．具体的には，平均7時間の睡眠中に，10秒以上の無呼吸が30回以上発生する場合，あるいは睡眠中，1時間に10秒

■表 7-1■異常呼吸

	種　類	呼吸パターン	呼吸数と 1 回換気量	疑われる病態
正　常	正常呼吸		呼吸数：12〜20 回/分 1 回換気量：400〜500 mL	―
呼吸数の異常	頻呼吸		呼吸数：25 回/分以上 1 回換気量：400〜500 mL	呼吸数の増加 心不全, 肺炎, 発熱, 興奮
	徐呼吸		呼吸数：12 回/分以下 1 回換気量：400〜500 mL	呼吸数の減少 脳圧亢進, 麻薬投与時
深さの異常	深い呼吸		1 回換気量：増加	運動直後, 甲状腺機能 亢進症
	浅い呼吸		1 回換気量：減少	呼吸筋の低下 胸郭の可動性の低下
深さと呼吸数の異常	クスマウル呼吸		呼吸数：20 回/分以上 1 回換気量：大きい呼吸では 　　　　　　1,000 mL 以上	糖尿病性昏睡 尿毒症性昏睡
周期の異常	チェーン・ストークス呼吸		呼吸数：漸減 　（休止期あり, 不規則） 1 回換気量：1,000 mL 以上	心不全, 尿毒症, 脳出血, 低酸素血症
	ビオー呼吸		呼吸数：不規則 1 回換気量：1,000 mL 以上	同じ呼吸が続いたあと, 呼吸停止を伴う. 髄膜炎

(江口正信 編著：新訂版 根拠から学ぶ基礎看護技術 第 2 版, サイオ出版, 2024 より一部改変)

以上の無呼吸が 5 回以上発生する場合を睡眠時無呼吸症候群と定義している．睡眠中の無呼吸やいびきによって良質な睡眠が妨げられ，日中の眠気による事故などにつながりやすいことが問題である．また，睡眠中に体内の酸素量が不足がちになるため，全身のさまざまな臓器に負担をかけることになり，心筋梗塞や脳卒中など命にかかわる合併症を引き起こしやすくなる．肥満による咽頭・喉頭周囲の脂肪がおもな原因であるが，顎が小さい，舌が大きい，扁桃が大きいといった生まれつきの身体的特徴や耳鼻科領域の慢性的な病気が原因となることもある．

8 消化と吸収

■ Objective ■

生体は外界から必要な物質を取り込み利用することによって生命を維持する．ヒトが摂取する栄養素のほとんどは高分子の形で存在しているため，消化管を通る間に細胞が取り込める大きさまで分解する．これを消化という．低分子化された栄養素が腸管細胞を介して体内に取り込まれることを吸収という．肝臓は吸収された栄養素が最初に輸送される場所であり，代謝の中枢としての役割をもつ．

本章では，栄養素ごとの消化・吸収過程と神経系と消化管ホルモンによる制御機構，代謝における肝臓の働きを理解する．

A 三大栄養素の消化と吸収

ヒトが生命を維持するためには，生体活動に必要なエネルギーの供給と身体の発育・修復をするための成分の供給が必要である．このために生体が外界から取り入れる物質を栄養素という．

■図 8-1■三大栄養素の消化と吸収過程

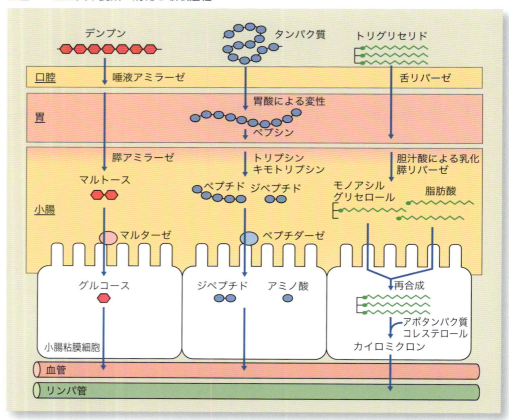

ヒトが必要とする栄養素は，糖質，脂質，タンパク質，ビタミン，ミネラルであり，これらを五大栄養素という．そのうち，エネルギーに変換される糖質，脂質，タンパク質の3つを三大栄養素といい，ビタミンやミネラルと比較して大量に摂取することが必要である．摂取した食物には多くの場合，三大栄養素が高分子の状態で含まれており，そのままでは体内に吸収できない．吸収可能な低分子である基本的な構成単位まで消化したあとに吸収される．糖質はグルコースやフルクトースなどの単糖類，脂質は脂肪酸とモノアシルグリセロール，タンパク質はアミノ酸まで加水分解される（図8-1）．

B　消化の過程

　消化器は消化管と消化にかかわる付属器官からなる（図8-2）．消化管は，口腔，食道，胃，小腸，大腸，そして肛門へとつながる1本の管である．付属器官としては，唾液腺，肝臓，胆囊，膵臓など，消化液の合成および分泌にかかわる器官が存在する．

　消化管を通過する間に糖質，脂質，タンパク質が消化・吸収される．消化過程には，消化管内で消化液によって分解される管腔内消化と，小腸上皮細胞の管腔側膜表面に存在する消化酵素によって分解される膜消化がある（図8-3）．

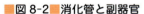

■図8-2■消化管と副器官

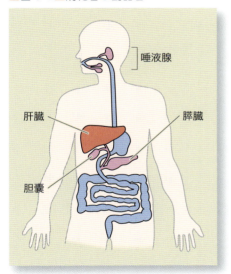

■図8-3■管腔内消化と膜消化

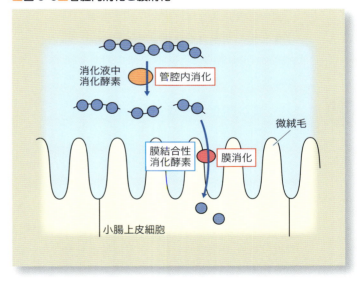

1　糖質の消化と吸収

（1）糖質の消化

　糖質は，多糖類，二糖類，単糖類に分類される．多糖は単糖類にまで分解されて吸収される．ヒトが消化できる多糖類はグルコースがαグリコシド結合したグリコーゲンやデンプンであり，βグリコシド結合したセルロースは消化できない．

　デンプンは，口腔内で唾液中のαアミラーゼ（唾液アミラーゼ）により最初の消化を受ける．

その後，胃に入ると酸性の胃酸により反応が止まるが，続いて小腸に入ると，膵臓から分泌される膵アミラーゼの作用を受け，二糖類のマルトース（麦芽糖），三糖類のマルトトリオース，α限界デキストリン（分岐構造をもつ4〜7個のグルコース重合体）に分解される．その後，小腸粘膜上皮細胞表面の微絨毛膜の管腔側部に存在する消化酵素によって膜消化を受ける．スクロース（ショ糖）やラクトース（乳糖）も，それらの分解酵素であるスクラーゼやラクターゼが小腸粘膜上皮細胞表面の微絨毛膜に存在し，膜消化によって，それぞれ単糖であるグルコースとフルクトース，グルコースとガラクトースまで分解される．

(2) 糖質の吸収

グルコースの吸収はNa⁺依存性グルコース共輸送体Sodium-dependent glucose transporter（SGLT）が担っており，Na⁺と同時に粘膜細胞に取り込まれる（図8-4）．

Na⁺-K⁺-ATPaseがつくるNa⁺の濃度勾配のエネルギーを利用し，糖の濃度勾配に逆らって糖を取り込む．これを二次性能動輸送という．

細胞に取り込まれた糖は，基底膜側に存在するグルコース輸送体Glucose transporter（GLUT）により細胞外に輸送され，毛細血管内に入る．

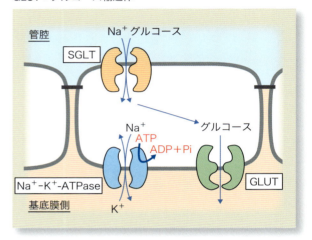

■図8-4■小腸における糖の吸収機構
SGLT：Na⁺依存性グルコース共輸送体
GLUT：グルコース輸送体

タンパク質の消化と吸収

(1) 胃における消化

タンパク質の消化は胃からはじまる．胃の壁細胞からは胃酸（塩酸）が分泌され，胃内pHは1〜2に保たれている．胃酸は，タンパク質を変性させ高次構造を壊すことによって消化しやすくすると同時に，タンパク質分解酵素であるペプシンの活性化も行う．ペプシンは前駆体のペプシノーゲンとして主細胞から分泌されたあと，胃酸により活性化される．ペプシンの至適pHは2付近である．胃内でタンパク質は加水分解され，さまざまなポリペプチドになる．

(2) 小腸における消化

小腸に送られると，ポリペプチドは膵液に含まれるタンパク質分解酵素の作用を受ける．タンパク質分解酵素の前駆体として，トリプシノーゲン，キモトリプシノーゲン，プロカルボキシペプチダーゼ，プロエラスターゼが含まれる．膵液が十二指腸に入ると，粘膜上皮の微絨毛膜酵素であるエンテロキナーゼによりトリプシノーゲンが限定分解され，活性化されてトリプシンとなる．トリプシンはトリプシノーゲンも含めた酵素の前駆体を分解し，トリプシン，キモトリプシン，カルボキシペプチダーゼ，エラスターゼという活性型に変える．ポリペプチドは，これらの酵素によりさらに加水分解され，オリゴペプチドと一部はアミノ酸になる．

小腸上皮細胞の微絨毛膜には，アミノペプチダーゼやカルボキシペプチダーゼなどが存在し，

膜消化にかかわる．オリゴペプチドはジペプチド，トリペプチド，アミノ酸となって上皮細胞内に取り込まれる．細胞内にもペプチダーゼが存在し，ジペプチド，トリペプチドはアミノ酸まで分解される．

(3) 小腸における吸収

アミノ酸の吸収は多くの場合，糖の共輸送と同じく，他の物質の勾配を利用して取り込む二次性能動輸送である．アミノ酸のもつ電荷によって輸送法が異なり多様である．腸上皮細胞の管腔膜と基底側膜に，それぞれ異なる輸送体が複数種類存在することが知られている．Na^+依存性アミノ酸輸送体以外に，Na^+とCl^-の両方を必要とする輸送体やNa^+に依存しない輸送体も存在する．ペプチドはH^+勾配で駆動されるH^+/オリゴペプチド共輸送体によって取り込まれる．取り込まれたペプチドは，上皮細胞内で加水分解されてアミノ酸になるが，一部はペプチドのまま血中に入る．細胞内のアミノ酸は，数種類の担体と促通拡散により，門脈血中に運ばれる．

3 脂質の消化と吸収

(1) 脂質の消化

食品に多く含まれている脂質はトリグリセリド（中性脂肪）であり，脂質分解酵素のリパーゼにより消化される．口腔内では舌腺の1つであるエブネル腺から舌リパーゼが，胃内では胃腺から胃リパーゼが分泌され，短鎖および中鎖脂肪酸から構成されるトリグリセリドは，これらのリパーゼで分解されやすく，小腸にいたる前に脂肪酸とグリセロールに分解される．しかし，大半のトリグリセリドは，パルミチン酸やステアリン酸などの長鎖脂肪酸で構成されており，ほとんどが小腸において膵リパーゼによる消化を受ける．

脂質が十二指腸に入ると，胆嚢から分泌される胆汁中の胆汁酸と混合され，エマルジョン（乳剤）を形成する（図8-5）．乳化により水中に脂質が分散することで膵リパーゼによる分解を受けやすくなる．トリグリセリドは膵リパーゼにより分解され2-モノアシルグリセロールと脂肪酸に，コレステロールエステルはコレステロールエステラーゼによりコレステロールに分解される．

■図8-5■ 脂質の乳化
食品中のトリグリセリドは，油滴を形成しているためリパーゼが作用しにくいが，胆汁酸やリン脂質とともにミセルを形成することで，リパーゼにより分解されやすくなる．

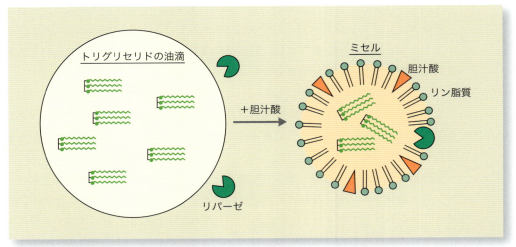

(2) 脂質の吸収

　脂質のうち，短鎖および中鎖脂肪酸とグリセロールは，そのまま門脈血中に移行する．脂肪酸を構成する炭素数が10～12個と少なければ，十分に水に溶けるのでそのまま能動輸送される．炭素数の多い長鎖脂肪酸と2-モノアシルグリセロールは，胆汁酸とともに水溶性のミセルを形成して小腸上皮細胞微絨毛まで移動するが，微絨毛表面でミセルはくずれて胆汁酸と離れ細胞内に取り込まれる．細胞内で再びトリグリセリドに合成される．遊離型で取り込まれたコレステロールやリン脂質も，同様に細胞内でエステル化されて再合成される．

　再合成されたトリグリセリド，リン脂質，コレステロールエステルなどにアポタンパク質が集合して複合体を形成する．この脂質タンパク質複合体をカイロミクロン（キロミクロン）とよぶ．カイロミクロンは開口放出によってリンパ管へ移行し，胸管を経て左鎖骨下静脈に入り，血液に合流して各組織に運ばれる．

C　消化液と消化酵素

唾　液

　唾液には糖質分解酵素である α アミラーゼと，脂質分解酵素である舌リパーゼが含まれている．唾液は自律神経の二重支配による調節を受ける．また，味覚や咀嚼刺激による反射で分泌が促進される．

　α アミラーゼ：三大唾液腺の1つである耳下腺からおもに分泌される．α アミラーゼは多糖類であるデンプンを，二糖類のマルトース，三糖類であるマルトトリオース，α 限界デキストリンまで分解する．

　舌リパーゼ：小唾液腺の1つであるエブネル腺から分泌されるが，活性は弱いため脂質分解における役割は限定的である．

胃　液

(1) 胃液の組成

　胃腺からは1日1～3Lの胃液が分泌される．胃底部・胃体部の胃腺には，塩酸（胃酸）を分泌する壁細胞，ペプシンを分泌する主細胞，ムチンを分泌する副細胞，ヒスタミンを分泌するクロマフィン様（ECL）細胞が存在し，前庭部には粘液を分泌する副細胞およびガストリンを分泌する内分泌細胞が存在する（図 8-6）．

a 塩　酸

　壁細胞から分泌される．塩酸が分泌されるため，胃液はpH 1～2の強酸性であり，食塊の殺菌作用をもつ．ペプシンの前駆体であるペプシノーゲンを活性化し，タンパク質を変性させ，高次構造をくずすことで消化を助ける．

　壁細胞には神経伝達物質であるアセチルコリン，消化管ホルモンであるガストリン，ECL 細胞やマスト細胞から分泌されるヒスタミンに対する受容体が存在し，直接酸分泌を促進する（図 8-7）．アセチルコリンやガストリンはECL細胞やマスト細胞からのヒスタミン分泌を促すことで間接的な分泌促進も行う．胃腺腔側には H^+-K^+-ATPase（プロトンポンプ）が存在し，刺激により

■図 8-6■胃腺の構造
胃の前半部（胃底部および胃体部）には壁細胞，主細胞が多く，後半の前庭部には粘液分泌細胞およびガストリン分泌細胞が存在する．

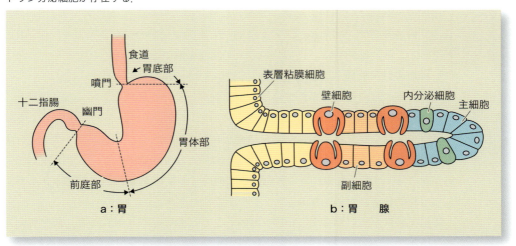

■図 8-7■胃酸分泌機構
ACh：アセチルコリン

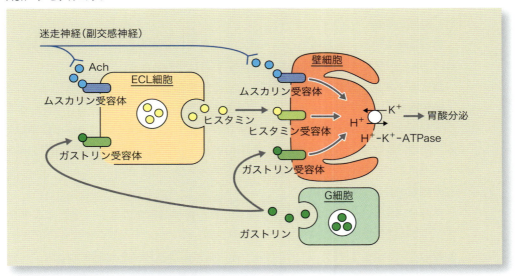

胃内腔に H^+ を分泌する．一方，プロスタグランジンは酸分泌を抑制する．

b　ペプシン

主細胞からペプシノーゲンとして分泌され，塩酸により活性化してペプシンとなる．活性化したペプシンは他のペプシノーゲンに対して働きかけ，活性化する．変性されたタンパク質を分解してポリペプチドにする．

アセチルコリン，ガストリンに応答してペプシノーゲンが分泌される．

c　粘　液

副細胞および表層粘膜細胞から粘膜の主成分であるムチンが分泌される．ムチンとともに

HCO₃⁻が分泌され，胃の表層にHCO₃⁻液相を形成する．塩酸やペプシンによる自己消化を防ぎ，胃壁を保護する役割がある．

迷走神経刺激と胃粘膜に対する食塊の物理化学的な刺激がムチンおよびHCO₃⁻分泌を促進する．プロスタグランジンは粘液分泌において重要な役割をはたしており，NSAIDsによるプロスタグランジン合成抑制は，胃粘膜のバリア機能を低下させる．

(2) 胃液の分泌機構

胃液分泌は自律神経，腸管神経叢，消化管ホルモンの調節を受けており，脳相，胃相，腸相の3相に区別される．

脳相：味覚や嗅覚刺激により迷走神経を介して胃酸およびペプシノーゲンの分泌を促す．

胃相：胃内に食塊が入ると，胃壁伸展が刺激となり腸管神経系（ENS）反射および迷走神経反射が起こる．また，食塊による胃内の化学的成分の変化がG細胞からのガストリン分泌を引き起こし，胃液分泌が促進される．

腸相：糜粥が幽門から十二指腸に移行し，十二指腸粘膜に触れると，消化管ホルモンの胃抑制ポリペプチド（GIP）やコレシストキニン cholecystokinin（CCK）が分泌される．GIPやCCKは胃に作用し，胃液分泌が抑制される．

 ## 膵　　液

(1) 膵液の組成

膵液は膵臓の外分泌細胞でつくられ，十二指腸に分泌される．消化酵素と重炭酸イオンを含むpH 7～8の弱アルカリの消化液で1日に1～1.5 L分泌される．

重炭酸イオン：胃酸によって酸性になった糜粥を中和する．

消化酵素：三大栄養素すべてに対する消化酵素を豊富に含んでいる．タンパク質分解酵素であるトリプシン，キモトリプシン，カルボキシペプチダーゼ，エラスターゼは前駆体として分泌され，限定分解により活性化される．糖質分解酵素として膵アミラーゼ，脂質分解酵素として膵リパーゼ，ホスホリパーゼ，コレステロールエステラーゼを含む．

(2) 膵液の分泌調節

膵外分泌細胞は腺房部と導管部で構成され，腺房は消化酵素を，導管は水やHCO₃⁻を分泌する．おもに消化管ホルモンであるセクレチンや，コレシストキニンにより分泌制御されている（図8-8）が，神経性の調節も受けており，迷走神経が膵液分泌を促進する．

セクレチン：十二指腸粘膜に胃から移送された糜粥が触れると，糜粥中の酸と脂肪酸により十二指腸粘膜に存在するS細胞からセクレチンの分泌が促進される．セクレチンは膵外分泌導管に作用し，水やHCO₃⁻を分泌させる．また，肝臓に働き，HCO₃⁻を豊富に含む胆汁の合成を促す．

コレシストキニン：糜粥に含まれるアミノ酸，ペプチド，脂肪酸に応答して十二指腸のI細胞から分泌される．腺房に働き消化酵素の分泌を促進するほか，胆嚢に働き胆汁の分泌を促す．

■図8-8■小腸への消化液の分泌調節機構

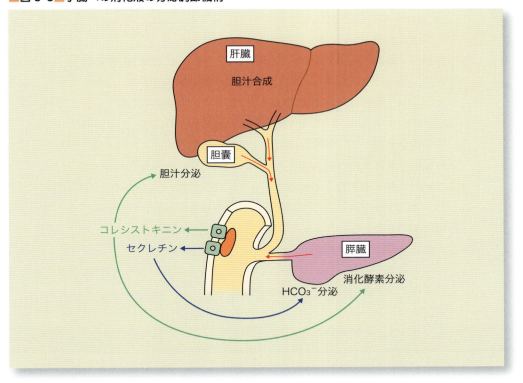

 4 胆　汁

(1) 胆汁の組成

胆汁には，胆汁酸，胆汁色素，コレステロールや脂肪酸が含まれる．

胆汁酸：脂質の乳化やミセル化に働き，リパーゼの作用を助ける．

胆汁色素：ヘモグロビン代謝物のビリルビンに由来する．

胆汁は肝臓で合成され，肝臓内の毛細胆管に分泌される．細い胆管からより太い胆管に合流し，左右の肝管が合流した総肝管を経て肝臓を出る．総肝管は胆嚢管と合流して総胆管になり，腸管への開口部近くで主膵管と合流して胆膵管膨大部を形成する．開口部にはオッディ Oddi 括約筋が存在し，胆汁分泌を制御する．

1日に 500 mL 生成される胆汁のうち，半分は直接肝臓から腸管へ分泌され，残りの半分は胆嚢にためられる．胆嚢で濃縮を受けたのち，刺激依存的に分泌される．

(2) 胆汁の分泌調節

タンパク質や脂質の分解物が十二指腸粘膜に触れるとコレシストキニンが分泌される．コレシストキニンは胆嚢を収縮させ，オッディ括約筋を弛緩させて胆汁の排出を促す．一方，酸刺激はセクレチンを分泌させ，セクレチンは肝臓における HCO_3^- を豊富に含む胆汁の分泌を促す．

⑤ 腸液

(1) 腸液の組成

腸液は，粘液と電解質を含んだ pH 8.3 のアルカリ性の消化液であり，1日分泌量は 1.5〜3.0 L である．腸内の消化産物を希釈して，その吸収を促す．腸液は血漿と等張で，電解質濃度もほとんど等しい．腸液は腸内の消化産物を希釈して，その吸収を促す．十二指腸のブルンナー腺と小腸全体に分布するリーベルキューン腺から分泌される．

ブルンナー腺：十二指腸上部粘膜下組織に密集する．アルカリ性の粘液を分泌し，酸性の胃液から粘膜を保護する．おもにセクレチンにより分泌が促進される．

リーベルキューン腺：小腸絨毛基底部には深さ 0.2〜0.4 mm のくぼみがあり，リーベルキューン腺，または腸陰窩という．陰窩上部には杯細胞があり腸液を分泌する．陰窩下部では常に上皮細胞が新生され，陰窩および絨毛を上行しながら成熟する．

(2) 腸液の分泌調節

腸管の拡張や蠕動運動が刺激となり，粘膜下神経叢を介して ENS 反射により分泌が促進される．また，迷走神経刺激でも分泌促進される．

D 消化管運動

摂取された食物は，口腔，咽頭，食道，胃，小腸，大腸の各部位を通過していく間に消化吸収が起こる．食物の消化・吸収が効率よく行われるためには，食物は規則正しく，口から肛門側へ移行しなければならない．また消化液との十分な混和がなされ，消化が促進される必要がある．さらに消化産物と消化管粘膜面との接触を助けて，吸収も促進されなければならない．そのためには消化管の運動が重要な役割を担っている．

① 消化管の基本構造

消化管は基本的に共通した構造をもつ（図 8-9）．内腔側から粘膜，筋層，漿膜となる．

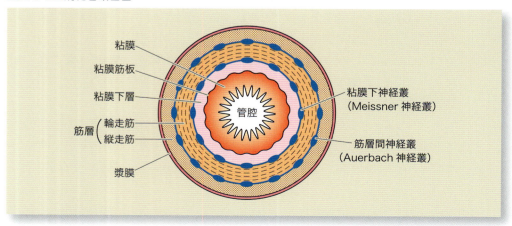

■図 8-9■消化管断面図

粘膜：上皮と結合組織からなり，粘膜筋板を介して粘膜下組織となる．
　筋層：輪走筋（内側）と縦走筋（外側）という走行の異なる2層の平滑筋で構成される．例外として，口腔から食道上部1/3までと外肛門括約筋の筋層は横紋筋で構成されている．
　漿膜：食道や直腸の遠位部を除いて，最外側を覆い，腸間膜に続いている．

 消化管の神経支配

　消化管の運動や消化液の分泌は，内在性神経系と外来性の自律神経系により制御されている．また，それぞれ独立した制御を行うことができる．

　内在性神経系：

　消化管壁には膨大な数の求心性神経，介在神経，遠心性神経が存在し，神経線維のネットワークを形成している．この神経叢が内在性神経系としての役割を担っている．

　食道から肛門までの消化管壁には内在性神経系として，輪走筋層と縦走筋層の間になる筋層間神経叢（アウエルバッハ Auerbach 神経叢）と，粘膜筋板と輪走筋層の間になる粘膜下神経叢（マイスネル Meissner 神経叢）の2つが存在し，合わせて壁内神経叢とよぶ．筋層間神経叢に由来する遠心性線維は縦走筋層および輪走筋層の平滑筋細胞を支配し，平滑筋の緊張や収縮リズムの制御にかかわる．一方，粘膜下神経叢はおもに粘膜上皮の分泌を制御する．

 消化管平滑筋

(1) 特　徴

　消化管平滑筋の特徴は，筋線維の直径が3〜4 μmと横紋筋に比べて細いことである．また，収縮は緩慢で，自動性も有している．消化管平滑筋の大部分はギャップ結合を介して機能的合胞体を形成し，一部の筋線維の興奮が隣接する筋線維に伝搬する．

(2) 収縮機序

　消化管平滑筋の収縮機序も骨格筋とは異なる．平滑筋でも細胞内 Ca^{2+} 濃度の上昇が収縮を引き起こすが，平滑筋にトロポニンはなく，Ca^{2+} はカルモジュリンと結合し，Ca^{2+}-カルモジュリン複合体はミオシン軽鎖キナーゼを活性化する．ミオシン軽鎖がリン酸化されるとアクチンとミオシンの相互作用が開始され，平滑筋の収縮が起こる．

(3) 運動パターン

　消化管平滑筋の運動パターンには，蠕動運動，分節運動，振子運動がある（図8-10）．

■図 8-10■平滑筋の運動様式

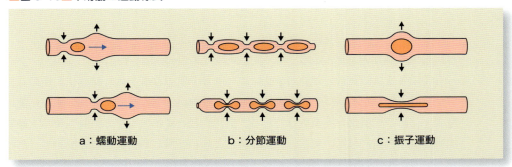

a：蠕動運動　　b：分節運動　　c：振子運動

a 蠕動運動

一部の輪走筋が強く収縮し，その収縮輪が口側から肛門側に向かって移動することにより，腸内容物を肛門側に移動させる運動で，この蠕動は必ず口から肛門側に向かって起こる．蠕動には反射が関与する．すなわち消化管壁の伸展により，刺激部の口側の輪走筋と縦走筋に収縮（上行収縮）が起こる．また肛門側では弛緩（下行抑制）が起こる．この反射を粘膜内反射といい，連続して起こると蠕動運動になると考えられている．この機序には内在神経叢がかかわっている．

b 分節運動

ある間隔をおいて，輪走筋が同時に収縮して分節をつくり，収縮部と弛緩部が時間をおいて交互に入れ替わる．分節運動は腸内容物を消化液と混和し，粘膜との接触効率を高める．

c 振子運動

律動的な縦走筋の収縮・弛緩によって，腸の長軸方向の変化を発生させ，腸管の内容物を混和し移送する．

E 口腔から大腸までの消化・吸収過程

① 口腔内消化

口腔内に入った食物は咀嚼され，粉砕される．唾液と混ざることで唾液アミラーゼによるデンプンの分解が開始される．唾液ムチンが粉砕された食物をまとめ，流動性のある食塊が形成される．食塊は嚥下され，食道を通って胃に送られる．

② 胃

胃は大きな筋肉の袋であり，入口を噴門，出口を幽門という．噴門にある下部食道括約筋の持続的収縮は胃内容物の逆流を防ぐ．胃に食塊が入ると反射的に胃は弛緩する．胃の内容物が増えても胃が弛緩することによって胃内圧はほとんど変わらない．これを受け入れ弛緩という．蠕動運動を繰り返すことによって食塊と胃液がよく混ざり，タンパク質の分解が進んで粥状の糜粥になる．

胃内容物が十二指腸に排出されるのは幽門部と十二指腸の内圧の差による．消化が進行すると胃壁全体の緊張が高まり，胃内圧が上昇する．その結果，糜粥となった内容物は，蠕動により十二指腸に押し出される．

③ 小 腸

小腸は，十二指腸，空腸，回腸からなる．消化を完了し，栄養素を吸収する．

（1）三大栄養素の消化と吸収

三大栄養素は消化管の管腔内消化により低分子まで分解され，膜消化と連動して吸収される．胃から排出された糜粥は十二指腸に入り，膵液や胆汁と混ざり，さらに小腸粘膜に存在する消化酵素が作用して消化が完全に行われる．消化の最終産物は小腸で吸収される．蠕動運動により腸内容物を肛門側に移動させる．分節運動により小腸内容物が消化液と混和し，粘膜との接触効率を高め，消化・吸収を助けている．

(2) ビタミンとミネラルの吸収

ビタミンやミネラルも小腸で吸収される。ビタミンの多くは空腸で吸収されるが，ビタミン B_{12} だけは回腸で吸収される。ビタミン B_{12} が吸収されるには，胃の壁細胞から分泌される内因子とよばれる糖タンパク質との結合が必要である。内因子との複合体は回腸粘膜上皮の受容体と結合し，細胞内に取り込まれる。

(3) 大腸への移送

回腸の末端部には回盲部括約筋で構成される回盲弁が存在する。この弁が閉鎖することにより回腸と大腸を分離し，盲腸の内容物が回腸に逆流するのを防いでいる。回腸の拡張により括約筋が弛緩し，回腸の内容物は盲腸に移行しやすくなる。

④ 大　腸

大腸は，盲腸，結腸（上行結腸，横行結腸，下行結腸，S状結腸），直腸からなる。

大腸は水とミネラルの吸収を行う。水分を吸収した結果，腸管内容物は固形化し，便が形成される。便の75％は水分であり，残り25％は未消化の食物繊維，腸内細菌，ミネラルである。

近位結腸で逆蠕動が起こることで，内容物の移送が遅延し停滞する。そこで水の吸収が行われる。適度に水の吸収が行われ，内容物が停留してくると，それが刺激となって蠕動運動が起こり，内容物である糞便が遠位結腸へと送られる。この蠕動は食物摂取で起こり，胃結腸反射とよばれる。結腸に貯留していた糞便は強い蠕動で直腸に移行する。大腸の内容物が急速に直腸に送られるので大蠕動ともいう。直腸に糞便が達すると，直腸壁の伸展が刺激となって便意が起こる。

大腸の運動は神経性調節のみで制御されている。

⑤ 排便機構

排便に関与する反射の受容器は直腸壁の粘膜内に存在する。そのため，腸内容物が結腸にあるときには便意は起こらない。腸内容物が直腸内に移行し，直腸壁が伸展される結果，内圧が上昇する。内圧上昇による求心性インパルスが骨盤神経を経由して脊髄を上行し，便意を感じることになる。

排便中枢は仙髄にあり，脊髄排便中枢という。その上位には橋排便反射中枢が存在し，脊髄の排便中枢活動を調節する。大脳皮質や視床下部前部には橋排便反射中枢を抑制する機構があり，便意を我慢することができる。

肛門は内肛門括約筋と外肛門括約筋で構成される。内肛門括約筋は平滑筋であり，輪走筋の肥厚したものである。交感神経の下腹神経刺激により収縮し，副交感神経の骨盤神経刺激により弛緩する。一方，外肛門括約筋は横紋筋であり，陰部神経で随意的に収縮と弛緩を調節する。直腸が便で満たされると，便意の誘発と同時に排便反射が起こり，内肛門括約筋が弛緩する。排便できる状態であれば外肛門括約筋の弛緩によって糞便が排泄される。腹筋群の収縮は腹圧を高めることで排便を促進する。したがって，排便は脊髄反射ではあるが，外肛門括約筋の収縮を保つことで抑制したり，外肛門括約筋の弛緩と腹筋の収縮を起こすことで意識的に促進したりすることができる。

F　肝臓の働き

1　肝臓の構造

　肝臓は，中央に肝静脈（中心静脈）を配置した断面が六角形の小葉からなる（図8-11）．

　小葉間には動脈，門脈，胆管の枝で構成された三つ組（トライアド）が配置されている．門脈・動脈と中心静脈は類洞でつながり，門脈と動脈は類洞の途中で合流する．門脈は腸管で吸収された栄養素を肝臓に運び込む静脈である．肝臓へ供給される血液の75％は門脈から，残りの25％が肝動脈から供給される．肝細胞が合成した胆汁は小葉の毛細胆管から小葉間胆管に集められ，左右肝管，総肝管へと運ばれる．

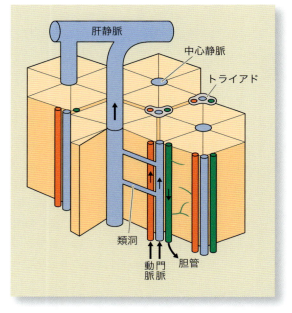
■図8-11■肝小葉の構造

2　代謝における肝臓の役割

　肝臓は門脈および動脈から供給されたさまざまな物質を処理する．

(1) 糖　質

　門脈血からグルコースを取り入れ，グリコーゲンを合成し，貯蔵する．グリコーゲンとして貯蔵できる量には限りがあるため，過剰な糖は脂質に変換される．グルコースが不足する際には，貯蔵したグリコーゲンを分解して供給するほか，アミノ酸や乳酸からグルコースを合成する（糖新生）．フルクトースやガラクトースもグルコースに変換される．

(2) タンパク質

　肝臓は血漿タンパク質の主たる供給源である．アルブミンや血液凝固因子，リポタンパク質を合成し，血液に分泌する．門脈から供給されたアミノ酸は貯蔵できないため，タンパク質合成に使うか，脱アミノ化してTCA回路に入り酸化分解される．

(3) 脂　質

　小腸上皮細胞でつくられたカイロミクロンは，胸管を経て血液に供給される（図8-12）．脂肪細胞や骨格筋細胞が，カイロミクロンのトリグリセリドを一部消化するが，その結果生じた残余カイロミクロンは，コレステロールを豊富に含んだ状態で肝臓に取り込まれる．肝臓自身が合成

■図 8-12■ リポタンパク質の代謝
小腸由来のカイロミクロン，肝臓由来の VLDL に含まれるトリグリセリドは，脂肪組織や骨格筋に供給される．

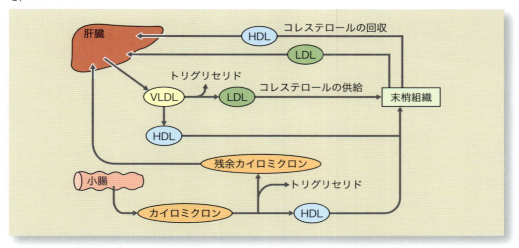

したコレステロールも含めて超低密度リポタンパク質（VLDL）の形で血中に放出する．VLDLは，トリグリセリドを脂肪組織や骨格筋に輸送することで低密度リポタンパク質（LDL）に変換される．LDLはコレステロールを肝臓および肝臓以外の組織に供給する役割がある．

　高密度リポタンパク質（HDL）のアポタンパク質は，肝臓およびカイロミクロンの一部として小腸で合成される．コレステロールやリン脂質が代謝されることによって，HDLに変換される．HDLは末梢組織からコレステロールを除去する役割をもつ．過度のコレステロールを肝臓に戻すため，善玉コレステロールとよばれる．

(4) ビリルビン

　古くなった赤血球は脾臓のマクロファージに取り込まれ，ヘモグロビンが分解される．ヘムから鉄が取り除かれたビリルビンは血中に放出され，アルブミンが結合し，輸送する．これを間接ビリルビンとよび，肝臓でアルブミンと解離して肝細胞に取り込まれる．肝細胞は小胞体中でビリルビンをグルクロン酸と抱合させ，水溶性の直接ビリルビンに変換する．グルクロン酸抱合型ビリルビンは胆汁酸とともに胆汁として分泌される．

G 消化管ホルモン

消化管の機能は，消化管ホルモンによる調節が大きな役割をはたしている．消化管粘膜中には内分泌細胞が含まれており，腸管内容物の移送に応答してさまざまな消化管ホルモンが血管に分泌される（**図8-13**）．

消化管ホルモンは，消化管の運動や消化液の分泌をコントロールする（**表8-1**）．

■図8-13■消化管ホルモンの分泌

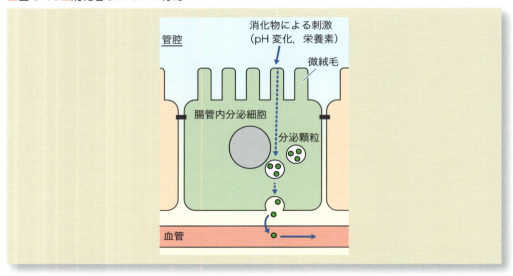

■表8-1■おもな消化管ホルモン

消化管ホルモン	分泌部位	分泌細胞	標的器官	作　用
ガストリン	胃前庭部	G細胞	胃	胃液分泌促進
セクレチン	十二指腸	S細胞	膵臓	導管からのHCO_3^-分泌
			胃	胃酸分泌抑制
			肝臓	胆汁分泌の促進
コレシストキニン	十二指腸	I細胞	膵臓	腺房からの消化酵素分泌
			胆嚢	胆嚢収縮（分泌促進）
GIP	小腸上部	K細胞	膵臓	インスリン分泌促進（インクレチン作用）
GLP-1	小腸下部	L細胞	膵臓	インスリン分泌促進（インクレチン作用）
ソマトスタチン	胃，小腸	D細胞	胃，膵臓	消化管ホルモン分泌抑制
モチリン	十二指腸	ECL細胞	胃	空腹時の収縮

（1）ガストリン

胃に食塊が入ることによる胃内の pH 上昇が引き金となって，胃前庭部の胃腺に存在する G 細胞から分泌される．胃液分泌および胃の蠕動運動の促進に働く．

（2）セクレチン

糜粥が十二指腸へ送られると胃酸の刺激により分泌される．セクレチンは膵外分泌腺の導管に働き，HCO_3^- を含む電解質溶液を分泌させる．また，胃に作用して胃酸分泌を抑制し，酸の中和に働く．

（3）コレシストキニン

糜粥中のアミノ酸や脂質は，小腸上部に存在する I 細胞からのコレシストキニン分泌を促す．コレシストキニンは膵外分泌腺の腺房に働き，消化酵素を分泌させる．また，胆嚢を収縮させ，胆汁の分泌を促す．

（4）インクレチン

胃抑制ポリペプチド gastric inhibitory polypeptide（GIP）は，胃酸分泌を抑制する消化管ホルモンとして同定されたが，現在では膵臓 β 細胞からインスリン分泌を促進するインクレチン作用が注目されている．同様に，小腸下部から分泌されるグルカゴン様ペプチド-1 glucagon-like peptide-1（GLP-1）にもインクレチン作用があり，GLP-1 受容体作動薬が糖尿病薬として開発されている．

（5）モチリン

モチリンは腸管が空になったときに分泌され，空腹時の腸管の収縮にかかわる．

8…消化と吸収　**173**

9 排泄

■ Objective ■

腎臓は尿を生成して，体内で生じた代謝産物や老廃物を排泄する．尿中に排泄する水，電解質，酸の量を調節することにより，体液量，体液の組成・浸透圧・pHを適切に維持する．

腎臓はさらに内分泌機能も有し，体液量を調節するレニンの分泌やカルシウム代謝にかかわるビタミンD_3の活性化を行う（10章参照）．

本章では，腎臓の機能について理解する．

A　腎臓の構造

腎臓と排尿路（尿管・膀胱・尿道）を合わせて泌尿器という．

腎臓は，脊柱の左右に一対ある重さ150gほどのソラマメ形をした器官である（図9-1）．脊柱側にくぼんだ部位を腎門といい，血管や尿管が出ている．腎臓の実質は外側の皮質と内側の髄質に区別される．

腎臓の実質は，ネフロン（腎単位）とそれを取り巻く血管からできている．ネフロンは腎の最小単位で，1個の腎臓に約100万個存在する．ネフロンは，血漿を濾過する腎小体と濾過された液を運ぶ尿細管とからなる（図9-2）．ネフロンで生成された尿は尿細管から腎杯へ出て，腎盂（腎盤）を経て尿管へ注ぐ．

■図9-1■腎臓の構造

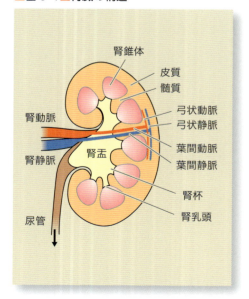

■図9-2■ネフロンの構造

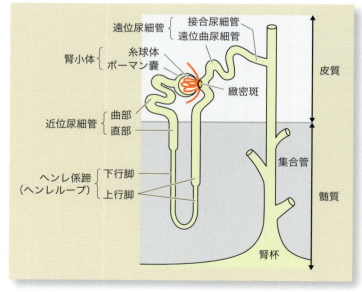

1 腎小体

　腎小体は直径約 0.2 mm の球体で，皮質にみられる（図 9-3）．

　ネフロン起始部の膨大したボーマン嚢の中に，糸球体とよばれる束状になった毛細血管が貫入している．糸球体は血液を輸入細動脈から受け取り，輸出細動脈へと送り出す．糸球体を構成する毛細血管は，基底膜と足細胞とよばれる上皮細胞に取り囲まれている．糸球体を通る血液は濾過され，足細胞の間隙からボーマン腔へ出る．糸球体毛細血管の透過性は高く，血漿成分の多くがボーマン腔へ濾過される．内皮細胞と基底膜の間にはメサンギウム細胞が存在し，糸球体構造の支持と濾過調節にかかわる．輸入細動脈の壁には，圧低下を感知してレニンを分泌する糸球体傍細胞が存在し，尿細管の緻密斑とともに傍糸球体装置を構成している．

■図 9-3■腎小体の構造

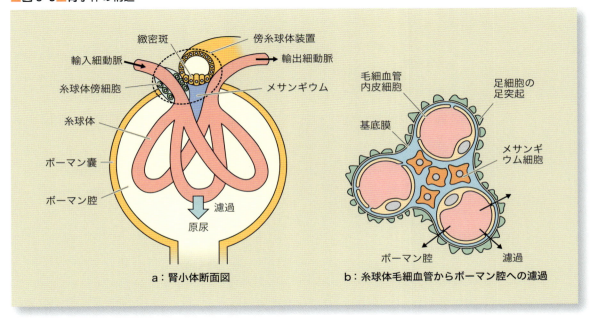

a：腎小体断面図　　b：糸球体毛細血管からボーマン腔への濾過

2 尿細管

　尿細管は，直径数十 μm，長さ数十 mm の枝分かれのない細長い管で，近位尿細管，ヘンレ係蹄（ヘンレループ），遠位尿細管から構成される（図 9-2）．近位尿細管は曲部と直部からなる．U 字形をしたヘンレ係蹄は下行脚と上行脚に区別される．遠位尿細管は遠位曲尿細管と接合尿細管に分かれ，接合尿細管は集合管へと接続している．遠位尿細管の途中で糸球体と接する部位には緻密斑が存在する．緻密斑は，尿細管中の Na^+ および Cl^- 濃度を感知してレニン分泌にかかわる．複数のネフロンが遠位尿細管から集合管に合流する．集合管は皮質から髄質に走行しながら複数の管が合流し，腎乳頭で腎盂に開口する．

3 腎循環

腎門から入った腎動脈は分岐して葉間動脈となり，さらに皮質と髄質の境を横に走る弓状動脈になる（図 9-4）．この動脈から皮質に向かって小葉間動脈が伸び，多数の輸入細動脈に分かれて糸球体につながる．糸球体は動脈同士を結んでいるので，真の毛細血管ではない．輸出細動脈として腎小体を出た血管は，尿細管周囲毛細血管として網状に尿細管を取り巻き，一部は直血管となって髄質深く入り込み，Uターンして皮質へ戻る．毛細血管は小葉間静脈，弓状静脈，葉間静脈を経て，腎静脈として腎臓を出る．

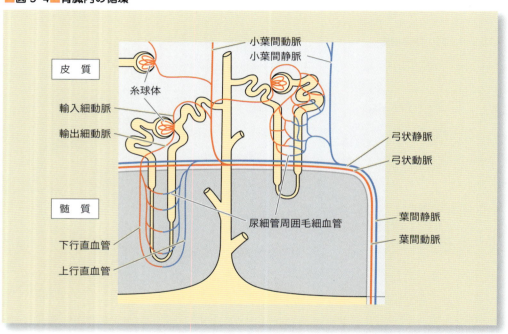

■図 9-4■腎臓内の循環

B 尿の生成

1 尿の性状

成人の1日の尿量は平均 1～1.5 L であるが，これは飲水量や発汗により変化する．1日 400 mL 以下を乏尿，2,000 mL 以上を多尿という．体内老廃物の排泄や体液の恒常性維持のためには1日 500 mL 以上の排尿が必要である．

尿の比重は通常 1.015～1.025 程度であるが，飲水量によっては 1.002～1.060 まで変化する．pH は通常 6 前後であるが，4.8～7.5 の間を変動する．尿の量や比重，pH が大きく変化するのは，体液の恒常性維持という腎機能の反映である．

尿の色調（淡黄色～黄褐色）は，ヘムの分解物であるウロビリノーゲンによる．

2 糸球体濾過

尿の生成過程は，糸球体濾過と尿細管での再吸収・分泌という2段階からなる（図9-5）．はじめに糸球体でタンパク質以外の血漿成分をボーマン腔に濾過し，グルコースやアミノ酸など生体に必要なものをあらためて尿細管で血管に回収（再吸収）して，残りを尿として排泄する．不要なものは尿細管液中にさらに排泄される（分泌）．このような2段階の過程を経ることによって，抗生物質などの異物や内因性代謝物を効率よく排泄することができる．また，再吸収を調節することで，必要なものを必要なだけ体内に残すことが可能になる．

■図9-5■糸球体における濾過と尿細管における再吸収・分泌

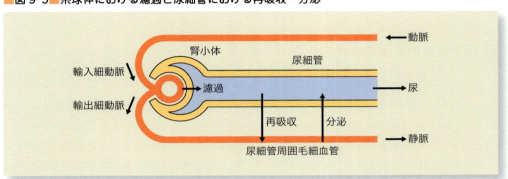

（1）有効濾過圧

糸球体から血漿成分を押し出す力は糸球体血圧であり，逆に糸球体に引き戻す力はボーマン囊内圧と血漿膠質浸透圧である（図9-6）．

ボーマン囊内液の膠質浸透圧も糸球体から水を引き出す力になるが，ほぼ0であるので無視できる．

糸球体血圧を約60 mmHg とすると，ボーマン囊内圧は約15 mmHg，血漿膠質浸透圧は約25 mmHg であるから，

　　　糸球体濾過圧
　　　　＝60－15－25＝20 mmHg

となる．これを有効濾過圧という．

有効濾過圧に依存して血漿が濾過される．

■図9-6■有効濾過圧

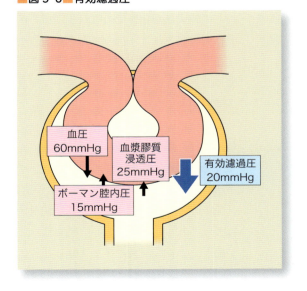

(2) 原　尿

　糸球体からボーマン腔へ出た濾液は原尿とよばれる．原尿は尿細管での再吸収と分泌により排泄尿に変化する．血漿成分は，糸球体血管内皮細胞にみられる孔（窓）と基底膜の孔，足細胞の足突起が組み合わさってつくられるスリットを通過する．濾過されるかどうかはおもに分子直径による．

　タンパク質はほとんど濾過されず，タンパク質と結合して運搬される小さな分子も濾過をまぬがれる．脂質の多くはリポタンパク質としてタンパク質に結合しているため，濾過されない．分子サイズ以外にも分子のもつ電荷が影響し，陰性の荷電分子は透過率が低い．分子量 69,000 のアルブミンはほとんど濾過されないが，分子量 68,000 程度のヘモグロビンは多少濾過されるので，体内で多量の溶血があるとヘモグロビンが尿細管をつまらせ，腎機能障害を起こすことがある．

③ 尿細管における再吸収と分泌

　糸球体からボーマン腔へ濾過された血漿成分のうち，体に必要な成分は尿細管を通る間に間質液中へ再吸収され，尿細管周囲毛細血管へと回収される．再吸収の起動力は，基底膜に存在する Na^+-K^+-ATPase がつくり出すイオンの濃度勾配と，その結果生じる電位勾配である．グルコースやアミノ酸は近位尿細管ですべて再吸収される．電解質のように体液の状態によって排泄率が変化する分子は，近位尿細管で 60～80% 再吸収され，その後，ヘンレ係蹄から集合管までの間に必要な量だけ再吸収される．遠位尿細管および集合管での再吸収は各種ホルモンによって調節される．血液，間質液から尿細管液中へ分泌され，積極的に排泄される物質もある．

(1) グルコースとアミノ酸

　グルコースとアミノ酸は糸球体で容易に濾過され，近位尿細管でほぼ 100% 再吸収される．これらの物質は消化管での吸収と同様，ナトリウム依存性グルコース共輸送体（SGLT）により能動的に再吸収される．担体による輸送のため輸送量に限度（最大輸送量）があり，血漿グルコース濃度（血糖値）が約 180 mg/dL を超えると，担体が不足して尿中にグルコースが現れる．アミノ酸は最大輸送量が大きいので尿中に排泄されることはまれであるが，輸送系に障害があるとアミノ酸尿がみられるようになる．

　原尿中にわずかに濾過されたタンパク質は，近位尿細管細胞の飲作用によって再吸収される．

(2) 電　解　質

a　Na^+ と Cl^- の再吸収

　NaCl は濾過された量の 99% 以上が再吸収される．

　Na^+ は 70～75% が近位尿細管で能動的に再吸収され，残りの大部分もヘンレ係蹄から集合管で再吸収される（図 9-7）．近位尿細管では Na^+-K^+-ATPase と共役したナトリウム依存性共輸送体が働き，グルコースやアミノ酸とともに二次性能動輸送により再吸収される．

　Cl^- は Na^+ の動きによって形成される電気的勾配に従って移動して，受動的に再吸収される．ヘンレ係蹄下行脚の Na^+ 透過性は低いが，上行脚では Na^+-K^+-$2Cl^-$ 共輸送体によって能動的に Na^+ の再吸収が行われる．

　遠位尿細管（接合尿細管）と集合管における Na^+ の再吸収はアルドステロンによって促進されるため，Na^+ の排泄量は細胞外液量に比例している．

■図9-7■尿細管におけるNa$^+$の再吸収

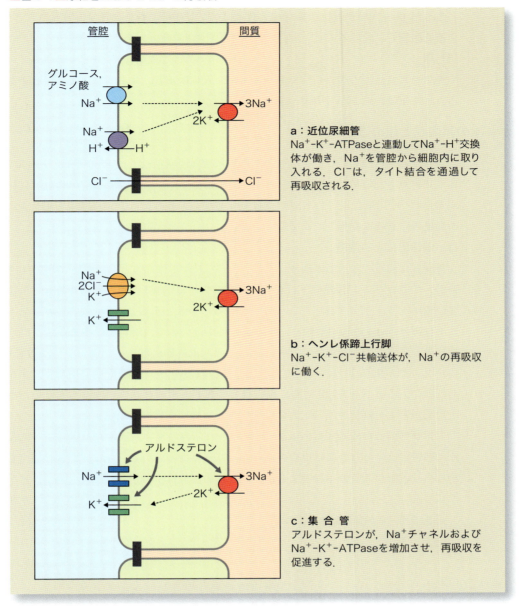

b　K$^+$の再吸収と分泌

　K$^+$は70〜80％が近位尿細管で再吸収され，ヘンレ係蹄の下行脚で分泌，上行脚で再吸収される．遠位尿細管と集合管では大量に分泌される．

　血漿のK$^+$濃度は3.5〜4.5 mEq/Lと低く保たれており，わずかの増減も生体に大きな影響を及ぼす．そのため遠位尿細管，集合管での分泌量はK$^+$摂取量に応じて変化し，尿中への排泄量が調節されている．これらの部位におけるK$^+$分泌は，Na$^+$再吸収と交換するかたちでアルドステロンにより促進される．集合管にはH$^+$-K$^+$交換輸送体が存在しH$^+$とK$^+$の分泌は互いに競合するため，K$^+$尿中排泄量はアシドーシスになると減少し，アルカローシスになると増加する．

c Ca²⁺の再吸収

Ca^{2+}は60〜70％が近位尿細管で，残りはヘンレ係蹄から集合管で再吸収される．

遠位尿細管におけるCa^{2+}の再吸収は副甲状腺ホルモン（パラトルモン）により促進される．

(3) 尿　素

タンパク質代謝の最終産物である尿素は，近位尿細管，集合管で一部再吸収され，糸球体で濾過された尿素の約50％が尿中へ排泄される．

水の再吸収と尿の濃縮

水のほとんどは尿細管で再吸収される．糸球体濾過量は1日160〜180Lであるので，最終的に体外に排泄される量は1％以下である．60〜70％は近位尿細管でNa$^+$の再吸収に伴って再吸収されるため，その間は尿中のNa$^+$濃度は変化しない．残りはヘンレ係蹄から集合管にかけて腎髄質の高浸透圧環境を利用して再吸収される．

(1) 浸透圧による濃縮

腎髄質は間質の浸透圧が血漿に比べて高く，しかも深部ほど高浸透圧（高張）になっている（図9-8）．これはヘンレ係蹄の下行脚と上行脚におけるNaClと水の透過性の違いによって形成されている．

下行脚はNaCl透過性が低く，水の透過性が高いので，下行脚管内液の水は高浸透圧の間質側に移動し，管内液の浸透圧は次第に上昇する．上行脚のはじめの細い部分はNaClの能動輸送は行わないが，NaCl透過性は高く水分透過性が低いので，NaClが間質側に移動する．さらに太い上行脚に入るとNaClを能動的に再吸収し，しかも水の透過性がきわめて低いため，髄質の浸透圧勾配が形成・維持される．このようなループ機構を対向流増幅系という．

上行脚管内液の浸透圧はNaClが再吸収されるのに従い，次第に低浸透圧（低張）になり，遠位尿細管に達するときには皮質の間質液より低くなっている．遠位尿細管と集合管では水は管内から高浸透圧の間質側へ移動するが，これらの部位は水分透過性が低いので，バソプレッシンの

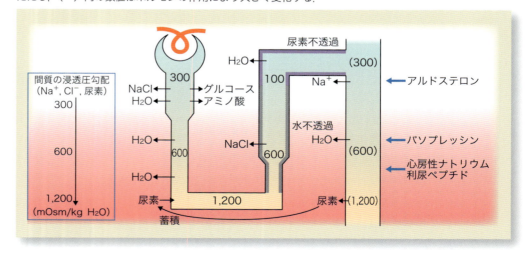

■図9-8■尿細管における尿の濃縮
図中の数値は，各部位における尿の浸透圧（mOsm/kg H$_2$O）を示す．
ただし，（　）内の数値はホルモンの作用により大きく変化する．

作用がなければ、そのまま低張尿が排泄される。通常の尿は500〜800 mOsm/kg H$_2$O程度である。

腎髄質の高浸透圧維持にはNaClのほかに尿素も関与する。ヘンレ係蹄上行脚から遠位尿細管、集合管髄質外層（皮質に近い層）にかけては尿素の透過性が低く、水分が再吸収されるにつれて管内の尿素濃度は上昇する。集合管髄質内層（皮質から遠い層）になると尿素の透過性が高くなり、尿素はその濃度勾配に従って、管内から間質側に拡散し、髄質の浸透圧上昇に寄与するようになる。ヘンレ係蹄下行脚では尿素は管内に受動的に移動し、結局、尿素は髄質の間質と尿細管・集合管との間を循環している。

さらに、腎髄質には輸出細動脈から髄質深くに入り込みUターンして皮質へ戻る直血管がある（図9-4参照）。この血管にはヘンレ係蹄から間質へ出された水と電解質が出入りするため、間質と同様に血管内でも浸透圧勾配が維持されながら対向流交換が行われる。そのため、間質の高浸透圧を維持した状態で、再吸収された水を全身に戻すことができる。

(2) バソプレッシンの作用

集合管の水分透過性はバソプレッシン（抗利尿ホルモン antidiuretic hormone：ADH）によって調節される。血漿浸透圧の上昇および血流量の減少に応答して視床下部で合成され、軸索輸送により下垂体後葉から分泌される。腎集合管細胞の受容体に結合すると、細胞内にあったアクアポリン（AQP）という水チャネルタンパク質が、管腔側の細胞膜に移動して細胞膜の水分透過性が上昇し、水の再吸収が亢進する。これにより体内水分が保持され、適当な血漿浸透圧や血圧が維持される。血中のADH濃度が低下するとAQPは細胞内へ戻り、水分再吸収も低下する。

このようにADHが作用すると高張尿が少量排泄され、作用しないと低張尿が大量に排泄される。このためヒトの尿浸透圧は80〜1,400 mOsm/kg H$_2$Oの範囲で大きく変化する。ADH分泌が低下する尿崩症では1日の尿量が20 Lに達することもある。

(3) アルドステロン

尿細管における水の再吸収は、副腎皮質から分泌されるアルドステロンによっても促進される。アルドステロンは遠位尿細管と集合管のNa$^+$チャネルやNa$^+$-K$^+$-ATPaseを増加させ、Na$^+$の再吸収を促進する（図9-8）。同時に浸透圧勾配により水の再吸収も増加する。

(4) 心房性ナトリウム利尿ペプチド

循環血液量が増加すると、心房壁が伸展することによって心房筋細胞から心房性ナトリウム利尿ペプチド atrial natriuretic peptide（ANP）が分泌される。ANPは集合管のNa$^+$再吸収を抑制してNa$^+$排泄を増加させるので、それに伴い水の排泄も増加する。また、ANPは腎臓の血管を拡張させ、糸球体濾過量を増加させることによっても利尿効果を示す。

⑤ 酸塩基の調節

代謝によってさまざまな酸が体内で生じるが、最も多い酸の供給源となりうるのは二酸化炭素である。二酸化炭素は肺から呼気として排泄されるが、一部は血液中で水と反応して重炭酸イオンと水素イオンに変換され、血液のpH緩衝系として働いている。

$$CO_2 + H_2O \rightarrow H_2CO_3（炭酸）\rightarrow H^+ + HCO_3^-$$

他の不揮発性の酸は腎臓から尿として排泄されることになる。しかし、1日に体内で産生する酸をそのままのかたちで1.5 Lの尿中に排泄しようとすると、尿のpHは著しく低くなってしまう。そこで、腎臓はH$^+$を緩衝物質と結合させ中和することによって、尿のpHを弱酸性に抑えて

9…排　泄　●**181**●

いる．通常の尿はpH6〜6.5程度であり，健常者では低くてもpH4.5以下になることはほとんどない．

管腔へ分泌されたH$^+$は次の3つの過程により処理される（図9-9）．

(1) 重炭酸イオンの再吸収

H$^+$は糸球体で濾過されてきたHCO$_3^-$と反応してH$_2$CO$_3$となり，尿細管細胞膜に結合している炭酸脱水酵素の働きによりCO$_2$とH$_2$Oとなって尿細管細胞に入る．ここで再び炭酸脱水酵素が作用してH$^+$とHCO$_3^-$になり，HCO$_3^-$は血液中に再吸収され，H$^+$はまた管腔側へ戻る．この過程では，H$^+$は管腔液から取り除かれないが，管腔液中のHCO$_3^-$を再吸収するのに役立っている．

結果として糸球体で濾過されたHCO$_3^-$はすべて再吸収される．

(2) リン酸塩の排泄

血液中のリン酸塩は大部分がリン酸一水素イオンHPO$_4^{2-}$として存在し，糸球体からもこのかたちで濾過される．HPO$_4^{2-}$は，尿細管細胞から分泌されたH$^+$と反応してリン酸二水素イオンになる．

$$H^+ + HPO_4^{2-} \rightarrow H_2PO_4^-$$

近位尿細管膜に存在するNa$^+$/リン酸共輸送体はリン酸の再吸収にかかわるが，H$_2$PO$_4^-$はHPO$_4^{2-}$よりも輸送されにくいため，H$^+$を結合したH$_2$PO$_4^-$が尿中に残り，排泄されることになる．

(3) アンモニウムイオンの排泄

アミノ酸の代謝で生じるNH$_4^+$（アンモニウムイオン）は，NH$_3$（アンモニア）とH$^+$への解離と平衡状態にある．NH$_4^+$が血漿中に増加するとNH$_3$が増えるが，NH$_3$は神経毒性を示すため，最終的に尿素またはNH$_4^+$として尿中へ排泄される．肝

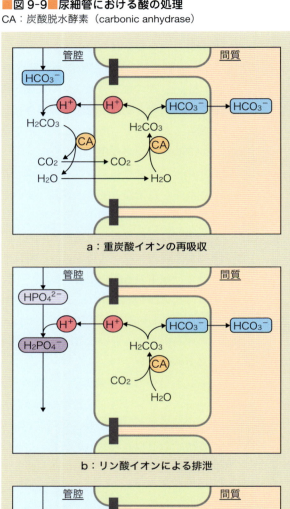

■図9-9■尿細管における酸の処理
CA：炭酸脱水酵素（carbonic anhydrase）

a：重炭酸イオンの再吸収

b：リン酸イオンによる排泄

c：アンモニウムイオンとしての排泄

臓では尿素回路により NH_4^+ と HCO_3^- から尿素がつくられる．また，NH_4^+ をグルタミン酸に結合させグルタミンを合成する．尿素，グルタミン，残りの NH_4^+ が腎臓で濾過される．尿素は糸球体で容易に濾過され，集合管で再吸収されて髄質の浸透圧勾配の形成に寄与する．グルタミンは近位尿細管上皮細胞中でグルタミナーゼによって分解され，グルタミン酸とアンモニア（NH_3）に変換される．脂溶性の NH_3 はたやすく管腔側へ拡散し，ここで H^+ と結合してアンモニウムイオン（NH_4^+）になる．NH_4^+ は細胞膜を通らないので，そのまま尿中へ排泄される．

6 クリアランスと腎機能評価

（1）クリアランス

　クリアランスとは，血漿中の物質がどれだけ尿へ排泄されたかを，浄化された血漿量で表した値である．腎臓からはさまざまな物質が尿中へ排泄されるが，排泄されやすさは物質により異なるため，クリアランスも物質ごとに異なっている（図9-10）．

■図9-10■**各物質のクリアランス**
　　□で囲まれた数値が各物質のクリアランスを示す．

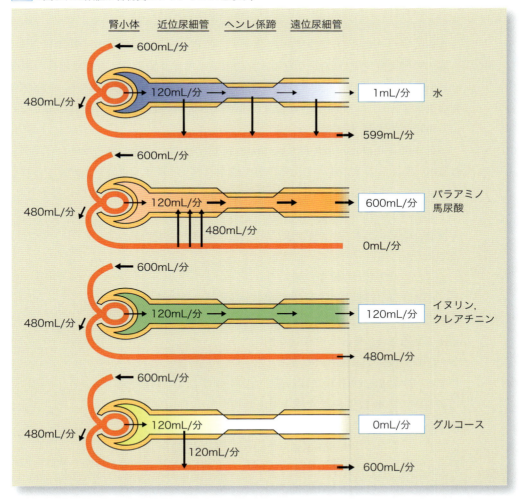

クリアランスは次のように求められる．

　　　クリアランス（mL/分）
　　　＝1分間に尿中に排泄される量（mg/分）/ 血漿中の濃度（mg/L）
　　　＝尿中濃度（mg/mL）×1分間の尿量（mL/分）/ 血漿中の濃度（mg/mL）

たとえば，ある物質Aの尿中濃度が10 mg/mL，血漿中の濃度が0.5 mg/mL，1分間の尿量が1 mLとすると，この物質のクリアランスは，

　　　10（mg/mL）× 1（mL/分）/ 0.5（mg/mL）＝ 20 mL/分

となり，1分間に尿中へ排泄された10 mgの物質Aは20 mLの血漿に由来することになる．これは1分当たり20 mL分の血漿が浄化されたと考えることができる．

特定の物質のクリアランスを調べることで腎機能を評価することができる．

(2) 腎血漿流量（RPF）

1分当たりに腎臓全体を流れる血漿量を腎血漿流量 renal plasma flow（RPF）という．RPFは，腎臓を通過する間に完全に尿中に排泄されてしまう物質のクリアランスに一致する．

パラアミノ馬尿酸は糸球体で濾過され，濾過されなかった残りも大部分が尿細管内へ分泌されるため，尿中への排泄量は腎臓を通過する全血漿に由来する．そのため，パラアミノ馬尿酸のクリアランスが腎血漿流量の測定に用いられる．腎臓を流れる血液のすべてが糸球体を通るわけではないので，パラアミノ馬尿酸は腎臓を1回通過するごとに約90％が尿中に排泄される．

成人の腎血漿流量は500～700 mL/分になる．糸球体濾過量と腎血漿流量の比を糸球体濾過率 filtration fraction といい，通常はおよそ0.2になる．なお，血漿量は血液量の約55％であるから，腎血漿流量を0.55で除すと腎血流量を求めることができ，900～1,300 mL/分となる．

(3) 糸球体濾過量（GFR）

糸球体濾過量 glomerular filtration rate（GFR）とは，腎臓の全糸球体からボーマン嚢へ濾過される液（原尿）の量のことで，糸球体で濾過されて尿細管で再吸収も分泌もされない物質のクリアランスと一致する．そのような物質は，濾過された量がそのまま尿中に排泄されるためである．イヌリン（キク科植物の根に含まれる多糖類）やクレアチニンが代表的な物質である．

イヌリンはGFRの検査に用いられる．イヌリンを持続静注し血中濃度を維持すると，体内で分解されずに腎糸球体で濾過され，分泌も再吸収もされないため，正確なGFRを求めることができる．健常成人のGFRは120 mL/分であるが，一般に男性は女性よりも10％高い．生体内に元から存在するクレアチニンを用いて糸球体濾過量を測定することも多いが，クレアチニンは尿細管でわずかに分泌されるため，クリアランスは糸球体濾過量よりやや大

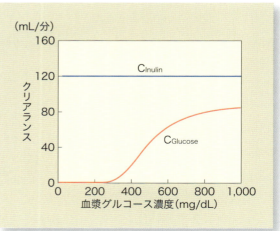

■図9-11■ グルコースとイヌリンのクリアランス
$C_{Glucose}$：グルコースのクリアランス
C_{Inulin}：イヌリンのクリアランス

きく，140 mL/分になる．
　尿細管で分泌される物質はクリアランスが糸球体濾過量よりも大きく，尿細管で再吸収される物質は小さくなる．尿細管で一部再吸収される尿素のクリアランスは約75 mL/分，すべて再吸収されるグルコースやアミノ酸のクリアランスは0 mL/分になる．ただし，糖尿病のように血糖値が高くなると，グルコースの最大輸送量を超えるため，再吸収しきれず尿中に排泄されクリアランスが上昇する（図9-11）．糸球体濾過量120 mL/分は1日に換算すると170 Lになる．1日の尿量は1〜1.5 Lであるから，糸球体で濾過された水の99％以上が尿細管で再吸収されていることになる．水のクリアランスは1 mL/分であり，尿量に等しい．

C　排　尿

1　腎臓から膀胱へ

　集合管を出た尿は腎盂に流入し，尿管を通って膀胱へと送られる．尿管は左右の腎臓から1本ずつ出ており，尿管平滑筋は4〜5回/分の頻度で自動的な収縮・弛緩を繰り返す蠕動運動によって尿を膀胱に向かって移動させる．膀胱は絶え間なく生成される尿の一時的貯蔵所となる．
　膀胱の壁を構成する平滑筋は排尿筋とよばれ，蓄尿時には弛緩することで膀胱内に尿をため，排尿時には収縮して尿を尿道へ排出する．排尿時に尿管は排尿筋によって圧迫閉鎖されるので，逆流することはない．尿道の膀胱出口付近には平滑筋（自律神経支配）の内尿道括約筋があり，それに隣接して横紋筋（随意筋）の外尿道括約筋が存在し，蓄尿時には両方とも収縮して尿の漏出を防いでいる．

2　膀胱における蓄尿

　膀胱に尿が流入すると，その容量が50 mL程度になるまでは内腔圧が5〜10 cmH₂Oまで上昇し，その後300 mL程度までは，内圧はほとんど上昇せず，排尿筋が弛緩することで尿が蓄積する（蓄尿反射）．
　膀胱内容量が150〜200 mLになると尿意を感じはじめる．容量が300〜400 mLになると，急速に内圧が上昇して尿意が強くなる（図9-12）．

■図9-12■膀胱内容量と内腔圧の変化

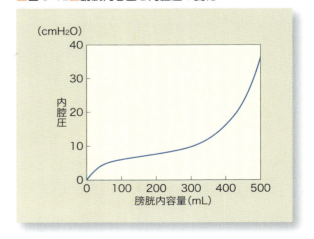

3 神経支配

　排尿に関係する神経は，胸腰髄（T11～L2）から出る下腹神経（交感神経），仙髄（S2～4）から出る骨盤神経（副交感神経）および仙髄から出る陰部神経（体性運動神経）である（**図9-13**）．
　交感神経は排尿筋を弛緩させ，内尿道括約筋を収縮させて蓄尿を促す．副交感神経は排尿筋を収縮させて排尿を起こさせる．排尿時の内尿道括約筋の弛緩はおもに交感神経の抑制によると考えられているが，副交感神経も関与すると考えられている．体性運動神経は外尿道括約筋を収縮させて尿道からの漏れを阻止する．
　尿の流入により膀胱が伸展すると，その刺激は骨盤神経の内臓感覚神経を通して腰仙髄の排尿中枢へ伝えられ，最初は交感神経の働きで蓄尿が進む．さらに尿が流入して膀胱内圧が高まると強い尿意が起こるが，大脳および橋にある上位の排尿中枢により副交感神経は抑制され，体性運動神経も働いて尿の排出はすぐには起こらない．
　排尿しようと意図すると，大脳皮質からの指令により，陰部神経（体性運動神経）の活動が抑制され，外尿道括約筋が弛緩する．これにより随意的に排尿を開始する．橋排尿中枢からの指令により副交感神経が興奮して，排尿筋が収縮し，内尿道括約筋が弛緩して排尿が起こる．このとき横隔膜，腹筋は収縮して腹圧を高め，膀胱を圧迫して排尿を助ける．外尿道括約筋は随意筋であるため，排尿を途中で止めることもできる．

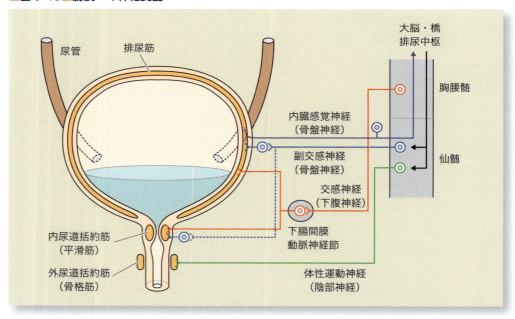

■**図9-13**■膀胱への神経支配

10
内分泌

■ Objective ■

内分泌系は神経系とともに生体の恒常性を維持している．内分泌系では，生体の要求に応じて内分泌細胞から生理活性物質であるホルモンが血液中に分泌される．血中に放出されたホルモンは，ホルモンの受容体をもつ細胞（標的細胞）に作用し，さまざまな細胞機能の調節に関与する．

本章では，内分泌の特性について理解し，各種生体機能が内分泌調節により制御される仕組みについて学ぶ．

A　内分泌調節

① ホルモンの機能

　神経系調節は刺激から応答までの伝達速度が，神経の興奮によるため，きわめて速い．これに対し，内分泌系調節は伝達物質であるホルモンを，血液で運搬して作用するため遅い．生体がこのように速度の異なる情報伝達系をあわせ持つということは，環境変化に対してすばやく，あるいは持続的に調節するためである．

　内分泌系による調節機能は，大きく次の4つに分けることができる．

(1) 代謝調節（膵島ホルモン，消化管ホルモンなど）

　物質の消化吸収に関与するとともに，糖代謝や脂質代謝を調節する．代謝の調節は生体の機能維持に重要であり，ホルモンによる制御のもとでバランスよく機能している．

(2) 恒常性の維持（副腎髄質ホルモン，副腎皮質ホルモン，抗利尿ホルモンなど）

　体液量，浸透圧，血圧，体温など身体の恒常性の維持に関与する．

(3) 成長と発達（成長ホルモン，甲状腺ホルモンなど）

　胎生期から成熟した個体に成長するまでに，ホルモンは重要な役割を担う．多くの臓器で，発達期の特定の期間のみ特異的な作用が発揮されることが多い．

(4) 生殖（性ホルモンなど）

　ホルモンは生殖機能に深くかかわり，生殖器の発達や，排卵，精子形成など，種の維持と繁殖に重要な役割を担う．また，加齢によるホルモン分泌の低下は，更年期障害などの加齢性反応に関与する．

② ホルモンとホルモン産生細胞

　ホルモンとは，血中に分泌される生理活性物質の総称である．ホルモンの産生をおもな機能とする内分泌器官としては，下垂体，甲状腺，副甲状腺（上皮小体），膵島（ランゲルハンス島），副腎，生殖腺などがあげられる（**図10-1**）．しかし，ホルモン産生細胞は，内分泌器官だけでなく，さまざまな組織に散在してホルモンを分泌する．消化管粘膜，心臓，脂肪細胞などからもホルモンは分泌される．**表10-1**におもなホルモンの分泌器官とおもなホルモンを示す．

●**188**●

■図 10-1■おもな内分泌臓器

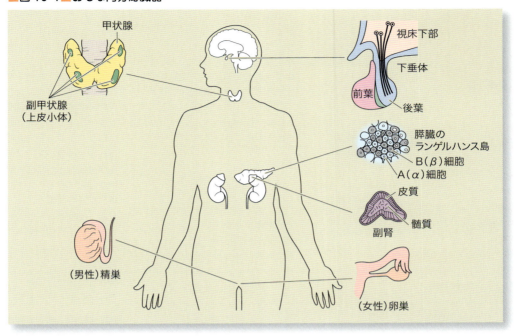

3 ホルモンの種類とその特徴

表 10-1 に示すホルモンは，構造的に次の 3 群に分類される．

(1) ペプチドホルモン

　数個から数百個のアミノ酸が，ペプチド結合でつながったホルモンである．視床下部ホルモン，下垂体ホルモン，インスリンや副甲状腺（上皮小体）ホルモンなど，多くのホルモンがこれに含まれる．ペプチドホルモンの合成は，タンパク質合成と同様に遺伝子の DNA から転写により RNA ができ，さらに修飾，翻訳，翻訳後修飾が起こる．ペプチドホルモンの場合は最初から生物学的に活性のある型ではなく，分子量の大きいホルモン前駆体として生じ，翻訳後修飾を受け，活性型のホルモンとなる（図 10-2）．

　これらのホルモンの受容体は標的細胞の細胞膜上にある．標的細胞の作用は通常細胞内でセカンドメッセンジャーの生成を伴う複雑な生化学反応が生じて，細胞活動に影響する．おもな標的細胞内のセカンドメッセンジャーとしては，サイクリック AMP（cAMP），サイクリック GMP（cGMP），カルモジュリン，イノシトール 1,4,5-三リン酸（IP$_3$）などがある（図 10-3）．

　細胞膜受容体には，GTP 結合タンパク質の活性化を介して作用する G タンパク質共役型受容体と，受容体自身がチロシンキナーゼなどの酵素活性をもつ酵素共役型（酵素内蔵型）受容体が存在する．

(2) ステロイドホルモン

　コレステロールを原料として合成される脂溶性のホルモンである．副腎皮質ホルモン，性ホルモン，活性型ビタミン D$_3$ がステロイドホルモンに属する．

　これらのホルモンは脂溶性のため細胞膜を自由に通過できる．そのため，受容体はおもに細胞

■表10-1■ホルモンの種類とおもな生理作用

分泌部位		ホルモン		生理作用
視床下部		下垂体前葉ホルモン放出ホルモン	成長ホルモン放出ホルモン	成長ホルモン分泌を刺激
			プロラクチン放出ホルモン	プロラクチン分泌を刺激
			甲状腺刺激ホルモン放出ホルモン	甲状腺刺激ホルモン分泌を刺激
			副腎皮質刺激ホルモン放出ホルモン	副腎皮質刺激ホルモン分泌を刺激
			性腺刺激ホルモン放出ホルモン	卵胞刺激ホルモンおよび黄体形成ホルモン分泌を刺激
		下垂体前葉ホルモン抑制ホルモン	成長ホルモン抑制ホルモン(ソマトスタチン)	成長ホルモン分泌を抑制
			プロラクチン抑制ホルモン(ドーパミン)	プロラクチン分泌を抑制
下垂体	前 葉	成長ホルモン		身体成長促進
		プロラクチン		乳汁分泌および母性行動を刺激
		甲状腺刺激ホルモン		甲状腺の成長とホルモン分泌を刺激
		副腎皮質刺激ホルモン		副腎皮質の成長とホルモン分泌を刺激
		性腺刺激ホルモン(ゴナドトロピン)	卵胞刺激ホルモン	女性:卵胞発育を刺激 男性:精子形成を刺激
			黄体形成ホルモン	女性:排卵の誘起と卵胞の黄体化 男性:アンドロゲン分泌を刺激
	後 葉	バソプレッシン		体内水分保持を促進
		オキシトシン		子宮筋収縮,乳汁射出
甲状腺	濾胞細胞	サイロキシン トリヨードサイロニン		熱産生作用,酸素消費増加
	傍濾胞細胞	カルシトニン		骨吸収抑制,血中Ca^{2+}濃度低下
副甲状腺(上皮小体)		副甲状腺ホルモン(上皮小体ホルモン,パラトルモン)		骨吸収促進,血中Ca^{2+}濃度増加 P排泄増加
心 臓		心房性ナトリウム利尿ペプチド		Na^+排泄促進
消化管	胃	ガストリン		ペプシンと塩酸分泌を刺激 胃運動の亢進
	小 腸	セクレチン コレシストキニン		膵液(重炭酸水)分泌を促進 膵液(酵素)分泌を促進,胆嚢収縮
膵 臓	A(α)細胞	グルカゴン		血糖上昇
	B(β)細胞	インスリン		血糖低下
副 腎	皮 質	電解質コルチコイド		Na^+の保持とK^+の排泄促進 細胞外液量増加,血圧上昇
		糖質コルチコイド		血糖上昇,糖新生促進
	髄 質	アドレナリン ノルアドレナリン		心機能亢進,血糖上昇 末梢血管収縮
生殖腺	卵巣(女性)	卵胞ホルモン		卵胞発育,子宮内膜の増殖 女性二次性徴,乳腺細胞の発育
		黄体ホルモン		妊娠の成立維持,乳腺細胞の発育
	精巣(男性)	アンドロゲン		男性二次性徴,性行動の促進
	胎 盤	ヒト絨毛性ゴナドトロピン ヒト絨毛性乳腺刺激ホルモン		黄体形成ホルモン様作用 泌乳作用
脂肪組織		レプチン アディポネクチン		摂食抑制,エネルギー消費亢進 インスリン感受性上昇

■図10-2■ペプチドホルモンの合成

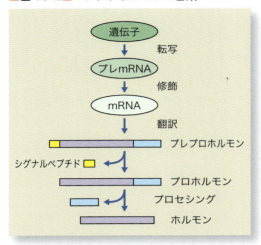

■図10-3■セカンドメッセンジャーの産生
R ：受容体
G ：GTP結合タンパク質（Gタンパク質）
AC ：アデニル酸シクラーゼ
PLC：ホスホリパーゼC
PIP_2：ホスファチジルイノシトール4,5-二リン酸
IP_3：イノシトール1,4,5-三リン酸
DAG：ジアシルグリセロール

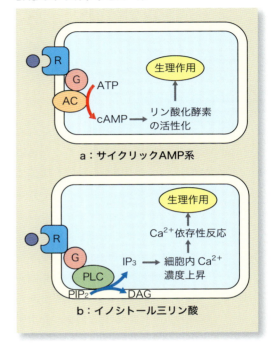

質や核内に存在する．ホルモンは標的細胞の遺伝情報の発現に直接影響し，細胞内のタンパク質合成に作用する．副腎皮質ホルモンの1つであるグルココルチコイド受容体には熱ショックタンパク質（HSP90）が結合しているが，受容体とホルモンが結合すると，このHSP90は離れる．そのことにより，ホルモンと受容体の複合体が核へと移行する．核内では，DNAの転写開始部の上流域にあるグルココルチコイド・レスポンス・エレメントとよばれるDNA塩基配列が標的となり，そこに結合すると，転写調節を行う．その結果，タンパク質合成の調節がなされ，細胞機能に変化が起こる．性ホルモンの1つであるプロゲステロンにも同様の作用機序が知られている（図10-4）．

■図10-4■ステロイドホルモンの作用機序
R ：受容体
HSP：熱ショックタンパク質（heat shock protein）

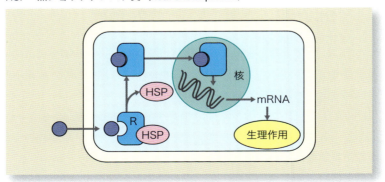

10…内分泌 ●191●

(3) アミン類（アミノ酸誘導体ホルモン，カテコールアミン）

構造上，1個のアミノ酸から合成されるホルモンである．代表的なものに，副腎髄質ホルモンであるアドレナリンやノルアドレナリンなどのカテコールアミン（チロシンから合成），甲状腺ホルモン（チロシンから合成），松果体から分泌されるメラトニン（トリプトファンから合成）などがある．

副腎髄質から分泌されるアドレナリン，ノルアドレナリンは標的細胞の受容体に作用する．受容体は交感神経の神経伝達物質であるノルアドレナリンと同様に細胞膜上にある．一方，甲状腺ホルモンであるトリヨードサイロニン（T_3）とサイロキシン（T_4）は脂溶性が高く，細胞内の受容体に結合する．

4 ホルモンの作用

ホルモン産生細胞から放出されたホルモンは，ホルモン受容体をもった遠隔の細胞に作用し，その細胞の機能を調節する．ホルモン受容体をもつ細胞を，そのホルモンの標的細胞とよぶ．分泌細胞と標的細胞の関係には，次のようなものがある．

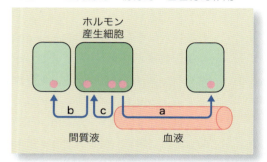

■図10-5■内分泌・傍分泌・自己分泌作用

内分泌（図10-5-a）：血中を移行し，遠隔の標的細胞のホルモン受容体に作用する．

傍分泌（図10-5-b）：間質を介し，分泌細胞の近傍にある標的細胞に作用する．

自己分泌（図10-5-c）：分泌細胞自身に作用する．

5 ホルモンの分泌調節

生体の恒常性維持のために必要なさまざまな機能の調節が，ホルモンの協同作用により行われている．そのためホルモンの血中濃度は，ホルモンの生成，分泌，血中濃度，さらには標的細胞の作用などにより厳密に制御されている．

(1) フィードバックによる調節

各内分泌器官から分泌されたホルモンの血中濃度や，標的細胞のホルモンに対する反応を上位の内分泌器官が認識し，血中濃度を一定の範囲に保つ．このような調節機構をフィードバック調節という．

たとえば，視床下部ホルモンは下垂体前葉ホルモンの分泌を刺激するが，下垂体前葉ホルモンの血中濃度が高まると，上位器官である視床下部に作用して，放出ホルモンの分泌を抑制する．分泌抑制に働く場合を負のフィードバックという．負のフィードバックによる制御機構は，生体における最も一般的な生体の恒常性の維持機構である（図10-6）．一方，正のフィードバック調節もある．黄体形成ホルモンの少量の分泌が刺激となり，一過性の大量分泌を引き起こす排卵時のホルモン制御機構がこれにあたる．

■図10-6■フィードバック調節

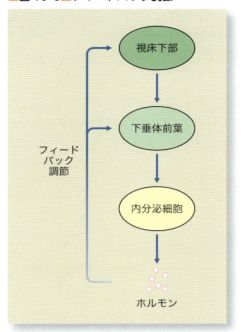

■図10-7■視床下部ホルモンによる下垂体前葉ホルモンの分泌調節

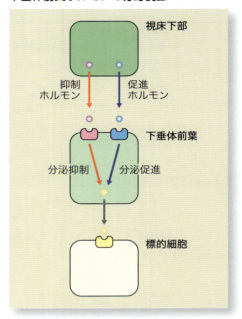

(2) 促進および抑制ホルモンによる調節

ホルモンが他のホルモン分泌細胞に情報を提供する場合である．

たとえば，下垂体前葉から成長ホルモンを放出する場合，視床下部から成長ホルモン放出ホルモンと成長ホルモン抑制ホルモンを分泌し，下垂体前葉からの成長ホルモンの分泌を調節する（図10-7）．

(3) 神経系による調節

視床下部からのホルモン分泌は，環境変化やストレスが情報となり，視床下部と連結するさまざまな神経系の影響を受ける．また，副腎髄質では，交感神経の興奮によりアドレナリンの分泌が促進される．膵臓のランゲルハンス島（膵島）は右迷走神経（副交感神経線維）の支配を受けており，神経の興奮に応答してインスリンを分泌する．

このように，各内分泌器官はフィードバック系とは独立して，神経系の制御も受ける．

B　視床下部–下垂体前葉系

　視床下部–下垂体前葉系は甲状腺，副腎，性腺などの各内分泌器官の機能を統括している．働き
は多岐にわたり，生体の恒常性を制御している．

　視床下部と下垂体の間は，下垂体門脈とよばれる特殊な血管網で連絡している．視床下部で放
出されるホルモンは，下垂体門脈によって下垂体前葉に運ばれ，下垂体前葉のホルモン分泌を調
節している．さらに，下垂体前葉から分泌されたホルモンは血流にのって各内分泌器官に達し，
それぞれの器官のホルモン産生を高める．

① 視床下部ホルモン

（1）放出ホルモン

　放出ホルモンには，下垂体前葉ホルモンの分泌を促進する成長ホルモン放出ホルモン，甲状腺
刺激ホルモン放出ホルモン thyrotropin-releasing hormone（TRH），副腎皮質刺激ホルモン放出
ホルモン corticotropin-releasing hormone（CRH），性腺刺激ホルモン放出ホルモン，プロラクチ
ン放出ホルモンが存在する．

（2）抑制ホルモン

　抑制ホルモンには，成長ホルモン抑制ホルモン（ソマトスタチン），プロラクチン抑制ホルモン
（ドーパミン）が存在する．

② 下垂体前葉ホルモン

　下垂体前葉には，少なくとも次の5種類のホルモンを産生する内分泌細胞が存在する．

① 副腎皮質刺激ホルモン adrenocorticotropic hormone（ACTH），コルチコトロピン

② 甲状腺刺激ホルモン thyroid-stimulating hormone（TSH），サイロトロピン

③ 成長ホルモン growth hormone（GH），ソマトトロピン

④ 性腺刺激ホルモン（ゴナドトロピン）：性腺刺激ホルモンには，卵胞刺激ホルモン follicle-
stimulating hormone（FSH）と，黄体形成ホルモン luteinizing hormone（LH）の2種類があ
る（11章参照）．

⑤ プロラクチン prolactin（PRL）：プロラクチンのおもな作用部位は乳腺で，腺房細胞に作用
して，乳汁合成を促進する．プロゲステロンとエストロゲンをあらかじめ作用させた乳腺に
おいて，乳汁とエストロゲンにより妊娠中の乳腺発達が促されるが，分娩後，両ホルモンの
血中濃度は下降する．そこに，授乳刺激によるプロラクチン分泌が起こり，乳汁分泌が促進
される．

C　内分泌器官の特徴と分泌ホルモン

1　下垂体後葉

　下垂体は複合器官であり，発生学的に異なる2つの原基に由来している．
　下垂体前葉（腺性下垂体）：神経組織ではなく，ホルモン分泌細胞の集合体である．
　下垂体後葉（神経性下垂体）：視床下部に細胞体があるニューロンの軸索終末からなり，神経細胞と内分泌細胞の両方の形態と機能をあわせ持つことから，神経分泌細胞とよばれる．下垂体後葉から放出されるホルモンには，バソプレッシンとオキシトシンがある．

(1) バソプレッシン（抗利尿ホルモン，ADH）

　バソプレッシンは体液量調節に関与しており，腎集合管における水の再吸収量を増加させるため，尿量が減少する．そのため抗利尿ホルモンとよばれる．

　バソプレッシン産生細胞は視床下部に存在し，血漿浸透圧の上昇を感知すると，下垂体後葉まで伸びた軸索の神経終末よりバソプレッシンを放出する（**図10-8**）．このように神経細胞がホルモンを分泌する現象を神経分泌とよぶ．

(2) オキシトシン

　オキシトシンは授乳時に分泌される．乳頭の吸啜刺激により，視床下部のオキシトシンニューロンが反応する．また，分娩時には児頭による子宮頸部の拡張が同様にオキシトシンニューロンを刺激し，下垂体後葉から分泌される．オキシトシン受容体は，乳腺や子宮の平滑筋に発現しており，射乳反射の誘発や娩出を促進する．

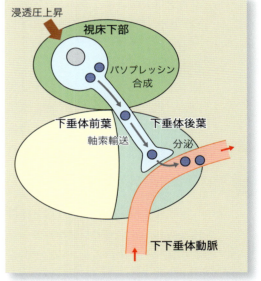

■図10-8■バソプレッシンの神経分泌

2　副腎皮質と副腎髄質

　副腎は腎臓の上部に位置し，三角形をした4～5gの一対の内分泌器官であり，副腎皮質と副腎髄質の2つの部分からなる．両者とも内分泌器官であるが，機能的にはまったく異なる．
　副腎皮質：ステロイドホルモンを分泌し，視床下部-下垂体前葉系により調節される．
　副腎髄質：神経堤に由来し，交感神経系の延長として機能する．副腎髄質から放出されるカテコールアミンは，交感神経によって制御される．

(1) 副腎皮質ホルモンの種類

　副腎皮質から分泌される副腎皮質ホルモンには，糖質代謝活性の強い糖質コルチコイドと，電解質代謝活性の強い電解質コルチコイドがある．糖質コルチコイドと電解質コルチコイドは，と

もにステロイドホルモンに分類される.

a　糖質コルチコイド（グルココルチコイド）

代表的な糖質コルチコイドはコルチゾールである. コルチゾールは糖新生に関与する多くの酵素の合成を促進させ, 糖新生を促進する. 筋肉と脂肪細胞においてグルコース取り込みを抑制し, 血糖値を上昇させる. また, コルチゾールはアラキドン酸代謝の合成と, さまざまな炎症性サイトカインの産生を抑制し, 抗炎症作用をもつ.

糖質コルチコイドの合成・分泌は, 視床下部から放出される副腎皮質刺激ホルモン放出ホルモン（CRH）, 下垂体前葉から放出される副腎皮質刺激ホルモン（ACTH）により調節される. また, ストレスへの反応としてコルチゾールの血中濃度が増加する.

b　電解質コルチコイド（ミネラルコルチコイド）

代表的な電解質コルチコイドはアルドステロンである. 細胞外液量の減少, 血圧低下などにより分泌調節系が活性化する. 尿や汗, 唾液の Na^+ 再吸収を促進して, 体内に Na^+ を貯留させ, 細胞外液量の増大をもたらす. アルドステロンの合成・分泌は, レニン・アンジオテンシン・アルドステロン系により調節されている（p.202, **図10-12** 参照）.

（2）副腎髄質の由来と分泌ホルモン

副腎髄質は交感神経節前線維（アセチルコリンを分泌）の支配を受ける. 交感神経節後線維に相当する神経組織として発生し, アドレナリンやノルアドレナリンなどのカテコールアミンを分泌する. カテコールアミンは交感神経の機能を増強するとともに, 糖脂質代謝にも関与する. 筋運動, 寒冷, 精神的感動, 血圧低下, 血糖低下など, ストレス時あるいは緊急時には全身的に交感神経の活動が高まるが, それに伴い副腎髄質からカテコールアミン分泌も増加し, 生体の適応力を強める.

③　甲状腺と副甲状腺

甲状腺は甲状軟骨喉頭隆起と鎖骨の間に位置する. 組織学的に濾胞とよばれる球形構造の集合体であり, 濾胞で甲状腺ホルモンを合成する. おもな甲状腺ホルモンは, サイロキシン（T_4）とトリヨードサイロニン（T_3）である.

甲状腺ホルモンは生体の発育を促し, 代謝の調節をする. 一方, 甲状腺からはカルシトニンが放出されるが, 傍濾胞細胞（C細胞）から分泌されるペプチドホルモンに属し, 甲状腺ホルモンとは区別される. カルシトニンは血中カルシウム濃度の調節に関与する.

副甲状腺は上皮小体ともよばれ, 甲状腺の背面に付着する米粒大の器官である. 血中カルシウム濃度の調節に関与する副甲状腺ホルモン（パラトルモン, 上皮小体ホルモンともよばれる）を分泌する.

（1）甲状腺ホルモンの生理作用

全身の代謝を刺激する働きをもつ.

① 熱産生, 酸素消費の増加作用

② タンパク質代謝作用

③ 糖質代謝作用

④ 脂質代謝作用

⑤ 心血管系作用

(2) 甲状腺ホルモンの合成

サイロキシンはチロシンの誘導体で，4個のヨウ素原子を含むホルモンである．

甲状腺ホルモンの合成には，約150 μg/日のヨウ素の摂取が必要である．食物の成分として摂取されたヨウ素は，甲状腺の濾胞細胞に取り込まれ，頭頂側から濾胞内のコロイド中に輸送される．コロイドには濾胞細胞が分泌したサイログロブリンが存在し，そのチロシン残基にヨウ素が結合する．甲状腺ホルモンが必要になるとチロシンのカップリングが起こり，サイログロブリンに結合した状態のサイロキシンが合成される．分泌時には，サイログロブリンは濾胞細胞内にエンドサイトーシスで取り込まれる．リソソームとの融合によってサイログロブリンが分解されると，ホルモンとしてのサイロキシン（T_4）とトリヨードサイロニン（T_3）が遊離し，血中に分泌される．甲状腺からは，ほとんどサイロキシンとして分泌されるが，ホルモンとしての作用はトリヨードサイロニンのほうが強い．末梢組織においてサイロキシンからトリヨードサイロニンに変換されて働く．

D 糖代謝調節

すべての細胞は生存し成長するためにエネルギーを必要とする．

グルコースは細胞でのエネルギーの骨格部をなしている．ヒトの空腹時の血中グルコース濃度（血糖値）は70〜90 mg/dLである．食事から吸収されたグルコースはさまざまな細胞に取り込まれ，ATPに変換され，エネルギーとして利用される．

血糖調節ホルモンとして最も重要なものはインスリンである．インスリンは血中から細胞へのグルコース取り込みを促進し，血糖値を低下させる．一方，血糖値の上昇にはグルカゴン，アドレナリン，副腎皮質ホルモン，甲状腺ホルモンなどがかかわっている．

① 血糖値を低下させるホルモン

膵臓のランゲルハンス島（膵島）のB（β）細胞から分泌される．血糖値を低下させる唯一のホルモンである．

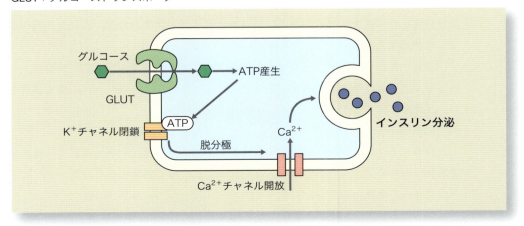

■図10-9■B（β）細胞におけるインスリン分泌機序
GLUT：グルコーストランスポーター

(1) インスリンの分泌調節

血糖値が高くなるとB（β）細胞がこれを取り込む．取り込みはグルコース輸送体（GLUT2）が担う．細胞内に取り込まれたグルコースは，解糖系やクエン酸回路を経てATPに代謝される．細胞内のATP濃度が上昇すると，細胞膜に存在するATP感受性K$^+$チャネルが閉鎖される．その結果，細胞膜に脱分極が生じる．この脱分極により，電位依存性のCa^{2+}チャネルが活性化されて開くと，細胞外から細胞内へのCa^{2+}の流入が起こる．細胞内Ca^{2+}濃度上昇がトリガーとなってインスリンの開口放出が起こる（図10-9）．

(2) インスリンの生理作用

インスリンのおもな機能は血糖値を低下させることである．そのおもな標的器官は，肝臓，骨格筋，脂肪組織であり，標的細胞のチロシンキナーゼ型受容体に結合する．インスリンは，標的細胞内へのグルコースの取り込みを促進することで血糖値を低下させる．肝臓や筋では，取り込んだグルコースからグリコーゲンが合成される．脂肪細胞ではトリグリセリドを合成し，脂肪滴として貯蔵する．

2 血糖値を上昇させるホルモン

血糖値を上昇させるホルモンには，おもに次の5つがある．

(1) グルカゴン

血糖値の低下により，膵臓のランゲルハンス島（膵島）のA（α）細胞から分泌される．そのおもな標的臓器は肝臓である．グリコーゲン分解，糖新生，脂肪分解，ケトン体生成などを行う．

(2) アドレナリン

副腎髄質から分泌される．アドレナリン分泌は，情動，痛覚，冷覚，筋運動，血圧下降，血糖減少など，さまざまな情報により促進される．また，交感神経刺激により分泌が増加する．アドレナリンはインスリンに拮抗的に作用する．肝臓や骨格筋でグリコーゲンの分解を促進する結果，血糖値が高くなる．脂肪細胞に働き，脂肪分解を促進して，血中遊離脂肪酸を増加させる．

(3) 糖質コルチコイド

副腎皮質から分泌されるステロイドホルモンである．血糖上昇作用をもつ．骨格筋のタンパク質分解を促進し，アミノ酸の取り込みを抑える．肝臓でアミノ酸からの糖新生，グリコーゲンの分解を促進する．一方，骨格筋や脂肪細胞でのグルコースの取り込みを抑制する．

カテコールアミンやグルカゴンが肝臓での糖新生に作用するとき，また，カテコールアミンが脂肪分解を行うとき，ごく少量の糖質コルチコイドが必要となる．これを許容作用という．

(4) 甲状腺ホルモン

甲状腺ホルモンのトリヨードサイロニン（T$_3$）とサイロキシン（T$_4$）も血糖上昇作用をもつ．消化管でのグルコースの吸収速度を上昇させる．同時に，組織における酸素消費を増加させるため，熱産生を促す効果をもつ．

(5) 成長ホルモン

成長ホルモンは，軟骨や筋組織の増強とタンパク質同化作用を促進して，身体を発育させる．骨格筋においてグルコースの取り込みを抑制し，肝臓で糖新生やグリコーゲン分解を促進して，グルコースの血中への分泌を促進する．

3　脂肪細胞による調節

　脂肪細胞はエネルギーの貯蔵庫と考えられていた．しかし，脂肪細胞ではエネルギー代謝調節や摂食行動にかかわるホルモンが産生されることから，内分泌細胞としての役割が明らかになりつつある．

(1) レプチン

　脂肪細胞から分泌されるペプチドホルモンであり，視床下部への作用により摂食を抑制する．また，末梢組織でエネルギー消費を促進する作用をもつ．

(2) アディポネクチン

　インスリンは，筋や脂肪細胞に糖を取り込ませ，また，肝臓からの糖の放出を抑制する作用をもつが，体重増加などにより，この能力が弱まることをインスリン抵抗性という．脂肪細胞から分泌されるアディポネクチンは，インスリン抵抗性を低下させる．

E　カルシウム代謝調節

　成人の体内には，およそ1,000〜1,200 gのカルシウムが含まれている．その99％は骨や歯などの石灰化組織に含まれており，骨芽細胞と破骨細胞による骨吸収がバランスよく繰り返され，常に再構築（リモデリング）されている．残りの1％は体液中に存在し，血中カルシウム濃度はおよそ10 mg/dLである．血液中のカルシウムの約50％はイオン化しており，残りは血漿タンパク質に結合している．カルシウムイオンは血液凝固，神経伝達物質の放出，筋収縮などさまざまな細胞の機能に関与しているため，この血中のカルシウム濃度の恒常性は，内分泌機能により厳密に維持されている．

　血中カルシウム濃度の恒常性の維持のためには，腎臓からのカルシウム排泄，骨におけるカル

■図10-10■副甲状腺（上皮小体）ホルモンとカルシトニンによるカルシウム代謝調節

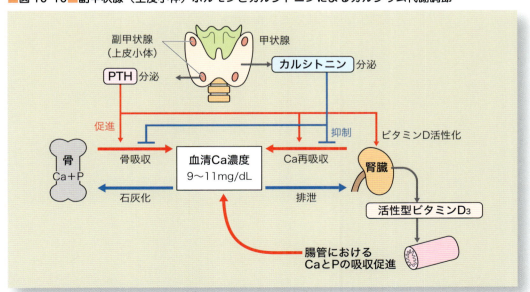

シウム代謝，腸管でのカルシウム吸収の制御が必要である．その制御のために，副甲状腺（上皮小体）ホルモン（パラトルモン），活性型ビタミンD_3，カルシトニンが作用する（図10-10）．

1 副甲状腺ホルモン parathyroid hormone（PTH），パラトルモン

(1) 分泌刺激

副甲状腺細胞の細胞膜には，カルシウム受容体とよばれる血漿中カルシウム濃度を感知するタンパク質が存在する．血漿中のカルシウム濃度が低下すると，受容体が感知し，副甲状腺ホルモンを分泌する．

(2) 生理作用

副甲状腺ホルモンの標的器官は，骨と腎臓である．骨では破骨細胞を増加させ，骨吸収を促進する．また，腎臓の遠位尿細管に作用し，Ca^{2+}の再吸収を促進する．その結果，血中カルシウム濃度が高まる．さらに腎臓において，ビタミンD_3を活性型ビタミンD_3［1,25-$(OH)_2$-D_3］に代謝する．活性型ビタミンD_3は，腸管におけるCa^{2+}吸収を促進し，血中カルシウム濃度を高める．

2 活性型ビタミンD_3

(1) 副甲状腺ホルモンによる活性型ビタミンD_3の産生

ビタミンD_3は，皮膚に存在する7-デヒドロコレステロールが紫外線（太陽の光）を受けて生成される．また，食物からも取り込まれる．血漿中でビタミンD結合タンパク質と結合し，肝臓へ運ばれる．肝臓で代謝されたのち，腎臓に運ばれ，副甲状腺ホルモンの作用により，活性型ビタミンD_3［1,25-$(OH)_2$-D_3］に代謝される（図10-11）．

(2) 生理作用

活性型ビタミンD_3は，小腸上皮細胞におけるCa^{2+}の吸収を促進する．活性型ビタミンD_3はステロイドホルモンと同様の作用機序をもち，Ca^{2+}吸収にかかわるタンパク質の合成を促進することで，吸収を促進する．

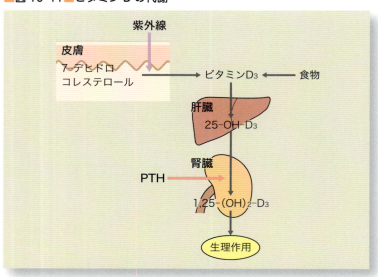

■図10-11■ビタミンDの代謝

③ カルシトニン

(1) 分泌刺激

血中カルシウム濃度は，およそ10 mg/dLに維持されており，濃度が高くなると甲状腺の傍濾胞細胞はカルシトニンを分泌する．

(2) 生理作用

カルシトニンは破骨細胞を抑制する．骨吸収が抑制され，骨へのカルシウムの取り込みが増加する．その結果，血中カルシウム濃度の低下を起こす．また，腎臓に作用して，カルシウムやリンの排泄を促進する．

F　体液量調節

水は生体の主要な構成成分であり，健康成人の全体重の約60%を占める．血漿中の体液は，肺，皮膚，消化管，腎臓で，外界と水分の移動がある．体液にはイオンが含まれる．とくにNa^+は細胞外液中の主要なイオンであり，体液量の維持に重要である．すなわち，血漿Na^+濃度の増加や減少により血漿浸透圧に変化が生じると，ただちに細胞外液の増減をきたすことになる．血漿の重量浸透圧濃度は285～295 mOsm/kg H_2Oという狭い範囲に保たれており，この血漿浸透圧の維持が体液量の恒常性の維持につながっている．この機能維持に内分泌系の役割がある．下垂体後葉ホルモンのバソプレッシン，副腎皮質ホルモンのアルドステロン，心房性ナトリウム利尿ペプチド（ANP）がかかわっている．

① バソプレッシン

(1) 分泌刺激

視床下部には浸透圧受容器が存在し，血漿浸透圧が高くなると，下垂体後葉からバソプレッシンを分泌する．一方，心房の容積受容器や頸動脈洞の圧受容器からのインパルスが，視床下部の視索上核や室傍核に届くと，バソプレッシンの分泌は抑制される．

(2) 生理作用

バソプレッシンのおもな生理作用は抗利尿作用である．腎臓尿細管の集合管にはバソプレッシン受容体が存在し，活性化すると，水の再吸収が促進される．この水の再吸収にはアクアポリン（AQP）という水チャネルがかかわっている．バソプレッシンにより，アクアポリンの1つであるAQP2が集合管の管腔側膜に出現することによって，尿細管腔から尿細管細胞内へ水輸送が促進される．細胞内から血液への水の輸送は，別のアクアポリンにより行われ，上昇した血漿浸透圧は基準値に戻る．

② アルドステロン

(1) 分泌刺激

アルドステロンは循環血液量の減少により分泌される．循環血液量の減少により腎臓の糸球体の血液量も減少する．この血液量の減少が刺激となって，輸入細動脈の傍糸球体細胞からレニンが分泌される．レニンはタンパク質分解酵素であり，肝臓で生成されたアンジオテンシノーゲン

■図10-12■レニン・アンジオテンシン・アルドステロン系
ACE：アンジオテンシン変換酵素

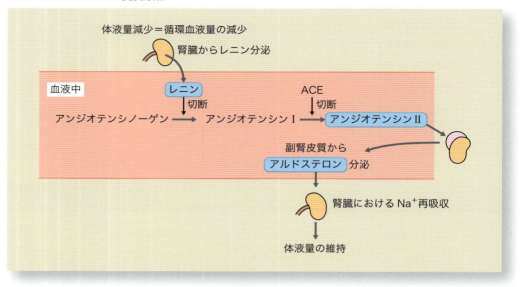

を切断する．その結果，アンジオテンシンⅠが産生される．肺などの血管内皮細胞にはアンジオテンシン変換酵素（ACE）が存在し，アンジオテンシンⅠをアンジオテンシンⅡに変換する．産生されたアンジオテンシンⅡは副腎皮質に作用し，アルドステロンを分泌する．この一連のシステムをレニン・アンジオテンシン・アルドステロン系という（図10-12）．

(2) 生理作用

アルドステロンは腎臓尿細管の集合管の主細胞に作用し，Na^+の再吸収とK^+の排泄を促進する．Na^+量は，Na^+の摂取量に応じて再吸収と排泄量が調節されている．すなわち，腎臓でのNa^+の再吸収を調節することにより，細胞外液量が維持される．アルドステロンはステロイドホルモンで，Na^+再吸収にかかわるタンパク質の合成を促進する．Na^+の再吸収によって生じる浸透圧勾配が同時に水の再吸収を促す．

心房性ナトリウム利尿ペプチド（ANP）

(1) 分泌刺激

循環血液量が増加すると心房筋が伸展され，分泌が促進される．反対に循環血液量が減少するとANPの分泌は抑制される．

(2) 生理作用

ANPは腎臓の血管平滑筋を弛緩させる．このため，腎臓の糸球体濾過量と腎臓髄質の血液量が増加する．その結果，Na^+の排泄が促進され，尿の排泄量が増加する．また，Na^+再吸収を抑制して，Na^+利尿作用を示す．

G　ストレス応答

ストレスとは，生体内外からの刺激により生体に生じたひずみをいう．ストレスを引き起こす要因のことをストレッサー（ストレス刺激）とよび，外傷や出血，寒冷刺激，強い疼痛，低血糖，酸素欠乏などの身体的な刺激に加え，不安や恐怖などの精神的興奮も含まれる．

① ストレスと内分泌

身体的・精神的なストレス刺激は視床下部に働きかけ，副腎皮質ホルモン放出ホルモン（CRH）の放出を引き起こす．CRHは下垂体門脈系を経由して下垂体前葉から副腎皮質ホルモン刺激ホルモン（ACTH）の分泌を促進する．その結果，副腎皮質ホルモンからの糖質コルチコイドの分泌が増加する．刺激後数分で血中糖質コルチコイド濃度が顕著に増加する．

ストレス刺激は，同時に視床下部を経由し，交感神経を興奮させる．交感神経の興奮は，副腎髄質からのアドレナリン分泌を促進する．

② ストレス応答

血液中のストレスシグナルであるアドレナリンとコルチゾールにより注意と防御のために警報を鳴らすことは，個人が身体的な脅威から逃げるか，痛みに耐えるか，というストレス応答を誘発する（闘争か逃走か反応）．

交感神経の興奮は，血圧上昇や心拍数の増加を引き起こすと同時に，副腎髄質から分泌されたアドレナリンと協調して，骨格筋における血流量の増加や血糖値の上昇を引き起こす．一方，糖質コルチコイドは肝臓における糖新生を亢進し，血糖値を上昇させる．タンパク質や脂肪の分解環境をつくる．また糖質コルチコイドは，組織の損傷や感染に対して起こる炎症や免疫反応を抑制し，これらの反応が過度の障害を与えないように働く（図10-13）．

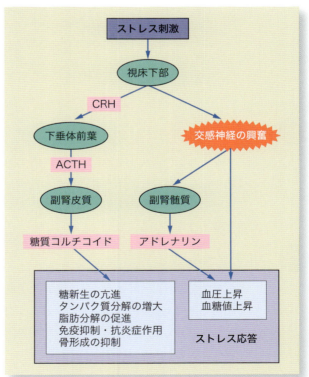

■図10-13■内分泌とストレス応答

10…内分泌　203

H　睡眠とホルモン

地球上の生物は，サーカディアン（概日）リズムとよばれる約24時間の周期に活動が影響されており，体温や血圧にも日内変動がみられる．サーカディアンリズムを形成する体内時計は視交叉上核にあり，視覚からの明暗情報によって制御される．睡眠と覚醒のサイクルと内分泌も連動しており，1日のなかでホルモン分泌量が変化する（図10-14）．

■図10-14■ホルモン分泌量の日内変動

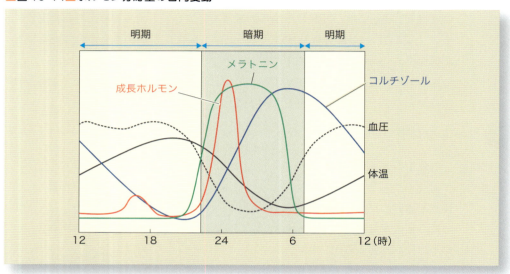

1　メラトニン

メラトニンの合成と分泌は松果体で行われる．メラトニンの合成と分泌は夜間に上昇し，昼間は低くなる．体温の低下や体内時計の同調により睡眠を誘導する作用がある．光が目に入ることによってメラトニンの分泌が抑制されるため，夜間でも照明を浴びると体内時計の乱れにつながると考えられている．

2　コルチゾール

副腎皮質からのコルチゾールの分泌にもサーカディアンリズムが存在する．視交叉上核が形成するサーカディアンリズムに従い，視床下部からのCRH分泌，下垂体前葉からのACTHは明け方近くに上昇し，午後から夕方にかけて低下する．その結果，コルチゾールも同様に明け方近くに最も高値を示す．

3　成長ホルモン

成長ホルモンの分泌は睡眠に依存する．入眠直後にみられる徐波睡眠の開始とともに分泌され，骨や筋の成長や修復にかかわる．

I　内分泌異常

　ホルモンによる生体のさまざまな機能調節は，厳密なホルモン量のバランスのもとに行われている．そのため，ホルモン分泌のバランスがくずれることは，生体機能維持に大きな破綻をきたすことになる．**表10-2**に，おもなホルモンの分泌異常を示す．

■表10-2■ホルモンの分泌異常

ホルモン	分泌亢進	分泌低下
成長ホルモン	巨人症（成長期） 先端巨大症（思春期以降）	低身長症
バソプレッシン		尿崩症
甲状腺ホルモン	バセドウ病	クレチン病（小児） 粘液水腫（成人）
副甲状腺ホルモン		テタニー
副腎皮質ホルモン	クッシング症候群	アジソン病
インスリン		糖尿病

① 下垂体ホルモン異常

(1) 巨人症，先端巨大症（末端肥大症）

　成長ホルモンの分泌過剰により，骨形成および軟組織の過形成が起こる．しばしば，成長ホルモン産生腫瘍によって引き起こされる．成長期に成長ホルモンが過剰につくられると，上肢・下肢が長くなり身長が異常に伸びる（巨人症）．骨端線の閉鎖以降に過剰分泌されると，手足などの先端部が肥大し先端巨大症とよばれる．鼻や額・下顎骨が大きくなる特徴的な顔貌がみられる．

(2) 低身長症

　成長ホルモンの分泌不足，成長ホルモン放出ホルモンの不足などが原因で起こる．

(3) 尿崩症

　下垂体後葉から放出されるバソプレッシンの欠如や，腎臓でのバソプレッシン応答低下により起こる．水分バランスがくずれ，多量の希薄な尿を排泄し，多量の水分を飲む．

② 甲状腺ホルモン異常

(1) バセドウ Basedow 病

　臨床的に多くみられる甲状腺機能亢進症である．甲状腺刺激ホルモン様の作用をする抗体を介し，甲状腺機能亢進症をもたらす．

　甲状腺の肥大，基礎代謝の異常亢進，眼球突出，情緒不安定などの症状がみられる．また，甲状腺ホルモンの血中濃度上昇と甲状腺刺激ホルモン濃度の低下がみられる．

(2) 橋本病（慢性甲状腺炎）

　橋本病は最も一般的な甲状腺機能低下症で，甲状腺を標的とする自己免疫反応によって引き起こされる．炎症と腺の破壊は，T_3とT_4の産生と放出を減少させる．エネルギーの欠如により，疲労，代謝率低下による体重増加，成長・発達の遅れが生じる．

10…内分泌　**205**

（3）粘液水腫

　甲状腺ホルモンの分泌低下により体内の物質や水分が代謝できず，むくみを生じる．このむくみの重篤化した症状を粘液水腫とよび，全身にさまざまな形で現れる．声帯や咽頭の粘膜がむくんで声がしわがれる，舌がむくんでろれつが回らないなどの症状がある．小児期ではクレチン病とよばれ，成長や発達が阻害される．成人では基礎代謝が低下する．

③ 副甲状腺（上皮小体）ホルモン異常

（1）副甲状腺機能低下症

　副甲状腺ホルモン分泌が低下すると，血漿中カルシウム濃度が低下する．これにより Na^+ の膜透過性が上昇するため，神経細胞の興奮性が高まり，末梢神経の自発発火頻度が増加する．これが筋細胞に伝わり，筋肉に起こる攣縮や痙攣をテタニーとよぶ．

（2）副甲状腺機能亢進症

　副甲状腺ホルモンが過剰になると骨吸収が亢進し，骨が脆くなる．高カルシウム血症になり，神経機能の異常や尿路結石がみられる．

④ 糖 尿 病

　インスリンの不足により引き起こされる異常が糖尿病である．

　ランゲルハルス島（膵島）のB（β）細胞が何らかの理由により破壊されることで生じる1型糖尿病と，肥満などを原因として，B（β）細胞からの分泌量の減少や，組織のインスリン抵抗性の増加によって起こる2型糖尿病がある．

　糖尿病は慢性的な高血糖状態により，口渇，多飲，多尿という症状が生じる．三大合併症としては，糖尿病性神経障害，糖尿病性網膜症，糖尿病性腎症が起こる．広範囲にわたるこれらの障害の一部は，高血糖が基底膜や内皮細胞などの基礎構造を傷害することによる．

⑤ 副腎皮質ホルモン異常

（1）クッシング Cushing 症候群

　グルココルチコイドの慢性的上昇により，骨格筋タンパク質異化による筋力低下，骨吸収による骨粗鬆症，血糖値の上昇，そのほか高血圧や多毛など，多彩な症状を示す．また，脂肪が顔面と背中上部に貯留することで，満月様顔貌とバッファローハンプ（野牛の肩瘤）を引き起こす．

（2）コン Conn 症候群

　分泌臓器である副腎皮質の病変により，非調節的にアルドステロンの過剰分泌が起こる原発性アルドステロン症である．高ナトリウム血症，低カリウム血症，高血圧などがみられる．

（3）アジソン Addison 病

　副腎皮質を破壊する自己免疫反応から副腎皮質ホルモンの分泌低下により生じる．症状は，糖質コルチコイド，電解質コルチコイドの喪失を伴う．疲労，脱水，低ナトリウム血症と低血圧などを含む．副腎皮質ホルモンの不足は，負のフィードバックにより副腎皮質刺激ホルモン（ACTH）を増加させる．ACTHはメラニン産生細胞を刺激するため，手，乳頭，腋窩，口腔にメラニン色素の沈着が起こる．

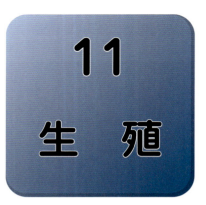

11 生殖

■ Objective ■

自己と同じ種類の個体をつくることを生殖という．次の世代を生み出し，種を維持する．男性および女性の生殖細胞である精子と卵子が受精し，それぞれの親の遺伝情報を受け継いだ新たな個体をつくる．

生殖器の発達と成熟，性差，性周期など，生殖にかかわる過程の多くを性ホルモンが制御している．

本章では，これら生殖の調節機構を理解する．

A 性決定

1 性染色体

ヒトは44本の常染色体と2本の性染色体をもち，性は性染色体の組み合わせで決定される．性染色体にはX染色体とY染色体が存在し，XXで女性，XYで男性になる．減数分裂により，22本の常染色体と1本の性染色体をもつ卵子および精子がつくられる．卵子は必ずX染色体をもつが，精子はX染色体またはY染色体のどちらかをもち，その確率は1：1になる．卵子がX染色体をもつ精子と受精すればXXで遺伝的女性となり，Y染色体をもつ精子と受精すればXYで遺伝的男性となる．Y染色体上には性決定遺伝子である sex-determining region Y（SRY）遺伝子が存在し，胎生期にこの遺伝子が機能するとその個体は男性化する．

ヒトのX染色体はY染色体の3倍ほどの大きさをもち，生命維持に必要な遺伝子を多数もつが，Y染色体は性決定以外の必須な遺伝子はもたない．

2 性分化

胎生初期（7週ころ）には男性，女性の胎児とも，ウォルフ管，ミュラー管という2種類の原始生殖管をもつ．男性では胎生8週ころに，精巣から男性ホルモンであるテストステロンの分泌が活発になり，性分化が促される（図11-1）．

(1) 男 性

胎児期に精巣のライディッヒ細胞から分泌されたテストステロンがウォルフ管に作用すると，男性型の生殖管に分化し，精管・精嚢・射精管が形成される．さらに，精巣からミュラー管抑制物質が分泌され，ミュラー管が退化する．

(2) 女 性

女性はテストステロンが分泌されないため，ウォルフ管の発達が起こらない．また，ミュラー管抑制物質も分泌されないため，ミュラー管が抑制されずに発達し，子宮・卵管・腟の一部に変化する．生殖管の分化に卵巣は関与せず，テストステロンとミュラー管抑制物質がなければウォルフ管の萎縮とミュラー管の発達は自発的に起こる．

■図11-1■性染色体と生殖管の分化

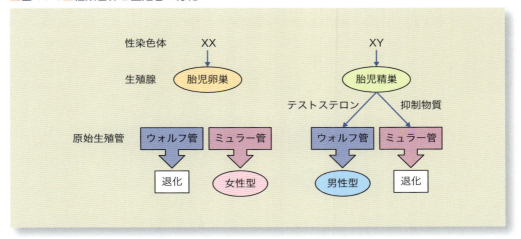

B　男性生殖器

男性の生殖器は内生殖器と外生殖器に分けられる（図11-2）．

内生殖器：精子をつくる精巣，精子を運ぶ精巣上体・精管・射精管，付属腺（精嚢，前立腺，尿道球腺）で構成される．

外生殖器：陰茎および陰嚢から構成される．

■図11-2■男性生殖器

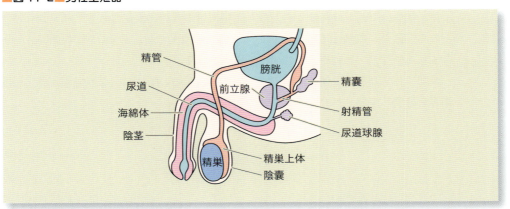

1　精　巣

精巣は多数の精細管と，その間に存在するライディッヒ間質細胞からなる（図11-3）．
精細管の中には，精子になる生殖細胞と，精子の成熟を助けるセルトリ細胞がある．

■**図11-3**■**精細管における精子の形成**
基底膜上の精原細胞が有糸分裂と減数分裂により精子細胞に分化する．分化するにつれ精細管の管腔側に位置する．セルトリ細胞は基底膜から精細管内腔まで伸びる大きな細胞であり，精子細胞の育成に働く．

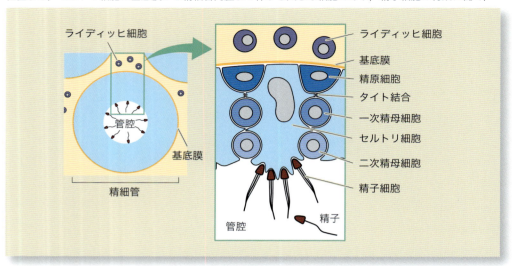

生殖細胞：胚発生初期に精巣に入り精原細胞になる．思春期になると精原細胞は増殖と減数分裂を行う．減数分裂の結果，一次精母細胞，二次精母細胞を経て精子細胞になる．
セルトリ細胞：精子細胞を支持し，栄養を補給することで精子形成を助ける．
ライディッヒ細胞：男性ホルモンであるテストステロンを分泌する．

 精　子

　精子細胞はセルトリ細胞から遊離し，精細管の管腔へ放出される．精巣から精巣上体に運ばれたのち，完全に成熟する．成熟した精子は遺伝情報であるDNAを含む頭部，ミトコンドリアが含まれる中片部，運動性に富む尾部で構成される．
　頭部尖体には加水分解酵素が含まれており，受精の際には，この酵素が卵子を取り囲む細胞間基質を分解して卵子へ到達することで受精する．

C 女性生殖器と性周期

女性生殖器は，卵子をつくる卵巣，卵子を子宮まで運ぶ卵管，受精卵が着床する子宮，腟で構成される（図11-4）．卵巣と子宮は，連動して28日を単位とした性周期を繰り返している．

1 卵　巣
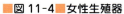

卵巣は左右一対存在し，卵子の産生と女性ホルモンである卵胞ホルモン（エストロゲン）と黄体ホルモン（プロゲステロン）の分泌を行う．

胎生初期に，女性の生殖細胞である卵原細胞は増殖を終え，1回目の減数分裂期前期で停止する．これを一次卵母細胞といい，その周りを1層の卵胞細胞が取り巻いた原始卵胞が形成され，思春期までこの状態で待機する．原始卵胞は出生時には200～250万個存在するが，徐々に減少し，思春期直前までに約30万個になる．これらのうち，生涯を通して卵子として排卵されるのは

■図11-4■女性生殖器

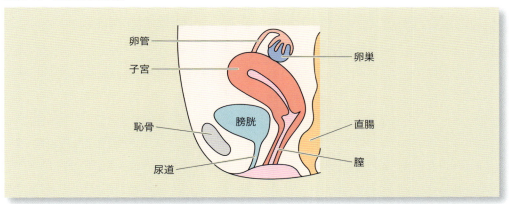

■図11-5■卵巣周期

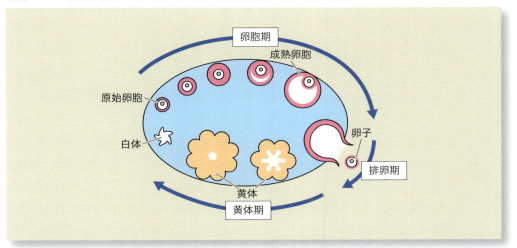

400個程度にすぎない．思春期に入ると原始卵胞は周期的に成熟する．1回の性周期でいくつかの原始卵胞が成熟をはじめるが，途中から1つだけが急速に発達し，残りは退化する．2週間かけて成熟し，成熟卵胞（グラーフ卵胞）になると破裂して卵子が腹腔内へ排出（排卵）される．卵子は卵管に取り込まれ，線毛運動により子宮へ運ばれる．排卵後の卵胞は黄体へと変化し，黄体ホルモンを分泌しはじめる．卵子が受精して子宮内膜に着床すると，黄体はさらに大きくなるが，受精しないと2週間後に退化し瘢痕化して白体となる．卵胞の成熟から黄体形成までを卵巣周期とよぶ（図11-5）．

 月経周期

子宮内膜は周期的に肥厚し，受精卵の着床に備えている．受精しなければ内膜は剥がれ落ち，出血を起こす．これを月経といい，28日周期で生じる．

月経周期は，月経期，増殖期，分泌期に分けられる（図11-6）．

■図11-6■ホルモンによる性周期の制御

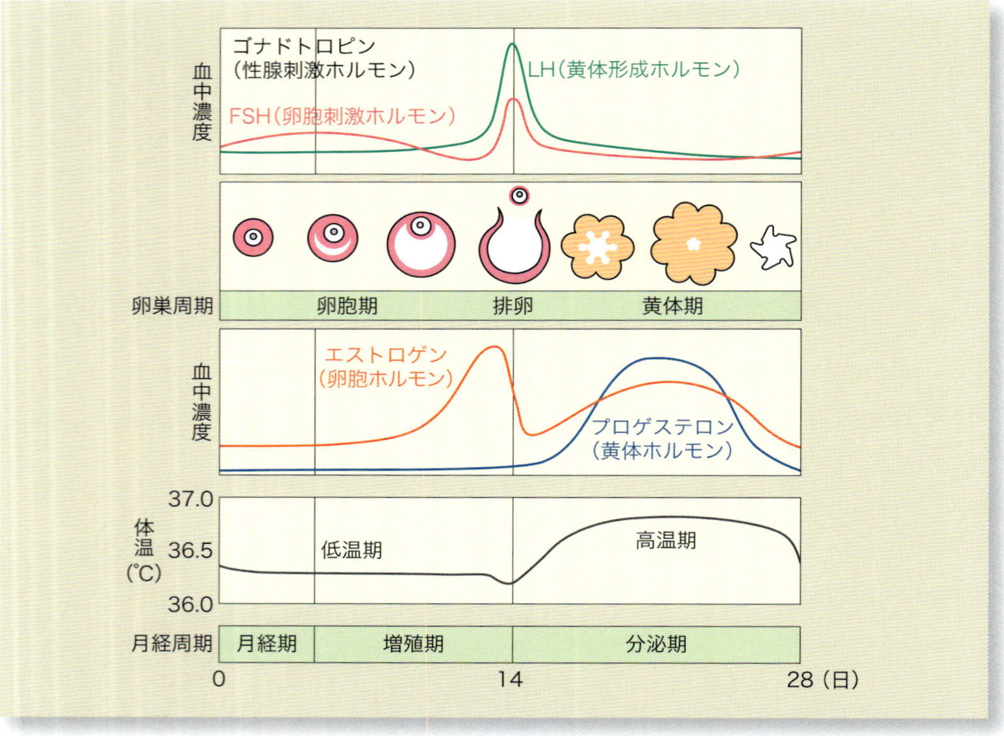

月経期：肥厚した子宮内膜が脱落し出血する．月経開始日を周期の第1日と数える．

増殖期：第5～14日にかけては，エストロゲンの働きにより，子宮内膜が基底部から急速に増殖する．

分泌期：排卵後，黄体ホルモンが分泌されはじめ，内膜腺から粘液が分泌される．子宮内膜は肥厚し，受精卵が着床・発育しやすい状態になる．黄体が退縮すると，肥厚した子宮内膜が崩壊し，月経が起こる．

3 妊娠と分娩

受精は卵管膨大部で起こる（**図 11-7**）．受精卵は卵割しながら卵管を運ばれ，胚盤胞が子宮に着床すると妊娠が成立する．着床した胚から胎盤が形成され，胎盤からヒト絨毛性ゴナドトロピン（hCG）が分泌される．これにより，下垂体からのホルモン分泌が変化し，排卵が抑制され，月経も停止する．

出産時には下垂体後葉からのオキシトシン分泌が増大し，子宮が律動的な収縮を開始して分娩にいたる．

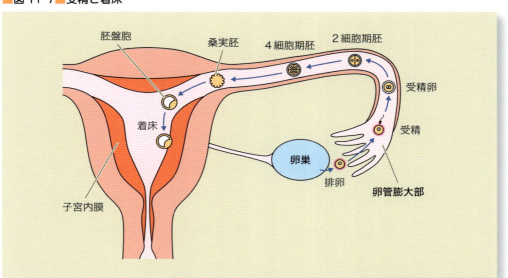

■図 11-7■受精と着床

4 閉 経

卵胞は胎生期に最も多く，その後は急速に数が減少する．50歳ごろになると機能的な卵胞を失い，エストロゲン産生は著しく減少する．これを閉経という．

エストロゲンには，骨吸収抑制作用や血管拡張作用，コレステロール代謝促進作用があるため，閉経後は骨粗鬆症や循環器疾患のリスクが高まる．

D 性ホルモン

生殖機能は性ホルモンによって制御されている．

男性化ホルモンをアンドロゲンといい，代表的なものはテストステロンである．卵巣から分泌される女性ホルモンには，エストロゲンとプロゲステロンの2つがあるが，エストロゲンは女性化ホルモン，プロゲステロンは妊娠を維持するホルモンである．

性ホルモンはコレステロールを原料とし，ミトコンドリアおよび滑面小胞体の酵素で合成される（図11-8）．

■図11-8■性ホルモンの合成経路

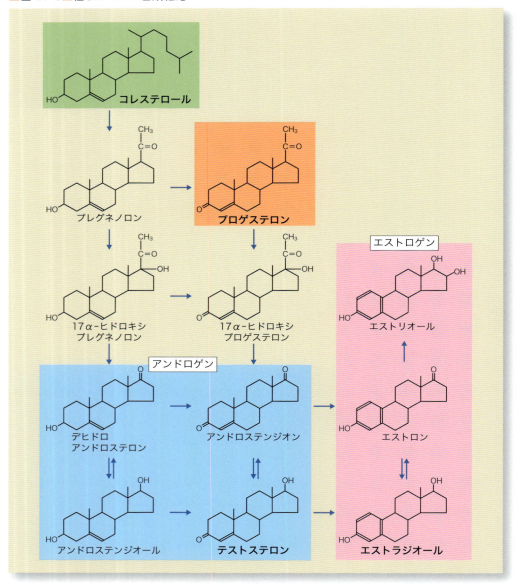

1 視床下部-下垂体前葉系による制御

性ホルモンの分泌は，下垂体前葉からの性腺刺激ホルモン（ゴナドトロピン）により調節される（図11-9）．また，下垂体前葉からのゴナドトロピンの分泌は，視床下部からのゴナドトロピン放出ホルモン（GnRH）によって調節されている．テストステロンおよびエストロゲンは，視床下部のGnRHおよび下垂体前葉のゴナドトロピンの分泌を抑制するネガティブフィードバック制御を行う．

女性では，排卵直前になりエストロゲン濃度が一定以上に高まると，急速に黄体形成ホルモン（LH）分泌を高めるポジティブフィードバック機構が存在する．

■図11-9■性ホルモンの分泌調節
LH：黄体形成ホルモン，FSH：卵胞刺激ホルモン

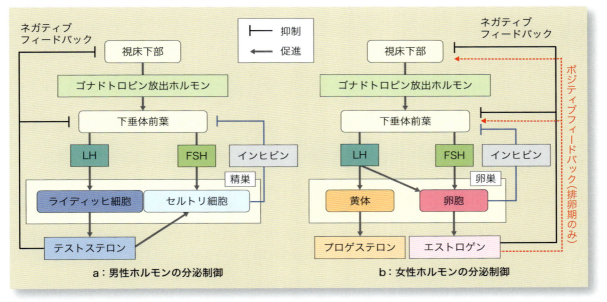

a：男性ホルモンの分泌制御　　b：女性ホルモンの分泌制御

2 性腺刺激ホルモン

下垂体前葉から分泌される卵胞刺激ホルモンと黄体形成ホルモンの2種類の性腺刺激ホルモン（ゴナドトロピン）が，性腺からの性ホルモン分泌を促す．

(1) 卵胞刺激ホルモン follicle-stimulating hormone（FSH）

男性ではセルトリ細胞に働き，精子形成を促進する．女性では，エストロゲンの分泌を促進すると同時に卵胞の成熟を促す．FSHは，さらに卵胞およびセルトリ細胞から，インヒビンとよばれるペプチドホルモンの分泌を促す．インヒビンは下垂体前葉に働き，FSHの合成を抑制する．同じゴナドトロピン放出ホルモンの制御を受けているにもかかわらず，女性のFSHとLHの分泌動態が異なるのは，インヒビンの作用であると考えられている．

(2) 黄体形成ホルモン luteinizing hormone（LH）

男性ではライディッヒ細胞（間質細胞）に作用し，テストステロンの分泌を促す．そのため，

間質細胞刺激ホルモンとよばれることもある．女性では排卵を誘発し，黄体ホルモンの分泌を増加させる．

③ テストステロン

(1) 合成・分泌

精巣ライディッヒ細胞によって合成・分泌されるステロイドホルモンである．

(2) 生理作用

① 生殖管（精管，精巣上体，精嚢）および前立腺の分化と発達

② セルトリ細胞に働き精子形成補助の促進

③ 男性の二次性徴の発現（外生殖器の発達，骨や筋の発達促進，体毛の成長，喉頭の発達による声変わり）

④ 性欲の亢進

④ エストロゲン

(1) 合成・分泌

卵巣から分泌されるエストラジオール，エストロン，エストリオールを総称してエストロゲンという．コレステロールから合成されるステロイドホルモンである．卵胞だけでなく，黄体からも分泌される．妊娠時には，胎生8週ころから胎盤よりエストロゲンが分泌され，妊娠末期まで濃度が上昇する．

(2) 生理作用

① 卵胞の発育促進

② 子宮内膜，腟上皮，卵管上皮の増殖

③ 乳房の発達

④ 女性の二次性徴の発現（乳腺の発達，なで肩や広い骨盤など骨格の女性化，皮下脂肪の沈着）

⑤ 性欲の亢進

⑤ プロゲステロン

(1) 合成・分泌

黄体や胎盤から分泌されるステロイドホルモンである．卵胞の排卵後，LHの作用により黄体が形成される．妊娠が起こらなければ黄体が衰退し，プロゲステロンの分泌は急速に減少する．妊娠時には，胎盤から分泌されるヒト絨毛性ゴナドトロピンの働きで黄体が維持される．15週になると黄体の機能は低下するが，胎盤からプロゲステロンが分泌されるようになる．分娩5週前になると，プロゲステロンの分泌は減少する．

(2) 生理作用

① 子宮内膜の肥厚による妊娠の準備と維持

② 乳腺の発育促進

③ 排卵の抑制

④ 体温の上昇

12 体温

■ Objective ■

ヒトなどの恒温動物では，外気温が変化しても体温はある狭い範囲内に保たれる．これを体温の恒常性あるいはホメオスタシス homeostasis とよぶ．諸種の生体反応（酵素反応などを含め）はある一定の温度範囲内で効率よく働くため，ヒトの生命現象において体温の恒常性は不可欠である．

本章では体温の恒常性，熱の産生と放散，体温調節機構と体温調節障害（発熱など）について学ぶ．

A 体温の恒常性

1 核心温度と外殻温度

体の深部の体温は核心温度（深部体温あるいは体内温度）とよび，体の表面の体温は外殻温度（皮膚温あるいは体表温度）とよんで区別する．核心温度が環境温の影響を受けにくいのに対し，外殻温度は外気温の影響を非常に受けやすい．

(1) 核心温度

核心温度とは，脳内の温度を含めた深部体温のことである．実用的には腋窩温，口腔温，直腸温や鼓膜温などが用いられる．腋窩温は正確には皮膚温であるが，腋窩を閉じた状態で5分間以上測定することで外気温に影響されにくくなり，核心温度の目安として用いることができる．

健康成人の体温は，腋窩温で36.0〜36.7℃，口腔温は36.5〜37.0℃，直腸温は37.0〜37.5℃の範囲にあり，腋窩温＜口腔温＜直腸温の順に高くなる．

(2) 外殻温度

外殻温度は皮膚温で代表され，身体部位によって大きく異なる．一般に，皮膚温は体幹部から四肢の末梢に移行するにつれて低温となる（図12-1）．

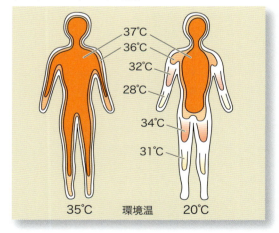

■図12-1■**体温の部位差**
橙色の部分が核心温度である．環境温の低下により，その範囲は縮小する．
(Aschoff & Wever, 1958 より改変)

2 体温の変動

(1) 日内変動

体温は，1日24時間内で規則的にわずかに変動（0.5〜0.7℃）する．体温は夜間から早朝にかけて低く，日中は高い．この体温の変動は夜間睡眠して日中覚醒している限り，1日中ベッドで安静にしていても認められる．このような変動は，体温の概日リズム（サーカディアンリズム）とよばれる（図12-2-a）．概日リズムは，生物時計の役割を担う視床下部の視交叉上核により調節されている．

(2) 身体や精神活動による変動

体温は運動や精神興奮により上昇する．とくに，高温下での激しい運動時には，直腸温は40℃に達することがある．

(3) 性周期に伴う変動

女性では，月経周期に対応して体温が変動する（図12-2-b）．早朝覚醒直後に，安静状態で測定した口腔温は，基礎体温とよばれる．基礎体温は月経時から排卵前まで低温期であり，排卵後に高温期となり，次の月経で再び低温期になる．低温期と高温期の間には，約0.5℃の差がある．これは，体温上昇作用をもつ黄体ホルモン（プロゲステロン）が，視床下部の体温調節中枢に作用するためである．低温期から高温期に移行する時期に排卵があるため，基礎体温を毎日続けて測定することで排卵日を知ることができる．

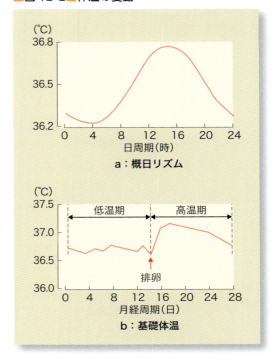

■図12-2■体温の変動
a：概日リズム
b：基礎体温

B 熱の産生と放散

身体が必要とするエネルギー（ATP）の体内での合成や消費する過程で熱が発生する．骨格筋や肝臓は熱産生がとくに高いため，産熱器官として重要である（表12-1）．

身体内部で産生された熱は，おもに血液によって全身に運ばれ，その一部が身体から放散される．ヒトをはじめ，恒温動物の核心温度は，体内の熱の産生と放散のバランスによって維持される．

■表12-1■各臓器の熱産生量

骨格筋	58.1%
呼吸筋	8.9%
肝臓	22.2%
心臓	4.1%
腎臓	4.5%
その他	2.2%
合計	100%＝2,700 kcal

（小幡邦彦ほか：新生理学 第3版，p.492，表18-1，文光堂，2000）

1 熱の産生（産熱）

ヒトが1日に産生する熱量は，年齢や性別により差がある．同一個体でも産熱量は活動状態，とくに筋活動の多少により大きく変化する．

(1) 基礎代謝

覚醒状態で，生命維持に必要な心臓の拍動，呼吸や筋の緊張などを保つための最小限の代謝は基礎代謝とよばれる．単位時間（24時間）当たりの基礎代謝の量は，単に基礎代謝量あるいは基礎代謝率 basal metabolic rate（BMR）という．基礎代謝量は，覚醒直後の早朝空腹時，室温23〜24℃で，安静臥床のままで測定する．この値は，同一個体ではほぼ一定の値を示す．基礎代謝量に占める諸臓器の代謝量の割合は，**表12-2** のとおりである．

■**表12-2**■基礎代謝量に占める諸臓器の代謝量の割合

肝臓，脾臓，消化器	30%
骨格筋	25%
脳，脊髄	18%
心臓および呼吸筋	16%
腎臓	6%
その他	5%

（上羽隆夫ほか編：スタンダード口腔生理学 第1版，学建書院，2001）

基礎代謝量は年齢や体重によって異なるが，日本人の成人男性（20〜40歳）では約1,500 kcal/日であり，成人女性では約1,200 kcal/日である．基礎代謝量は，体表面積当たりで表すと個人差が小さく，体表面積1 m²当たり男性33〜36 kcal/時，女性31〜33 kcal/時である．女性の基礎代謝量が男性よりも低いのは，男性よりも筋組織が少なく，脂肪組織が多いためである．基礎代謝量は年齢によっても異なり，幼年期で高く，老年期では低い．季節的には，夏に低く，冬に高い．また，甲状腺機能亢進症の患者では基礎代謝量は極端に高くなる．

基礎代謝量は代謝機能の1つの基準量を示すもので，生命維持に必要な最低のエネルギー量ではない．代謝量は，睡眠，飢餓や体温下降などでさらに低くなりうる．

(2) 筋活動による産熱

運動時や姿勢保持に関する筋緊張では，骨格筋の収縮に伴って熱が発生する．寒冷時では，骨格筋が細かく律動的に収縮を繰り返して熱の産生が高まる．これは，ふるえ産熱とよばれ，運動神経を介して不随意性に調節される．

(3) 食事誘発性産熱反応（特異動的作用）

食物摂取後数時間においては，消化管運動が高まり，吸収された物質の代謝が増加して熱が発生する．この産熱は，食事誘発性産熱反応（特異動的作用）とよばれる．

(4) 非ふるえ産熱

筋肉の収縮によらず，代謝を高めて行う産熱を非ふるえ産熱という．非ふるえ産熱は，肝臓などの臓器で起こる．新生児では，褐色脂肪組織による非ふるえ産熱が寒冷時の産熱に重要である．褐色脂肪組織はおもに肩甲骨間にあり，新生児では多いが成人では退縮して少なくなる．

甲状腺ホルモンには代謝促進作用があり，長時間にわたり熱産生を増大する．カテコールアミンはグリコーゲンを分解して血糖値を高め，産熱を促す．黄体ホルモンには代謝促進作用があり，排卵直後から月経にいたるまでの間の基礎体温を上昇させる．

2 熱の放散（放熱）

体内の熱は，放射，伝導と対流，蒸発などの物理的機序によって放散される（図12-3）．このため，放熱の度合いは外界の条件で異なる．環境温25℃では，放射が約50％，伝導と対流が約30％，蒸発によるものが約20％である．一方，環境温が体温と同程度になると，蒸発がほぼ100％となる．熱の放散は主として体表面から行われるが，そのほか呼気，尿や便からも行われる．

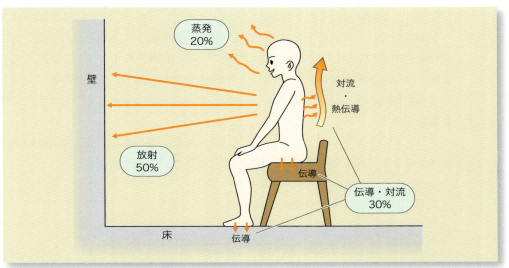

■図12-3■放熱の仕組み（環境温25℃）

(1) 放射（輻射）

放射とは，人体と人体に接触していない他の物体に熱が伝達されることである．放射で失われる熱量は，皮膚温と物体との温度差および放射の起こる体表面積の増大によって増加する．

(2) 伝導と対流

伝導とは，人体と人体に接触している他の物質（空気など）や物体に熱が伝達されることである．冷たい空気に接すると，熱は身体から周囲の空気に伝導して失われる．空気の対流（風）があると，伝導による放熱はさらに促進する．伝導と対流によって皮膚から失われる熱量も，皮膚温と外気温あるいは物体との温度差および体表面積の増大によって増加する．

(3) 蒸　発

蒸発による放熱は，水分が体表面から蒸発する際の気化熱として熱が奪われることにより生じる．体表面からの蒸発は，不感蒸散（不感蒸泄）と発汗によって行われる．不感蒸散とは，常時起こっている身体からの水分の蒸発現象で，一般に意識にのぼらないものである．不感蒸散は皮膚からは500〜700 mL/日，肺からは150〜450 mL/日であり，1日当たり合計約1Lに及ぶ．

発汗は，汗腺から分泌される汗の蒸発により放熱を起こす．発汗による放熱は，外気温が30℃を超えると急激に増大する．35℃以上では放射および伝導と対流による放熱はもはや起こらず，もっぱら発汗により放熱が行われて体温の上昇を防ぐ．

汗腺は全身に分布するエクリン腺と，腋窩などに局在するアポクリン腺に区別されるが，体温

調節にはエクリン腺が重要で，アポクリン腺は関与しない．また，発汗は温熱性，精神性および味覚性発汗の3つに分類されるが，体温調節には温熱性発汗が重要である．温熱性発汗は，視床下部の体温調節中枢によって調節され，交感神経の興奮によりエクリン腺のムスカリン受容体を介する反応で生じる．発汗が亢進すると，口渇感が強くなり，水分の摂取量が増加する．また，バソプレッシンの分泌が増加し，尿として排出される水分量を減少させて体液の損失を防いでいる．

③ 放熱の促進と放熱の防止

皮膚には動静脈吻合や皮下静脈叢が発達しており，体温調節に重要な役割をはたしている．

暑熱環境では皮膚血管を支配する交感神経の活動が低下するため，動静脈吻合は拡張し，表在性静脈の血流が増加して体熱の放散が促進される（図12-4-a）．一方，寒冷環境では皮膚血管を支配する交感神経の活動が高まるため，動静脈吻合は収縮し，表在性静脈の血流が減少して体熱の放散が抑制される（図12-4-b）．同時に，動脈と深部静脈との間で対向流熱交換により静脈血が加温される．

また，ヒトでの関与は少ないが，立毛筋の収縮は立毛を起こして，体表面の空気層の厚さを増すことにより放熱を防止する（ヒトでは俗に鳥肌という状態になる）．

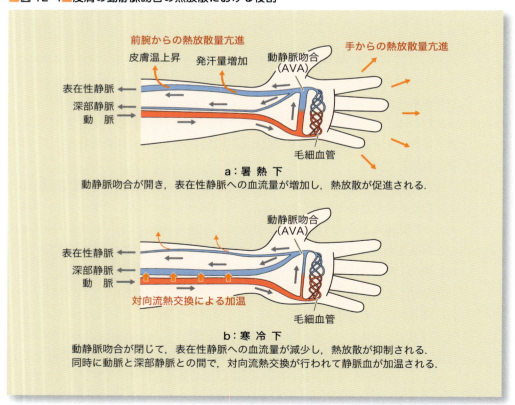

■図12-4■皮膚の動静脈吻合の熱放散における役割

a：暑熱下
動静脈吻合が開き，表在性静脈への血流量が増加し，熱放散が促進される．

b：寒冷下
動静脈吻合が閉じて，表在性静脈への血流量が減少し，熱放散が抑制される．同時に動脈と深部静脈との間で，対向流熱交換が行われて静脈血が加温される．

C 体温調節機構

 温度受容器

温度受容器には，外界の温度を検出する末梢温度受容器と，核心温度を検出する中枢温度受容器がある．

(1) 末梢温度受容器

末梢温度受容器は皮膚や口腔粘膜などに分布し，冷受容器と温受容器よりなる（図12-5-a）．冷受容器は約40〜15℃の範囲で温度が下がると放電頻度が増加し，温受容器は約30〜45℃の範囲で温度が上がると放電頻度が増加する．これらの温度受容器は自由神経終末である．末梢温度受容器の分布は一様でなく，顔面部の口唇や眼瞼に多く，手掌や指には少ない．

(2) 中枢温度受容器

中枢温度受容器は，脳の局所温度が変化するとインパルス頻度が変化するニューロンであり，温度感受性ニューロンとよばれる（図12-5-b）．温度感受性ニューロンは，視床下部，延髄や脊髄などに分布して核心温度（すなわち血液の温度変化）を検出するが，とくに視床下部（視索前野や前視床下部）に存在しているものが重要である．温度感受性ニューロンには温ニューロンと冷ニューロンがあり，温度反応特性は末梢温度受容器とほぼ同様である．

■図12-5■環境温変化による末梢温度受容器と中枢温度受容器の神経活動の変化

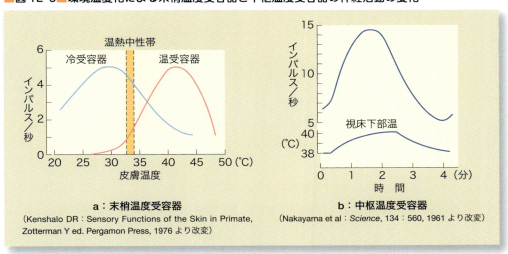

a：末梢温度受容器
(Kenshalo DR：Sensory Functions of the Skin in Primate, Zotterman Y ed. Pergamon Press, 1976 より改変)

b：中枢温度受容器
(Nakayama et al：Science, 134：560, 1961 より改変)

 体温調節反応

体内の熱の産生と放熱の平衡を保つ中枢は体温調節中枢とよばれ，視床下部にある．外気温29℃前後（27〜32℃）の温度付近における裸体のヒトの産熱は最小であり，皮膚血管の収縮と拡張により放熱が調節されて暑さも寒さも感じない．このような温度範囲は，温熱中性帯とよばれる（図12-6）．

■図12-6■環境温と体温調節反応

環境温度の変化による熱産生，熱放散および核心温度の変化を示す．
ヒトが裸でいる場合，低体温領域，高体温領域になると，体温調節ができなくなる．
温熱中性帯では，体温は皮膚血管運動だけで調節される．

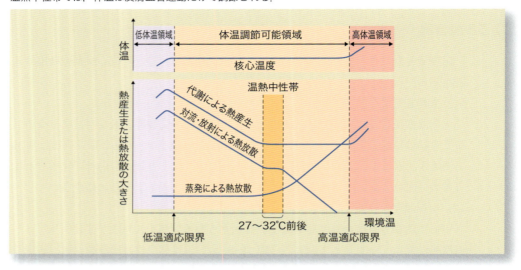

■図12-7■体温調節機構

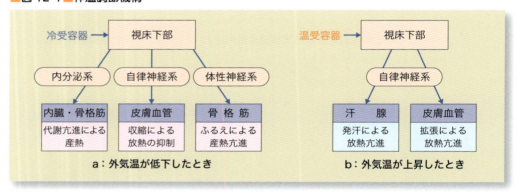

　体温調節中枢は，温度受容器によって伝えられる外気温の変化に関する情報を受け取って，自律神経系，内分泌系および体性神経系を介して体温の変化を防ぐ全身的反応を起こす（図12-7）．すなわち，外気温低下時には産熱を促進して熱放散を抑制し，外気温上昇時には産熱を抑制して熱放散を促進する．

③ セットポイント仮説

　核心温度を一定の範囲に維持するためには，核心温度の基準値が必要となる．これを説明するものとして，セットポイント仮説がある．これは，37℃付近に設定値（セットポイント）があり，体温調節中枢は実際の核心温度と設定値を比較して，その差異をなくすように体温調節反応を調節するというものである．このようなセットポイントと核心温度との差異の修正には，ネガティブフィードバック（負のフィードバック）機構が重要である（図12-8，青線）．

●224●

一方，夏の暑い時期に日陰から日向に出るとすぐに汗が出たり，寒い部屋に入ると瞬時にふるえが起きたりする現象は，核心温度の受容からはじまるネガティブフィードバック機構では説明が困難である．このような温度変化に対する潜時の短い反応は，予測される体温変化を見越して体温調節反応を発動させるフィードフォワード機構とみなすことで理解することができる（図12-8, 赤線）．フィードフォワード機構は，温度の変化分に対して感度の高い動的体温調節反応に有効な仕組みと考えられる．

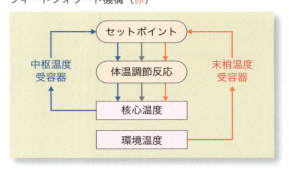

■図12-8■セットポイント
ネガティブフィードバック機構（青）
フィードフォワード機構（赤）

D　体温調節障害

 発　熱

発熱は何らかの病的な原因で，セットポイントが正常よりも高いレベルに変位することにより起こる（図12-9）．発熱を起こす物質は，発熱物質 pyrogen とよばれる（図12-10）．発熱物質には細菌やウイルスなどの外因性発熱物質と，外因性発熱物質が刺激となって生体内で産生される内因性発熱物質（インターロイキン1，インターロイキン6やインターフェロンなど）がある．内因性発熱物質は，脳内でプロスタグランジン E_2 の産生を促進する．プロスタグランジン E_2 は，視床下部の体温調節中枢の温度感受性ニューロンの活動性を変化させて，セットポイントを上昇させる．その結果，体温を上昇させる産熱反応の促進と放熱反応の抑制が起こる（図12-9）．このため，発熱時には正常体温は低いと判断されて悪寒（悪感）を伴い，ふるえや皮膚血管の収縮

■図12-9■発熱時のセットポイントと体温（発熱と解熱）の関係
（「佐藤昭夫ほか：自律機能生理学，p.210，図7-8，金芳堂，1995」より許諾を得て転載）

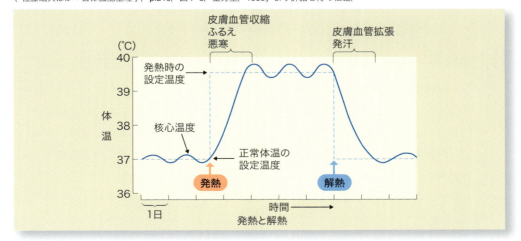

と代謝促進が起こる．やがて，発熱の原因が取り除かれるとセットポイントは正常レベルに降下し，亢進した産熱反応は元に戻り，発汗や皮膚血管の拡張により熱放散が促進されて体温は正常レベルに戻る．これは解熱とよばれる（図12-9）．

臨床的に汎用されている非ステロイド性抗炎症薬（NSAIDs）などの解熱剤は，プロスタグランジン E_2 の産生を抑制し，発熱時に上昇しているセットポイントを元のレベルに戻すことで体温を正常値まで低下させる（図12-10）．発熱は，多くの細菌やウイルスなどの外因性発熱物質の増殖を抑制し，免疫担当細胞の活性化を促すことから，一種の免疫応答と考えられている．しかし，発熱は循環系や呼吸系への負荷の増大をもたらすため，消耗性疾患や体力のない乳幼児や高齢者においては容態を悪化させる危険性もはらんでいる．

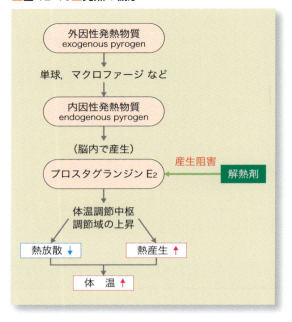

■図12-10■発熱の機序

② うつ熱（高体温）

うつ熱は，熱放散より熱産生が多くなったり，環境から受ける熱が異常に大きくなったりして体温が上昇する状態である．発熱とは異なりセットポイントは正常であり，解熱剤は効かない．うつ熱は直射日光の下や高温，高湿，無風の条件下で激しい作業や運動を行った場合に，産熱が著しく増えて放熱の限界を超えたときに起こりやすい．

うつ熱によって生じる機能不全は，総称して熱中症とよばれる．熱中症は，熱痙攣（手足の痙攣や筋肉痛など），熱疲労（倦怠感や嘔吐など）および熱射病（意識障害など）の順に重篤になる．熱射病では体温調節中枢が障害され，発汗や皮膚血管の拡張もみられなくなり，体温が40℃以上に上昇する．熱射病に解熱剤は効かないので，冷たい水で体を拭いて風を送るなどして体温を下げるが，意識障害が長引く例では死亡することも多い．

③ 低体温

低体温とは，セットポイントが正常に維持されているにもかかわらず，熱放散が熱産生を上回ることで体温が低下した状態である．低体温は，冬山などの極度の低温環境や，高齢者や飲酒後などで体温調節機能が低下しているときに寒冷にさらされたような場合にみられる．

体温調節機能は核心温度が35℃以下になると障害され，十分に作動しなくなる．さらに，核心温度が低下して，30℃以下になると体温調節機能は消失し，25℃以下では心筋に異常が認められ，やがて心衰弱のため死亡する．

II
口腔生理学

13 口腔生理学の意義

■ Objective ■

　口腔生理学は，口腔，顎，顔面および頭部領域の生体反応（生命現象）の
メカニズムを明らかにする学問であり，とくに摂食にかかわる運動，感覚と
自律機能を取り扱う．

　本章では，口腔生理学の意義，口腔生理学で扱う運動，感覚と自律機能の
特徴およびそれらの全身機能との関連性の概略について学ぶ．

A　口腔生理学の意義

　口腔生理学は，全身の正常な生体反応（生命現象）のメカニズムを考究する生理学の一分野で
ある．口腔生理学で扱う口腔，顎，顔面および頭部領域のおもな運動機能は咀嚼，嚥下，嘔吐と
言語形成であり，感覚機能は口腔の体性感覚（歯，歯根膜および口腔粘膜）と味覚と嗅覚，自律
機能は唾液分泌や血流調節があげられる．これらの正常機能の理解には，歯に代表される口腔領
域に固有な器官の働きとそれぞれの器官が協調的に働く歯・顎・口腔系というシステムとしての
特徴をとらえることが重要である．また，個々の機能特性に合理的に対応した構造的特徴につい
ての理解も必要であり，これらは口腔解剖学で理解する．一方，諸種の機能異常（病態）につい
ては，口腔病理学で学ぶ．

　このように，口腔生理学は口腔解剖学や口腔病理学を含む他の基礎歯科医学と密接にかかわる
とともに，臨床歯科医学を学ぶためにも，将来的な歯科医療に適切に対応できる知識と技術を身
につけるためにも，大きな意義をもつ歯科医学に必須の学問として位置づけられる．

B　歯・顎・口腔系の特徴

　歯・顎・口腔系の生体反応は，一般的な生理機能の原理と法則に基づいて調節されるとともに，
他の身体部位の同一臓器（神経，筋肉や腺など）とは異なる反応特性を有している場合も多い．
これらの生体反応のおもな特徴は以下の通りである．

1 咀　嚼

　咀嚼は，咀嚼筋（随意筋）による顎運動を中心とし，食物を口腔に取り入れて咬合により粉砕
して，唾液と混和することで食塊を形成する過程である．

　咀嚼筋は四肢や体幹の骨格筋とは異なり，鰓弓に由来し，それらの運動は脳神経（大部分は三
叉神経）で調節されている．また，その筋線維構成は生体の食性に大きく依存しており（ヒトで
は赤筋線維が主体），数百から数千回に及ぶ開閉口運動を可能とするきわめて疲労しにくいとい
う特徴を有している．

228

② 嚥　　下

　嚥下は，咀嚼で形成された食塊を口腔から胃まで移送する過程である．嚥下では機械的および化学的消化は行われないが，本格的消化が行われる胃や腸管に食塊を移送するために重要である．

　嚥下は，上部経路の口腔や咽頭の骨格筋（随意筋）と下部経路の食道を構成する平滑筋（不随意筋）とが協調して行われており，他の身体部位ではまれな運動機能である．

③ 嘔　　吐

　嘔吐は，胃や消化管の内容物を強制的に口腔外に吐出する運動である．口腔から摂取された食物は口腔内消化（咀嚼による機械的消化と唾液による化学的消化作用），嚥下，胃内消化および小腸における最終消化を受けて，それらの分解産物は小腸の吸収上皮細胞から吸収される．嘔吐はこの小腸の吸収過程に先んじて，口腔から取り入れた為害物質の除去や過度の消化管内容物を体外に排出する生体の防御反応として重要である．

④ 言語形成

　言語は，ヒトの高次神経機能としてきわめて重要であり，肺からの呼気が声帯で喉頭原音になり，最終的に口腔の共鳴腔としての作用と口腔に存在する構音器官（歯，舌および軟口蓋など）の働きによって形成される．したがって，口腔と口腔の諸器官は言語形成過程の最終段階の構音（調音）に携わり，それらの良否はコミュニケーション能力に大きな影響を与える．

⑤ 口腔の体性感覚

　口腔には，身体で唯一硬組織が体表に露出した歯が存在する．正常時，歯に対する生理的刺激は歯の最表層のエナメル質で遮られているため，歯髄神経には達せず感覚は生じない．しかし，齲蝕などによりエナメル質が消失して，象牙質が露出されると機械的，化学的および温度的刺激に対して痛みが生じる．一方，歯根膜は摂取した食物のかたさなどの顎運動の調節に重要な感覚をつかさどる．

　口腔は，身体において唯一外来物質を体内に取り入れる部位である．このため，為害物質の侵入を防ぐため，きわめて選別性の高い触圧覚を有している．実際に口腔粘膜の触圧覚閾値は，他の身体部位に比べてきわめて低い．また，味覚や嗅覚の化学感覚は，外来物質の危険性の選別にも重要な役割をはたしている．

⑥ 唾　　液

　唾液は，口腔内消化における化学的消化作用（おもにアミラーゼ）を担うとともに，諸種の抗菌・殺菌物質（ペルオキシダーゼなど）や歯の再石灰化にかかわるカルシウムイオンやリン酸イオンを含んでおり，口腔環境の維持においても重要である．

　唾液は唾液腺から分泌されるが，他の消化腺（胃腺など）とは異なり，その分泌は神経性調節（自律神経）のみで行われている．

⑦ 血流調節

　局所血流は，一般的に局所性，神経性およびホルモン性に調節されている．とくに神経性調節においては，大部分の身体の血管は交感神経性血管収縮線維によってのみ支配されており，もっぱらこれらの線維の神経トーヌス（緊張性放電）の強弱によって局所血流量は調節されている．しかしながら，口腔・顔面領域の諸器官に分布する血管には，副交感性血管拡張線維による支配がある．これらの血管拡張線維は末梢の感覚刺激により活性化して，顔面部皮膚，唾液腺，歯肉や咀嚼筋（咬筋など）に顕著な血流増加を誘発する．

C　歯・顎・口腔系と全身機能との関係

　歯・顎・口腔系と全身機能との密接な関係は，口腔疾患と全身疾患との高い関連性を示す以下の報告によって注目されている．とくに現在の超高齢社会においては，高齢者の摂食嚥下障害によってもたらされる全身的な機能障害の病態の理解や，リハビリテーションのアプローチの選択において，口腔生理学で扱う歯・顎・口腔系の生理機能とそれらの加齢変化の重要性が際立っている．

① 口腔内環境と認知症

　近年の疫学研究は，口腔内環境の悪化が認知症の発症や認知機能低下に関連することを示しており，残存歯数を増やすことが認知症発症の抑制に有効であることが報告されている．したがって，咀嚼に伴う歯・顎・口腔系からの三叉神経（感覚入力）による脳の活性化は，認知症の発症リスクの低減に寄与すると考えられる．

② 口腔と誤嚥性肺炎

　老人性肺炎罹患患者の多くは，口腔内細菌の不顕性誤嚥が認められる．このため，高齢者に対する口腔ケアは誤嚥性肺炎の予防に必須とされている．また，高齢者では摂食嚥下過程において，喉頭挙上不全などの機能低下が認められる．このため，誤嚥のリスク軽減を目指した摂食嚥下リハビリテーションも重要視されている．このように，誤嚥性肺炎の予防には，口腔内細菌を減少させる炎症性経路と嚥下にかかわる運動経路のマネジメントが必要となる．

③ 口腔と筋力

　口腔内環境（歯数や咬合状態）は全身の筋肉量や歩行速度に影響を与え，口腔内環境の加齢変化により筋力が低下することは歩行などの運動機能に影響を及ぼすと考えられている．口腔内環境が全身の筋力に影響を与える経路は，炎症性サイトカインを介して筋肉量と筋力が低下する状態（サルコペニア）に加え，咬合による三叉神経の感覚入力を介した大脳皮質の活動状態による経路も考えられている．

④ 歯周病と糖尿病

糖尿病と歯周病は双方に関連しており，糖尿病による易感染性は歯周病を進行させるとともに，歯周病に起因する慢性炎症は血糖値を上昇させることが知られている．歯周病による血糖値上昇は，歯周組織で産生される炎症性サイトカイン（IL-1, IL-6 や TNF-α）がインスリン抵抗性を高めることが原因とされている．

⑤ 歯周病と循環器疾患

心疾患や脳血管疾患は致死率が高い循環器疾患であるとともに，その予後は高度の運動障害などの後遺症を伴う場合が多く，医療および社会的にも重要な疾患である．

これらの疾患には動脈硬化が関与しているが，歯周病菌である *Porphyromonas gingivalis* が動脈硬化性病変から検出されており，歯周病と動脈硬化との関連が報告されている．

14 歯および歯周組織の生理

■ Objective ■

歯は，物理的消化を行う器官であり，また発音器官としても機能している．歯は，エナメル質，象牙質，および歯髄から構成されている．セメント質，歯根膜，歯肉，歯槽骨を総称して歯周組織といい，歯を歯槽骨に植立させるという同一の機能がある．口腔は消化管の一部として，食物の物理的消化を行う以外にもさまざまな機能を営んでいる．口唇，頰，口蓋，舌の各口腔器官は，食塊形成，嚥下，構音に関して重要な働きをする．とくに舌は，味覚に関しては主役である．

口腔機能を理解するためには，まずこれらの口腔器官の役割を知ることが大切である．

A 歯の機能

歯は物理的消化にかかわる器官である．食物を摂取して，それを噛み切り，噛み砕き，すりつぶして，唾液とよく混和し，口腔における化学的消化作用を受けやすくする．また構音器官として機能する．とくに歯音や歯茎音の構音に関係する．さらに顔貌の調和を維持するための審美的な役割を担っている（**図 14-1**）．

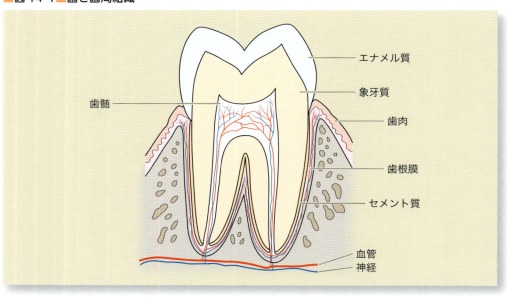

■図 14-1■歯と歯周組織

① 歯の構造と機能との関係

　歯は，高度に石灰化した3種類の硬組織，すなわちエナメル質，象牙質およびセメント質と，これらの硬組織によって囲まれた歯髄組織から構成されている．セメント質は，正確には歯周組織に属する．ヒトの歯は，切歯，犬歯，小臼歯および大臼歯に大別され，切歯と犬歯は食物の切断や咬断に，小臼歯は粉砕に，大臼歯は臼磨（すりつぶし）にかかわっている（機械的消化作用）．これらの歯の機能は，その形態とそれぞれ深い関係がある（図14-2）．

■図14-2■歯の種類と機能
a：切歯．のみのような形で，食物を嚙み切るのに都合がよい．
b：犬歯．先端が尖っていて，食物を引き裂くことができる．
c：小臼歯．食物を嚙み砕くのに適している．
d：大臼歯．臼のような形で，食物をすりつぶすことができる．

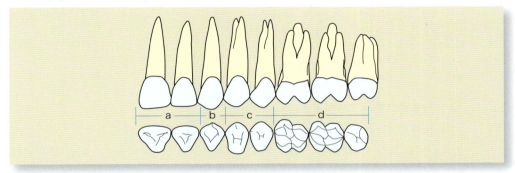

② 歯の硬組織成分

　歯の硬組織は身体のなかで最もかたい組織である．これらの硬組織は，一度，欠損が生じると代謝がほとんど認められないので，自然治癒は望めない．

　歯の硬組織は，無機成分，有機成分および水分からなる．各硬組織の含有成分％を図14-3に示す．

■図14-3■歯の硬組織の化学的成分（重量％）

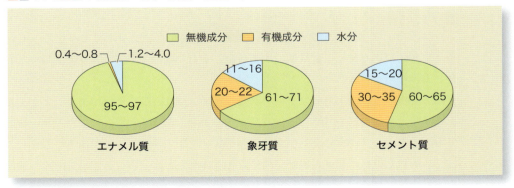

(1) 無機成分

エナメル質および象牙質に含まれる主要成分は，Ca，Pおよび炭酸塩（CO_3）である．CaおよびPは，ハイドロキシアパタイトの結晶として存在する（図14-4）．また，Mg，Na，K，F，Cl，Zn，Pb，Cu，Feなどがごく微量存在する．

■図14-4■ ハイドロキシアパタイト結晶

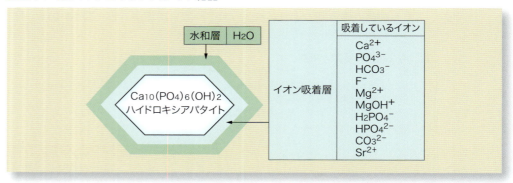

a ハイドロキシアパタイト

歯や骨のCaとPは，アパタイトの微小結晶として存在する．その大部分はアパタイト結晶$Ca_{10}(PO_4)_6X_2$のXに水酸基（OH）が入ったハイドロキシアパタイト$Ca_{10}(PO_4)_6(OH)_2$である．ハイドロキシアパタイトは通常六角柱状の結晶で，エナメル質の結晶は象牙質のものよりも大きい．

ハイドロキシアパタイトの結晶の表面には，イオン吸着層と水和層とがある．

歯の内部に透過してきたイオンは，アパタイトを構成するCa，PO_4あるいは水酸基と，たやすく置換されて歯に沈着する．たとえば，Na^+，K^+，Mg^{2+}，Sr^{2+}はCa^{2+}と，HPO_4^{2-}，CO_3^{2-}はPO_4^{3-}と，Cl^-，F^-は水酸基と置換される．

b フッ素の効果

フッ素（F）の含有量（エナメル質0.01％，象牙質0.029％）は少ないが，歯の溶解性に重要な影響を及ぼす．フッ素の含有量は，エナメル質では最表層部で最も多く，内層へいくに従って減少し，エナメル質と象牙質との境界部では最少である．象牙質内に入ると再び増加し，歯髄側象牙質ではエナメル質の最表層部よりもかえって多くなる．また，歯へのフッ素の取り込み量は年齢に左右され，若い年齢では量が多い．

フッ素はハイドロキシアパタイトの水酸基と交換してフルオロアパタイト$Ca_{10}(PO_4)_6F_2$になる．フルオロアパタイトは耐酸性が強いことから，齲蝕の予防にフッ素が用いられている．

(2) 有機成分

歯の有機成分は，大部分はタンパク質，クエン酸ならびに脂質である．エナメル質には0.05〜0.3％，象牙質には約18％のタンパク質が含まれる．エナメル質にはコラーゲンはほとんど含まれておらず，エナメル質のタンパク質はエナメリンやアメロゲニンである．しかしこのタンパク質は，石灰化が進みエナメル質が完成すると，ほとんどが分解されて消失する．象牙質のタンパク質はおもにコラーゲンからなる．これらにはハイドロキシアパタイトなどの結晶をつなぎとめておく働きがある．また，有機成分は歯が石灰化する前に生成されて，カルシウムを沈着（石灰化）

するための母体となるので，有機マトリックスとよばれている．

(3) 水　　分

水分は，アパタイトに結合しているもののほかに，象牙質では象牙細管中に組織液（象牙質液または歯リンパ）として存在し，象牙質の代謝，物質透過および象牙質感覚の伝達機構にも関係している．

③ 歯の硬組織の物理的性状

(1) 硬　　度

エナメル質および象牙質の硬度（図14-5-左）は，各部位によって異なる．

エナメル質の表層部は最もかたく，内部へいくに従い硬度は小さくなる．このことは永久歯でも，乳歯でも，未萌出歯でも同様である．切縁部および咬頭部から歯頸部に移行するのに伴い，エナメル質の硬度は減少する．

象牙質の硬度はほぼ均一であるが，エナメル質-象牙質境界部に隣接する象牙質はやわらかい．これは，この部位に有機質の含有量の多い球間象牙質が存在すること，および象牙細管が枝分かれしていることによる．

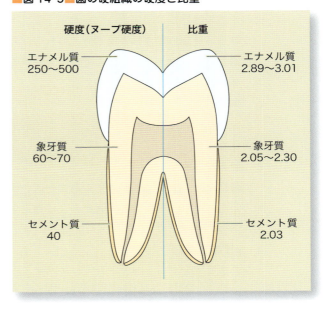

■図14-5■歯の硬組織の硬度と比重

エナメル質との境界部から離れるのに伴い硬度が増すが，歯髄に近づくと再び小さくなる．

齲蝕部の象牙質（軟化象牙質）の硬度は小さい．しかし，齲蝕病巣の周りの象牙質の硬度は，その外側の正常象牙質よりも大きい．またセメント質の硬度は象牙質よりも小さい．

(2) 比　　重

歯の比重（図14-5-右）は，エナメル質2.89～3.01，象牙質2.05～2.30，セメント質2.03である．比重は，無機成分および有機成分の含有量によって左右される．無機成分が多く，有機成分が少ないと比重が大きくなる．すなわち，石灰化が進むほど比重が大きくなるので，エナメル質が最大である．エナメル質の最外表部は内部よりも，切縁部のエナメル質は歯頸部のものよりも，また永久歯エナメル質は乳歯エナメル質よりも，それぞれ比重は大きい．歯の比重は，加齢に伴い歯の石灰化が進むため，増齢的に増加する．

なお，石灰化度が高いものほどエックス線の透過性は低くなる．すなわち，最も石灰化が高く緻密であるエナメル質は，最もエックス線不透過性である．この性質を利用して，エックス線により，歯の各組織の石灰化の程度，歯の植立状態，齲蝕の罹患状態などを知ることができる．

(3) 透過性

歯の硬組織は，物質を透過させる性質がある．

a　エナメル質

十分に石灰化した成熟エナメル質を透過できる物質は，小型の非電解質（尿素など）および1価の陽イオン（Na^+など），陰イオン（Cl^-など）に限られている．成熟エナメル質では有機構造の空隙が小さいことと，中性ではエナメル質が負に帯電しているため，大型の分子（色素など）は透過されず，2価以上の陽イオン（Ca^{2+}，Zn^{2+}など）は吸着され，内部に浸透されない．また，陰イオンは陽イオンや水に比べてエナメル質を透過しにくい．これもエナメル質が負に帯電していることによる．エナメル質には半透膜としての性質があるが，有機成分を取り除くとイオン透過の半透膜的性質は消失する．したがって，エナメル質が負に帯電している原因は，有機成分に含まれる陰性基の働きによると考えられる．有機成分の多い低石灰化のエナメル質では色素もよく透過する．エナメル質を挟んで電圧をかけると，いわゆるイオン導入法によってフッ素などをエナメル質に浸透させることができる．

b　象牙質

象牙細管内の組織液中に各種イオンが拡散するので，象牙質の透過性はエナメル質に比べてはるかに高い．

c　セメント質

無細胞セメント質はきわめて透過性が低いが，有細胞セメント質は象牙細管および歯根膜側の両方から，セメント細管の突起を介して透過する．

(4) 溶解性

a　pHの影響

歯の主要成分であるハイドロキシアパタイトに酸を加えると溶解する．

$$Ca_{10}(PO_4)_6(OH)_2 + 8H^+ \rightleftarrows 10Ca^{2+} + 6HPO_4^{2-} + 2H_2O$$

すなわち8分子のH^+が，ハイドロキシアパタイト1分子を完全に溶解するので，H^+が多いほど歯をよく溶かすことになる．したがって，pHが低いほど歯が溶解しやすくなる（図14-6）．

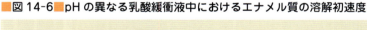
■図14-6■pHの異なる乳酸緩衝液中におけるエナメル質の溶解初速度

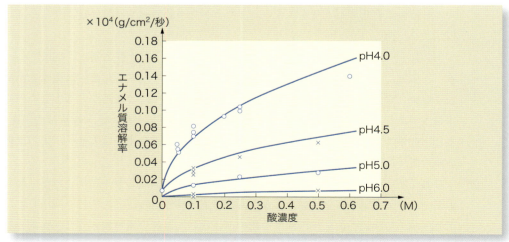

pH が同一であっても，酸の種類によって溶解度が異なる．たとえば，クエン酸はリン酸や乳酸よりも歯質を溶解しやすい．

また，歯質は中性溶液中でも溶解される（中性脱灰）．これは酸による溶解ではなく，キレート作用（Ca と錯塩をつくる働き）によるものであり，クエン酸やエチレンジアミン四酢酸 ethylene-diaminetetraacetic acid（EDTA）などによる脱灰は中性溶液中で生じる．一方，溶媒中に Ca, P などが共存すると，アパタイトの溶解性は低下する．

b　歯の溶解性と唾液

歯は口腔内で常に唾液にさらされているので，唾液性状の変化は歯質の溶解性に影響を及ぼす．唾液の pH は生理的に 5.5～8.0 の範囲で変動する．しかし，唾液が酸性になっても，生理的条件下では歯質は唾液によって溶解されない．これは唾液には Ca, P が含まれており，歯質が溶解する pH は Ca や P の共存下で低下するためである．また，ハイドロキシアパタイト結晶に F や CO_3 が取り込まれると，F の場合には耐酸性が増加し，CO_3 では耐酸性が低下する．

歯　髄

歯髄は，かたい象牙質で囲まれた結合組織を主体とした軟組織からなり，血管および神経は根尖孔から入り分岐して，歯髄の周辺部や象牙芽細胞付近で網目状に分布している．

(1) 歯髄の成分

歯髄の化学的成分は，水分 90％，有機成分 6％および無機成分 4％である．

歯髄の有機成分はタンパク質，糖質および脂質である．タンパク質の大部分はコラーゲンであり，糖質にはムコ多糖類が多い．ムコ多糖類は Ca やリン酸と結合しやすいので，歯髄組織中の Ca やリン酸の濃度は比較的高い．

(2) 歯髄の機能

① 象牙芽細胞はコラーゲンを分泌し，石灰化過程により第二象牙質を形成する（象牙質の形成）．
② 象牙芽細胞とその突起から組織液を経て，象牙質の代謝を行う（象牙質への栄養供給）．
③ 象牙質や歯髄に加えられた刺激は痛覚を発現する（歯痛の発現）．
④ 歯髄に対する刺激により，歯髄は炎症反応を引き起こして歯髄を防御する．また，象牙芽細胞が賦活され，修復象牙質の形成により刺激を遮断する（防御機能）．

歯の萌出後も，歯根が完成されるまで歯の形成が行われる．また，歯根完成後も徐々に象牙質が形成されるので，歯髄腔は加齢とともに狭くなる．

(3) 歯髄の循環

根尖孔から細い動脈が歯髄内部に入り込み，細分化し，細静脈網を形成して，再び根尖孔から静脈となって出ていく．歯髄の血流調整は，おもに交感神経が担っている．

静脈は根尖孔付近で細くなっているので，循環障害を起こしやすい．さらに，歯髄血管には平滑筋がほとんどないので，血管収縮は起こりにくく，血流障害によって炎症が起こりやすい．また壊死に陥りやすい．

(4) 歯髄腔内圧

歯髄はかたい象牙質によって囲まれている．そのため血管拡張によって歯髄の組織液が増加すると，歯髄腔内圧が通常の 5～10 倍に上昇し，歯髄の知覚神経を刺激するので激痛が生じる．

B 歯周組織の機能

　歯周組織とは，歯を顎骨内に植立，維持させるのに必要な組織で，セメント質，歯根膜，歯肉および歯槽骨が含まれる.

　咀嚼中に生じる歯のわずかな動き（生理的動揺）は，歯根膜の受容器により受容され，咬合力や顎運動を調節する．このような歯の生理的動揺は歯周組織への適度な刺激となり，歯周組織の健康を維持して発育を促す.

① セメント質

（1）構　造

　セメント質は，歯根の象牙質を覆う硬組織で，おもな成分はハイドロキシアパタイトである．緻密骨と類似するが，血管はない．無細胞セメント質（歯冠側）および有細胞セメント質（歯根側）からなる.

　セメント質は，歯頸部付近では 20～50 μm と薄く，根尖部付近では 150～200 μm と厚い.

（2）機　能

　歯根膜と協同して歯を顎骨に植立させる．すなわち，セメント質の形成時に歯根膜線維がセメント質の基質中に埋入して歯に強く付着する．セメント質は歯の形成期や萌出期だけでなく，歯の萌出後も絶えず形成されており，常に新しい歯根膜線維が歯根に結合する．歯の移動によって歯根と歯槽骨との間隙が増大すると，セメント質が新生されて間隙が適当に保たれる.

　セメント質の栄養は，歯根膜から受けている．したがって，歯髄がなくてもセメント質の機能は障害されない.

② 歯 根 膜

（1）構　造

　歯根膜は，セメント質と歯槽骨内壁との間に介在する厚さ 100～300 μm の線維性結合組織である．その主体となるコラーゲン線維を歯根膜線維という.

　歯根膜の血管は，歯髄に入る前に分岐した血管と，歯槽骨および歯肉からの血管からなる．これらは歯根膜空隙で互いに吻合して血管網を形成する.

　神経は根尖孔，歯槽窩壁および歯肉の 3 方向から歯根膜に入る.

　歯根膜は，咀嚼力が強く加わる歯では厚く（250～350 μm），未萌出歯や対咬歯がない歯では薄い（60～100 μm）．また，歯根膜の厚さは，歯槽縁で最も厚く，根尖部がこれに次ぎ，歯根中央部では最も薄い.

（2）機　能

a　歯の植立作用および緩圧作用

　歯根膜線維によって歯を歯槽窩内に可動的に植立する．すなわち，線維の一端はセメント質内に，他端は歯槽骨内にそれぞれ埋没し（シャーピー線維），歯の植立を仲介する.

　歯根膜線維はあらゆる方向の外力に抵抗できるように機能的に配列されている（**図 14-7**）.

　咬合力は歯根膜線維だけで緩圧されるのではない．歯根膜腔には，歯根膜線維のほかに，血管

238

■図14-7■歯根膜線維の走行

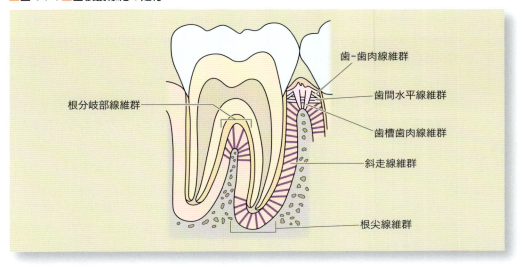

（血液），組織液および細胞などが存在しており，それらの圧縮性による緩圧作用も働く．

b 歯の感覚発現

歯根膜の感覚，すなわち歯の触覚，圧覚，痛覚および固有感覚があり，きわめて鋭敏である．

c 他の歯周組織への栄養補給

歯根膜の血管系は，歯槽窩壁の一部やセメント質への栄養の供給源となっている．

d 歯の動揺

歯根と歯槽内壁との間には歯根膜が介在するので，歯は外力に対してわずかに動揺し，ゆっくり元の位置に戻る．健全歯にみられる歯の動揺を生理的動揺という．咀嚼時，歯は生理的動揺によって咀嚼圧を緩和する．歯の動揺は水平動揺（おもに唇舌方向または頰舌方向）と垂直動揺に区別される．上顎中切歯の生理的水平動揺値を**表14-1**に示した．

上顎中切歯の歯冠に，唇舌方向に力を加えたときの力の強さと歯の動揺距離との関係を調べると（**図14-8**），100gまでは加えた力によって歯根膜は引き伸ばされ，力の

■表14-1■最大の力を加えたときの上顎中切歯の生理的水平動揺値

年　齢	変動範囲（mm）
7～10	0.3～0.5
11～14	0.25～0.4
15～20	0.2～0.3
21～30	0.1～0.25
31～50	0.1～0.3

■図14-8■歯の動揺距離と荷重量との関係
a：歯根膜炎の初期
b：再植した切歯（歯根膜がないため初期動揺が欠如）
①，②：代表的な正常な歯根膜

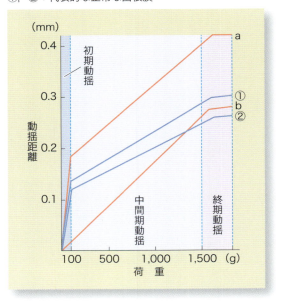

大きさに比例して歯の動揺距離は直線的に増加し，約0.1 mm動く（初期動揺）．しかし歯根膜の吸収や，移植歯のように歯根膜が欠如している歯では，初期動揺は認められない．

100〜1,500 gの力による歯の動揺は，歯根膜および歯槽骨の弾性変形に基づいて動揺する（中間期動揺）．しかし，動揺の増加度は初期動揺に比べて小さい．さらに1,500 g以上の力を加えても歯の動揺はみられず（終期動揺），痛みが生じる．これは歯槽骨が変形しないかぎり歯が動かなくなったからである．なお，健全歯の垂直動揺値は水平動揺値の1/10である．また，加齢とともに歯の生理的動揺範囲は小さくなる．これは咀嚼力の低下により歯根膜が萎縮するためである．

3 歯　肉

(1) 構　造

歯頸部および歯槽突起の一部を覆う口腔粘膜を歯肉という（図14-9）．歯肉は，遊離歯肉と付着歯肉とに分けられる．付着歯肉は粘膜歯肉境において歯槽粘膜となる．歯間の間隙を満たす歯肉を歯間乳頭という．

歯肉は咀嚼過程において食物による圧迫や摩擦を受ける．そのため上皮は角化し，血管に富む粘膜下組織がなく，粘膜固有層は骨膜と直接かたく結合して動きにくい．また，他の口腔粘膜に比べて血管が少なく，循環障害を生じやすい．

歯面と歯肉との間にある間隙を歯肉溝という．歯肉溝の深さは正常では2 mm以下である．健康な歯肉溝には歯肉溝滲出液（歯肉溝液）が認められ，歯肉溝内の洗浄に役立っている．

(2) 機　能

① 歯根膜，セメント質および歯槽骨を保護する．
② 食物の溢出路を形成する．
③ 歯間内への食物の圧入を防止する．

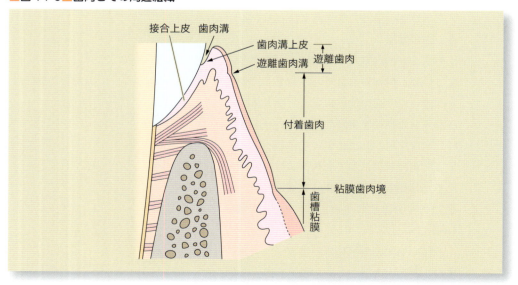

■図14-9■歯肉とその周辺組織

④ 歯槽骨

(1) 構　造
　顎骨の歯を植立している部分を歯槽骨という．歯槽外壁と歯槽内壁は緻密骨であり，歯槽骨内部は海綿骨である．緻密骨には多くの小孔があり，この孔を血管や神経およびリンパ管などが走っている．

(2) 機　能
　歯槽骨の機能は，歯根膜線維の末端を歯槽骨内に埋没させ，歯を植立維持することである．
　歯槽骨に対する適切な刺激は，歯槽骨の発育を促進する．歯槽骨は，他の支持組織とともに，歯に加わる外力に対して骨代謝による骨の改造現象を生じ，歯を正常に維持する働きがある．しかし，過度の刺激や，抜歯などにより刺激が加わらなくなると，歯槽骨は吸収される（図14-10）．歯槽骨の吸収が進むと，歯槽頂の位置は上顎では内方（図14-10，赤矢印）に，下顎では外方（図14-10，青矢印）に移動する．

■図14-10■歯の喪失に伴う顎堤変化と歯槽頂の移動
a：上顎は頬側，下顎は舌側の歯槽骨がより吸収される．
　骨吸収に伴い，歯槽骨・歯槽頂の位置は変化し，歯槽頂間線が咬合平面となす角度は小さくなる．
b：上下顎の歯槽頂が移動して，上顎の歯槽頂よりも下顎の歯槽頂のほうが著しく大きくなった症例．
（図b：杉村忠敬 編：口腔生理学概説，p.24，学建書院，2007）

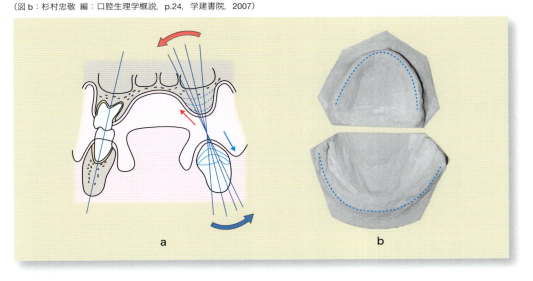

⑤ 口腔粘膜

(1) 構　造
　口腔は，歯槽突起および歯列弓によって口腔前庭と固有口腔とに分けられる．
　口腔前庭：咀嚼中，咬合面からあふれ出た食物を集め，一時的にとどめておく場となっている．
　固有口腔：口腔の主要部分で，後方は口峡，咽頭につながる．

(2) 機　能
　口腔の表面を覆う粘膜は咀嚼粘膜（歯肉，硬口蓋），被覆粘膜（口唇，頬，口腔底，軟口蓋），

特殊粘膜（舌背，味覚乳頭）に区分される．

　　咀嚼粘膜：粘膜下組織がほとんどなく，粘膜固有層が直接骨に結合するので，不動性である．また角化しており，食物咀嚼による機械刺激を受けるのに適している．

　　被覆粘膜：角化しておらず，下層には粘膜下組織および筋組織があるので可動性がある．口腔粘膜には表面感覚としての機能のほか，味覚の修飾作用や物質の吸収能，水分透過性が高いなどの機能がある．口腔粘膜から薬物を吸収させるとき薬物を口腔底に置くのは，この部位が薄く，吸収が速いからである．

口　唇

(1) 構　造

　口唇は口腔の入口（口裂）を取り囲み，口腔の前壁を形成する．外面は皮膚，内面は粘膜に覆われている．皮膚と粘膜との移行部は赤唇部という．赤唇部では毛細血管が上皮表層付近に存在するので赤味を帯びて見える．

　口唇の運動は口輪筋の収縮によって行われる．

　粘膜面には口唇腺が分布し，粘膜をうるおしている．

(2) 機　能

① 食物を保持し，飲食物の口腔外逸脱を防ぐ．
② 頬とともに口腔内圧を保持する．
③ 食物の性状を感知して危険物の摂取を防ぐ．
④ 舌とともに均衡のとれた圧をつくり，歯列を正常に保持する．
⑤ 構音（唇音の形成）および呼気流の調節に関与する．

頬

(1) 構　造

　頬は口腔前庭の後部前壁をつくっている．頬の外面は皮膚，内面は粘膜に覆われている．頬粘膜は弾性に富み，角化は少なく，頬筋筋膜に強く結合している．そのため，咀嚼運動中もひだをつくらない．

　小唾液腺（頬腺）と耳下腺の排泄導管が粘膜に開口し，頬粘膜に滑らかな動きを与える．

(2) 機　能

① 舌と協調して食物を歯の咬合面にのせ，食物を保持する．
② 均衡のとれた頬圧と舌圧とが，正常な臼歯部歯列を保持する．
③ 表情の発現に関与する．

8 口　蓋

(1) 構　造

　口蓋は固有口腔の上壁をなす．前半部を硬口蓋，後半部を軟口蓋という．

　　硬口蓋：後方部に小唾液腺（口蓋腺）が開口し，粘液を分泌するので，総義歯の維持に役立っている．

　　軟口蓋：後縁は口蓋帆といい，その中央部に口蓋垂がある．軟口蓋の粘膜には味蕾がある．

(2) 機　　能

① 咀嚼時，食物を舌と口蓋との間に介し，圧接，つぶすなどの働きをする．
② 横口蓋ひだの感覚は舌運動の指標となり，咀嚼・構音機能を調整する．
③ 食物性状の認知に関与する．また軟口蓋の味蕾は味覚を発現させる．
④ 軟口蓋の感覚と運動は，嚥下・構音機能に関係する．

9 舌

(1) 構　　造

舌は口腔底の後部から隆起した器官で，横紋筋と横紋筋を覆う粘膜から構成され，固有口腔を満たしている．舌には小唾液腺が開口しており，舌背粘膜には多数の舌乳頭（糸状乳頭，茸状乳頭，葉状乳頭，有郭乳頭）がある．

舌は，その一端だけが骨に付着しており（外舌筋），舌の内部には筋（内舌筋）が複雑に入り交じっている．そのため，舌の形や大きさを自由に，すみやかに変えることができ，緩急自在の運動ができる（緊張性の維持の運動よりも急速な運動に適している）．

外舌筋および内舌筋は舌下神経によって支配されている．なお，口蓋舌筋も舌に終止するが，口蓋筋に属しており，迷走神経支配である．

舌の安静時にも舌筋は自発的に活動（緊張）している．下顎が安静位にあるときには，舌は口腔底に位置し，舌背と口蓋との間に空隙が存在する（ドンダースの空隙）．下顎が中心咬合位をとると，ドンダースの空隙はなくなる．この空隙は食物嚥下時の食塊の通路となる．なお，歯列が不正であると舌の位置は変わる．また一側の歯列が欠如していると，舌は欠如しているほうに偏位する．さらに一側の舌下神経が麻痺すると，舌を突き出したとき患側に曲がる．

(2) 機　　能

① 食物を口腔内で移動し，運搬する．また頬と協調して咬合面に食物を保持する．
② 口腔前庭や歯間内に圧入した食片を移動する．
③ 食物と唾液とを混和し，食塊を形成する．
④ 舌圧により口蓋との間で食物をすりつぶす．
⑤ 食品の性状を識別し，異物を除去する．
⑥ 舌圧により歯列を一定位置に保持する．
⑦ 舌根部粘膜の感覚により嚥下反射を誘発する．
⑧ 構音，とくに舌音を形成する．
⑨ 味覚がある．

15
口腔・顎
顔面の感覚

■ Objective ■

　摂取した食物の物理的・化学的性状は，口腔感覚によって認知される．口腔感覚は，口腔粘膜，歯，顎関節，咀嚼筋筋膜，顎骨骨膜，舌筋などにある受容器が刺激されて，その情報が末梢神経の興奮となって伝わり，さらに中枢神経系の上行性伝導路を通り，大脳皮質にある感覚中枢に達して起こる．口腔各部の粘膜にさまざまな刺激を加えると，皮膚感覚と同様に感覚点が見いだされ，痛覚，触覚，圧覚，温度覚を起こす．また口腔感覚のなかに味覚および歯の感覚が含まれることも特徴である．

　本章では，口腔感覚の種類，感覚受容器，上行性伝導路，感覚中枢および口腔感覚の特性，とくに歯の痛覚受容機構について，また，味覚や嗅覚についても理解する．

A　感覚の種類と機能

　口腔は，咀嚼，嚥下および構音など多目的機能を備えた器官である．そのため口腔粘膜や舌などでは表面感覚（皮膚感覚）や味覚が発達しており，摂取した食物の性状を識別している．また，口腔内に侵入した異物を検出するとともに，唾液分泌などの調節を行っている．なお，口唇や口腔粘膜などでみられる感覚受容は，皮膚における体性感覚の受容機構と類似する点が多い．しかし，歯髄のように痛覚しか存在しない部位もある．

　表面感覚（皮膚感覚）：口唇，頬，舌，硬口蓋，軟口蓋，歯肉および口腔底の粘膜の感覚
　深部感覚：歯（象牙質および歯髄，歯根膜），顎関節，咀嚼筋，表情筋，舌筋，顎骨骨膜の感覚
　特殊感覚：おもに舌背粘膜にある味覚

　口腔感覚は，飲食物の性状の識別，有害物質を排除することによる生体防御，唾液分泌の反射的調節，咀嚼，嚥下，構音の調節などに関与している．

B　口腔・顎顔面の体性感覚

① 口腔感覚の伝導路

（1）口腔・咽頭の感覚

　口腔や咽頭の感覚を支配する脳神経は，三叉神経，顔面神経，舌咽神経および迷走神経である．このうち，舌咽神経，迷走神経は，おもに咽頭部を支配し，顔面神経は味覚に関与している．

（2）口腔の体性感覚

　口腔の体性感覚は，おもに三叉神経によって支配されている（**図15-1**）．

　三叉神経に関する感覚ニューロンの細胞体：三叉神経節（半月神経節）と三叉神経中脳路核にある．

　三叉神経中脳路核のニューロン：歯根膜および歯肉の受容器の一部と咀嚼筋筋紡錘を支配する．

　三叉神経中脳路核に細胞体をもち，末梢枝を筋紡錘，中枢枝を三叉神経運動核に投射しているニューロン：下顎張反射の発現に関与する．

● 244 ●

(3) 三叉神経感覚核（複合核）

　三叉神経節に細胞体をもつニューロンは，三叉神経感覚核に終止する．三叉神経感覚核は橋にある三叉神経主感覚核と，延髄から頸髄にかけて存在する三叉神経脊髄路核とからなる．

　三叉神経主感覚核（主知覚核）：触覚，圧覚の求心路が終止する．

　三叉神経脊髄路核：痛覚，温度覚および一部の触覚線維が終止する．三叉神経脊髄路核は，その上方から吻側亜核，中間亜核および尾側亜核の3部に区別され，尾側亜核が痛覚と温度覚に深く関与する部位であると考えられている．

(4) 口腔・顎顔面の体性感覚伝導路

　口腔・顎顔面からの体性感覚は，三叉神経によって，三叉神経中脳路核または三叉神経感覚核（複合核）に入力する．三叉神経中脳路核には歯根膜や歯肉の感覚の一部や筋紡錘からの固有感覚が入力する．三叉神経感覚核は，主感覚核および脊髄路核で構成されている．太い神経線維（Aβ

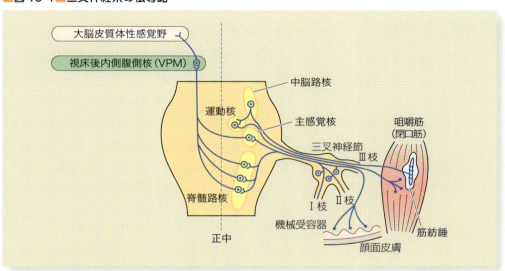

■図15-1■三叉神経系の伝導路

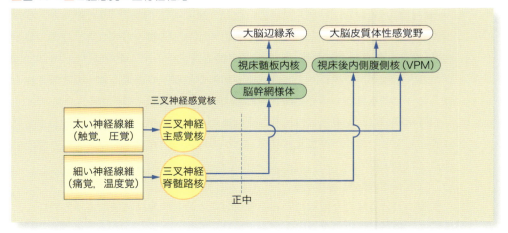

■図15-2■口腔感覚の上行性経路

線維）が伝える触・圧覚は主感覚核に入力する．主感覚核からの感覚情報は，反対側の三叉神経内側毛帯を経由して視床後内側腹側核（VPM）を介して大脳皮質一次体性感覚野に投射する．細い神経線維（Aδ線維やC線維）が伝える痛覚や温度覚は脊髄路核に入力し，反対側の視床後内側腹側核を介して大脳皮質一次体性感覚野に投射する（図15-1，15-2）．

持続的な強い侵害刺激は，脊髄路核に入力したのち，脳幹網様体から視床髄板内核を経由して大脳辺縁系に投射することもある（図15-2）．この場合，情動的な痛みとして記憶される．

中心後回にある大脳皮質一次体性感覚野には体性機能の局在がみられ，顎顔面部の位置関係が再現されている．顔の感覚野は身体各部に比べて広いのは，会話，咀嚼，その他，あらゆる口腔機能に関係して感覚情報量が多いためである．また，体性機能の局在は視床後内側腹側核においてもみられる．視床髄板内核で中継されたニューロンは，大脳辺縁系に投射し，大脳皮質の覚醒に関与する（非特殊投射系）．また，痛みに伴う情動にも関係すると考えられている．なお，大脳皮質レベルでは，情報の特徴抽出，過去の経験との照合や判断などが統合され，いわゆる高度な精神作用につながる．

② 顔面皮膚の感覚

顔面の皮膚感覚は他部位の皮膚に比べると鋭敏な感覚である．感覚の鋭敏さを示す二点弁別閾や感覚点の分布の評価から，鼻（鼻尖）や口唇は胸，背中，大腿に比べて明らかに値が小さい（p.83，表3-2，3-3参照）．鼻は温度感覚の感受性も身体のなかでは鋭敏である．

顔面の皮膚感覚は三叉神経に支配されている．三叉神経には3つの分枝があり，それぞれの支配領域が明確に区別できる．第1枝である眼神経は，前頭部や瞼，鼻の周囲などの皮膚感覚を支配する．第2枝の上顎神経は上顎領域を支配しており，上顎歯肉や上唇，口蓋や下瞼，頬部などの皮膚および口腔粘膜感覚を支配している．第3枝の下顎神経は下顎領域を支配し，下顎歯肉や下唇，頬部など皮膚および口腔粘膜感覚に関与している．

顔面皮膚の痛覚，温度感覚に関与する受容器は自由神経終末であり，その一部はさまざまなTRPチャネルである（p.85，表3-4，p.86，図3-18）．また，触・圧刺激の受容器として，メルケル触盤，マイスネル小体，クラウゼ小体，ルフィニ小体および毛包受容器が存在する．

③ 口腔粘膜の感覚

口腔粘膜の感覚は，皮膚と同様に，痛覚，触・圧覚，冷覚，温覚があり，生体防御としての役割をはたしており，これらの一部にはTRPチャネルが関与している．また，口腔粘膜の感覚は，咀嚼，嚥下，発声および唾液分泌と密接に関連している．口腔内に摂取された食物の大きさ，形，かたさ，歯触り，口当たりなどは，口腔粘膜や歯根膜の感覚によって認知される．これらの感覚は，さらに特殊感覚の味覚と総合されて，いわゆる食味を形成する．

口腔粘膜には，皮膚とほぼ同様の受容器がみられるが，パチニ小体と毛包受容器は口腔粘膜には存在しない．また，温度覚は皮膚に比べて鈍い．これは温度刺激により唾液の分泌が促進されることにもよる．

（1）口腔粘膜の感覚点の分布

皮膚における場合と同様に，各感覚受容器の分布状態は部位によって異なる．一般に痛点が最も多く，触点，圧点，冷点および温点の順に少なくなる．

■表15-1■口腔粘膜と身体各部の二点弁別閾（単位 mm）

部　位	縦	横	部　位	縦	横
舌　尖	0.80±0.55	0.68±0.38	頬部皮膚	11.08±2.49	7.83±4.97
口　唇	1.45±0.96	1.15±0.82	鼻	4.22±3.49	4.27±2.95
口　蓋	2.40±1.31	2.24±1.14	前額部	12.50±4.26	9.10±2.73
舌表面	4.87±2.46	3.24±1.70	前腕部	19.00	42.00
舌裏面	3.21±1.86	2.48±1.53	頸	22.50	17.5
歯　肉	4.13±1.90	4.20±2.00	指　尖	1.80	0.20
頬粘膜	8.57±6.20	8.60±6.04			

■表15-2■口腔領域における感覚閾値

	触・圧覚（二点弁別閾）	痛覚（Frey 毛痛覚閾）
口腔領域における感覚閾値が低い部位（敏感な部位）の順位	1. 舌　尖 2. 口唇移行部 3. 硬口蓋切歯乳頭部 4. 口唇粘膜部	1. 硬口蓋 2. 口唇移行部：上唇 3. 口唇移行部：下唇 4. 口唇粘膜部：上・下唇
口腔領域における感覚閾値が高い部位（鈍い部位）の順位	1. キーゾウの領域 2. 舌背中央後部 3. 頬 4. 舌背側縁	1. キーゾウの領域 2. 頬後方部 3. 舌背中央後部 4. 頬前方部

（鈴木　隆：顎・口腔・顔面の体性感覚（中村嘉男ほか編：基礎歯科生理学 第4版, p.282, 表14-1）, 医歯薬出版, 2003 を参考に作成）

　受容器の分布密度は，口腔機能に深く関連する部位ほど密である．上下顎とも前方が密，後方は疎である．舌では，舌背が密，舌下面が疎である．受容器の分布密度は，ヒトでは感覚点の分布密度や二点弁別閾の高低によって表すことができ，鋭敏度の目安になる（**表15-1, 15-2**）．粘膜感覚の鋭敏度は，粘膜上皮の厚さ，角化度によっても変わる．

　また，口腔粘膜における冷点の分布密度は温点よりも高く，両者とも前方部が後方部よりも多い傾向がある．

(2) 口腔粘膜各部における受容器の分布状態

歯肉：上顎では，切歯部，小臼歯部，大臼歯部の順に疎となる．下顎では，上顎よりも分布密度が大きく，切歯部よりも臼歯部のほうが密である．これは頬側歯肉に頬神経が分布しているからである．歯肉頬移行部は，痛点の分布密度が高いところである．

頬粘膜：歯肉に比べて分布密度は低い．第二大臼歯の頬粘膜中央から口角にかけて，痛覚受容器の分布密度が低いキーゾウ Kiesow の無痛領域とよばれる部位がある．咀嚼中に舌を咬むと非常に痛いが，頬粘膜を出血するほど咬んでも，それほど痛くないことは日常経験することである．

口蓋：切歯乳頭や口蓋ひだは分布密度が高い．後方にいくのに伴い疎となるが，軟口蓋の口蓋垂前面で再び分布密度が高くなる．軟口蓋の温度覚は口唇に次いで鋭敏である．軟口蓋から咽頭にかけて感覚が鋭敏である．これは口腔後部が嚥下反射を誘発する部位であることによる．口蓋垂の先端には，冷覚はあるが，温覚はない．

口唇：口唇は，外側より外皮部，赤唇部（移行部）および粘膜部に区別される．分布密度は乳頭のよく発達した赤唇部が高い．また身体のなかでも口唇は，温点の密度が最も高い．

舌：舌尖部は，上顎切歯乳頭とともに口腔粘膜のなかで受容器の分布密度が最も高い部位である．舌背では，前方よりも後方の分布密度が高い．舌乳頭における神経分布は乳頭の発達に関係

15…口腔・顎顔面の感覚　**247**

しており，有郭乳頭が最も分布密度が高く，次いで，茸状乳頭および糸状乳頭の順に低くなる．舌下面の受容器の分布密度は舌背に比べて低い．しかし，舌下面は粘膜が薄いため感覚は鋭敏である．

　　口腔底粘膜：粘膜は薄く，上皮は角化していないため，前方部の感覚は鋭敏である．

4　歯の感覚

歯の感覚は歯髄と象牙質にだけ存在する．エナメル質表面に触刺激や圧刺激を加えると触覚や圧覚が起こる．これはエナメル質の感覚ではなく，歯根膜の感覚受容器が刺激されたためである．

(1) 象牙質の感覚

a　痛　覚

咬耗，加齢による歯肉退縮や過度なブラッシングなどによりエナメル質が削除され，象牙質が露出すると痛覚（象牙質知覚過敏症）が生じる．機械刺激，化学刺激，温度刺激，浸透圧刺激のすべてが痛み刺激となる．

象牙質の痛覚は象牙質の神経支配と深く関連している．根尖孔から血管とともに$A\delta$線維とC線維（わずかに$A\beta$線維）は歯髄腔内に進入する．$A\delta$線維の終末は象牙細管から歯髄端に，C線維の終末は歯髄の深部に位置している．このため，象牙質の痛みには$A\delta$線維が関与している．

b　感覚受容器

象牙質の感覚受容器は痛覚受容器，すなわち自由神経終末だけである．

c　象牙細管

歯髄腔内で脱髄し分岐した$A\delta$線維には，①象牙細管内を象牙芽細胞突起に沿って走るもの，②象牙芽細胞の細胞体の表面に分布するもの，③象牙前質内に終わり象牙芽細胞突起にまとわりつくもの，あるいは④象牙前質内を横走するものなどがある（図15-3）．

なお，すべての象牙細管が神経支配されているのではなく，神経線維が進入していない象牙細管もある．神経支配されている象牙細管の割合は，歯髄髄角部で最も多く，歯根部ではきわめて少ない．また，象牙細管の全層を貫いている神経線維は認められない．

d　象牙質の痛みの特徴

象牙質では，臨床的に次のような現象がみられる．

- 象牙質の痛みは，エナメル質-象牙質境界部で最も強く，象牙質の内部に入ると軽減され，さらに歯髄に近づくと，再び痛みが強くなる．
- 象牙質の窩洞底に局所麻酔薬を塗布しても切削の際の痛みは軽減できない．

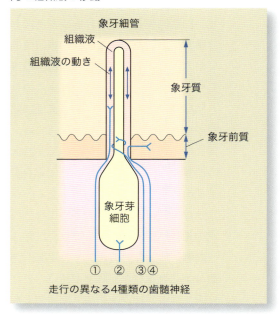

■図15-3■歯髄から象牙質への神経走行と象牙細管内の組織液の移動

また，窩洞底に発痛物質を与えても歯痛は生じない．
・歯髄髄角部は，ほかの部分と比べて痛覚が著明である．

e 動水力学説

現在のところ，象牙質の痛みについては，次の動水力学説で説明される．

象牙細管は組織液で満たされているが，この細管内の組織液は，エナメル質や象牙質に刺激が加えられると移動する．細管内の組織液の移動は，象牙細管内，象牙芽細胞表面に分布する神経終末，あるいは象牙前質内に分布するAδ神経の終末を物理的に刺激する（図15-3）．

組織液の移動による物理的刺激が歯髄神経を興奮させることから，組織液の移動の方向が，歯髄側からエナメル質側に向かっていても，その逆であっても神経終末は同様の刺激を受ける．すなわち，刺激の種類によらず，同様の感覚が誘発されると考えられる．また，エナメル質-象牙質境界部が痛みに敏感なのは，歯の切削がこの部に達すると，象牙細管が突然解放されて組織液の流出が起こり，痛みが生じるためと考えられる．

熱刺激や寒冷刺激，気流による蒸発，探針による機械刺激や，吸い取りによる脱水などの各種刺激によって，象牙細管の組織液が歯髄側あるいは歯髄と反対側に移動する（図15-4）．組織液のすみやかな移動により神経終末が刺激され，その結果，歯痛が発現する．

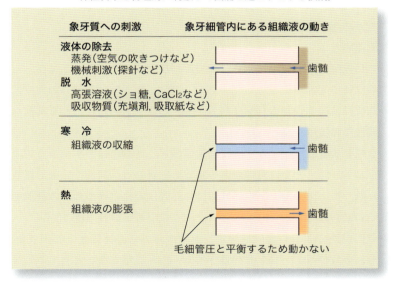

■図15-4■象牙質へのさまざまな刺激による象牙細管内の組織液の移動
〈動水力学説〉象牙細管内にある組織液の動きにより，象牙細管に分布する自由神経終末を物理的に刺激して歯痛を起こすとする仮説．

(2) 歯髄の感覚

a 痛　覚

歯髄の感覚受容器もすべて自由神経終末であり，刺激の種類にかかわらず痛覚が発生する．歯髄に炎症が起こると，歯髄腔内にキニンなどのさまざまな炎症物質が遊離する．これらの物質は自由神経終末に作用して神経線維を興奮させる．歯髄の痛みの局在は不明瞭である．また，歯髄には自律神経も含まれる．

b 炎症物質

歯髄炎のとき，歯髄内の血管透過性が亢進して歯髄腔の内圧が高まり，歯髄神経（$A\delta$線維およびC線維）が興奮する．炎症により近傍の細胞から放出されたH^+やATPが，歯髄神経の$TRPV1$チャネルや酸感受性イオンチャネルに結合すると，さらに歯髄神経の興奮性が増加して，P物質などのペプチドを遊離し炎症を拡大する．P物質は起炎性をもつとともに，肥満細胞を刺激してプロスタグランジン，ヒスタミン，セロトニンを遊離し，血管平滑筋に働いて透過性を亢進させる．このように一度炎症が起こると，末梢における悪循環が発生して炎症を拡大し，痛みを増強する．

c 炎症と臨床

一般に炎症が起こると，皮膚であれば発赤，腫脹，発熱などの症状が現れるが，歯髄においても同様の現象が起こる．しかし，歯髄のような閉鎖空間においては血管の透過性が増すと，歯髄腔内の圧力が上昇する．歯髄神経は機械刺激により興奮する神経終末を多く含んでおり，これらは歯髄の圧力上昇に対して興奮する．このようなとき歯髄を露出させると歯髄腔内圧が下がるので，歯髄痛は軽減する．

d 前痛感覚

歯髄の根尖部における神経の分布をみると，ヒトの歯髄神経のほとんどは無髄であり，歯髄はさまざまな刺激に対して多くの場合痛みを生じる．しかし，歯髄神経の一部には有髄の$A\beta$神経線維も含まれていることから，歯の刺激方法次第では痛みに達しない感覚，すなわち，前痛感覚prepainとよばれる明白な痛みとはいえない感覚が起こる．

（3）歯が原因の関連痛

a 関連痛とは

歯の疾患時に，原発巣である歯に痛みが現れずに，原因歯とはまったく別の部位である頭部や顔面の皮膚に痛みが生じることがある．逆に，顔面など歯以外の部位に疾患が存在するときに，その部位には痛みがなく，歯に痛みが生じることもある．これを関連痛という．

b 関連痛の機序

歯を原発巣として顔面の皮膚に関連痛が起こる機序は，次のように説明できる．

すなわち，歯，とくに歯髄からの痛覚の伝導路と，顔面，頭部の皮膚における痛覚の伝導路とが，延髄，視床および大脳皮質における知覚伝導路のうちのある部位で，同じニューロンに連絡するためであると考えられる．これを収束投射説という（**図15-5**）．

痛覚伝導路の同一ニューロンに，歯髄からの求心性線維と顔面皮膚からの求心性線維が収束し，それぞれがニューロンを興奮させる．歯に異常がないとき，ニューロンはもっぱら皮膚から送られてくるインパルスによって興奮する．

たまたま歯に異常を生じて，そこから痛みの原因となるインパルスが送られてきてニューロンが興奮すると，脳はニューロンにインパルスを送る皮膚に痛みがあると判断する．

関連痛について考慮せずに歯だけを処置しても，いっこうに痛みが軽減せず，極端な場合には健全歯を抜去してしまうことがある．歯科治療に際しては，とくに注意する必要がある．歯を原発巣とする関連痛の生じる部位と原発巣の歯との関係を**図15-6**に示す．

■図15-5■収束投射説における関連痛の発生機序
二次ニューロンaは歯髄の，cは皮膚の情報を伝えるが，bは歯髄および皮膚両方の情報を伝える経路となっている．

■図15-6■歯を原因とする関連痛の発生部位
関連痛は正中を越えて原因歯の反対側に起こることはない．通常，同側に起こる．

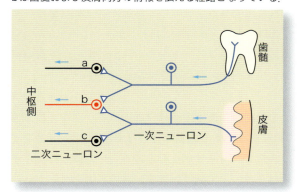
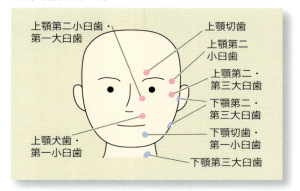

5　歯根膜の感覚

　歯根膜は，歯の触覚，圧覚，痛覚および固有感覚を発現する．歯根膜には，三叉神経節に細胞体をもち三叉神経感覚核（複合核）に感覚情報を伝えるニューロンと，三叉神経中脳路核に細胞体があり三叉神経感覚核，三叉神経上核や三叉神経運動核に情報を伝えるものがある（図15-7）．

　歯根膜は，歯の触覚，圧覚は咀嚼中の食物の大きさ，食物のかたさなどの性状や位置をとらえ，また，歯の接触状態を感受する．固有受容器は特別な感覚を発現しないが，歯の接触状態や歯の動きをとらえて，咬合力や顎の動きを反射的に調節する．痛覚は，固有感覚とともに反射的に咬合力を調整して，歯や歯根膜を外来刺激から防御している．なお，歯根膜の痛みの局在性は明瞭である．

■図15-7■ネコの犬歯歯根膜における感覚神経の分布
TG ：三叉神経節に細胞体をもつ感覚神経終末
MS ：三叉神経中脳路核に細胞体をもつ感覚神経終末
数字：3H-プロリンでラベルされた神経終末の数/mm^2
（Byers MR, Dong WK：Journal of Comparative Neurology, 279（1），117-127, 1989 より改変）

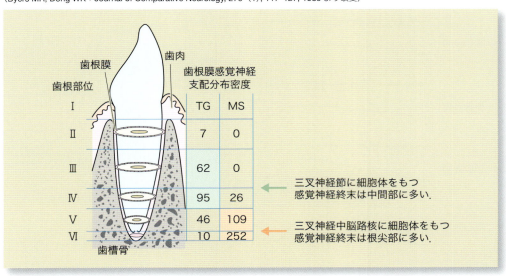

15…口腔・顎顔面の感覚　251

(1) 歯根膜の受容器

受容器は，単根歯および複根歯ともに歯根膜中間部に多く，複雑性終末が多数を占めている．歯頸部の歯根膜には受容器の数は少なく，単純性終末である．根尖部では終末はみられない．大臼歯根間中隔頂付近の歯根膜における終末の存在はきわめて少ない．

受容器として，ルフィニ小体，クラウゼ小体および自由神経終末がみられる．また，各歯の歯根膜における受容器の密度は，前歯，小臼歯および大臼歯の順に小さくなる．

(2) 圧刺激応答

歯根膜を支配する歯槽神経から単一感覚単位を分離し，歯に圧刺激を加えると，遅順応性と速順応性の応答パターンが検出される．1歯の歯根膜を支配する感覚単位だけではなく2～3歯を支配する感覚単位もある．また，単一感覚単位は特定方向（感覚単位の至適方向）の刺激によく反応する．すなわち，加える圧刺激の方向が，歯軸，唇舌，舌唇，近遠心，遠近心方向のいずれかのとき閾値および潜時が最も小さい（**図 15-8**）．

(3) 歯根膜の触覚，圧覚と歯の位置感覚

a 触　覚

歯根膜の触覚は鋭敏で，臼歯部で噛んだものの厚さに対する知覚閾は 0.010～0.035 mm である（咬合感覚）．歯の触覚，圧覚の感受性が前歯から臼歯に向かって鈍くなるのは，前歯は臼歯より動揺しやすく，歯根膜受容器の分布密度が高いためである．

b 触覚閾

歯の触覚閾は，前歯部で平均約1g，第一大臼歯部では平均8～10gである（**図 15-9**）．この値は，歯に歯軸方向の力が加えられたとき，触覚が生じる最小の力を示している．切歯の唇面に直

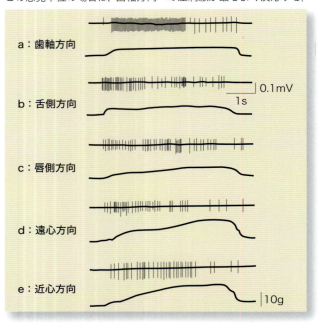

■**図 15-8**■上顎犬歯に5方向への圧刺激を加えたときの三叉神経感覚核における歯根膜応答ニューロンの反応
この感覚単位の場合は，歯軸方向への圧刺激が最もよく反応する．

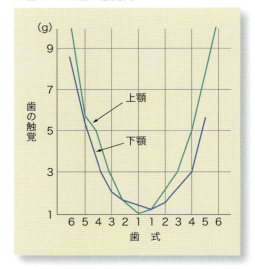

■**図 15-9**■歯の触覚閾

角に力を加えたとき，歯に力が加わっていると感じる最小値（閾値）は平均0.5～0.6gである．第一大臼歯については平均1.8～2.4gである．

これらの値は，歯軸方向に力を加えたときの感受性の2～5倍である．正常天然歯の圧覚閾も，やはり前歯部から臼歯部にいくのに伴い増加する．

c　歯の位置感覚

刺激を加えた歯の位置を判断する位置感覚は臨床的には重要である．歯の位置感覚には，応答の正解率は近心にある歯ほど高く，小臼歯，大臼歯では刺激された歯よりも1歯近心位の歯と誤認しやすい，などの部位差が認められる（表15-3）．

■表15-3■歯の位置感覚の検査成績

応答歯 （歯式）番号	被験歯（歯式）番号						
	1	2	3	4	5	6	7
1	93.6	4.8					
2	6.4	82.8	11.5	1.4			
3		11.0	75.7	21.2	3.4	1.4	
4		1.4	10.1	58.9	32.9	9.4	
5			2.7	15.8	49.3	33.1	17.0
6				2.7	13.7	45.3	53.7
7					0.7	10.8	29.3

数字は，被験者が応答した割合（％）である．
　　は，正しく回答した割合を示す．

　舌の深部感覚

内舌筋，外舌筋には多数の筋紡錘が存在している．霊長類における舌筋の筋紡錘の発達は，咀嚼・嚥下運動中の舌の巧妙な動きに関連している．とくに，ヒトにおける内舌筋に集中した筋紡錘の発達は，構音機能と関連が深い．筋紡錘は伸張刺激に興奮し，その他の固有受容器は隣接筋群の収縮による圧迫や筋の伸張により興奮する．その結果，舌の位置感覚，運動感覚を生じさせる．舌の立体感覚は，ほかの部位よりもよく発達している．

　咀嚼筋感覚

咀嚼筋，咀嚼筋筋膜，腱，顎関節，顎骨骨膜などの機械受容器からの感覚信号は，下顎の位置感覚，運動感覚を発現させ，反射的に下顎の運動を調節する．この種の感覚を固有感覚という．

(1) 筋紡錘とゴルジ腱器官（腱紡錘）

咀嚼筋にも，ほかの骨格筋と同様に，筋紡錘（固有受容器）が存在し，咀嚼筋の緊張や長さ，すなわち，開口筋群と閉口筋群との緊張のバランスが調節されている．筋紡錘は閉口筋に多数存在し，開口筋にはないか，あってもきわめて少ない．これは上顎によって下顎の運動範囲が限定され，開口筋が過度に伸展して断裂する危険性が少ないためと考えられる．

咀嚼筋ゴルジ腱器官は発達が悪く，きわめて少ない．咀嚼運動系では張力の検出器として，歯根膜や骨膜などの感受性の高い遅順応性機械受容器が，ゴルジ腱器官に代わって機能している可能性が高い．

(2) 痛　覚

　　咀嚼筋の感覚神経には Aδ および C 神経線維も多数含まれている．これらは自由神経終末として分布し，圧や組織の変形を受容するほか，痛覚受容器として筋の痛み，疲労感を発現させる．筋の痛みは持続性，広範性の鈍い痛みである．歯ぎしり（ブラキシズム），咬合干渉，下顎の偏位などに関連して特定の咀嚼筋に圧痛を起こす．閉口筋および外側翼突筋の痛みは，しばしば関連痛を発現し，特定部位の顔面皮膚や歯の痛みとなる．

8　顎関節の感覚

(1) 神経支配

　　ヒト顎関節の前半分は下顎神経から分枝した深側頭神経と咬筋神経とに支配され，後半分は耳介側頭神経から分枝した前耳介神経，浅側頭神経，外耳道神経および顔面神経に支配されている．神経支配は後方部で最も密である．これは，関節包後部が下顎の開閉運動に際して最も伸張，弛緩する部位であることによる．

(2) 感覚受容器

　　顎関節には，自由神経終末，ルフィニ小体，ゴルジ腱器官，パチニ小体などの感覚受容器があり，おもに関節包内と周囲の靱帯に分布している．

　　ネコの耳介側頭神経中の感覚神経の活動を電気的に記録すると，開口時にだけ放電するもの，開閉口時に一過性に放電してすぐに順応するもの，開口中は放電を持続し順応の遅いものなどが認められている（図15-10）．これらは下顎の位置のほか，下顎の回転方向や回転速度に関する情報を伝える．

　　なお，ヒトについても，顎関節に分布する神経枝から下顎の運動に応答する神経活動が認められている．下顎の位置を感知するのは，おもに顎関節の受容器であるが，咀嚼筋の筋感覚も下顎の位置感覚を伝える．

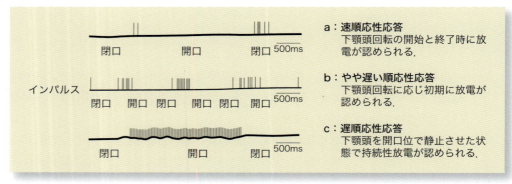

■図 15-10■ ネコの耳介側頭神経の記録
（「東京医科歯科大学歯学部顎口腔総合研究施設 編：顎運動とそのメカニズム，p.108，日本歯科評論社，1981」より許諾を得て改変し転載）

C 味 覚

① 味覚の概要

　味覚や嗅覚は化学感覚とよばれ，外界の化学物質を検知する機能をもつ．ヒトを含む陸上生物では，味覚は一般に水溶性の化学物質を適刺激とする（**図15-11**）．これらの化学物質は口腔および咽頭・喉頭に存在する味覚器（＝味細胞）で受容される．味細胞は上皮細胞に類似した，寿命の短い二次感覚細胞であり，味細胞が集まって味蕾とよばれる特殊な味覚器官を形成する．

　味覚は5つの基本味から構成され，そのうち甘味，うま味，苦味は味細胞膜上にあるGタンパク質共役型受容体，塩味と酸味はイオンチャネル型受容体で受容される．味細胞はシナプスを介して一次味覚神経を活性化する．この点は，一次ニューロンが受容器を兼ねる痛覚などの体性感覚とは異なる点である．その後，一次味覚神経は顔面神経，舌咽神経，迷走神経を通り，一次味覚中枢である延髄孤束核に達する．そして，味覚情報は他の多くの感覚情報と同様に，二次神経終末のある視床（二次感覚中枢）に送られ，さらに三次ニューロンを経て上行し，三次中枢である大脳皮質において，基本味や味強度の識別（味の認知）が生じる．

■**図15-11**■**味覚受容・伝導の概要（痛覚との比較）**

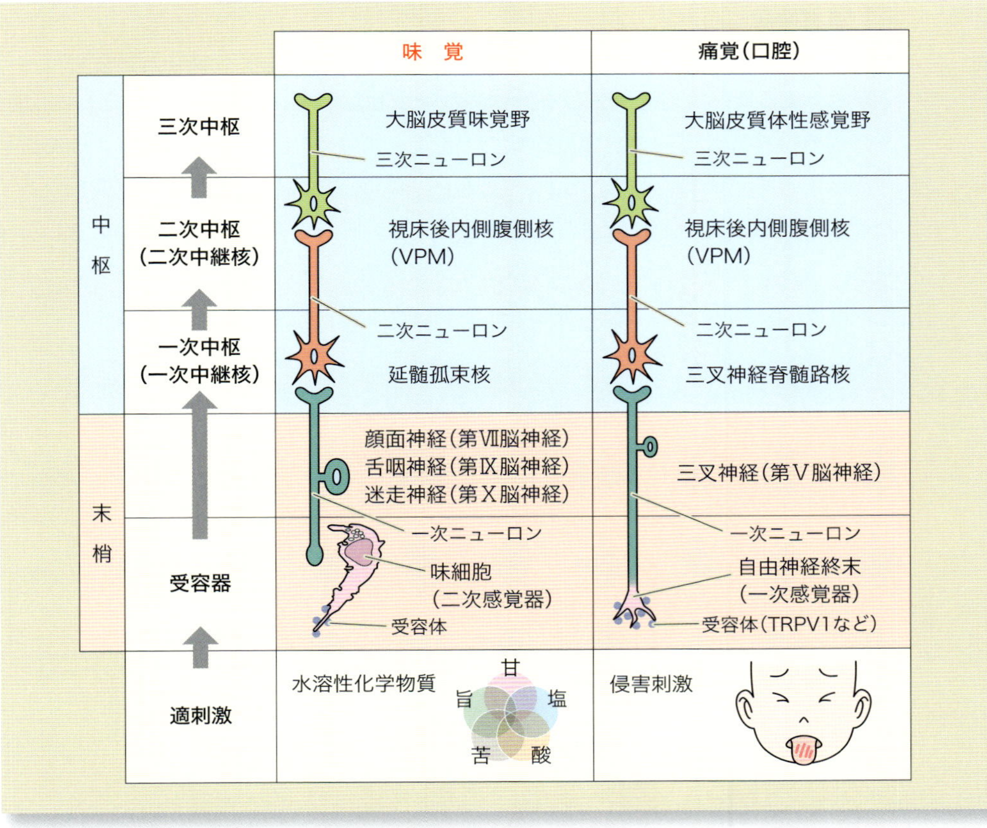

15…口腔・顎顔面の感覚 255

5 基本味と味物質，味覚閾値

(1) 基本味と味物質

　ヒトは多様な味を識別できるが，それらの味は基本味の組み合わせによって生じている．現在，基本味は甘味，うま味，塩味，酸味，苦味の5つで，5基本味とよばれる（**表15-4**）．

　5基本味では特定の味物質とその受容体分子，さらに末梢味覚伝導路が判明している．その他の味，たとえばコク味では特定の受容体が判明するなど，受容機構の詳細が明らかになりつつあるが，まだ基本味とは認められていない．また，辛味は刺激物質と受容体，末梢伝導路が痛覚と同じであるため，基本味とは認められていない．

■表15-4■基本味とおもな刺激物質およびその機能

5基本味	おもな刺激物質	おもな機能
1. 甘味	<u>ショ糖</u>，ブドウ糖，サッカリン	エネルギー源のシグナル
2. うま味	<u>グルタミン酸ナトリウム</u>，イノシン酸ナトリウム	タンパク質源のシグナル
3. 塩味	<u>食塩（塩化ナトリウム）</u>，塩化カリウム	ミネラルのシグナル
4. 酸味	酒石酸，塩酸，酢酸，<u>クエン酸</u>	腐敗・未熟果実等の忌避
5. 苦味	<u>塩酸キニーネ</u>，PTC，デナトニウム	毒物の忌避

一般に味覚検査で用いられる主要な味物質を<u>下線</u>で示した．

(2) 味覚閾値

　味物質を味わい，水と区別できるようになる最も低い濃度を検知閾値という．そこから濃度が上がり，味の質が識別できる最も低い濃度を認知閾値という．閾値が低ければ，検出感度は高い．逆に閾値が高ければ，検出感度が低い．5基本味のうち，うま味以外の4つを閾値の低い順に並べると，苦味＜酸味＜甘味，塩味となる．一般に，生体に必要な物質は閾値が高く，有害な物質に対する閾値は低い．甘味物質と塩味物質では一般に甘味物質のほうが大きい分子で，かつ認知閾値に大きな違いはない．重量％濃度で味覚閾値を比較すると塩味＜甘味となるが（**図15-12**），モル濃度で認知閾値を比較すると塩味＞甘味となる（**図15-13**）．したがって，塩味と甘味の認知

■図15-12■味物質とその検知閾値（全口腔法，重量％濃度による比較）
（山口静子ら：日本味と匂い学会誌，2，467-470，1995）

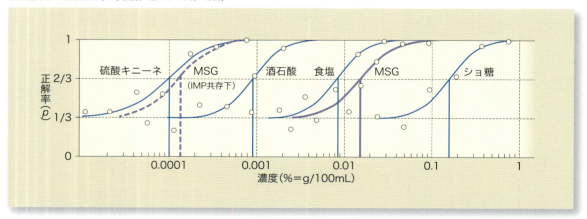

閾値の比較をするときには，濃度として重量％濃度が用いられているのか，モル濃度が用いられているのかに留意する必要がある．閾値に関していえば，うま味は他の4味とは異なり，味物質の混合によって閾値が大きく変化する（図15-12）．グルタミン酸ナトリウム（MSG）とイノシン酸（IMP）を混合すると，相乗効果により閾値が大きく低下する．

◆ **味覚修飾物質** ◆

西アフリカ原産の灌木 *Richadella dulcifica* は，オリーブ大の赤い実をつける（図15-14）．これはミラクルフルーツとよばれ，この実の果肉を口に入れてからクエン酸溶液など酸っぱいものを味わうと，強い甘味を感じる．アフリカの原住民は，何世紀にもわたって酸っぱいヤシ酒や発酵したパンに甘味をつけるためにこの実を使ってきた．1968年，栗原良枝らは，ミラクルフルーツに含まれるミラクリンとよばれるタンパク質がこの現象の原因物質であることを明らかにした．ミラクリンは甘味受容体に結合するが，中性では刺激効果はなく，酸性条件下で刺激効果を発揮する．また，インド産の植物ギムネマシルベスタに含まれるギムネマ酸は，ヒトと霊長類の甘味を抑制して無味にする効果をもつ．ギムネマ酸は甘味受容体と甘味物質の結合を競合的に阻害する．ミラクリンやギムネマ酸のように，特定の味覚受容体に結合して，味物質の呈する本来の味を修飾する物質を味覚修飾物質とよぶ．

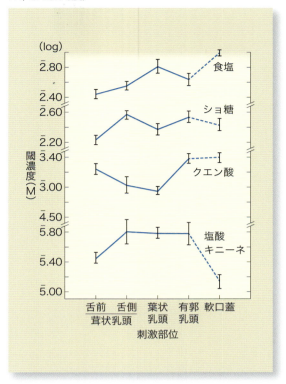

■図15-13■味物質とその味覚認知閾値の部位差（濾紙ディスク法，モル濃度での比較）
（Virginia B. Collings：Perception & Psychophysics volume 16, 169-174, 1974 より改変）

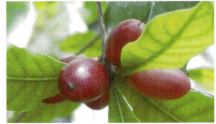

■図15-14■ミラクルフルーツ
（島村光治氏ご提供）

③ 舌乳頭と味細胞

(1) 舌乳頭と味覚受容器（味蕾）

味覚の受容器官である味蕾は，おもに舌上の舌乳頭とよばれる組織に分布している．舌乳頭には，糸状乳頭，茸状乳頭，葉状乳頭，有郭乳頭の4種類があるが，糸状乳頭を除く3種類の乳頭に味蕾が存在する．茸状乳頭はおもに舌前方2/3の舌上面に存在し，乳頭の頭頂部に平均4個の味蕾が存在する（図15-15-a）．葉状乳頭は舌後部側縁に存在し，乳頭の側面に多くの味蕾が存在

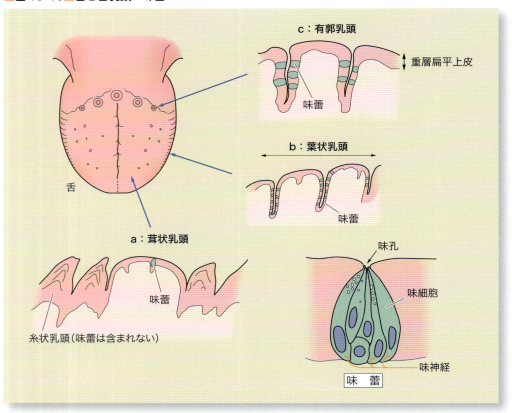
■図15-15■舌と舌乳頭・味蕾

する（図15-15-b）．有郭乳頭は舌後方にV字状に並んでおり，乳頭側面に多くの味蕾が存在する（図15-15-c）．葉状乳頭と有郭乳頭の基部には小唾液腺（エブネル腺）が開口し，漿液性の唾液を分泌することにより，味物質が乳頭側面に滞留するのを防ぐと考えられている．茸状乳頭には舌に存在する味蕾の約30％，葉状乳頭にも約30％，そして有郭乳頭には約40％と，舌後方に多くの味蕾が存在する．口腔全体にはおよそ8,000個の味蕾が存在し，その約2/3が舌上に存在する．さらに，舌以外にも軟口蓋の乳頭におよそ400個，咽頭と喉頭におよそ2,200個（全体の1/4強）が存在している．ただし，口腔内の味蕾の数や分布の割合は個人差が大きい．

(2) 味細胞

味蕾は40～100個の味細胞によって形成されている．味細胞はⅠ～Ⅳの4つの型に分類される．Ⅰ型，Ⅱ型，Ⅲ型の細胞は細長い形をしており，その頂部は微絨毛を形成し，その微絨毛が味孔に到達している．微絨毛には味覚受容体分子が発現している（図15-16）．

Ⅰ型細胞：味蕾内で最も多く，全味細胞の50～70％を占めるグリア様細胞である．この細胞は支持細胞として機能していると考えられているが，塩味受容にかかわる種々の分子も発現している．しかしながら，塩味受容に関与するかどうかは確定していない．

Ⅱ型細胞：全味細胞の15～30％を占め，甘味，うま味，苦味のいずれかの受容体を発現しているため，これを受容細胞とよぶことがある．Ⅱ型細胞はシナプスを形成せず，味細胞から味神経や隣接する味細胞への情報伝達はATPの傍分泌による．

■図15-16■味蕾と味細胞：味蕾を構成する味細胞の種類と機能
（Richard L. Doty：Handbook of Olfaction and Gustation 3rd edition, p.648, Wiley-Blackwell, 2015 より改変）

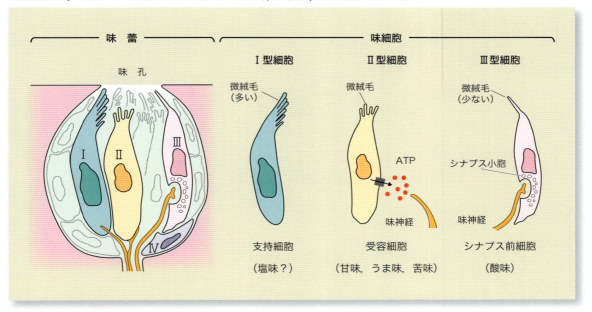

　Ⅲ型細胞：全味細胞の5〜15%と最も少ない．シナプスはⅢ型細胞の基底部にのみ存在するため，この細胞はシナプス前細胞ともよばれる．Ⅲ型細胞は酸味受容体が発現し，酸味の受容に関与することが確認されている．

　Ⅳ型細胞：基底細胞である．

 味覚受容機構

(1) 2種類の受容体と細胞内情報伝達機構

　味覚受容の初期段階は，口腔内での味覚受容体による味覚刺激の検出および細胞内情報伝達（細胞膜電位変化への変換）である．味物質は一般的に，食品に含まれる不揮発性かつ水溶性の物質である．これらの刺激は，味細胞に存在する特定の受容体に働きかけて，細胞膜電位の変化を誘発し，その結果，神経信号として脳に伝えられる．

　刺激を検出し，細胞膜電位を変化させるメカニズムは，大きく分けて2種類ある．

a　Gタンパク質共役型受容体（GPCR）によるもの（図15-17-a）

　Gタンパク質共役型受容体は受容体とイオンチャネルが分離している．刺激物質が受容体を活性化すると，活性化した受容体はGタンパク質（GTP結合タンパク質：α, β, γ の3つのサブユニットから構成される）を活性化させる．活性化したGタンパク質は隣接する酵素を活性化し，活性化した酵素は細胞内の化学反応を促進させ，小分子量のセカンドメッセンジャーが生成される．セカンドメッセンジャーは，細胞膜の陽イオンチャネルを開いて細胞を脱分極させ（受容器電位），これが進行すると活動電位が発生する（細胞の興奮）．この活動電位により，細胞はATPを分泌する（次項参照）．味細胞は上皮細胞由来で，神経や筋細胞のような興奮性細胞には属さないが，例外的に活動電位を発生する．

■図15-17■Gタンパク質共役型受容体とイオンチャネル型受容体

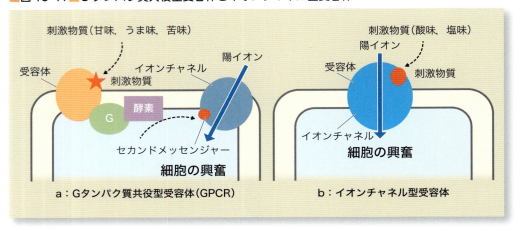

b　イオンチャネル型受容体によるもの（図15-17-b）

イオンチャネル型受容体では，受容部位とチャネル部位が同一分子上にある．刺激物質が直接イオンチャネルを開口させ，陽イオンの流入と細胞の脱分極（受容器電位）を引き起こし，さらに細胞に活動電位を発生させる（細胞の興奮）．

(2) 味覚の受容機構

過去20年の間に，味覚受容体および細胞内情報伝達系の構成要素が同定され，味覚研究は急速に進展した．哺乳類では，味覚刺激を検出・伝達する分子機構は，その刺激が引き起こす味の質によって異なる．甘味，うま味，苦味刺激は，異なるGタンパク質共役型受容体（GPCR）によって検出される．甘味/うま味の受容体はT1R受容体ファミリーとよばれ，ヒトでは3種類が知られている（T1RはTas1Rと記載されることもある）．甘味受容体はT1R2とT1R3という2種類の受容体の複合体，うま味受容体はT1R1とT1R3の複合体であり，類似した受容体の組み合わせの違いにより異なる味刺激が検出される．一方，苦味受容体はT2R受容体ファミリーとよばれる（T2RはTas2Rと記載されることもある）．T1Rファミリーに比べてT2Rファミリーは種類が多く，ヒトでは25種類が知られている．しかしながら，T1R受容体であれT2R受容体であれ，それらの異なる受容体は同じ細胞内情報伝達系［Gタンパク質：ガストデューシン，酵素：ホスホリパーゼCβ2 phospholipase Cβ2（PLCβ2），セカンドメッセンジャー：イノシトール三リン酸 inositol triphosphate（IP$_3$），イオンチャネル：TRPM5］を活性化する（図15-18）．最終的に，II型味細胞は電位依存性ATPチャネルCALHM1を介してATPを神経伝達物質として分泌する．対照的に塩刺激と酸刺激については，それらを検出するのはおもにイオンチャネル型受容体の機能であり，イオンチャネルを介した陽イオンの流入が細胞の興奮を引き起こすと考えられている．この細胞の興奮は，とくにIII型味細胞からはシナプス小胞内にある未確定の神経伝達物質を放出させる．ATPとこの未確定の神経伝達物質は，それぞれの受容体を有する一次ニューロンに活動電位を発生させる．

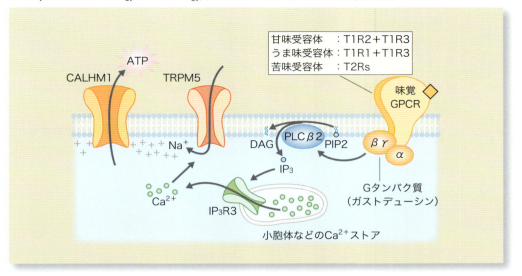

■図15-18■甘味・うま味・苦味の受容体と情報変換機構
(Timothy Swartz: Micro-biology and Parasitology, Université Pierre et Marie Curie-Paris VI, 2012より一部改変)

◆ PTC味盲 ◆

フェニルチオカルバミド（フェニルチオ尿素）phenylthiocarbamide（PTC）や6-n-プロピルチオウラシル 6-n-propylthiouracil（PROP）は代表的な苦味物質で，ともに-N-C＝S基をもつ．これらの物質に対して，非常に苦味を感じにくい人（低感受者，高閾値者：non-taster）がおり，これをPTC味盲 PTC taste blindnessとよぶ．PTC味盲の人は，甘味，うま味，塩味，酸味は普通に感じることができ，-N-C＝S基をもたない苦味物質に対する感受性も正常である．日本人には5〜10％存在し（白人は約30％，黒人は約10％），男女間の出現率に差はなく，単純劣性遺伝するとされている．その原因となるのは，苦味受容体T2Rファミリーの1つT2R38受容体の変異であることが解明されている．T2R38受容体のアミノ酸配列のなかで，3か所のアミノ酸残基が異なる一塩基多型 single nucleotide polymorphism（SNP）が存在し，PTCに対する感受性の最も高い型をPAV型，感受性の最も低い型をAVI型とよぶ．AVI型のT2R38受容体のみをもつ人はPTC味盲者となる．

(3) 末梢神経系での味覚伝導路

味細胞の興奮は一次ニューロンに伝達され，求心性線維により中枢神経系に伝えられる（図15-19）．舌前方2/3で生じた味覚信号を伝える一次求心性線維は，顔面神経の分枝である鼓索神経を通り，膝神経節を通って中枢に到達する．一方，舌後方1/3で生じた味覚信号を伝える一次求心性線維は，舌咽神経を通り，下神経節を通って中枢に到達する．軟口蓋で生じた味覚信号を伝える一次求心性線維は，顔面神経分枝である大錐体神経を通り，膝神経節を通って中枢に到達する．咽頭・喉頭の味覚信号を伝える一次求心性線維は，迷走神経を通り，下神経節を通って中枢神経系に到達する．膝神経節および舌咽神経と迷走神経それぞれの下神経節には一次ニューロンの細胞体が存在する．

(4) 中枢神経系での味覚伝導路

味覚の一次求心性線維（一次ニューロン）は，味覚の一次中継核（一次中枢）である延髄孤束

核で二次ニューロンとシナプスを形成する（**図15-19**）．二次ニューロンは上行し，二次中継核である視床後内側腹側核（VPM）で三次ニューロンとシナプスを形成する．三次ニューロンは大脳皮質の前頭弁蓋と島との境界にある一次味覚野に味覚信号を送り，この一次味覚野ではじめて味質と味強度の認知が起こる．一次から三次ニューロンは脳の同側を上行する．

　一次味覚野で処理された味覚情報は眼窩前頭皮質にある二次味覚野に伝えられ，そこで嗅覚情報や触覚情報などが統合されて総合的な食物の認知が行われる．一次味覚野からは大脳辺縁系の扁桃体へも味覚情報が伝えられ，ここで味の快（おいしい）・不快（まずい）といった価値判断が行われる．ある食べ物を食べたあとに吐き気や腹痛など内臓不快感を経験すると，その食べ物の味を嫌いになることがある．これは味覚嫌悪学習とよばれ，この学習の成立には扁桃体が中心的な役割をはたしている．

■**図15-19**■**味覚の伝導路**

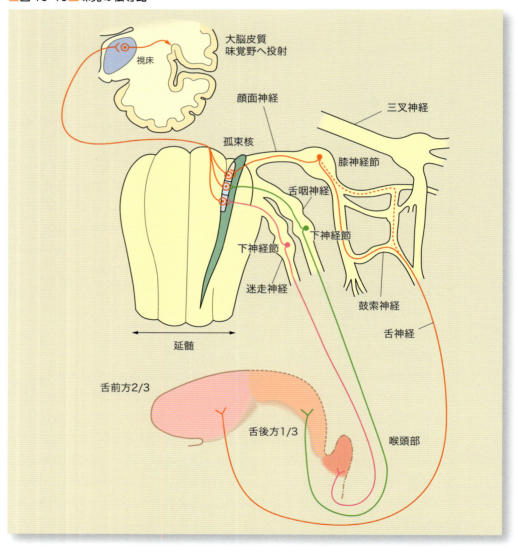

味覚異常（味覚障害）と味覚検査

(1) 味覚異常

　心身ともに健康な人が示す味覚感度の範囲から逸脱した症状を示す場合，臨床では味覚機能に何らかの異常があるとみなされ，味覚異常または味覚障害とされる．

　味覚異常 taste disorder, dysgeusia という表現は，患者の訴える味覚の変化・表現をさし，味覚障害 taste disturbance は，味覚検査を施行して，患者の訴える味覚異常の種類を診断したうえで議論する場合に使用される．

a 症　状

味覚異常の症状は多様である．
① 味覚減退 hypogeusia：食物の味が薄くなる．
② 味覚消失 ageusia：味がまったくわからなくなる．
③ 自発性異常味覚（幻味 pantogeusia）：口腔内になにもないのに常に苦い味あるいは渋い味などがする．
④ 解離性味覚異常 dissociated taste disorder：ある特定の味質だけがわからなくなる．
⑤ 異味症 heterogeusia：食物の味が本来の味と変わって感じられる．
⑥ 錯味症 parageusia：味覚検査などで味質を間違える（塩味を苦味と間違えるなど）．
⑦ 悪味症 cacogeusia：何を食べても嫌な味に感じる．

b 原　因

　味覚異常の原因もさまざまで，原因別の分類がなされている（**表15-5**）．

　関節リウマチ治療薬であるD-ペニシラミンや，パーキンソン Parkinson 病治療薬であるL-ドーパを処方された患者では，比較的高い確率で味覚異常を発症する．このように，薬物投与により生じる味覚障害を薬剤性味覚障害とよび，とくに高齢者の味覚異常患者では3割以上が該当する．味覚異常患者で血清亜鉛濃度の低下が認められる場合は亜鉛欠乏性，血清亜鉛濃度も正常でとくに原因が特定できない場合は特発性とよばれる．これらは亜鉛内服により症状が改善するケースが多く，食事における亜鉛摂取不足が原因とされることから，これらを合わせて食事性味覚障害とよぶこともある．そのほか，癌や糖尿病などの全身疾患に伴う全身疾患性，シェーグレン Sjögren 症候群など口腔疾患に伴う口腔疾患性，心因性ショックに伴う心因性，嗅覚異常によ

■**表15-5**■味覚障害の原因：壮年者と高齢者の比較

原　因	症例数（%） 49歳以下	症例数（%） 70歳以上
薬　剤　性	60 (14.8)	87 (33.9)**
亜鉛欠乏性	74 (18.2)	44 (17.1)
特　発　性	73 (18.0)**	17 (6.6)
全身疾患性	66 (16.3)	56 (21.8)*
口腔疾患性	24 (5.9)	30 (11.7)*
心　因　性	57 (14.0)**	15 (5.8)
風味障害	52 (12.8)**	8 (3.1)
計	406	257

*$P<0.05$, **$P<0.01$

（冨田　寛：味覚障害の全貌，p.221, 診断と治療社, 2011）

る風味障害などがある．薬剤性味覚障害も薬物によるキレート作用により亜鉛不足を生じるため，亜鉛摂取が有効であるとされる．一方，二重盲検試験を行うと，大多数の味覚障害患者において亜鉛の治療効果はみられないとする報告もあり，より一層の詳細な検討が求められる．

c 健康に及ぼす影響

味覚異常は他の疾患と併発することが多く，味覚という感覚の異常そのものが健康へ及ぼす影響を評価するのはむずかしい．味覚異常のほかに疾患をもたない患者だけを対象にした調査は1例しかないが，それらの患者の約30%で食欲が低下し，40%で食事の喜びが低下するものの，最終的なエネルギー摂取量は健常者との間に差がないという．

味覚異常が健康に及ぼす影響についてはいまだ明らかではなく，今後の研究が待たれる．

(2) 味覚検査法

患者の味覚感度が正常かどうかを調べる臨床的な検査法は大きく分けて3つある（図15-20）．

全口腔法：一定量（0.5〜10 mL）の基本味溶液を口腔に含ませて，検知閾値または認知閾値を調べる．手技が簡便で味質別の測定ができる利点があるが，口腔内の支配神経領域ごとの感度を調べることはできない．

濾紙ディスク法：直径5 mm程度の濾紙ディスクに基本味溶液を染み込ませて，口腔内の特定の部位にのせ，検知閾値または認知閾値を調べる．全口腔法に比べて手間と時間がかかるが，口腔内の支配神経領域ごとに閾値を調べることができる利点がある．

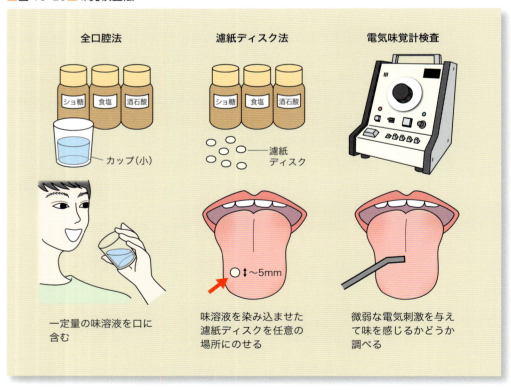

■図15-20■味覚検査法

電気味覚検査法：電気味覚計を用いて舌表面に弱い直流電流を流すと，陽極で酸味または金属味が感じられる．これを電気味覚とよぶ．電気味覚検査法では舌に加える電流の強度を徐々に上げていき，電気味覚が生じる閾値を調べる．簡便で支配神経領域ごとの電気味覚閾値を調べることができるが，どの味質で異常が生じているかを調べることができない．

⑥ 味覚の老化

加齢により，甘いもの，脂っこいものを好まなくなるなど味の好み（嗜好性）が変化し，味覚閾値も上昇するとの報告が多い．しかしながら，嗅覚などと比べれば味覚は老化しにくいとされている．ヒトの味蕾数は平均値でみれば加齢とともに減少の傾向にあるが，個人差が大きいために統計的に有意差は認められない．ラットやサルでも，加齢により味蕾数や味神経応答はほとんど変化しないという．

加齢による味嗜好性や味覚閾値の変化は，末梢の味覚受容機構の変化よりも，嗅覚機能の低下や唾液分泌量の低下，全身性疾患の影響，中枢神経系の機能変化などさまざまな原因によるものと考えられている．

◆ 歯肉の苦味受容体が齲蝕菌や歯周病の予防に役立つかもしれない ◆

味覚受容体の同定は味覚研究を推し進めただけでなく，感染症予防においても重要な知見を与えている．

たとえば，PTC 味盲の原因が，苦味受容体の一種である T2R38 であることを述べた（p.261 参照）．この受容体は上気道にも広く発現して，細菌の分泌物を受容し，細菌に対する防御にかかわる．PTC に対して感度の低い者は感度の高い者と比較して，慢性副鼻腔炎の発症率が高い．また，口腔内では，歯肉上皮細胞に T2R38 が発現するが，PTC 感度の低い者は高い者と比較して，齲蝕になりやすいという臨床報告がなされている．マウスを用いた動物実験によれば，歯肉に存在する孤立性化学感覚細胞 solitary chemosensory cell に T2Rs が発現し，この細胞を活性化すると歯肉において自然免疫系が活性化され，細菌の異常増殖が抑制されることで口腔の細菌叢が調整され，歯根膜炎が緩和されるという．

将来的には，苦味感受性を調べることによって口腔感染症に対するリスクを知り，リスクに応じて個別化された歯科治療が可能になるかもしれない．

15…口腔・顎顔面の感覚　**265**

D 嗅　覚

1 嗅覚の概要

　嗅覚には食物の存在や環境上の危険を知らせる機能がある．その適刺激（ニオイ物質）は，分子量300ダルトン以下の揮発性小分子であって，味覚とは適刺激が異なっている（**図15-21**）．「揮発性」とは，常温で気体になる性質である．外界あるいは口中の食物等から揮発したニオイ物質は，鼻腔上部の嗅上皮に分布する嗅細胞（一次嗅覚神経）により受容され，その嗅覚情報は嗅神経（第Ⅰ脳神経）を経て中枢神経系へと伝えられる．ヒトのニオイ識別能は，イヌやネズミなど多くの哺乳類に比べ劣っているが，それでも10,000種類以上のニオイを識別できるとされる．このような多様なニオイをいわゆる「基本臭」に分類する試みが行われてきたが，現在では「基本臭」の存在は否定されることが多い．

　また，嗅覚の閾値は，味覚に比べてはるかに低い．たとえば，料理や暖房に用いられる天然ガスにはニオイづけとしてメチルメルカプタンが添加されるが，その量は1 mL当たり250億分の1 mgであり，きわめて低濃度でも十分に検出可能である．

　嗅覚は，①受容体がすべてGタンパク質共役型であり，②特殊感覚のなかで唯一，一次ニュー

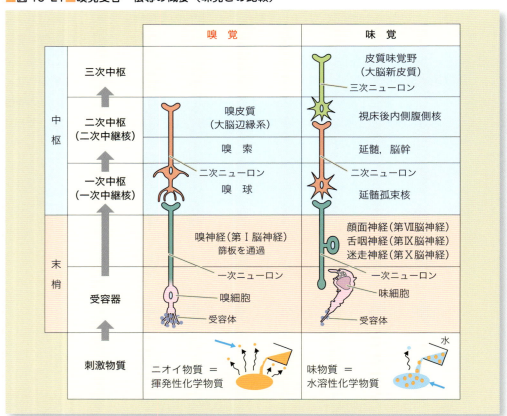

■図15-21■嗅覚受容・伝導の概要（味覚との比較）

ロンが受容器（一次感覚細胞）であり，③一次ニューロンの細胞体が神経節や神経核ではなく，受容器官内部に存在し，④求心性神経が篩板とよばれる骨を通り，他の感覚でみられるような，太く長い神経束を通らず，⑤二次ニューロンが視床に投射せず，直接大脳に投射する．

② 嗅覚受容体

嗅細胞先端部に存在する嗅覚線毛の細胞膜上にはニオイ物質を受容するための膜タンパク質・嗅覚受容体が発現している（**図15-22**）．実際に機能している嗅覚受容体はヒトで約400種類，マウスでは約1,100種類ときわめて多く，嗅覚受容体遺伝子は，哺乳類ゲノム上で最大の遺伝子ファミリーである．このように多様な嗅覚受容体であるが，1個の嗅細胞は1種類の嗅覚受容体のみを発現する（1嗅細胞-1受容体ルール）．1嗅細胞-1受容体ルールは，哺乳類に限らず，魚類を含むすべての脊椎動物で共通している．

嗅覚受容体はすべてGタンパク質共役型であり，イオンチャネル型受容体も機能する他の多くの感覚とは異なっている（視覚は，嗅覚と同様，受容体はすべてGタンパク質共役型である）．ニオイ物質が受容体に結合すると，細胞内でセカンドメッセンジャーであるcAMP（サイクリックAMP）濃度が上昇し，cAMP作動性チャネルが開口して，嗅細胞膜に脱分極性の受容器電位が発生する．

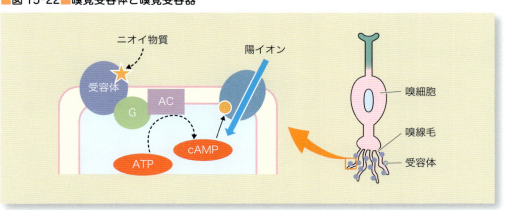

■**図15-22**■**嗅覚受容体と嗅覚受容器**

③ 嗅覚受容器

嗅覚受容器である嗅細胞は，鼻腔上部に存在する嗅覚器官・嗅上皮に存在する（**図15-23**）．嗅上皮の表面には粘液が分泌されており，ニオイ物質はこの粘液に溶けて拡散し，粘液中に突き出した嗅細胞先端の嗅線毛で受容される（粘液部分を含めた「嗅粘膜」を，嗅覚器官と記載することもある）．嗅上皮の面積は左右合わせて約5 cm^{2}で，個人差はあるが，そこには最大で約1億個の嗅細胞が存在する．嗅上皮の面積や単位嗅上皮面積当たりの嗅細胞数が，イヌはヒトの数10〜100倍もある．この嗅覚器官の構造の違いが，嗅覚感度の違いを生み出す原因の1つである．

嗅細胞の寿命は30〜40日である．神経細胞の寿命は一般に長く，数年から一生とされるが，嗅細胞は神経細胞でありながら寿命が短い．このため，比較的短期間で嗅細胞は新しい細胞と入れ

■図15-23■嗅上皮の構造と一次嗅覚中枢（嗅球）

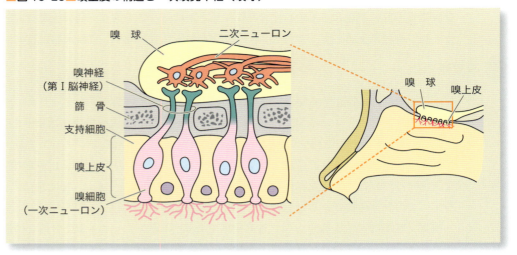

替わっている．

　嗅細胞は双極性神経細胞であり，細胞体は嗅上皮に存在する．嗅細胞の軸索は集まって神経束となり，嗅上皮の直上にある骨板（篩板）に多数存在する小孔を貫通する．この神経束がそれぞれ，嗅神経（第Ⅰ脳神経）とよばれる．嗅細胞は嗅球に投射し，二次ニューロンである僧帽細胞や房飾細胞とシナプスを形成して，感覚情報が中枢に伝達される．

4 嗅覚伝導路

　二次ニューロンは嗅索を通って，視床ではなく，大脳に投射する．二次ニューロンが投射する大脳領域を，嗅皮質とよぶ．嗅皮質には嗅結節，梨状皮質，扁桃体（皮質領域），嗅内皮質などが

■図15-24■嗅覚中枢
（「Dale Purves et al.：NEUROSCIENCE, Third Edition, Figure 14.1（Part 4），Sinauer Associates, 2004」より，一部改変）

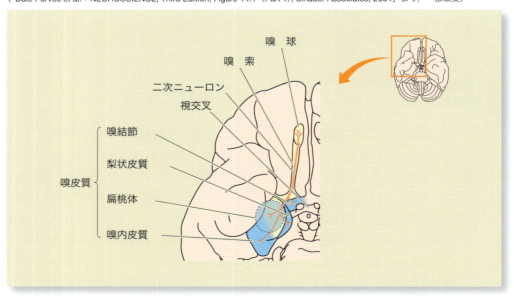

含まれ，なかでも梨状皮質が最も大きな領域を占めている（**図15-24**）.

　嗅皮質の多くは大脳辺縁系に属する．大脳辺縁系には情動や記憶にかかわる領域があり，嗅覚情報はこれらの隣接領域に入力するため，情動や記憶に結びつきやすい．特定のニオイが，それに結びつく昔の感情や記憶を呼び起こす現象はよく知られており，フランスの作家マルセル・プルーストの『失われた時を求めて』という長大な小説は，主人公がマドレーヌを紅茶に浸した刹那，その香りから幼少時代が思い出されるという描写からはじまる.

16 咬合および顎運動

■ Objective ■

咀嚼，嚥下や発音などの口腔の諸機能が正常に営まれるためには，これら各運動機能の基本となる上下の歯の咬み合わせ（咬合）が正常なことが必要になる．咬合には，上下顎の歯を近づける，上下顎の歯を咬合接触させるときの上下顎の位置関係，咀嚼運動などの機能的な下顎の動き（顎運動）など，さまざまな動作が含まれる．咬合は，歯の咬合面の接触関係だけでなく，さまざまな生理的因子によって維持されているため，機能的に正常で安定した咬合により，口腔の諸機能を十分に発揮することができる．

本章では，生理的な咬合および顎運動と，それを維持するための神経ならびに筋の働きについて理解する．

A 咬合

咬合とは，上下顎の解剖学的対向関係，顎関節の構造ならびに顎運動の生理的メカニズムに基づいて生じる，歯と歯（人工歯を含む）または歯列相互間における静的・動的な咬合面ないし切端接触関係をいう．

1 生理的咬合

（1）生理的咬合の意義

生理的咬合とは，顎関節や下顎が調和をもって動き，歯の支持構造にどのような病的作用も示さないものである．安静な状態で上下顎が閉じ合わさった上下顎歯列の垂直的な接触関係を咬合といい，上顎前歯が下顎前歯を覆うかぶさり度合いを被蓋という．この被蓋の水平的（前後的）な位置関係をオーバージェット（水平被蓋），垂直的（上下的）な位置関係をオーバーバイト（垂直被蓋）という（図16-1）．このような生理的な咬合関係は，歯の萌出とともに次第に発達形成される．咬合関係が生理的な状態に維持されるためには，咀嚼圧や咀嚼筋の働き方，隣接歯との接触関係，歯槽骨の状態などが生理的に正常であることが必要になる．

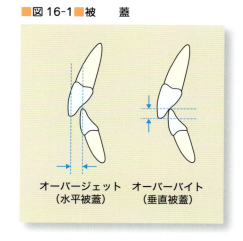

■図16-1■被　　蓋

オーバージェット　オーバーバイト
（水平被蓋）　　　（垂直被蓋）

閉口する途中で，上下顎の歯の異常な接触がある早期接触や，下顎の側方運動や前後運動時に上下顎歯の咬頭が接触障害を起こして，円滑な下顎の滑走運動が妨げられる咬頭干渉などの咬合異常があると，下顎は異常な接触をさけるような運動をすることが知られている．この事実は，咬合が顎運動に影響を及ぼしていることを示している．逆に，咀嚼筋や顎関節に痛みがあると顎運動に影響が現れ，咬合状態が変化する．

このように咬合と顎運動が互いに影響を及ぼし合う理由は，下顎の運動をつかさどる神経と筋の働きによって上下顎歯が咬合するためと，歯が咬合したときの顎・口腔の感覚が神経と筋の活

動に影響を与えるためである．

したがって，機能的に正常な生理的咬合とは，顎・口腔の運動や感覚に異常を生じない咬合であり，神経と筋の働きが，その咬合に順応している状態であるといえる．

(2) 生理的咬合の要件

① すべての歯が同時に接触する…時間的要素（図16-2-a）
② すべての咬合接触点において，同等の咬合力が伝達される…力の要素（図16-2-b）
③ 形態的に可能な咬合点のすべてが接触する…数の要素
　　歯周組織全体に同等の力が加わるように，歯列全体の咬合面は，できるだけ多数点で接触する．
④ 途切れることのない連続した歯列の咬合面…連続性の要素（図16-2-c）
　　①〜③の要件を満たすと，すべての歯の咬合面は垂直的に調和がとれるので，歯列全体としては連続した咬合面を形成する必要がある．咬合面の連続性とは，歯から歯へと水平的に連続していることを意味する．
⑤ 咬合障害のない咬合面…運動要素（図16-2-d）
　　咬合面上に，個々の咬合接触点が連続して配置されて，咬合障害を起こすことのない，1つの運動路をつくる．
⑥ 立体的に調和のとれた咬合面…形態要素（図16-2-e）
　　立体的に配置された歯列の咬合面は，本質的に，静力学的に安定であり，かつ機能的な要件を満たしている．

①〜④は静的な咬合，すなわち下顎の閉口位である咬頭嵌合位における咬合状態について定義している．⑤，⑥は咬合のもつ動的な特徴，つまり顎運動時の各瞬間においてみられる咬合面間の接触状態である．生理的咬合の6つの要件は互いに密接な関係にある．

■図16-2■生理的咬合の要件
（「田端恒雄 ほか訳：ケルバーの補綴学 第1巻，クインテッセンス，1982」より許諾を得て改変し転載）

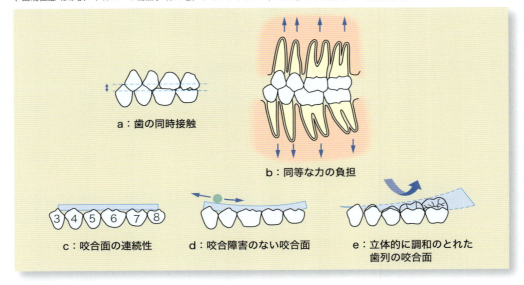

16…咬合および顎運動　●**271**●

2 咬合の機能サイクル

　生理的咬合は，その構成要素である歯，歯周組織，顎骨，顎関節，顎筋，神経系（末梢神経および中枢神経系）などの組織がそれぞれの役割をはたし，かつ協調しながら機能することで成立している．すなわち，すべての構成要素が厳密に生物学の法則に従って機能し，あらかじめ定まった順序に配置されて，環状に関係し合う機能モデル（図16-3）とみなすことができる．

(1) 咀嚼システム

　咀嚼機能を遂行する器官系を咀嚼システムとよび，中枢制御サブシステム，効果器サブシステムおよび感覚入力サブシステムから構成される．咀嚼システムの生物学的機能環（図16-3）と基本的な考え方は同じである．

(2) 咬合システム

　これらのモデルを咬合システムに適応したのが，図16-4-a に示した咬合系の機能サイクルである．この機能サイクルは，中枢神経系，顎筋および歯の接触による狭義の咬合から構成され，機能中は図のようなサイクルで回転を続け，止まることはない．すなわち，中枢からの運動指令により効果器の顎筋群が活動し，顎筋の収縮によって顎運動を開始し，その結果，上下顎の歯列が咬合接触する．そして一連の咬合動作に伴う感覚情報は，中枢に投射されて，次の運動指令の情報源となる．咬合に伴う感覚情報には，歯周組織，筋紡錘や顎関節などからの感覚情報がある．これら3つの構成要素中のいずれか1つに病理的な変化が生じると，残りの要素にも影響を及ぼし，咬合システム全体の機能に障害が生じることになる．

■図16-3■咀嚼系の生物学的機能環
（Eschler, 1963より改変）

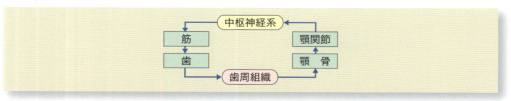

■図16-4■咬合系の機能サイクルと帯状の機能サイクル
（宗形芳英：the Quintessence, 15 (9), 1996 より）

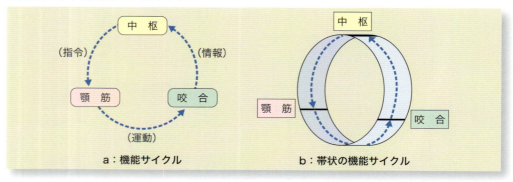

機能サイクルは，歯の欠損や歯の喪失などで咬合関係に形態的な変化が生じても，すべての場合に機能異常を引き起こすわけではない．その一方で，ほんのわずかな咬合接触の変化が重篤な顎機能障害を起こすこともまれではない．こうした点を無理なく説明するために，咬合システムの機能サイクルの各構成要素に生理的な幅を設けたものが帯状の機能サイクルである（図16-4-b）．生理的咬合システムの機能サイクルを帯状と考えると，咬合の変化によって機能サイクルのルートにずれが生じても，この帯域から外れさえしなければ咬合状態は正常のままであり，逆に，境界線上でかろうじて生理的機能を維持している例では，わずかな咬合の変化が機能異常を引き起こす原因になることが説明できる．

B　下顎位

　下顎位とは，顎運動の範囲内にある上顎を基準とする下顎の位置をいう．下顎位のなかでは下顎の機能運動と関連して咬頭嵌合位，下顎安静位および最大開口位などが重要視されている．
　下顎位の生理的意義を考える際に，関節窩における下顎頭の位置で表現される下顎位と，上下顎歯列で規定される下顎位（咬合位）とに分けると理解しやすい．

1 下顎安静位

(1) 下顎安静位の意味

　嚥下，発音および咀嚼という口腔機能時に，下顎は一連の運動をする．しかし，これらの機能が終わったあとに，下顎は上顎との間にほぼ一定の距離（安静空隙）を保って静止する（図16-5）．このときの下顎位を下顎安静位とよぶ．口腔機能の再開時には，下顎は下顎安静位から運動をはじめる．下顎安静位をほぼ一定の位置に静止できるのは，下顎を挙上する閉口筋群と，下制する開口筋群との間の筋緊張の均衡が保持されることと，閉口筋群の姿勢反射（下顎張反射）により，その位置が維持されることによると考えられている．

■図16-5■下顎安静位

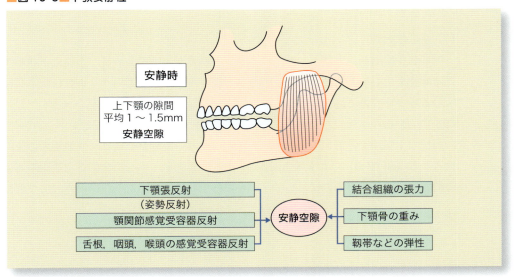

(2) 無歯顎と下顎安静位

下顎安静位は，ヒトが直立位または，まっすぐ腰かけて，何の緊張も伴わず快適に休んでいる状態下における下顎の姿勢位である．そのとき下顎頭は顎関節において無理のない自然な位置を占めている．したがって，下顎安静位は体の姿勢および頭の位置のみならず，筋緊張に影響する心理的因子などにより影響を受ける．

かつて下顎安静位は，その個体が成長・発育を完了したあとでは一定であり，無歯顎になっても有歯顎時の顎・顔面の垂直関係が求められるとされていた．現在では，このような生涯不変説は疑問視されているが，ある年齢時期では，全身および口腔の健康状態に大きな変化がないかぎり，その時点でほぼ一定の下顎安静位は維持されるので，無歯顎者の咬合を回復する際の咬合高径決定法のよりどころになっている．臨床では，発語利用法が用いられることもある（m音発語時の下顎位が下顎安静位に近接する）．

② 咬頭嵌合位

(1) 咬頭嵌合位の意味

下顎歯列の咬合面が上顎歯列咬合面と接触嵌合し，安定した状態にあるときの下顎位を咬頭嵌合位とよぶ．各個人によって多少の差があるが，咬頭嵌合位は上下顎歯が最大接触面積で咬合した状態である．

(2) 咬頭嵌合位と歯科臨床

咬頭嵌合位は，上下顎歯列の咬合面形態によって決まる咬合位であり，顎関節部における関節窩と下顎頭の位置関係については，何ら規定するものではなく，必ずしも機能的に正しい下顎位であるとは限らない．

下顎切歯点部の運動軌跡でみると，最も上顎に近づいた位置であることが多い．正常有歯顎者では，中心咬合位（後述）と同義であり，再現性の高い下顎位である．しかし強く咬んだときは，弱く咬んだときと比較して歯周組織の変形の様相が異なるため，骨の部分で測定した上下顎間の距離は短くなる．下顎位の再現性としては，軽く咬んだ状態が最も優れている．

③ 中心咬合位と中心位

(1) 中心咬合位

顎関節や咀嚼筋の機能と，その調節する神経系が正常であって，かつ上下顎歯が咬頭嵌合位をとる状態を中心咬合位とよび，このときの咬合を中心咬合という．これは正常な咀嚼運動中にみられる咬合位である．

(2) 中 心 位

両側の下顎頭が，前上方部で関節円板の最も薄い部分を介して，関節結節の後斜面に対向しているとき（図16-6）の上下顎の関係を，中心位とよぶ．中心咬合位が上顎歯に対する下顎歯の相対的な位置関係であるのに対して，中心位は下顎窩に対する下顎頭の相対的な位置関係である．

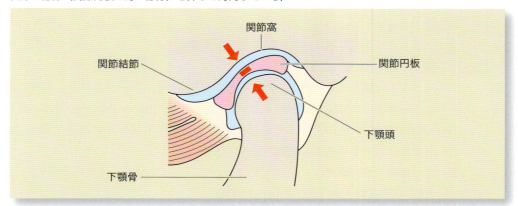

■図16-6■中心位にあるときの下顎頭と関節結節との位置関係
矢印の部分（関節円板の薄い部分）を介して対向している．

4 下顎位感覚

(1) 位置感覚

位置感覚とは，体や四肢の空間的位置を視覚によらないで知る感覚をいう．おもに関節包や関節靱帯にある固有受容器によって検出されるが，触・圧覚受容器，意識にのぼらない筋紡錘や腱受容器からの情報も関与している可能性がある．

これら多数の受容器からの情報は，おもに後索-内側毛帯路を上行して大脳皮質にいたり，ここで統合されて位置が判定される．

(2) 下顎位（下顎の空間的な位置）

下顎位の受容には，閉口筋中の筋紡錘や顎関節からの感覚情報が，おもな役割をはたすと考えられている．しかし，物を噛んだときの下顎位の受容には歯根膜感覚情報も加わり，空口時とは異なった受容機構が想定される．このことは上下顎前歯の間で板を噛んだときの下顎位を，板を噛まずに再現させると，わずかに開口度が減少することからも示される．この現象は臼歯で噛ませた場合では認められないため，開口度が同じであっても，咬合部位が前歯か臼歯かの違い，すなわち咬合圧が前方部に集中するか，後方部に集中するかの違いで下顎位感覚が変化することを意味している．

(3) 義歯との関係

長期間使用した全部床義歯では臼歯部が極度に摩耗することがあり，この場合には明らかに咬合の高さ（咬合高径）が低くなる．このような義歯を長期間ほとんど不満もなく装着できる理由として，咬合時に前歯部に加わる咬合圧が相対的に増したことで，ちょうどよいと感じる下顎位が，次第に低い位置に移行していくことが推測される．全部床義歯の咬合高径を決定する際に，前歯部に咬合圧が集中しないように留意することの理由の1つに，この生理的背景がある．

5 下顎の限界運動

歯，骨，顎関節，筋肉および靱帯などにより限定される下顎の限界運動である．そのときの測定点の軌跡を記録したものが下顎限界運動路である．

(1) ポッセルト Posselt の図形

　下顎を可動範囲の限界まで動かしたとき，切歯点（下顎左右側中切歯の近心接触点）での運動範囲は，きわめて特徴的な下端のとがった菱形柱になる（図 16-7-a）．下顎運動の限界領域を示すこのような空間的形態は，切歯部での下顎運動限界を明らかにした研究者にちなんでポッセルトの図形（図 16-7-a）とよばれている．

　ポッセルトの図形（運動範囲）の上面は，上下顎の歯の接触滑走運動によって決定され，その範囲は，咬頭嵌合位（図 16-7-b，ICP）から最前方位（図 16-7-b，F）までの前方運動，左右側方位（図 16-7-b，L および R）までの側方運動，および最後退位までの後方運動によって定まる．

(2) 矢状面における切歯点の運動（図 16-7-a）

a　上下運動（開閉運動）
① 後方限界運動：最後退位からの開閉運動．
　　　　・終末蝶番運動（3←→4）．
　　　　・後方開閉運動（4←→5）．
② 前方限界運動：前突（咬合接触）位からの開閉運動（1←→5）．
③ 習慣性開閉口運動：咬頭嵌合位からの開閉運動（2←→5）．

b　前後運動
① 前突運動：最後退位から歯を咬合接触させた状態で，咬頭嵌合位および切端咬合位（ここまでは咬合接触させた状態）を経て，前突位に終わる運動（3→2→1）．
② 後退運動：前突運動と逆方向の運動（1→2→3）．

　終末蝶番運動の回転軸（終末蝶番軸）は，下顎頭が下顎窩の最後部（最後退位）に位置しているため，この運動は下顎の完全な回転運動である．なお，この運動は，上下顎の切歯が約 2〜2.5 cm 以上離れるまでの開口運動である．

　後方開閉運動は終末蝶番運動路を超えて，下顎が開閉する運動である．この運動では下顎頭の回転と前下方への移動が同時に起こる．このとき，関節円板も前下方に移動する．最大開口時の切歯間の垂直距離は一般に 5〜6 cm である．下顎が咬頭嵌合位から最大開口位に移

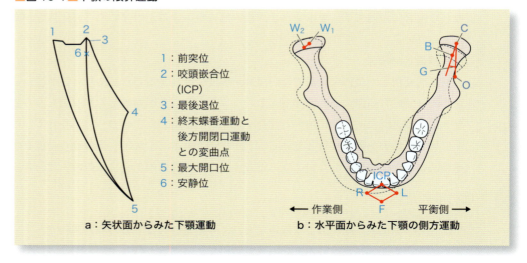

■図 16-7■下顎の限界運動

1：前突位
2：咬頭嵌合位（ICP）
3：最後退位
4：終末蝶番運動と後方開閉口運動との変曲点
5：最大開口位
6：安静位

a：矢状面からみた下顎運動　　　b：水平面からみた下顎の側方運動

動（開口）する経路（習慣性開閉口運動路，2←→5）の途中に，安静位（6）が存在する．

(3) 水平面からみた下顎の側方運動（図16-7-b）

下顎が作業側（右側）へ移動するときには，下顎頭は W_1 から W_2 に，前外側方向に移動する．平衡側（左側）では，下顎頭はCからBに移動する．矢状面（C-O）とC-Bでつくられた角（G）はベネットBennett角（約14度）とよばれている．また，両側の下顎頭がまっすぐ前方に移動する場合（C-O）は下顎の前突運動時である．

(4) 歯科臨床とのかかわり

下顎限界運動は，咬合記録あるいは咬合再現の基準となる下顎位（咬頭嵌合位），顎運動（終末蝶番運動や習慣性開閉運動）との関係において，また下顎の運動能（開口量の大小，顎機能障害にみられる運動経路の乱れなど）の診断基準としての意義がきわめて大きい．

顎運動と顎関節

(1) 顎関節の構造

顎関節は，側頭骨の関節窩，下顎骨関節突起の下顎頭，両者の間にある関節円板と，これらを包んでいる関節包（囊）から構成されている（図16-8）．関節窩は上に向かってくぼみ，ゆるやかに前下方に傾いたS字状の彎曲をしている．関節窩の前壁は関節結節により，後壁は関節後突起により囲まれている．関節円板は，関節窩と下顎頭との間にある線維性の薄い楕円形板で，コラーゲン質でつくられ，弾力性がある．表面は滑らかな滑液膜で覆われている．

顎関節は，動物の食性と関係が深い．肉食動物では下顎頭が関節窩中に深く入り込むため，回転軸を中心とした下顎の開閉運動は可能であるが，側方運動は困難である．この形は捕捉した餌を引き裂くのに都合がよい．一方，草食動物では関節窩が浅く，側方運動が自由にできて，臼歯での臼磨に都合のよい形をしている．ヒトのように雑（混）食性の動物では，これらの中間の形態をしている．

(2) 顎関節の機能

顎関節は関節円板によって上下2つの関節腔に分けられ，それぞれ滑液によって満たされている．関節とその周囲には強力な靱帯があり，関節を保持するのに役立っている．このように顎関節には2つの関節腔と弾力性の関節円板とがあるので，咀嚼時，強い力が関節に加わっても，そ

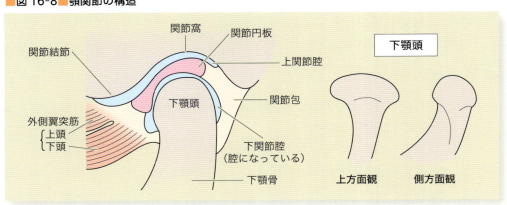

■図16-8■顎関節の構造

れが直接頭蓋骨に及ばないようになっている．

(3) 顎運動と顎関節の動態

ヒトの顎関節は，機能的にみて蝶番滑走関節である．開口するとき，下顎頭はまず関節窩内で回転するが，開口度が大きくなると下顎頭は関節円板とともに前方に移動する．

顎関節は開口するとき最初に蝶番運動が起こる．蝶番運動はヒンジアキシス（両下顎頭を結ぶ仮想上の回転中心）上での下顎の開閉運動をいい，蝶番運動では，下顎の後退位で開口度約13度，開口距離約13 mmの範囲以内で，純粋な回転運動を行うとされている．しかし，閉口筋の伸展度には限りがあるため，ある限度以上は開口できない．そこで閉口筋をそれ以上伸展させないで，さらに大きく開口するために，顎関節の支点の移動（下顎頭の前下方への滑走）が生じる．

前方運動には，下顎頭に付着している外側翼突筋（下頭）が働いている（**図16-9**）．一方，関節円板に付着している外側翼突筋の上頭は，閉口時に働いて関節円板の位置を調節するように作用している．最大開口時には下顎頭は関節結節の頂点，あるいはさらに前方部にあるが，たとえ前方部にあっても痛みがなく自由に動いているかぎりは，脱臼しているのではなく正常である．

■**図16-9**■開口，閉口に伴う下顎頭の位置関係

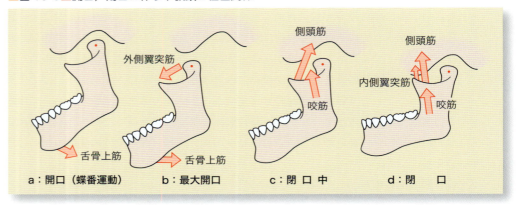

C　咀嚼筋

顎運動をする筋，あるいは咀嚼に関与する筋を咀嚼筋といい，発生的には顎骨弓（第一鰓弓）筋から分化した筋群である．

1 構　成

咀嚼筋の分類には，解剖学的分類と機能的分類とがある．

(1) 解剖学的分類（図16-10）
① 咬筋（浅部，深部）
② 側頭筋（前腹，中腹，後腹）
③ 内側翼突筋
④ 外側翼突筋（上頭，下頭）

■図16-10■咀嚼筋群

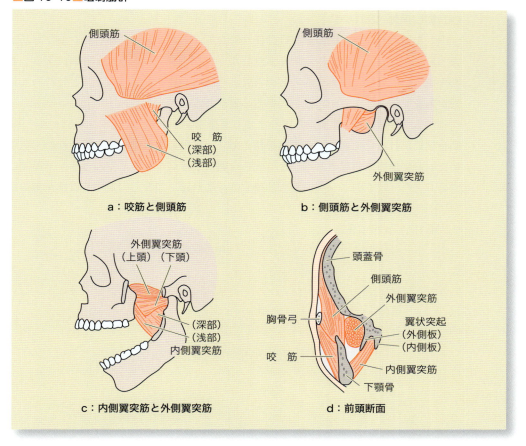

a：咬筋と側頭筋
b：側頭筋と外側翼突筋
c：内側翼突筋と外側翼突筋
d：前頭断面

(2) 機能的分類
① 開口運動に関与している筋群
→ 外側翼突筋（下頭），舌骨上筋群（顎二腹筋前腹，顎舌骨筋とオトガイ舌骨筋）
② 閉口運動に関与している筋群
→ 咬筋，側頭筋，内側翼突筋，外側翼突筋（上頭）
③ 顎の前突運動，後退運動および側方運動をつかさどる筋群

咀嚼筋の運動神経は，オトガイ舌骨筋（舌下神経支配）を除いて三叉神経第3枝（下顎神経）で，咬筋は咬筋神経が，側頭筋は深側頭神経が，内側翼突筋は内側翼突筋神経が，そして外側翼突筋は外側翼突筋神経が支配している．

 機　能

(1) 閉口運動

閉口運動，すなわち下顎の挙上には，両側の咬筋，側頭筋，内側翼突筋および外側翼突筋（上頭）が関与する．とくに前三者の協同作用が主体をなす．

また閉口時には，常に咬筋よりも側頭筋が，さらに咬筋および側頭筋よりも内側翼突筋が，早期にかつ著明に収縮する点から，側頭筋や内側翼突筋は下顎の位置の維持に関与し，咬筋は咀嚼

力に関係しているとも考えられる．

（2）開口運動（図16-11）

　小さな開口と大きな開口とでは動作が異なる．小さな開口の場合，立位であれば閉口筋群が弛緩することで，とくに開口筋群が活動しなくても下顎骨の重量により開口する．さらに開口する動作は，顎二腹筋，顎舌骨筋などの舌骨上筋群が下顎を下方に引くことで行われる．この際，舌骨が舌骨下筋群により固定されている必要がある．

　ここまでの開口は，顎関節を中心とする蝶番運動が主体である．さらに大きく開口することは，蝶番運動だけでは咬筋の伸張範囲を超えてしまうため困難である．このため，顎関節が外側翼突筋によって前方に移動されることで大きな開口が達成される．このとき，下顎頭は前下方に移動する．また，咬筋および側頭筋も活動する．これは下顎骨を固定する役割があると考えられる．

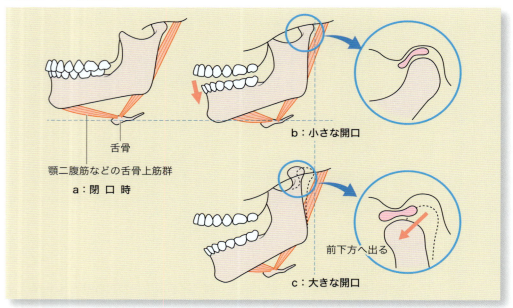

■図16-11■開口運動

（3）前突運動（突き出し運動）

　咬筋，内側翼突筋などの閉口筋が軽く収縮して開口を防ぎながら，両側の外側翼突筋の働きによって下顎の前突運動が行われる．閉口筋作用とのバランスをとるため，顎二腹筋も収縮する．

（4）後退運動（引っ込め運動）

　両側の側頭筋（とくに中腹と後腹）が関与し，それに顎二腹筋（前腹）が活動して，下顎の後退運動を行う．関節円板の位置を調節するため，外側翼突筋（上頭）も収縮する．

（5）側方運動

　回転方向の側頭筋（後腹）の緊張と，対側の外側翼突筋（下頭）の収縮によって生じる．したがって，右側の外側翼突筋の収縮により下顎は左側に旋回する．このとき左側側頭筋は下顎頭の運動を規制している．

　食物を臼歯で臼磨するとき，下顎は咀嚼側に回転する．このとき下顎頭は咀嚼側でわずかに外

側に偏位して回転し，対側の下顎頭は前下内方に移動する．咀嚼側下顎頭の側方移動をベネットBennett運動，対側の下顎頭の水平面上における移動角度をベネット角とよぶ（図16-7-b参照）．ベネット角の平均値は約14度である．このような下顎の側方運動は，咀嚼側の側頭筋（後腹）の収縮と対側外側翼突筋（下頭）の収縮とによって生じる．

D　下顎の随意運動

咀嚼，嚥下や会話などのさまざまな口の働きに顎運動は重要である．下顎が目的に応じて巧妙に運動できるのは，神経系の働きによって咀嚼筋が収縮するからである．また，これらは口腔あるいは口腔周囲の感覚情報をもとに，末梢神経や中枢神経系により巧妙に調節されている（図16-12）．

(1) 随意運動

随意運動は，感覚情報をもとに大脳皮質の高次運動野（運動前野と補足運動野）で形成された運動プランが，（一次）運動野からの運動指令となり，下位の運動中枢に伝えられて実行される．このとき小脳は大脳から送られてきた大まかな運動指令を細かく調整し，下位の運動中枢に伝えている．四肢の運動発現や運動の遂行に重要な役割をはたす小脳が，咀嚼の調節にどのようにかかわっているかについては明らかではない．

(2) フィードバック制御

食物摂取によって誘発される口腔粘膜，歯の触・圧覚および顎運動によって咀嚼の各相に適合した運動ができるように，中枢神経系の各レベルで運動指令がフィードバック制御されている．このフィードバックに顎反射が利用されている．

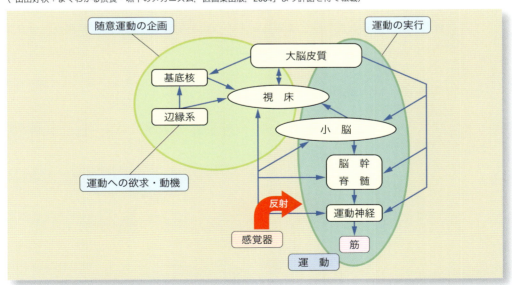

■図16-12■下顎の随意運動の中枢機序
（「山田好秋：よくわかる摂食・嚥下のメカニズム，医歯薬出版，2004」より許諾を得て転載）

E 顎反射

　口腔および口周辺にある感覚受容器が刺激されると，三叉神経，舌咽神経および鼓索神経などを求心路として，インパルスが橋や延髄にある各神経の主感覚核を介して，橋吻側部に位置する三叉神経運動核や橋網様体内側部に位置する顔面神経核に伝えられ，下顎に反射性運動（閉口あるいは開口運動）が起こる．これら主感覚核からの信号は，三叉神経運動核中の各咀嚼筋支配の運動ニューロンに対し，その刺激の性質に応じて促進的または抑制的に作用する．したがって，刺激の性質によって，下顎張反射，歯根膜咬筋反射，閉口反射（狭義）あるいは開口反射などの顎反射が区別される．

1 下顎張反射

(1) 反射弓

　下顎切歯やオトガイ部をたたくなどして，咬筋や側頭筋などの閉口筋を急激に伸張させることで，反射的に口が閉じる反射を下顎張反射という（図16-13）．下顎張反射の受容器は閉口筋の筋紡錘である．求心性信号は，三叉神経中脳路核を経て，単シナプス性に三叉神経運動核（橋において主感覚核の内側に存在）に細胞体が位置する閉口筋支配の運動ニューロンを興奮させる．

(2) 役　割

　下顎張反射は，無意識に食物のかたさや強靱さに応じて咀嚼力を調節している（動的作用）．また，下顎の重量を支えるため，閉口筋の緊張を調節し，下顎安静位の維持において重要な役割をはたしている（静的作用）．閉口筋中の個々の筋紡錘の興奮の頻度はまちまちで，その興奮の同期性が低いので，閉口筋は滑らかに持続的に収縮できる．それゆえ下顎は一定の位置（下顎安静位）に保持されることになる．居眠りをすると，この反射が起こりにくくなり，口が開いてしまう．

　かたい食物を噛み砕くと，瞬時に閉口が生じるが，下顎が上顎に衝突することはほとんどない．これは下顎の急激な脱負荷による筋紡錘の弛緩が生じるため，下顎張反射を介する閉口筋活動が急速に低下したことによる（脱負荷反射）．

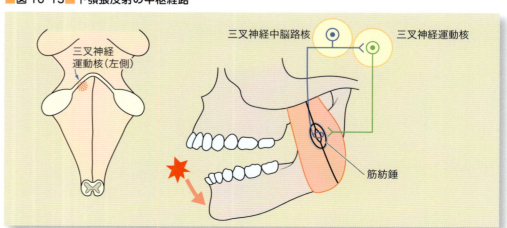

■図16-13■下顎張反射の中枢経路

② 歯根膜咬筋反射

(1) 反射弓

木片を臼歯部で軽く咬ませて咬筋を等尺性収縮状態にし，上顎の中切歯をたたくか，周辺の歯肉に一過性の電気刺激を与えると，咬筋活動が一過性に高まる．これを歯根膜咬筋反射という（図16-14）．この反射の受容器は歯根膜にあり，歯根膜からの感覚神経のうち三叉神経中脳路核へ行く線維が関与する．この反射は，感覚ニューロンが咬筋運動ニューロンと直接シナプスを形成する単シナプス反射である．

(2) 役割

筋紡錘の刺激による下顎張反射は，閉口筋が引き伸ばされると収縮する負のフィードバックによって咀嚼力を調節する機能である．それに対して，歯根膜機械受容器の刺激による歯根膜咬筋反射は，正のフィードバックによって咀嚼力を増強する働きをもつ．

■図16-14■歯根膜咬筋反射の中枢経路

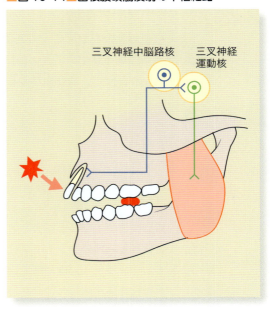

③ 緊張性歯根膜咀嚼筋反射

(1) 反射弓

木片を臼歯部で軽く咬ませて咬筋を等尺性収縮状態にし，上顎の中切歯へ舌唇方向の持続的な圧迫を行うと，その間ずっと咬筋活動の高まり（緊張）がみられる．これを緊張性歯根膜咀嚼筋反射とよぶ（図16-15）．木片の代わりに咬合力計を置き，臼歯間の咬合力を観察すると，刺激期間中の咬合力増強がみられる．ただし，切歯を唇舌方向に押すと，咬筋活動は逆に抑制される．この反射には，歯根膜からの感覚神経のうち三叉神経主感覚核（主知覚核）および三叉神経脊髄路核へ行く線維が関与する．反射弓は最短経路が2シナプス性の多シナプス反射である．

■図16-15■緊張性歯根膜咀嚼筋反射の中枢経路

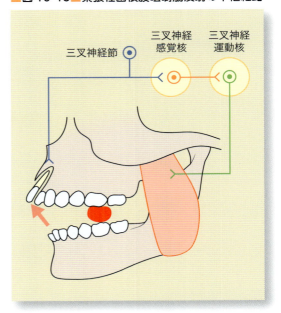

(2) 役　割

食物を咀嚼するときに歯に加わる力の方向によって，この反射が促進あるいは抑制されて，咀嚼力の調節に役立つと考えられる．

④ 閉口反射（狭義の閉口反射）

舌背や口蓋の粘膜を軽くこすると下顎がゆっくりと挙上されて，口が閉じる反射を閉口反射（狭義）とよぶ．嚥下反射のときの閉口運動は，この閉口反射によって行われると考えられているが，反射弓の詳細についてはまだよくわかっていない．

⑤ 開口反射

(1) 反射弓

口周辺の皮膚，口唇，口蓋，歯肉，歯，舌および口腔粘膜など，三叉神経第2枝および第3枝に支配される広範囲の口腔・顔面領域に，痛み刺激（侵害刺激）を与えると，口は反射的に開く．これを開口反射という（図16-16）．開口反射は，外側翼突筋や顎二腹筋などの開口筋の収縮と，咬筋，内側翼突筋および側頭筋などの閉口筋の抑制によって生じる．

開口反射は最短経路が2シナプス性，すなわち1個以上の介在ニューロンを介する多シナプス性の反射である．侵害入力は，感覚受容器からの感覚ニューロンの二手に分かれた一方の軸索により，三叉神経脊髄路核などの介在ニューロンに伝えられ，このニューロンから両側の開口筋運動ニューロンへ興奮性信号が送られる（両側性）．閉口筋の抑制は，感覚受容器からの二手に分かれたもう一方の軸索が，三叉神経上核をはじめとする三叉神経運動核の周囲の領域にある抑制性介在ニューロン（GABAやグリシンを含む）にシナプス結合して，このニューロンを興奮させることによって生じる．この抑制性介在ニューロンは刺激と同側だけでなく，反対側の閉口筋運動ニューロンにも軸索を送ってシナプス結合しているので，抑制性介在ニューロンの興奮は両側の閉口筋運動ニューロンを抑制し，両側の閉口筋が弛緩する．ヒトの開口反射では，閉口筋の抑制のみで開口筋の活動は伴わないとされている．

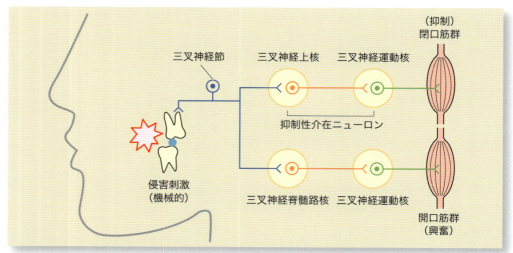

■図16-16■開口反射の中枢経路

(2) 役　　割

　開口反射では，食物中にかたい異物または魚骨などの尖ったものが混在し，これを噛んだ場合に，噛んだ側だけでなく反対側にも効果を及ぼして反射的に閉口動作が停止される．このことから，開口反射は，歯や口腔組織が傷害されるのを防ぐ防御反射として重要である．

　開口反射の咀嚼運動中の変動は，閉口相と咬合相で促進され，開口相で減弱する．これらの変化は侵害刺激の影響を受けやすい顎間距離の狭くなっていく閉口相と，最も狭くなる咬合相での傷害を回避するうえで意義が大きい．もしこの時期に開口反射が開口相に比べて強く抑制されると，侵害刺激によって歯や歯周組織が傷害される可能性が高くなる．

　非侵害刺激によっても開口反射は誘発されるが，侵害刺激による開口反射の場合とは異なり，安静時に比べて咀嚼運動の遂行中に絶えず抑制されており，この反射の生理的意義は必ずしも明らかではない．

17 咀嚼

■ Objective ■

口腔内に入った食物は，咀嚼により粉砕され，嚥下される．咀嚼運動には，咀嚼筋をはじめ歯の支持組織，顎関節および舌などが関与する．また口腔内の感覚や運動機能にかかわる支配神経の制御が関与する．

咀嚼機能は，構音機能とともに，ヒトが社会生活を営むうえで重要な機能である．その能力を検査することは，歯の欠損，咬合異常などを有する患者の機能障害の程度を把握するとともに，治療効果をはかり知るうえで必要となる．

本章では，咀嚼の役割や神経性調節機構について学習するとともに，咀嚼能力の評価法とそれらの測定原理を理解する．

A 咀嚼の役割

食物を口に取り入れて，上下歯の咬合により粉砕し，唾液と混和することによって適切な食塊を形成して嚥下するまでの一連の過程を，咀嚼とよぶ．

咀嚼の意義と役割を表17-1に示す．

■表17-1■咀嚼の意義と役割

嚥下	・噛み砕くことで飲み込める大きさにする ・嚥下しやすくする：粉砕し，唾液と混和し食塊とする
消化吸収	・消化液との反応促進：食塊との接触面積の増加 ・消化液の分泌促進：胃液や消化液の分泌が促進される
毒物や異物	・毒物や腐敗物を排除する：味覚や嗅覚 ・異物を排除する：口腔感覚
発育健康	・発育促進：口腔顔面領域 ・健康保持：口腔内の清掃と口腔粘膜の血行の促進
情動	・食欲増進 ・精神安定：ガムなど
脳の活性化	・覚醒効果：上行性網様体賦活系の活性化 ・知能に対する効果：痴呆の防止や知能の発育に関与
運動能力	噛みしめの効果

B 咀嚼運動の調節

1 咀嚼運動様式

咀嚼運動の様式は，動物種により異なっている．それぞれの動物種はともに下顎頭と下顎窩をもつ顎関節を有しているが，肉食動物，草食動物，ゲッ歯類および雑（混）食動物など，動物種の違いによって異なる咀嚼運動に適した形態を有している．

■図17-1■下顎の各部位の限界運動路（右側臼歯咀嚼時）

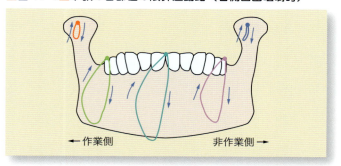

←作業側　　非作業側→

混食動物であるヒトは，下顎の基本運動である上下運動，前後運動および側方運動の3方向運動に適した形態の顎関節をもっている．咀嚼運動は，噛み切る運動，噛み砕く運動，および臼磨によってすりつぶす運動の3相に分けることができる．また，咀嚼運動中には切歯点や下顎頭などの部位により異なる限界運動路がみられる（図17-1）．どの咀嚼運動が行われるかは，食物の種類や性状，歯の機能状態（疾患や欠如の有無）などによって決まる．ヒトの咀嚼運動には個体差があるものの，同一個人が同じ性質をもつ食物を咀嚼するときには，ほぼ同じ咀嚼リズムと運動パターンを示す．

  咀嚼過程と咀嚼周期

食物を口腔内に取り込んでから，嚥下によって口腔内から消失するまでの過程を咀嚼過程という．咀嚼過程は順に，①取り込みおよびstage I 移送期，②咀嚼期，③終期の3期に分けられる．

取り込みおよびstage I 移送期：食物を口腔内に取り込んでから臼歯部に移送する時期で，とくに舌による食物移送を stage I 移送という．

咀嚼期：下顎の開閉口運動によって食物を粉砕する時期で，このときに顎運動を記録することによって咀嚼周期を知ることができる（図17-2）．咀嚼周期は，開口相，閉口相，咬合相の3相に分けることができ，開口相から次の開口相までの時間を1咀嚼周期という．咀嚼された食物の

■図17-2■咀嚼周期の各相

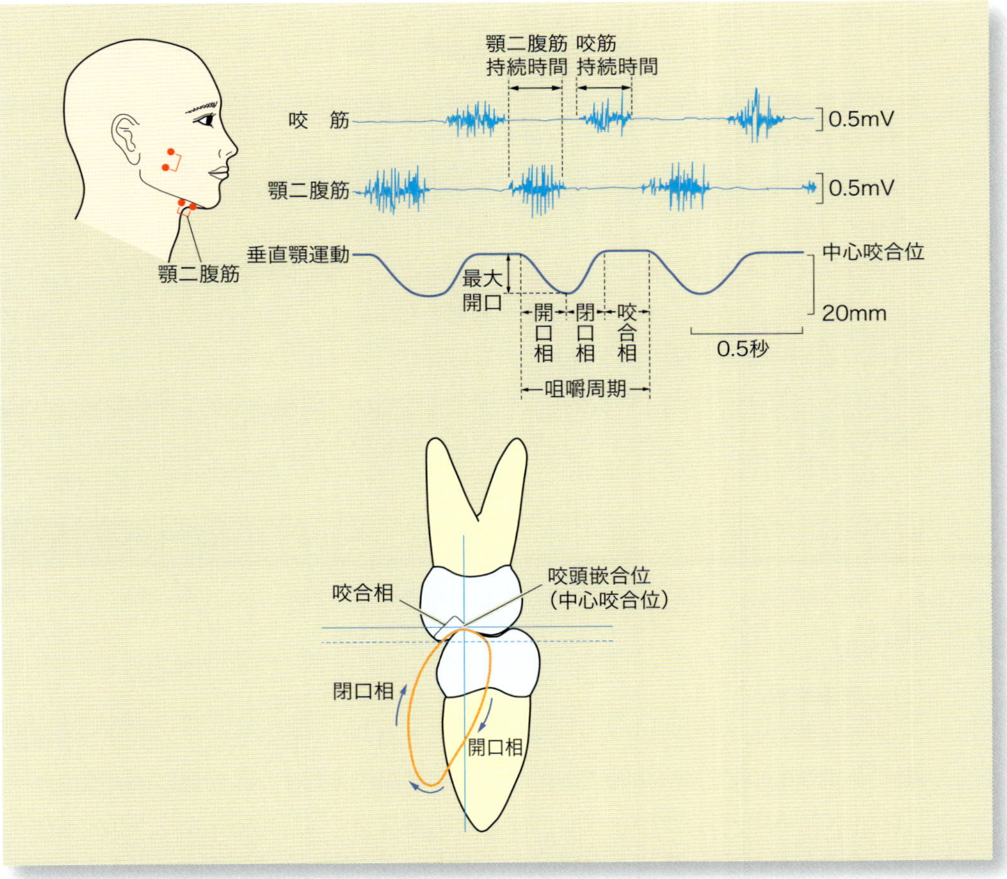

■図17-3■チューインガム咀嚼時の下顎運動に協調した頭部運動
上段の頭部運動は，各軸の回転角度を約50倍に拡大して表示し，
下段の矢印は前頭面における下顎運動の方向と移動量を表示している（●咀嚼部位）．
① 閉口運動初期　　② 閉口運動中期　　③ 閉口運動終末期
(宗形芳英：日本実験力学会講演論文集，3（1），2003より改変)

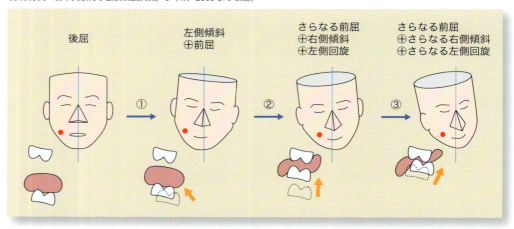

咽頭への移送を stage Ⅱ 移送という．咀嚼期の期間中には，すでに咀嚼された食物の嚥下がみられる．

　終期：口腔内から食物が消失する時期をいう．

　顎関節や咀嚼筋に異常があると咀嚼リズムは安定せず，咀嚼周期が変動する傾向がある．咀嚼のリズムや運動パターンは食物の性状によって変化する．たとえば，かたい食物のほうが，やわらかい食物を咀嚼するときよりもリズムが遅くなる(咀嚼周期は長くなる)．ヒトの咀嚼リズムは食物の性質によって異なるが，1秒間に約1.3～1.5回である．

　チューインガムを咀嚼しているときに，頭部の運動を同時に記録すると，下顎の周期的な運動によく対応したリズム性をもって頭部も運動していることが確認されている（**図17-3**）．さらに食品の違いによる下顎の動きの変化に対応して，頭部運動の大きさや，リズムも変化していることがわかってきている．効率のよい咀嚼のために，下顎だけでなく頭部の動きも協調して巧妙に制御されている仕組みが，次第に明らかにされつつある．

C　咀嚼運動の神経性調節

1　中枢性

(1) 大脳皮質

　咀嚼運動はとくに意識しなくとも，または意識的にも行われることから，不随意運動と随意運動の両面をもつ半自動運動と考えられ，その開始や遂行または制御には大脳皮質が重要な役割をはたしていると考えられている．哺乳類の大脳皮質には，咀嚼または下顎の運動に関係する部位があることがわかっている．おもな部位は一次運動野の顔面領域，一次体性感覚野の顔面領域，

■図 17-4■ 大脳皮質の咀嚼運動中枢

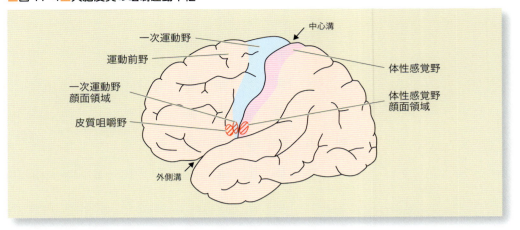

皮質咀嚼野である（図17-4）．咀嚼運動の開始や遂行にかかわる大脳皮質の役割として，食物の性状の違いを感受して，よりふさわしい咀嚼リズムや運動パターンに調節すると考えられる．

サルの皮質部位を片側性に除去しても，下顎や舌の運動に影響が現れることはほとんどないが，両側性に除去した場合には咀嚼運動に影響が現れることが知られており，大脳皮質は咀嚼や嚥下の開始に働くほか下顎の随意運動の制御にかかわっている可能性がある．

(2) 扁桃体

扁桃体は，解剖学的には辺縁系の主要な核で，側頭葉の内側部にある．大脳皮質と視床下部の中間に位置し，これらの間の情報伝達や統合を行っている．扁桃体は摂食行動との関係が深く，扁桃体内側部の活動が摂食行動を促進させ，外側部が抑制的に働くと考えられる．

さらに，扁桃体はさまざまな感覚情報（とくに嗅覚や味覚情報）を受け，これを統合する作用があると考えられている．また，扁桃体を電気刺激するとウサギやラットでリズミカルな顎運動が誘発されることがわかっている．これらのことから，扁桃体は味覚や嗅覚などの感覚情報の入力を受け，摂食行動発現に重要な役割をはたしているだけでなく，実際に食物を口に入れて咀嚼する動作の発現や調節に働いていると考えられる．

(3) 大脳基底核

大脳基底核は，大脳皮質と視床および脳幹を連絡する経路の間に存在する神経核の集まりで，線条体・淡蒼球・黒質・視床下核からなり，さまざまな運動の準備や開始および制御など運動のプログラムにおいて重要であると考えられている．また，大脳基底核が障害されると，不随意運動が出現することが多いことから，大脳基底核が随意運動の実行に重要な役割をはたしているものと考えられる．

大脳基底核は，広く大脳皮質から入力を受け，運動皮質へ運動指令を送っている．すなわち，被殻と尾状核からなる線条体が大脳皮質から入力を受け，出力部位である淡蒼球内節や黒質網様部から視床を介して，大脳皮質に大脳基底核からの情報が送られている（図17-5）．このようなループが形成されることによって目的に合った運動が選択され，不必要な運動の発現が抑制されるようになっていると考えられている．

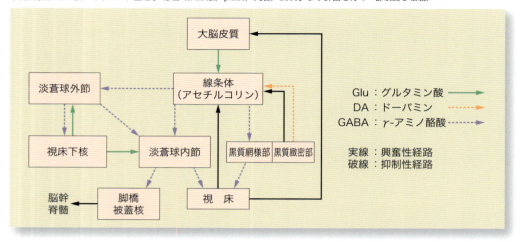

■図17-5■ 大脳基底核の基本神経回路
(「岡田泰伸 ほか訳：ギャノング生理学 原書 第22版，p.220，丸善，2006」より許諾を得て一部改変し転載)

(4) 小　脳

　小脳は脳幹部の橋と延髄の背側に存在し，運動にかかわる脳領域と連絡して運動の制御を行っている．小脳内の神経回路によって，感覚情報をもととした円滑な運動を実現するプログラムが形成され，さらに円滑な運動が実現されていく．随意運動中に，小脳は大脳皮質からの運動指令を細かく微調整し，下位の運動中枢に伝えている．

2 末梢性

　咀嚼運動に変調をもたらす末梢の受容器として，閉口筋筋紡錘，歯根膜機械受容器，口腔粘膜機械受容器，舌粘膜や顎関節の機械受容器および侵害受容器などがあげられる．

(1) 閉口筋筋紡錘

　閉口時には α 運動神経が働いて閉口筋の筋線維を短縮させると同時に，γ 運動神経が働いて錘内筋を短縮させることで，筋の伸張に対する感度を高めている．筋紡錘は筋の伸張や負荷の増大を感知し，その情報を中枢に送る．咀嚼筋の筋紡錘は，閉口筋に多くが存在し，開口筋にはほとんど存在しないとされている．筋紡錘は，安静時には下顎位の保持に働くのに対して，咀嚼時には食物を噛みしめた咬合相で，下顎にかかる負荷に対して閉口筋の収縮力を調節するために働く (p.282, **図16-13** 参照)．

　下顎にかかる負荷に応じた下顎位の変化によって，筋紡錘からの情報が変化する．かたい食物を噛み込むときほど，咬合相における筋紡錘からの情報は増加し，伸張反射がかかわることで，さらに食物を噛みしめようと働く．

(2) 歯根膜機械受容器

　閉口筋が活動している最中に生じる，さらなる歯根膜への微弱な刺激に対しては，閉口筋活動の増強がみられる．これを歯根膜咬筋反射とよぶ (p.283, **図16-14** 参照)．この反射経路は咀嚼力の調節にかかわっているとされる．しかし，歯根膜への強い刺激（侵害刺激）に対しては，閉口筋活動は抑制され，開口反射が誘発される (p.284, **図16-16** 参照)．これは歯や周囲組織を防御するためと考えられる．

一方，歯根膜機械受容器が非侵害性の刺激を受けたときにも，開口反射が起こり，閉口筋は抑制される．この反射は，咀嚼時には強く抑制を受け，歯根膜刺激によって引き起こされる開口によって円滑な運動が妨げられるのを防いでいる．

D　咀嚼リズムの形成

1　中枢性パターン発生器（CPG）

　咀嚼運動は，歩行や呼吸などと同様に，リズミカルなパターンを生み出す中枢性パターン発生器 central pattern generator（CPG）によって形成される．CPG は脳幹に存在し，末梢へのさまざまな刺激や上位中枢の活性化によって駆動される．CPG が発信した咀嚼リズムは，閉口筋群と開口筋群を交互に活動させることでリズム性の顎運動を生む（図 17-2 参照）．

2　咀嚼リズムの形成機構

　図 17-6 に咀嚼運動調節の一連の過程を示した．
　咀嚼時の顎運動は，視床下部や扁桃体などで空腹感に基づく食欲が生じたのち，前頭前野で餌の有無や周辺環境の状態に基づいて，摂食できるかどうかの状況判断が行われる．摂食できると判断すると，大脳皮質補足運動野，運動野および咀嚼野など，顎・口腔運動に直接かかわる上位中枢が活動し，その指令が脳幹部の中枢性パターン発生器を経て咀嚼リズムを形成し，開口筋お

■図 17-6■咀嚼運動のまとめ
（「森本俊文，中村嘉男ほか編：基礎歯科生理学，第 4 版，医歯薬出版，2003」より許諾を得て改変し転載）

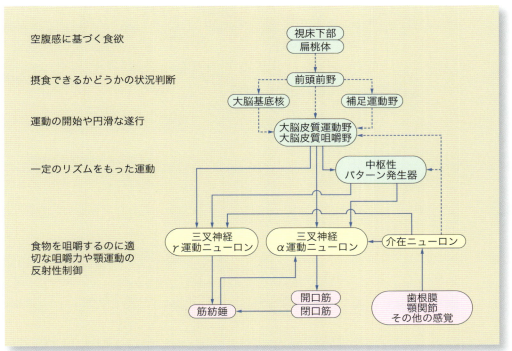

よび閉口筋を支配する運動ニューロンに伝えられ，これらの筋群を交互に活動させる（図 17-2 参照）．この間の運動の開始や円滑さの維持に大脳基底核が働く．

なお，四肢の運動発現や運動の遂行に重要な役割をはたす小脳が，咀嚼の調節にどのようにかかわるかについては明らかではない．

また咀嚼中，食物によって誘発される口腔感覚に基づいて，下顎が咀嚼の各相に適合した運動ができるように，中枢神経系の各レベルで運動指令がフィードバック制御されている．フィードバック制御には顎反射が利用されている．

E　舌の役割

舌は，口腔諸器官のうち最も運動が活発であり，感覚も敏感である．とくに味覚の受容に関係することから，食物の摂取，咀嚼，食塊形成および嚥下の摂食運動や発音などに際しては，運動と感覚の両面からきわめて重要な働きをしている．

1　舌の構造

舌筋には，一端が舌以外の部位（舌骨，下顎骨および頭蓋骨）から起こって他端が舌に終わる外舌筋と，舌にはじまり舌に終わる内舌筋の2種類がある（図 17-7）．外舌筋は舌の外部に起始

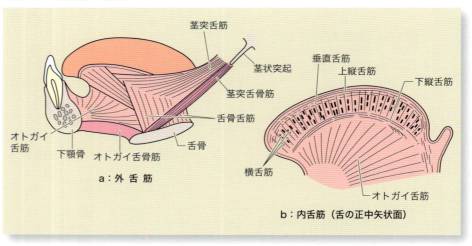

■図 17-7■舌筋の構成

■表 17-2■舌筋とその働き

外舌筋	オトガイ舌筋…舌の突き出し，舌中央部を下方へ引く 舌骨舌筋………舌の後退，舌縁を下方へ引く 茎突舌筋………舌の後退，舌背を高める 口蓋舌筋………口峡を狭くし，軟口蓋を下げる
内舌筋	上縦舌筋………舌の短縮，舌先を上げる 下縦舌筋………舌の短縮，舌先を下げる 横舌筋…………舌の幅を狭め，舌体を長くする 垂直舌筋………舌の幅を，広く扁平にする

があり舌内に停止する。内舌筋は舌の内部で終始する。外舌筋および内舌筋ともに横紋筋であり，口蓋舌筋を除き舌下神経の支配を受ける。口蓋舌筋は口蓋筋でもあり，迷走神経に支配される。

また舌筋は，舌内で疎性結合組織により小束に分けられており，可動性に富むので，舌の微妙な形状変化を行うことができる。舌筋とその働きを**表17-2**に示した。

② 舌の機能

(1) 感覚器官としての働き

舌の感覚は，指先とともに体内では最も鋭敏である。また，舌には特殊感覚の味覚の受容器（味蕾）がある。

① 味覚受容器の働きにより，食物の味を知覚し，不快な味をもつ腐敗物や毒物を弁別して嚥下しないように防御する。また，味刺激により反射性に唾液が分泌される。

② 触・圧覚受容器の働きにより，口腔内での食物の位置を知るとともに，食物に混じった小石などの異物をさぐり当てる。

(2) 運動器官としての働き

① 食物を捕捉し，口腔内を移動させ，歯の咬合面に乗せて咀嚼を助ける。

② 食物を唾液と混ぜて食塊をつくる。

③ 食塊を咽頭部に運び，嚥下させる。

(3) 発音器官としての働き

口蓋に対する舌の位置や舌の形状を変化させることにより，母音や子音を発音する。

③ 咀嚼時の舌運動

舌運動は非常に複雑であり，その運動範囲も広い。これは舌筋にきわめて巧妙な運動調節機構があることによる。舌にも他の骨格筋と同様に筋紡錘が存在し，舌運動が固有反射（自己受容性反射）によって調節されている。

(1) 神経支配

舌の運動は舌下神経支配であり，舌の随意運動の中枢は顎運動の中枢とともに，中心前回の下の部分，シルビウス溝あるいはその付近にある。

(2) 咀嚼時の舌運動

咀嚼時の舌運動を**図17-8**に示した。

舌背中央部をくぼませて食物を舌背に集める準備相から，食物を乗せた舌前部が咀嚼側にねじれて舌背が歯の側面に接するねじれ相により，食物が臼歯の咬合面に置かれる。次いで舌をねじったまま舌背を歯の内側面に押しつける保持相で，食物が咬合面から滑り落ちるのを防ぐ。咬合相が終わり，上下臼歯が離れたときから，十分に咀嚼されていない食片を再度咬合面に乗せるために，粉砕された食物をより分ける運動（選別相）も行っている。このとき十分に咀嚼された食物が多ければ，食物と唾液を混ぜ合わせて食塊を形成する（食塊形成相）。

このように咀嚼中の複雑な舌運動は，下顎の動きに合わせてタイミングがとられており，もしこのタイミングがずれると歯で舌を噛むことになる。

■図17-8■咀嚼時の舌運動
（「羽賀通夫：咬合学入門，医歯薬出版，1980」より許諾を得て一部改変し転載）

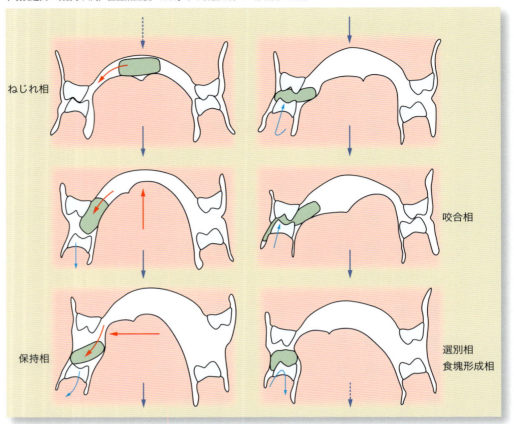

(3) 舌運動と中枢性パターン発生器（CPG）

舌を噛むことなく食物を咀嚼するためには，舌運動と顎運動が時間的に協調する必要がある．顎運動がCPGにより自動的に調節されているように，舌のリズミカルな運動も舌運動のCPGにより調節されていると考えられている．それぞれの神経機構が，協調して働くための統合機構が存在することにより，顎と舌が協調して咀嚼中に舌を噛まないようにしていると考えられる．

F 咀嚼能力

咀嚼能力は，正常歯列を有する人の咀嚼能力や，歯の欠損など口腔内に障害があるときの能力の低下度，さらに歯科治療後の治療効果をはかり知る目的で，さまざまな方法で測定される．
咀嚼能力の測定に最もよく使われる咬合力（圧），咀嚼力（圧）ならびに咀嚼機能検査について述べる．

1 咬合力と咀嚼力

咬合や咀嚼によって歯の咬合面に加わる力を，咬合力または咀嚼力といい，咬合または咀嚼に際し，歯の単位咬合面積に加わる咬合力または咀嚼力を，咬合圧または咀嚼圧という．

咬合や咀嚼によって歯の咬合面に加わる力は，咀嚼筋の筋力が正常であっても歯根膜の抵抗性が低下すると小さくなるが，咀嚼筋の機能が低下しても歯根膜が健全であれば正常である．そのため咬合力は歯根膜の機能，とくにその感覚（触・圧覚および痛覚）によって調節されている．このことは歯根膜に痛みがあると噛むことができないという日常の経験からも理解できる．

（1）最大咬合力

歯をくいしばったとき，上下歯や顎の間で出すことができる最大の力を，最大咬合力という．最大咬合力の測定法には，多数歯を使う方法と，1本の歯を使う方法があり，それぞれ目的に応じて使い分けられている．

a　多数歯を使う方法

多数の歯で同時に力を負担するため，歯の痛みによる影響が少なく，閉口筋全体の筋力が測定できる．

健康な歯列をもつ成人の平均は 74 kg という報告がある．また全身の他の筋種の筋力と比較することも可能である．

b　1本の歯を使う方法

上下の歯の間に挟んだ圧力センサーで咬合力を測定する（**図 17-9**）ことで，各歯においての最大咬合力が求められる．

健康な歯列をもつ 20 歳代の男性では，中切歯や側切歯などの前歯ではおよそ 15 kg，犬歯では 30 kg 弱，小臼歯では 40～50 kg，第一大臼歯では最大値の約 65 kg となり，第二大臼歯では約 60 kg に減少するとの報告がある．

臼歯の咬合力が前歯よりもはるかに大きい理由として，咀嚼筋や下顎頭との位置関係があげられる．噛むときには，支点が顎関節，作用点が咬合部位，力点が筋収縮による力となるため，下顎が第三類の"てこ"として働くことになる．このとき，作用点が支点に近いほど力は強くなり，

■**図 17-9**■**1 本の歯同士の間で発揮できる最大咬合力**

（高見沢　忠：日本補綴歯科学会雑誌，1965 より一部改変）

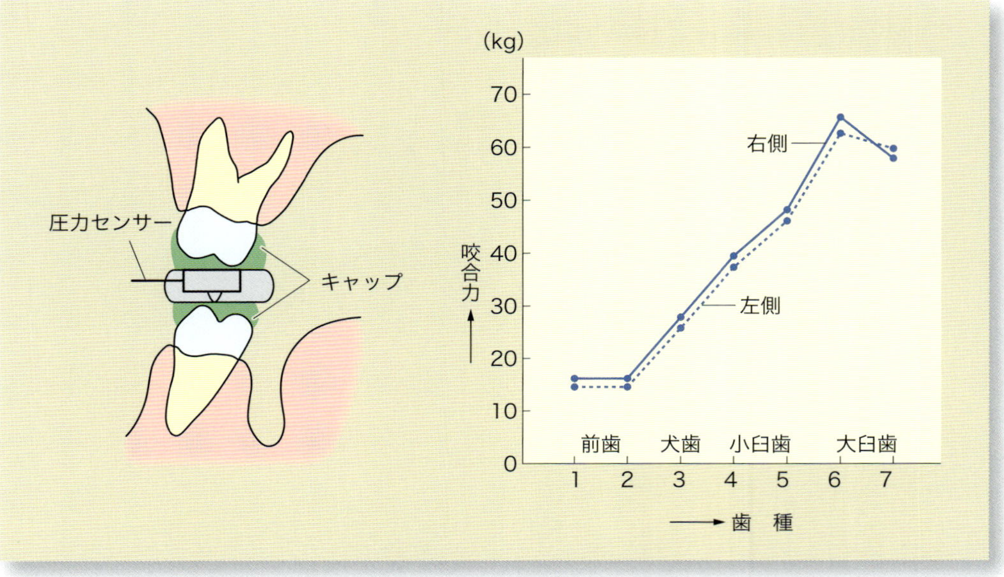

17…咀　嚼　●**295**

■図17-10■噛むときの力の働き方

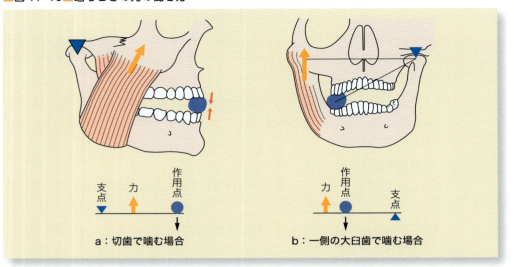

a：切歯で噛む場合　　　b：一側の大臼歯で噛む場合

後方の歯ほど強い咬合圧を示す（図17-10-a）．また片側で噛むときには，下顎は第二類の"てこ"としても働くので，閉口筋の最大咬合力が第一大臼歯で出やすい理由となっていると考えられる（図17-10-b）．

　最大咬合力は，歯の形態，歯や歯の周囲の感覚，歯を支えている歯根膜の面積などによって影響される．健康な第一大臼歯における最大咬合力は，自分の体重とほぼ同じ程度となる．

(2) 顎間距離と咬合力

　顎間距離がある大きさ以上になると，咬合力はかえって小さくなる（図17-11）．また切歯被蓋の関係から，切歯部と臼歯部とでは，最大咬合力を発揮する顎間距離が異なる．

　顎間距離が咬合力に影響するのは，閉口筋群が最大に収縮できるには限界点があり（図17-11，15〜18mm），この限界点を超えて筋が伸展または収縮した状態では，筋の収縮能率が低下し，発揮できる力が減少するためである．

■図17-11■開口度と最大咬合力との関係
（Beverly R ほか：*J. Prosthetic Dentistry*, 49（5），1980 より一部改変）

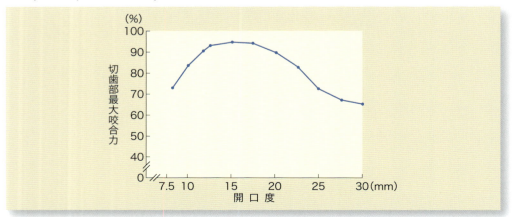

(3) 咬合力の加齢的変化

　年齢的な咬合力の変化をみると，9歳までは男女の性差はみられない．しかし，10歳になると男女間の咬合力の差が5kgに達し，15〜20歳になると第三大臼歯を除いて咬合力の差は最高に達する．それ以降は年齢とともに低下する．成人女性の咬合力が男性ほど増加しないのは，歯，歯周組織および顎間の形態や発育状態の違いと咀嚼筋の筋力差のためである（**図17-12**）．

■図17-12■正常歯列をもつ成人の咬合圧
（Worner，1939，咬合圧をkg表示に改変）

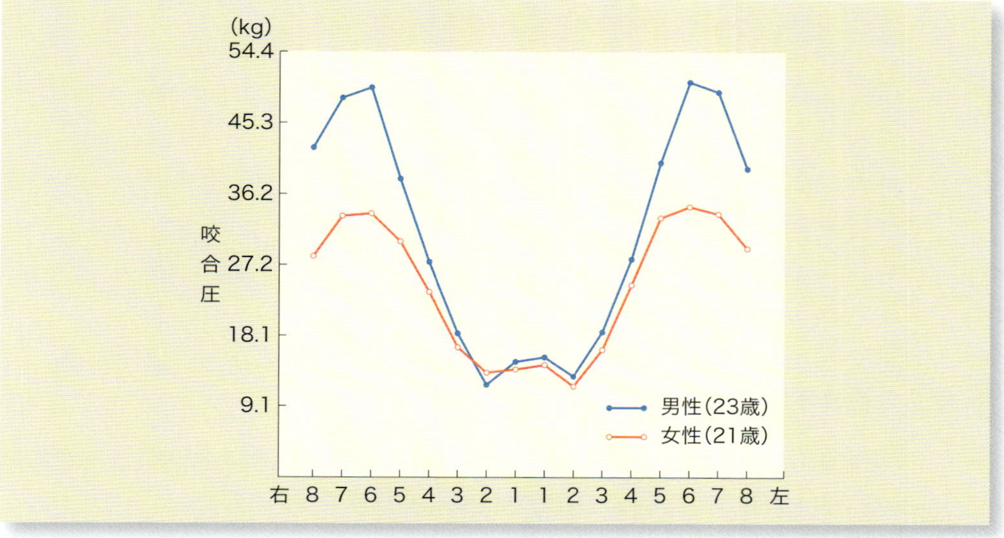

(4) 義歯装着者の咬合力

　義歯を装着する年齢層における全部床義歯装着者の咬合力は，前歯部では天然歯列者の1/2〜1/3，臼歯部では1/4〜1/8である．また，義歯装着者の最大咬合力は，一般に天然歯列者の咬合力の15%である．

　全部床義歯を装着した人の咬合力は小臼歯部で最大である．これは義歯では，咬合あるいは咀嚼に際しては小臼歯部が最も安定しており，義歯床に加わる力が小臼歯部に集中するためと考えられる．

(5) 咀 嚼 力

　最大咬合力が，顎と顎あるいは歯と歯の間でくいしばったときの，どちらかというと静的な力であるのに対して，咀嚼力は，実際に食物を咀嚼する際に噛みちぎる，粉砕するなどの動的な力として定義される．しかし，健全な歯同士の実際の咀嚼力を測定することは技術的に無理があるため，歯冠が欠損している歯や歯が抜けた部位に，圧力センサーを組み込んだ冠や義歯を装着して咀嚼力を測定するという方法が行われている．大きさと形をそろえた，かたさの異なる2種の食品を咀嚼したときの咀嚼力を計測した結果を**図17-13**に示した．ゆでたポテトでは咀嚼力は小さく，生ニンジンでは大きいことが認められる．しかし，咀嚼力の最大値は約30kg前後で，最大咬合力の半分程度である．咀嚼するに従って，食品がやわらかくなると，咀嚼力も小さくなる．このような一般の咀嚼力の平均は，最大咬合力の1/6あるいはそれ以下である．

17…咀　嚼　**297**

■図17-13■かたさの異なる2種の食品を食べたときの咀嚼力の計測例
(「中沢文子,山野善正 ほか編：おいしさの科学,朝倉書店,1994」より許諾を得て作成)

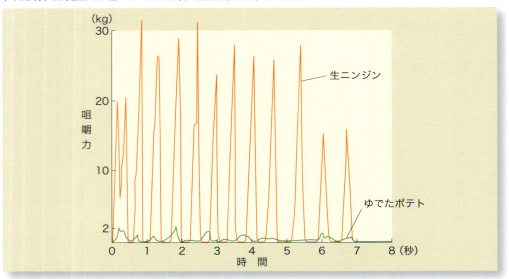

2　食品の粉砕度による咀嚼能力の測定

　咀嚼能力の判定は，各器官の個々の働きよりも，実際に食物を咀嚼し，その粉砕の程度，食物の粒子の大きさ，それらの表面積の測定あるいは秤量などの方法によって行われる．

　一定の条件下，つまり一定の食品の一定量を一定の咀嚼回数で咀嚼させたときの食品の粉砕能力を咀嚼能力とし，次の各方法で測定される．

(1) 篩分法：Manlyらの方法

a　咀嚼値

　咀嚼値とはピーナッツの一定量（15 g）を5群に分けて3 gずつ20回咀嚼させ，全摂取量（3 g）に対する10メッシュ（1インチ間に10個の網目をもつ規格）のふるいを通過した量の容量%または重量%をいう．

　咀嚼により食物がどの程度の大きさの粒子に細分されるかは，食物量と咀嚼回数によって異なる．咀嚼回数を変えて一定量の試料を咀嚼したときの粉砕粒子の大きさを，ピーナッツについて調べたものを図17-14に示した．咀嚼値と咀嚼回数との相関性をみると，ピーナッツでは10～20メッシュくらいの大きさ以下には，なかなか粉砕されないことがわかる．

■図17-14■咀嚼回数とピーナッツ粉砕度との関係
(Manlyら,1950より)

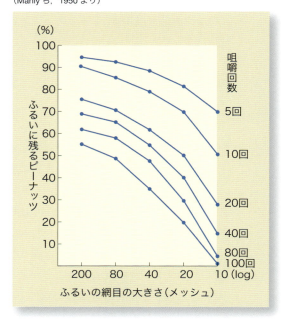

■図17-15■歯の欠如と咀嚼値との関係（Manly ら，1950 より改変）
棒グラフ：平均値　●：各被験者

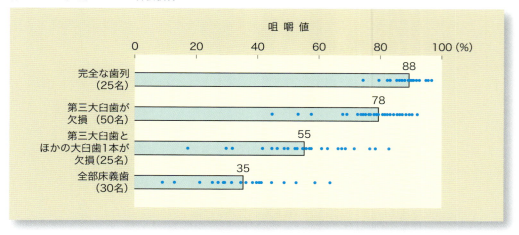

　健全歯列者と，何らかの欠如歯を伴う歯列者との咀嚼回数と咀嚼値との関係を図17-15に示した．10メッシュのふるいを用いて，ピーナッツ3gを20回咀嚼したときの咀嚼値について表した．第三大臼歯を有する天然歯列者の咀嚼値が平均88％であるのに対して，何らかの欠如歯を伴う歯列者の値の低下がよくわかる．またこの図から歯の状態が同じでも，咀嚼値に相当の個人差があることがわかる．

b　咀嚼能率

　咀嚼値のみによって，各被験者の咀嚼能力が正常か否かを評価することは困難である．Manlyらは，第三大臼歯のみ欠如した人で20回咀嚼させたとき，全量の78％が10メッシュを通過するときを正常値とみなし，これを咀嚼能率100％と定義した（図17-16）．すなわち，ある被験者

■図17-16■咀嚼能率換算表
（Manly と Braley：*J Dent Res*，29，1950）

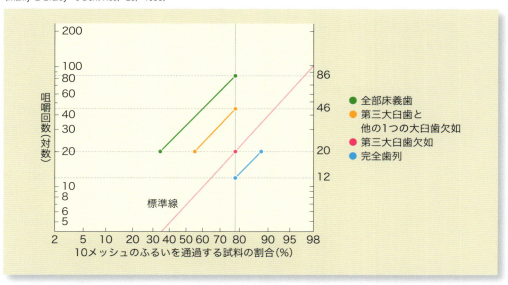

が，全試料の78％が10メッシュを通過するために40回咀嚼したとすると，その人の咀嚼能率は50％であるという．しかし実測に際しては，78％が10メッシュを通過するように咀嚼させることは不可能である．そこで20回咀嚼させて咀嚼値を求め，この値から咀嚼能率換算表（**図17-16**）を利用して咀嚼回数を算出し，次の式から咀嚼能率を求める．

$$咀嚼能率 = \frac{20（回）}{被験者の咀嚼回数} \times 100\%$$

歯式による咀嚼値および咀嚼能率との関係を**表17-3**に示した．

■**表17-3**■歯式による咀嚼値と咀嚼能率

歯式	咀嚼値	咀嚼能率
4 5 6 7 8	82	133
4 5 6 7 ―	74	98
― 5 6 7 8	65	78
4 5 ― 7 8	62	67
4 5 6 ― ―	57	56
4 5 ― 7 ―	43	34
4 ― ― 7 ―	41	31
4 5 ― ― ―	21	22
義 歯		24

注）―は欠如歯であることを示す．
（覚道幸男 ほか：図説歯学生理学，学建書院，1966より）

(2) 咀嚼指数および咀嚼効率による方法：石橋の方法

　一定の米を決まった咀嚼回数で咀嚼させ，規格で決められたふるいを通過させる方法である．生米は，ピーナッツやニンジンなどと比べて，粒子の形態，大きさ，圧縮強度およびその他の被粉砕性が均一であり，水分による影響も比較的少なく，咀嚼試験用食品として適した性状をもっている．

　咀嚼回数（X）をいろいろ変えて，それぞれのふるい上％（Y）を求めると，両者の関係はほぼ指数曲線の形（**図17-17-左**）をとり，$Y = k \cdot 10^{-aX}$（$k=100$）で表すことができる．これを咀嚼方程式という．この式から $a = \frac{2-\log Y}{X}$ が導かれる．縦軸をふるい上％の対数（$\log Y$）とし，横軸を咀嚼回数（X）としてグラフを作成すると，**図17-17-右**に示したようにほぼ直線となり，a

■**図17-17**■咀嚼回数とふるい上％との関係（例）

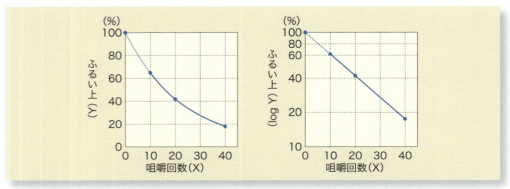

はこの直線の傾きの程度を示す．この a を咀嚼指数とよぶ．これは咀嚼回数に無関係な個人に固有の定数で，この大小によって咀嚼能力の程度を比較することができる．a が大きいほど咀嚼能力がよいことを示し，直線の傾斜が急になる．

最終的に咀嚼指数の平均値を求めて，これを正常歯列者と比較し，咀嚼効率を決定する．

$$咀嚼効率 = \frac{被験者の咀嚼指数}{正常歯列者の咀嚼指数} \times 100\%$$

正常歯列者の平均咀嚼指数は，10 メッシュのふるいを用いた場合，0.0160（石原，1955）である．

③ 咀嚼能力を測定するその他の方法

(1) グルコース溶出量測定：検査用グミゼリーを用いる方法

咀嚼試料の内容物の溶出量は咀嚼後の表面積に比例するという原理を利用して，グルコースを含有するグミゼリーを咀嚼試料として用いる．30回咀嚼後のグミゼリーからの溶出グルコース量を簡易型血糖値測定装置で計測し，咀嚼能力を算出する．

(2) 色変わりチューインガムを用いる方法

チューインガムの中に，①咀嚼によって唾液に溶解して脱色される緑色色素，②クエン酸と反応して赤色に発色する色素，③クエン酸を入れて咀嚼すると，咀嚼の進行に伴って黄緑色から赤色にガムの色が変化する．このガムを1秒間に1回の割合で60回片側咀嚼して，薄く伸ばしたガムの色を判定することにより咀嚼能力を求める．

(3) パラフィンワックスを用いる方法

色の異なるパラフィンワックスを組み合わせて作成したワックスキューブを10回咀嚼したのち，ワックスの表面を撮影して，面積や厚みを測定することで咀嚼能力を求める．

(4) インタビューによる方法

いろいろな食品について摂取が可能か否かをインタビューにて調査する方法である．咀嚼能率判定表（山本式）では，さまざまな食品がかたさなどの性状の違いによって点数化され，摂取が可能であった点数を合計して咀嚼能力を判定する．

18 吸啜，嚥下，嘔吐

■ Objective ■

吸啜は，新生児，乳児にとって離乳するまでの生命維持のために最も重要な生理現象である．嚥下は，口腔内に摂取された固体や液体の栄養物を，咽頭，食道を経て胃に送り込む反射性の運動で，嚥下時には複数の運動が短時間に連続して実行される．通常，嘔吐は，消化管内の有害物質を排除するための生体防御反射の1つである．

吸啜，嚥下および嘔吐の反射中枢は延髄にあり，脳血管障害や加齢に伴う運動および感覚機能の低下によって咀嚼・嚥下機能は障害されやすい．咀嚼による食塊形成までの過程も嚥下に大きく影響するので，嚥下を理解するには，摂食行動全体を総合的に考えることが大切である．

A 吸 啜

1 吸 啜

吸啜とは，乳児にみられる母乳を摂取するための合目的的な行動で，生命を維持するために必要な原始反射である．出生時（出生後）からみられ，生後6か月ごろに消失する．乳首などが口唇を通って口蓋（吸啜窩）を刺激すると，舌で刺激物を包み込み，舌を口蓋に押しつけるようにしてリズミカルな吸啜を開始する．

吸啜時の下顎の固定には，新生児では，おもに顔面神経支配の顎二腹筋後腹，頰筋，口輪筋などの顔面筋が活動する．

吸啜中枢は，咀嚼中枢と同様，延髄にあり，嚥下や呼吸中枢との機能的連携を保っている．この吸啜運動は，生後9か月前後で咀嚼運動に変わっていく．

2 吸啜と口腔内の形態

乳児には，吸啜に適した口腔内の形態がみられる．たとえば，鼻からオトガイまでの長さが短く，生後5か月ころまでは歯の萌出がない．このため口の容積が非常に小さく，口腔内を陰圧にしやすい．また，上顎顎堤の内側には線維組織からなる副歯槽堤が存在し，口蓋中央部に乳首を安定させるくぼみ，すなわち吸啜窩を形成する．頰部内面には吸引時に陰圧を保つのに都合のよいビシャ Bichat の脂肪床があり，吸啜時には顎堤と舌との間隙を埋めている．さらに，閉口時の上下の前歯部顎堤には顎間空隙があり，乳首をくわえやすくなっている（図18-1）．

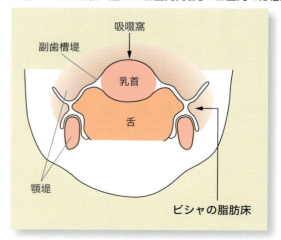

■図18-1■ 吸啜に適した新生児，乳児の口腔内の形態

3 吸啜運動

吸啜運動は，下顎や舌が協調して行うリズミカルな口腔運動である（図18-2）．

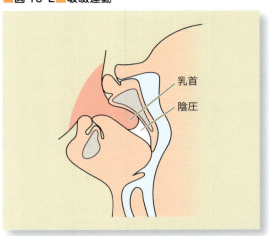

■図18-2■吸啜運動

(1) 吸啜運動の経過

① 上下の口唇と顎堤により乳房先端部を大きくくわえ，口腔内にしっかりととらえる．
② 乳輪部に固定された口唇と舌尖とにより口腔前方を閉鎖し，口腔内の気密性を高める．
③ 乳房先端部（乳首）を舌の表面に当てて，吸啜窩に押しつける．
④ 顎の挙上によって乳房先端部を圧縮する．
⑤ 顎と舌との下降によって口腔内を陰圧にする．
⑥ 舌の波状運動によって乳汁の射出を促す．

吸啜には舌の働きが重要で，乳首をしごくような波状運動が特徴である．舌と口蓋とで囲まれた空間の容積変化に伴って陰圧（50〜250 mmHg）が発生し，乳汁がほぼ連続的に口腔内に射出される．1回の吸啜時間は平均0.6〜0.8秒で，顎はすばやく閉口し，ゆっくりと開口する．すなわち，圧縮相（口輪筋が働き，次いで咬筋，側頭筋が働く）は短く，陰圧相（口輪筋，舌骨上筋群が活動する）は長くなる．口腔内にためられた乳汁は嚥下される．

嚥下には，おもに口輪筋，舌骨上筋群が活動している．嚥下時には，乳児でも軟口蓋は咽頭後壁に接して気道を閉鎖し，呼吸を抑制して乳汁を飲み込むが，呼吸抑制が非常に短時間であるため，呼吸と同時に嚥下が行われているようにみえる．

(2) 吸啜から咀嚼への移行

a 反射の形成と変化

新生児は，吸啜による哺乳運動によって栄養を摂取している．乳児の摂食に関連した反射は胎生期に形成されると考えられる．離乳期を迎え，乳前歯が萌出するころになると，下顎枝が長くなり，舌も歯肉堤の後方に収まり，口蓋との間に間隙ができ，咀嚼のための空間が生じ，咀嚼運動ができるようになる．また，吸啜も反射運動から，次第に随意的に行われるようになる．

b 吸啜から咀嚼へ

哺乳動物の成長に伴う摂食行動の特徴的変化は，母乳の吸啜から固形食物の咀嚼への転換である．ヒトを含む多くの哺乳動物では，この転換が乳歯の萌出に引き続いて起こるので，歯の萌出をはじめとする顎，口腔，顔面の構造の変化が，この転換を起こす要因と考えられてきた．しかし，末梢の形態的変化とは別に，吸啜から咀嚼への転換に関連して皮質延髄投射の再構成が起こり，吸啜を誘発する皮質領域（皮質吸啜野）と，成熟後，咀嚼を誘発する皮質領域（皮質咀嚼野）は独立した別の領域であることがわかってきた．

B 嚥下

　嚥下は，咀嚼によって粉砕された食物や液体を口腔から咽頭，食道を経て，胃内に送り込む反射性の運動である．飲食中には平均 180±55 回/時間と高い頻度で観察される．また，安静時（平均 24.4±8.7 回/時）にも，睡眠中（平均 5.3±1.7 回/時）にも，唾液の嚥下は認められる．嚥下時には，口腔，咽頭，喉頭，食道の嚥下関連筋が決められたタイミングで活動する．この結果，各部位に圧差を生じ，この圧差に従って食物や液体が胃に送られる．嚥下は栄養物を口腔から胃に送り込むだけでなく，気道を防御する機能をもっている．すなわち，哺乳類では呼吸の通路と食物の通路とが咽頭で交差するために，呼吸と嚥下とが厳密に区別して動作するように制御されている（図 18-3）．さらに，食物または液体が気管に入り込むと，これを排除するために咳などの強力な防御反射が起こる．

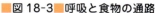

■図 18-3■呼吸と食物の通路

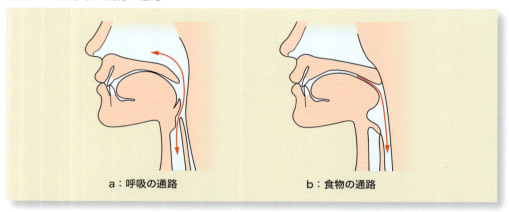

a：呼吸の通路　　　　　　　b：食物の通路

1　嚥下運動

　嚥下の様式は，動物の種類により多少異なるが，食物が咀嚼され，ある一定以上細かく粉砕され，一定量の食塊が形成されると発現する．その際，ヒトは，必ずしも 1 回の嚥下で摂取した食物すべてを嚥下するのではない．ときには咀嚼の途中に嚥下が起こり，食塊の一部が嚥下されると，再び咀嚼が続けられ，数回の嚥下を経て，はじめて口腔内のすべての食塊が嚥下される．また，咀嚼された食物の物性によっては，その一部が中咽頭に送られ，嚥下反射が誘発されるまで中咽頭にためられることもある．

　摂食嚥下には 5 期モデルとプロセスモデルという概念がある（図 18-4，表 18-1）．摂食嚥下の 5 期モデルの概念では，咀嚼時は口腔と咽頭は遮断されていると考え，5 つの期に分けられている．しかし，食塊形成の過程において，口腔と咽頭はひと続きの空間をなしており，食塊の一部は咀嚼中に舌や軟口蓋の働きにより咽頭へ運ばれることが明らかとなってきた．そこで，プロセスモデルという新しい概念が確立されている．

■図18-4■摂食嚥下のモデル

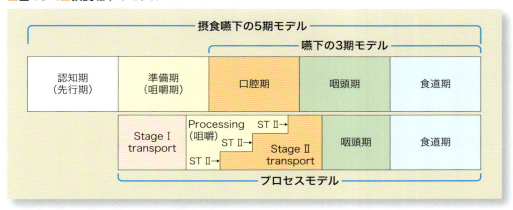

■表18-1■咀嚼時の食塊の動き

5期モデル		
5期モデル	先行期	目で見て食べ物を認識する
	準備期	食べ物を口に入れて咀嚼し，食塊を形成する
3期モデル	口腔期	舌，頬を使い，食塊を咽頭へ送る
	咽頭期	嚥下中枢からの指令で，食塊を食道へ送る
	食道期	食塊を胃へ送る
プロセスモデル	StageⅠtransport（第1期輸送）	舌背に載せた食物を臼歯部へと運ぶ運動のこと（このときの舌の運動は，StageⅡ transportの舌運動と区別するため，舌のプルバック運動 pullback motion とよばれる）
	Processing（咀嚼）	食物は咀嚼により粉砕され，唾液と混じり食塊を形成する
	StageⅡtransport（第2期輸送）	食塊は舌背中央に集められる．舌は前方から後方へと口蓋との接触面積を広げることにより中咽頭へ食塊を送り込む（中咽頭への食物の送り込みは，嚥下直前だけに起こるわけではなく，咀嚼の途中で順次必要に応じて起こり，その後，すぐにまた咀嚼が再開される．咀嚼した食物から順次咽頭へと送り込まれるため，口腔内では効率的に咀嚼を行うことができる）
	咽頭期	3期・5期モデルの咽頭期と同じ
	食道期	3期・5期モデルの食道期と同じ

　食塊の移動に合わせて，嚥下は口腔期，咽頭期，食道期の3期に分類される（図18-5）．現在は，口腔期と咽頭期の明らかな区別はむずかしいこともあり，口腔咽頭期としてとらえられている．ここでは，機能的に区別することを理解するため，嚥下を3期に分類する．

(1) 口腔期

　口腔期は，食塊が口腔から咽頭に運ばれる時期（0.5～1秒）で，随意的に調節することができる．口腔期では，おもに舌の運動により，食塊は舌と口蓋との間を通り，咽頭腔に送られる．このとき口唇は閉じ，歯は咬合し，下顎は固定されている．

　食塊を形成するため，舌尖は上顎切歯の口蓋側または硬口蓋前方に押しつけられ，舌背は側縁部を挙上させることでスプーン状のくぼみをつくる．くぼみに集められた食塊は，舌運動（内舌筋の働き）によって咽頭に向けて移送される．このスプーン状の形態は，舌が両側の歯列と歯槽堤にガイドされて保持される．無歯顎者（とくに舌機能の低下した患者）では，この形態を保持

■図18-5■嚥下運動（3期モデル）

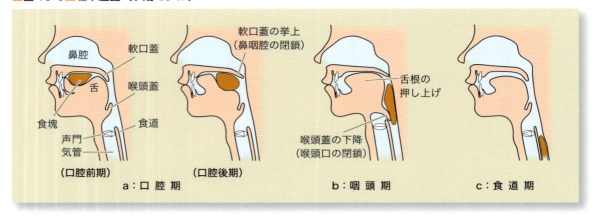

できないため，食塊の形成や嚥下が困難になることもある．

　天然歯列者では，嚥下時の咀嚼筋や顔面筋の活動は調和がとれており，同期している．しかし，無歯顎者では調和を欠き，顔面筋のほうが先に収縮する（口輪筋とオトガイ筋との活動が顕著である）．また，下顎を固定させるために，口唇を緊張させ，舌，とくに舌尖部あるいは舌縁部を上下顎の歯槽頂間に挿入させる．歯槽頂間に舌を置くと，無歯顎者でも嚥下しやすくなる．

(2) 咽 頭 期

　咽頭期とは，食塊が咽頭から食道にまで送られる時期（約1秒）をいう．食塊が口腔後部，咽頭に送られると，この部位が刺激されて嚥下反射が誘発される．この反射が作動すると，嚥下に関与する筋群が順序よく収縮し，途中で止めることはできない．

a　咽頭期の経過

① 舌の後部が挙上し，咽頭腔と口腔とが遮断され，食塊の逆流を防止する（咽頭腔と口腔との連絡遮断）．

② 軟口蓋が挙上するとともに，耳管咽頭ひだが咽頭腔に突き出され，咽頭腔と後鼻腔とが遮断され，食塊の鼻腔への進入を防ぐ（鼻咽腔閉鎖）．なお，耳管咽頭ひだが前方に突出するとき，耳管咽頭口が開き，中耳の鼓室と外界とが通じて，鼓室内の圧と大気圧とが等しくなる．

③ 舌根を後下方に引くとともに，舌骨が前上方へ挙上し，甲状舌骨筋およびオトガイ舌骨筋の収縮により，喉頭も前上方へ挙上する．同時に茎突舌骨筋および舌骨舌筋が収縮し，喉頭蓋を下方に回転させ，喉頭の入口を閉鎖する（喉頭口閉鎖，**図18-5-b，18-6**）．多くの食塊は喉頭蓋の上を乗り越えることなく，喉頭口の左右にある梨状陥凹とよばれる側方通路を流れる．この時期，呼吸は抑制され（嚥下性無呼吸），声門が閉鎖されると同時に弱い呼気圧を発生し，食物の誤嚥を防止する．

④ 食塊が咽頭に押し込まれると，咽頭腔全体が強く収縮し，嚥下圧が発生する．この圧により食塊は咽頭腔から食道に送り込まれる．この嚥下圧は，通常90〜100mmHgにもなる．

(3) 食 道 期

　食道期とは，食塊が食道内に到達してから胃に送り込まれるまでをいう．食道における食塊の輸送の原動力は，嚥下圧，蠕動および食塊の重量と大きさである．食道の上部には横紋筋があり，内層は輪走筋，外層は縦走筋である．食道の下部は平滑筋だけからなっている．

■図18-6■嚥下時における諸器官の動き
（「山田好秋：よくわかる摂食・嚥下のメカニズム，第1版，p.88，医歯薬出版，2004」より許諾を得て改変し転載）

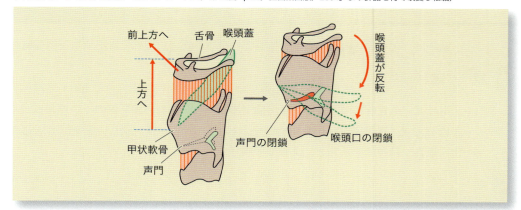

2 嚥下の神経機構

　嚥下反射は，舌根部，咽頭，喉頭の触・圧受容器や化学受容器が刺激されることにより誘発される．これらの受容器からの求心性インパルスは，舌咽神経，三叉神経および上喉頭神経（迷走神経）を介して延髄の孤束核を経由して中枢性パターン発生器 central pattern generator（CPG）に送られる．機能的にみて，延髄にある嚥下のCPGが嚥下中枢と考えられている．受容器からの刺激が閾値を超えると嚥下運動が発動され実行される．その閾値が最も低いのは上喉頭神経である．

　末梢感覚から，または大脳皮質からの入力がCPGに到達すると，この部のニューロン連鎖の活動によってプログラムされた嚥下の順序で，逐次，筋が収縮すると考えられている．この嚥下の規則正しい順序がつくられている場所，すなわちCPGは，孤束核と延髄網様体が知られている．CPGからの出力は嚥下に関与する筋を支配する運動神経核へ伝えられる．つまり，CPGからの出力は，三叉神経運動核，顔面神経核，舌下神経核および疑核の運動ニューロンに達する．なお，嚥下は上位脳の電気刺激によっても誘発できる．中心前回の前側方部を刺激すると咀嚼様運動に伴う嚥下が観察される．

　誤嚥を防ぐ機構として咳反射（咳嗽反射）が存在する．気道粘膜には咳受容体が分布し，機械刺激および化学刺激に応答する．気道に侵入した異物を感知し，舌咽神経や上喉頭神経を介して延髄の咳中枢に伝えると咳反射が惹起され，強力な呼気により異物を排除しようとする．

C 嘔　吐

嘔吐は，胃や腸の内容物を，食道および口腔を経て口腔外に排出する反射性運動である．

① 原　因

嘔吐は，消化管内の有害物質を排除するための生体の防御反射の1つであるが，常に合目的的とはいえず，迷路刺激（乗り物酔い），つわり，激しい咳，激しい腹痛，脳圧亢進，薬物の副作用，悪臭，精神的緊張などによっても生じる．

② 症　状

嘔吐は，舌根，咽頭，胸元に投射する特有な不快感，すなわち悪心（吐き気）を伴う．また，自律神経機能にも異常が生じ，唾液分泌亢進，瞳孔散大，顔面蒼白，発汗などが起こる．

③ 嘔吐の過程

嘔吐は，次のように起こる．
① 深呼吸にはじまり，次いで声門が閉じて誤嚥を防止する．
② 横隔膜と腹筋とが強く収縮する．同時に胃体および食道括約筋が弛緩し，胃幽門部からの逆蠕動が噴門部に達して，内容物が口腔側のほうに押し込まれる．呼吸は，深い吸息から呼息に切り替わる．嘔吐時には喉頭口は閉鎖される．それとともに下顎張反射は抑制される．
③ 横隔膜と腹筋とが収縮して腹腔内圧を著しく高める（約 100 mmHg にも達する）．この圧により胃が圧迫されて胃の内容物は食道を逆行し，口腔外へと吐き出される．この時期，鼻咽腔閉鎖がみられ，上気道は吐物から防御される．また，幽門は閉じているが，嘔吐が何度も続いて起こるときには，幽門も開いて，十二指腸の内容物も吐き出される．

嘔吐では噴門が開くことが必要で，胃が収縮しなくても噴門が開いただけで嘔吐は行われる．排便のときも腹腔内圧は高まるが，噴門は開かないので嘔吐は起こらない．なお，乳幼児では胃食道括約筋の発育が不十分なため，胃内容が口腔外に逆流しやすい．

④ 嘔吐中枢

延髄には，嘔吐中枢および化学受容器引金帯 chemoreceptor trigger zone（CTZ）がある．嘔吐中枢は迷走神経背側核付近に，CTZ は嘔吐中枢の背側に位置する最後野に存在する．CTZ は，ほかの延髄部位に比べて，物質に対する透過性が高い．

嘔吐には，大脳皮質が嘔吐中枢を直接刺激して起こるもの，CTZ を介して，嘔吐中枢を刺激して起こるもの，その両方を刺激する内耳の前庭系，胃腸などの消化器により起こるものがある．

嘔吐中枢からの出力は，迷走神経，自律神経，体性運動神経を介して嘔吐を引き起こす（図18-7）．

なお，口腔後部や咽頭部の刺激は，吐物を伴わない嘔吐様の絞扼反射（咽頭反射）も誘発する．絞扼反射（咽頭反射）は嘔吐と類似しているが，吐物を伴わないだけでなく，自律神経性の応答が少なく，開口度も小さいなどの特徴がある．

■図18-7■延髄にある嘔吐中枢の入力系と出力系の模式図

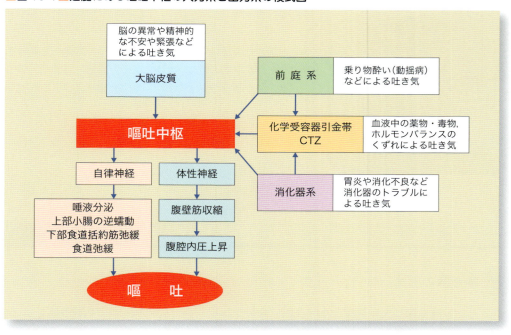

19 唾液腺および唾液

■ Objective ■
唾液は唾液腺でつくられ，自律神経の二重支配により分泌制御されている．唾液には水や電解質だけでなく，さまざまなタンパク質が含まれており，消化作用や粘膜保護作用，抗菌作用など多彩な機能を発揮する．そのため，唾液分泌が低下すると，さまざまな口腔機能に障害が生じる．
本章では，唾液の生理作用や分泌の仕組みについて理解する．

A 唾液腺の種類と構造

1 唾液腺の種類

唾液腺は大唾液腺と小唾液腺に分類される．
大唾液腺：耳下腺，顎下腺，舌下腺を三大唾液腺という（**図19-1**）．大唾液腺は左右対称に独立した器官として存在する．
小唾液腺：口唇腺，舌腺（前舌腺，エブネル腺，後舌腺），頰腺，口蓋腺，臼歯腺などがある．粘膜下に分布する．

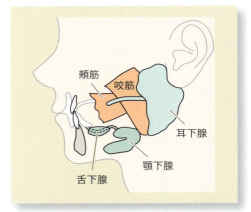

■図19-1■三大唾液腺

2 唾液腺の構造

唾液腺は外分泌腺の1つであり，腺房部と導管部から構成される（**図19-2**）．
唾液は腺房部でつくられ，導管を通って口腔内に分泌される．腺房や介在部導管を取り巻くように筋上皮細胞が存在するが，その数や分布は唾液腺の種類によって異なる．

(1) 腺 房
唾液腺の腺房細胞は，漿液細胞と粘液細胞の2種類に分類される．ムチンなどの糖タンパク質を合成・分泌する細胞が粘液細胞であり，結果として粘液細胞から分泌される唾液は粘度が高い．ムチンをほとんど分泌せず，消化酵素を多く含む唾液を分泌する細胞は漿液細胞に分類される．漿液細胞だけで構成される唾液腺を漿液腺，粘液細胞だけで構成される唾液腺を粘液腺，両方の細胞をもつ唾液腺を混合腺という．

■図19-2■唾液腺の模式図

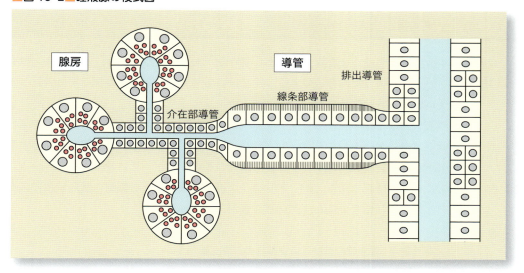

耳下腺は漿液細胞からなり，糖質分解酵素であるアミラーゼを分泌する．顎下腺および舌下腺は混合腺だが，顎下腺は漿液細胞が多く，舌下腺は粘液細胞が多いことが組織学的に観察される．小唾液腺のエブネル腺は漿液腺であるが，そのほかの唾液腺は粘液細胞が主体の混合腺である．

(2) 導　管

導管は腺房に近いほうから，介在部，線条部，排泄（排出）導管に分けられる．

導管は腺房でつくられた唾液を口腔内開口部まで輸送するが，その間に物質の再吸収と分泌を行うことで組成や浸透圧，pHを変化させる．

(3) 細胞極性と輸送

腺房細胞および導管細胞は他の上皮細胞と同様に，細胞間接着構造によって腺腔（管腔）側と基底側に分かれている（図19-3）．これを細胞極性という．

腺房細胞でつくられた唾液は腺腔側に出され，導管の中を通って口腔内へ排出される．基底側は間質液と接しており，血管や神経も基底側に存在する．細胞間接着構造は，腺腔側からタイト結合（タイトジャンクション，密着結合），アドヘレンスジャンクション（接着結合），デスモゾームで構成されている．細胞間の物質移動にはタイト結合の影響が大きい．

基底膜から腺腔側への物質移動は，細胞の中を通過する経細胞輸送と，細胞間を通過する傍細胞輸送に分けられる．水もこの2つの経路を介して輸送される．

■図19-3■腺房の極性と輸送

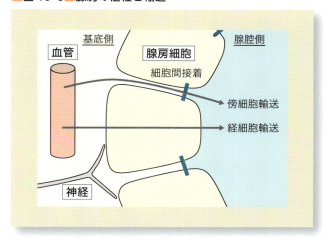

19…唾液腺および唾液　311

B 唾液の産生

　唾液中にはさまざまな物質が含まれている．大きく分類すると，水やイオンのような低分子とタンパク質のような高分子である．唾液は腺房部でつくられ，導管部で再吸収と分泌により修飾を受けて排出される．

　唾液分泌は自律神経の二重支配により調節されている（図19-4）．副交感神経の興奮により，神経終末からアセチルコリン（ACh）が分泌され，腺房細胞の基底側膜に存在するムスカリン性アセチルコリン受容体に結合すると，水分の多い唾液が多量に分泌される．一方，交感神経の興奮により，神経終末からノルアドレナリンが分泌され，腺房細胞の基底側膜に存在するβアドレナリン受容体に結合すると，タンパク質が分泌される．

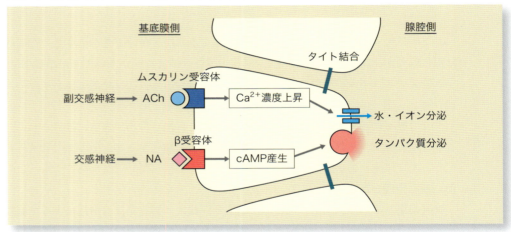

■図19-4■唾液腺における自律神経の二重支配
ACh：アセチルコリン　　　NA：ノルアドレナリン　　　cAMP：サイクリックAMP

1 水・電解質の分泌

（1）ムスカリン性受容体の活性化と細胞内シグナル

　副交感神経から分泌されたアセチルコリンが，ムスカリン性アセチルコリン受容体に結合すると，GTP結合タンパク質の活性化を介して，膜酵素であるホスホリパーゼC（PLC）が活性化される（図19-5）．PLCは細胞膜に存在するリン脂質であるホスファチジルイノシトール4,5-二リン酸（PIP_3）を加水分解し，イノシトール1,4,5-三リン酸（IP_3）とジアシルグリセロール（DAG）を産生する．IP_3は細胞内Ca^{2+}プールである小胞体に作用し，細胞質へCa^{2+}を放出させる．細胞質Ca^{2+}濃度の上昇により水分泌が引き起こされる．

（2）水分泌

　水分泌にいたる過程を図19-6に示す．副交感神経からのアセチルコリンが腺房細胞のムスカリン受容体を活性化し，細胞内のCa^{2+}濃度が上昇する．Ca^{2+}は基底側膜のK^+チャネルおよび腺腔膜のCa^{2+}依存性Cl^-チャネルを活性化する．基底側膜ではK^+の細胞外への流出と，それに共

■図 19-5■副交感神経からのシグナル伝達
ACh：アセチルコリン　　　PIP$_2$：ホスファチジルイノシトール 4,5-二リン酸
G　：GTP 結合タンパク質　IP$_3$：イノシトール 1,4,5-三リン酸
PLC：ホスホリパーゼ C

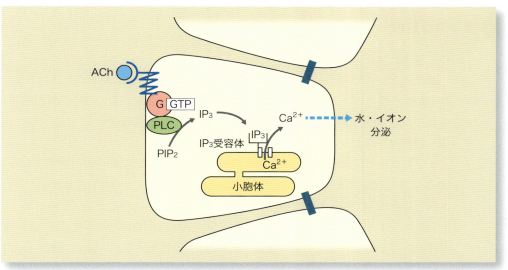

■図 19-6■水分泌機構
AQP5：アクアポリン 5

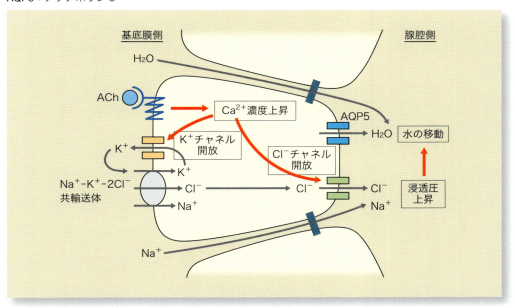

役した Na$^+$-K$^+$-2Cl$^-$ 共輸送体の活性化が起こる．Na$^+$ および Cl$^-$ が細胞内に流入するが，基底側膜には Na$^+$-K$^+$-ATPase（Na$^+$-K$^+$ ポンプ）が存在し，Na$^+$ は細胞外へ排出されるため，細胞内には Cl$^-$ が供給されることになる．

　同時に腺腔側膜の Ca^{2+} 依存性 Cl$^-$ チャネルが開いて，Cl$^-$ は腺腔側へ流出する．Cl$^-$ の負の電荷が傍細胞輸送経路を介して血漿中 Na$^+$ を引き寄せる．その結果，腺腔の浸透圧が高くなる．この

19…唾液腺および唾液　●**313**●

浸透圧の上昇が，細胞内の水と血漿からの傍輸送経路を介した水を動かすと考えられている．腺腔膜には水チャネルであるアクアポリン（AQP）が存在し，経細胞輸送を介する水の輸送に関与する．

 タンパク質の分泌

(1) 唾液タンパク質の合成
　唾液タンパク質のほとんどは腺房細胞で合成される．唾液タンパク質はリボソームで合成され，粗面小胞体の中を通過し，小胞でゴルジ装置へ輸送される．ゴルジ装置でタンパク質は濃縮され，分泌顆粒内に蓄えられた状態で分泌刺激がくるまで待機する．

(2) 細胞内シグナルとタンパク質分泌
　αアミラーゼやムチンなどの唾液タンパク質は，おもに交感神経の興奮により分泌される（図19-7）．神経伝達物質のノルアドレナリンが腺房細胞のβ受容体に作用すると，GTP結合タンパク質を活性化し，膜酵素であるアデニル酸シクラーゼを活性化する．その結果，ATPを基質としてセカンドメッセンジャーであるサイクリックAMP（cAMP）が産生される．cAMPはcAMP依存性タンパク質リン酸化酵素（PKA）に結合して活性化する．PKAは標的となるタンパク質をリン酸化し，その結果，分泌顆粒の開口放出（開口分泌）が起こる．

(3) 開口放出
　唾液タンパク質を含む分泌顆粒は細胞内の腺腔側膜に接近し，分泌顆粒膜と腺腔膜の膜融合により分泌が起こる（図19-8）．この過程には，分泌顆粒膜と腺腔膜に存在するSNAREタンパク質がかかわると考えられている．分泌顆粒膜に存在するv-SNAREと腺腔膜に存在するt-SNAREが，互いを認識して結合することで分泌顆粒が腺腔膜にドッキングする．そこで分泌刺激が加わ

■図19-7■交感神経からのシグナル伝達
NA：ノルアドレナリン　　　ATP　：アデノシン三リン酸
G ：GTP結合タンパク質　　cAMP：サイクリックAMP
AC：アデニル酸シクラーゼ

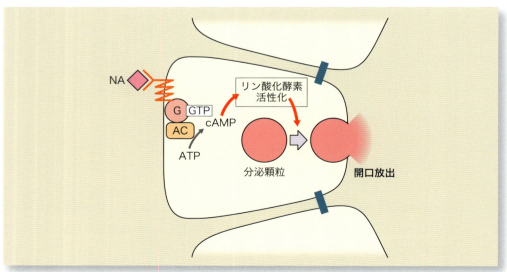

ると，分泌顆粒膜と腺腔膜の膜融合が促進され，分泌顆粒の中身が細胞外に放出される．

(4) 分泌型 IgA の分泌

唾液中に含まれる分泌型 IgA（SIgA, sIgA）は，αアミラーゼやムチンとは異なる機構で合成・分泌される（図19-9）．抗原により感作されたリンパ球が粘膜固有層に帰巣する．そこでヘルパーT細胞が分泌するサイトカインによって，IgA産生形質細胞に分化し IgA を産生する．IgA は単量体であるが，分子量約 15,000 の J 鎖というポリペプチドを介して二量体を形成する．唾液腺細胞の基底側膜には，多量体免疫グロブリン受容体が存在し，二量体 IgA を結合した状態で細胞内に取り込まれる．小胞輸送により腺腔側膜に運ばれたのち，受容体の膜結合部位が切り離され，受容体の一部である分泌小片を結合した状態の分泌型 IgA として唾液中に分泌される．

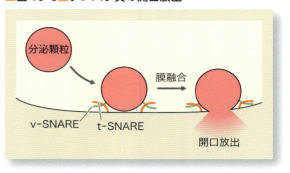

■図19-8■タンパク質の開口放出

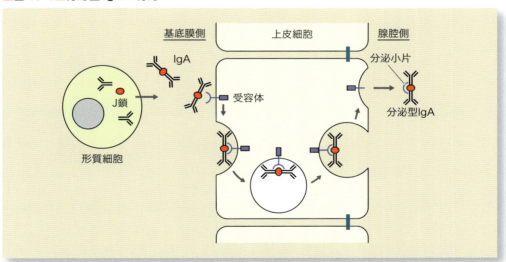

■図19-9■分泌型 IgA の分泌

3 唾液の組成変化

(1) 原唾液と口腔内唾液

腺房細胞でつくられた唾液を原唾液という．原唾液は浸透圧もイオン組成も血漿成分に近い．しかし，口腔内に出てくる唾液の浸透圧は低張であり，イオン組成も原唾液とは異なる．これは導管部の機能に起因する．

導管部，とくに線条部導管にはイオンの再吸収および分泌機構が存在する（図19-10）．基底側膜に存在する Na^+-K^+-ATPase が Na^+ を血管側へ K^+ を細胞内へと輸送する．このため，管腔側

■図19-10■導管における唾液の組成変化

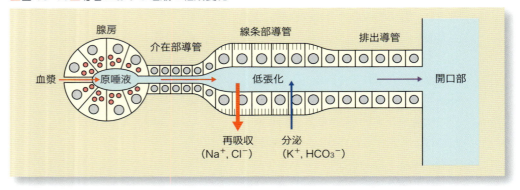

■図19-11■耳下腺唾液の分泌速度とイオン組成の変化の関係
耳下腺からの分泌速度が上昇すると，口腔内に分泌される唾液のイオン濃度が変化する．
右図は血漿中のイオン濃度を示す．
（Jenkins GN：Saliva, In The Physiology and Biochemistry of the Mouth（4th ed.），pp284-359, 1978 より改変）

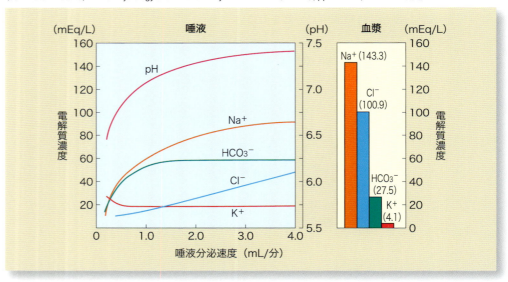

膜では細胞内のNa^+濃度が細胞外より低くなり，Na^+チャネルを介してNa^+の再吸収が行われる．Cl^-はNa^+の輸送に伴って受動的に輸送される．K^+およびHCO_3^-の分泌も行われるが，再吸収のほうが上回るため浸透圧は低下する．導管部は水の透過性が低いため水は再吸収されず，低張な唾液が口腔内に分泌される．

(2) 唾液分泌速度と唾液中のイオン組成

分泌速度の変動により，口腔内唾液の電解質濃度が変化する（**図19-11**）．分泌速度が増すのに伴い，Na^+，Cl^-およびHCO_3^-濃度が上昇し，K^+濃度はわずかに減少する．原唾液では血漿由来の電解質が含まれており，濃度・浸透圧も血漿に近い．しかし，導管を通過する間にNa^+やCl^-は再吸収され NaCl 濃度は低下する．一方で，K^+の分泌によりK^+濃度は上昇する．この変化は分泌速度が遅いほど著明である．しかし，分泌速度が速くなると導管での修飾を受ける時間が短くなり，NaCl 濃度は血漿濃度に近づくことになる．

唾液中のHCO$_3^-$は血漿由来ではなく，腺房および導管細胞の代謝過程で生じたCO$_2$に由来する（**図19-12**）．唾液腺細胞内には炭酸脱水酵素が豊富に含まれ，CO$_2$はH$^+$とHCO$_3^-$に変換される．この反応で生じたH$^+$は基底側と管腔側に移動するのに対して，HCO$_3^-$はもっぱら管腔側へと移動する．分泌速度が速くなると代謝が活発になるため，唾液中HCO$_3^-$濃度が高くなる．HCO$_3^-$は唾液中のH$^+$と結合しやすいためH$^+$が減少し，唾液pHが上昇する．特別な刺激を受けないときの唾液（安静時）と比較して，咀嚼刺激や味覚刺激を受けると分泌量は増大する（**図19-13**）．このとき，分泌速度の上昇に伴い，pHが上昇することが確認されている．

■**図19-12**■**唾液腺導管における重炭酸イオンの分泌機構と唾液pHへの影響**

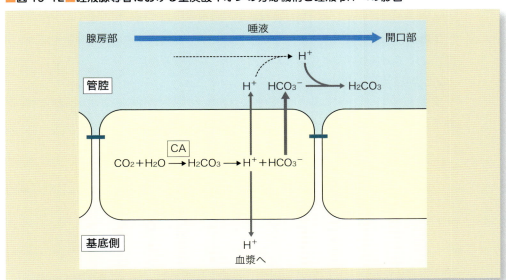

■**図19-13**■**耳下腺の唾液分泌速度とpHの関係**
（Dawes C, Jenkins GN：J Phyisol, 170：86-100, 1964 より改変）

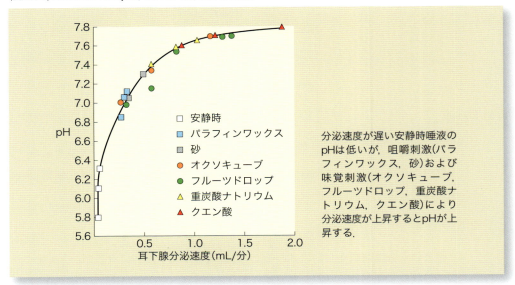

分泌速度が遅い安静時唾液のpHは低いが，咀嚼刺激（パラフィンワックス，砂）および味覚刺激（オクソキューブ，フルーツドロップ，重炭酸ナトリウム，クエン酸）により分泌速度が上昇するとpHが上昇する．

C 唾液分泌調節

1 自律神経の一次中枢

（1）副交感神経系

　副交感神経の一次中枢は橋から延髄にかけて存在する（**図19-14**）．顎下腺・舌下腺を支配する上唾液核は橋と延髄の境に，耳下腺を支配する下唾液核は延髄に存在する．

　上唾液核：上唾液核からの情報は，顔面神経→鼓索神経→舌神経を通り，顎下神経節にいたる．ここでシナプスを介して，節後神経線維へ情報が伝達され，顎下腺・舌下腺にいたる．

　下唾液核：下唾液核からの情報は，舌咽神経→鼓室神経→小錐体神経を通り，耳神経節にいたる．ここで節後神経線維に情報が伝達され，耳介側頭神経を通り，耳下腺にいたる．

（2）交感神経系

　交感神経の一次中枢は第1～4胸髄に存在する（**図19-14**）．ここから節前神経線維を介して上頸神経節にいたり，節後神経線維を介してそれぞれの唾液腺にいたる．

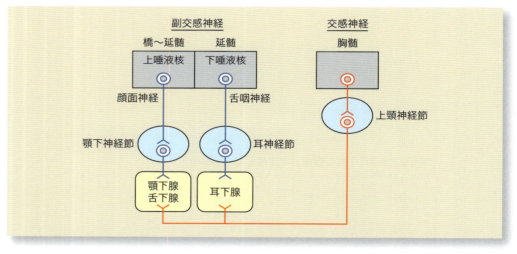

■図19-14■唾液腺の神経支配

2 上位中枢

　自律神経の一次中枢には，さらに唾液分泌に関与する視床下部，大脳辺縁系，大脳皮質などの上位中枢が存在し，そこからの情報が唾液分泌を制御する．また，味覚情報や咀嚼による機械刺激が反射により唾液分泌を促進する．

3 血流の関与

　唾液の水分は血漿から供給されるため，血流のはたす役割は大きい．唾液腺に分布する血管は，交感神経により収縮し，副交感神経により拡張する．唾液分泌時には唾液腺内の血管が拡張し，

血流が増加する．副交感神経からはアセチルコリン以外に血管作動性腸管ポリペプチド（VIP）が分泌され，血管拡張に働くと考えられている．

 4 唾液分泌量

1日の唾液分泌量は1～1.5Lといわれる．唾液分泌量は個人差が大きく，また採取条件によって大きく変動する．何も刺激を受けていないときにも少量の唾液が常に分泌されており，これを安静時唾液という．一方，咀嚼による機械刺激や味覚による刺激を受けると分泌量が増加するが，これを刺激（時）唾液という．安静時唾液で1 mL/10分以上（吐唾法），ガム法やサクソン法など咀嚼刺激を加えて測定する刺激唾液で1 mL/分以上が基準値とされる（**表19-1**）．各唾液腺からの相対的な分泌割合は，安静時には顎下腺からの分泌量が最も多い（**図19-15**）．機械刺激や味覚刺激を受けた際には耳下腺からの分泌割合が上昇する．また，睡眠中は耳下腺からの分泌はほとんどみられない．

■**表19-1**■**唾液分泌量の測定法と基準値**

唾 液	測定法	基準値
安静時唾液	吐唾法	＞ 1 mL/10分
	ワッテ法	＞ 0.1 g/30秒
刺激時唾液	ガム法	＞ 10 mL/10分
	サクソン法	＞ 2 g/2分

■**図19-15**■**唾液腺の相対分泌比**
（Ferguson DB：Salivary Glands and Saliva, In Applied Physiology of the Mouth（Lavelle CLB, ed），John Wright and Sons Limited, pp145-179, 1975より改変）

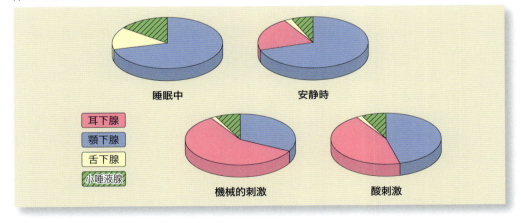

19…唾液腺および唾液

D　唾液の生理作用

① 消化作用

　　耳下腺および顎下腺から分泌されるαアミラーゼは，多糖類であるデンプンやグリコーゲンを加水分解して，オリゴ糖であるα限界デキストリン，マルトトリオースや二糖類のマルトースまで消化する．

　　舌に存在する小唾液腺の1つであるエブネル腺はリパーゼを分泌しており，脂質消化にかかわる．

② 口腔粘膜・歯質の保護作用

　　粘液細胞から分泌されるムチンなどの糖タンパク質は水分と結合しやすいため，保水性，湿潤性に優れている．粘膜表面に水分を保持するため，粘膜の乾燥を防ぐ．エナメル質に吸着して獲得被膜（ペリクル）を形成し，口腔内細菌が付着する足場となる一方で，酸に対する保護膜として機能する．

③ 潤滑作用

　　ムチンなどの糖タンパク質には潤滑作用が存在し，咀嚼や構音に必要な舌や口唇の動きを滑らかにし，口腔粘膜の摩擦を軽減する．また，咀嚼された食物と混ぜ合わせることによって，流動性のある食塊形成を補助し，嚥下を助ける．

④ 抗菌・殺菌作用

　　唾液中にはさまざまな抗菌物質・殺菌物質が含まれており，口腔衛生を維持する．

(1) リゾチーム

　　細菌細胞壁を構成するペプチドグリカンのムコ多糖を加水分解し，溶菌作用を発揮する．

(2) ペルオキシダーゼ

　　唾液中のロダン塩（SCN^-）と，細菌の代謝産物である過酸化水素（H_2O_2）とを反応させて抗菌因子であるヒポチオシアンイオン（$OSCN^-$）を産生する．$OSCN^-$には酸化活性があり，細菌内でタンパク質のシステインを酸化し，分子内あるいは分子間に不都合なジスルフィド（S-S）結合の形成を促進する．これが細菌の生存に必要なタンパク質の機能を阻害すると考えられている．

(3) ラクトフェリン

　　鉄イオンを結合するタンパク質である．そのため，細菌の増殖に必要な鉄を奪うことで抗菌作用を発揮する．

(4) ヒスタチン

　　高ヒスチジンペプチドであり，唾液中には10種類以上が存在する．カンジダ菌に対する抗真菌作用をもつ．さらに，歯周病原菌 *Porphyromonas gingivalis* がもつジンジパインの活性阻害や，肥満細胞からのヒスタミン放出促進作用が報告されている．

(5) βディフェンシン

唾液腺や歯肉上皮から分泌される抗菌ペプチドである．グラム陰性細菌表層のリポポリサッカライド（LPS）と結合し，細菌細胞膜を透過性にすることで殺菌作用を示す．

(6) 分泌型 IgA（SIgA, sIgA）

抗原抗体反応により，外来性の細菌やウイルスの付着阻害，毒素中和作用を有する．

⑤ pH 緩衝作用

唾液中には重炭酸緩衝系が存在し，HCO_3^- が細菌の産生する酸を中和する．pH の低下を防ぐことにより，抗脱灰作用につながる．

⑥ 抗脱灰作用・再石灰化作用

スタテリンや高プロリンタンパク質は Ca^{2+} 結合能をもつ．本来沈殿しやすい Ca^{2+} とリン酸イオンの結合を防ぎ，唾液中で過飽和に保つことで，ハイドロキシアパタイトの脱灰を抑制し，脱灰が起こった歯のエナメル質に結合して再石灰化に働く．

⑦ 溶媒作用

味物質は唾液に溶解されることにより，味蕾の味覚受容器に到達する．

⑧ 洗浄作用

歯や粘膜に付着した食物残渣は唾液により洗浄される．上顎臼歯の頬側面（耳下腺），下顎切歯の舌側面（顎下腺・舌下腺）など，大唾液腺導管の開口部付近では唾液流が多いため，齲蝕の発生率が低い．

⑨ 排泄作用

血中に存在する成分が唾液中に排泄される．重金属類や薬物の代謝物が排泄される．

E　唾液と疾患

① 口腔乾燥症

唾液は口腔内環境の維持に働いている．そのため，唾液分泌が低下して口腔乾燥症（ドライマウス）になると，さまざまな口腔機能に障害が生じる．唾液分泌低下の原因は多岐にわたる．

(1) 唾液腺細胞の破壊

自己免疫疾患の1つであるシェーグレン Sjögren 症候群では，唾液腺細胞が破壊されて唾液分泌が低下する．また，頭頸部の腫瘍に対する放射線治療では，唾液腺にも放射線が当たることで唾液腺細胞が破壊される．

(2) 薬の副作用

パーキンソン Parkinson 病治療薬などの向精神薬によって，自律神経の働きが抑制されると唾液分泌は低下する．また，降圧剤の服用により血漿浸透圧が上昇すると，血漿から腺腔への水

19…唾液腺および唾液　**321**

の輸送が低下し，唾液の産生が抑制される．

(3) 加　齢

　加齢とともに安静時唾液の分泌量が低下することが知られている（図19-16）．しかし，健常な高齢者では，ガム咀嚼時などの刺激唾液の分泌量には大きな低下はみられない．高齢者に口腔乾燥の訴えが多い理由は，薬の服用が多いことや，糖尿病や高血圧などの全身疾患を有することが原因であると考えられている．

(4) 糖尿病

　血糖値が高いと浸透圧利尿によって，体液が失われ血漿浸透圧の上昇がみられる．降圧剤の服用と同じく唾液産生が低下する．

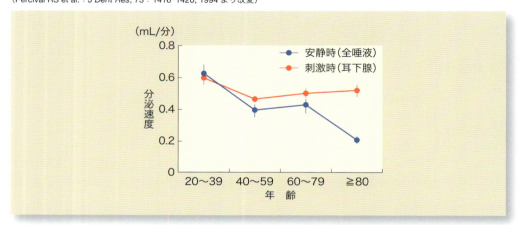

■図19-16■唾液分泌量の加齢変化
安静時の全唾液と刺激時の耳下腺唾液の分泌量の加齢による変化を示す．
（Percival RS et al.：*J Dent Res*, 73：1416-1420, 1994 より改変）

2　唾液と齲蝕

　唾液分泌の低下は重篤な齲蝕の原因となる．口腔の洗浄作用が失われ，食物残渣が残りやすくなる．また，pH緩衝作用の低下や，唾液中のCa^{2+}やリン酸イオン濃度の低下により，歯の脱灰が起こりやすくなる．高齢者では，歯肉退縮によって根面が露出し齲蝕になりやすいが，唾液分泌が低下すると根面齲蝕が多発することが知られている．

3　唾液と粘膜疾患

　唾液の減少により抗菌作用が低下する．微生物の増殖や口腔細菌叢の変化が感染症を生じやすくさせる．潤滑作用および保護作用が低下することで，粘膜が損傷して炎症や痛みが生じる．その結果，咀嚼障害や構音障害がみられる．

　床義歯の装着者では，義歯の接着が不安定になり，咀嚼しにくくなったり，床に接触する粘膜に潰瘍が発生したりする．

④ 唾液と嚥下障害

唾液ムチンは，咀嚼時の食塊形成に重要な役割をはたしている．咀嚼により粉砕された食品が流動性のある食塊としてまとまらなければ，気管に入りやすくなり誤嚥の原因になる．

⑤ 唾液とウイルス疾患

唾液中には各種の病原性ウイルスが認められる．したがって，唾液を取り扱うにあたっては感染に対する注意が必要である．

20 発声と構音

■ Objective ■

　ヒトは，言語を用いて相互のコミュニケーションを図っている．話しことばによるコミュニケーションに際しては，聴覚的にみて弁別的特徴を有する記号単位を組み合わせて，音声情報として伝達していく．話しことばによるコミュニケーションは情報伝達の能率がよく，文字情報の伝達に先立って進化してきたものと考えられている．
　話しことばは，発声と構音，すなわち，おもに喉頭レベルの運動および，それより上部の付属管腔（声道）レベルの運動によって連続的な音波として実現したものである．
　本章では，ヒトの発声と構音の仕組みを理解する．

A 発　声

　脊椎動物，とくにヒトにおいて，呼吸運動による空気が流動するときに音声を発することを発声という．少数の言語集団では発声に吸気が利用される．また，舌打ち音などでは空気の流動はないが，一般に呼気が発声のためのエネルギーになる．発声の基本的なメカニズムは，呼吸器系から送り出された呼気流の運動エネルギーを，喉頭で音響エネルギーに変換することである．つまり，呼吸器系は発声の動力源，喉頭はエネルギー変換器ととらえることができる（図20-1）．

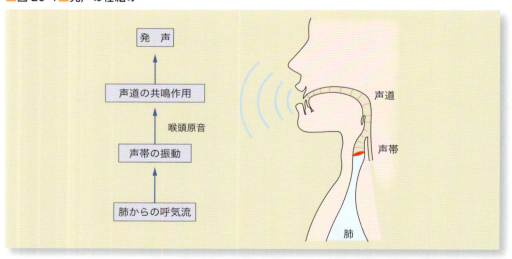

■図20-1■発声の仕組み

B 構　音

　声帯は，その緊張により音の高低をつくることができるが，言語音としての特徴を与えることはできない．たとえば「ア」という口の形をしたまま，どのように声帯を制御しても「ア」の音しか出てこない．構音とは，喉頭より上方の，声道とよばれる管腔，すなわち咽頭・口腔内の器

官の運動によって，ことばの音を生成する動作である．なお，鼻腔も声道から枝分かれした側管として，鼻音の生成に関与している．

なお，言語音声の表記法としては，音声を〔　〕で，音素を/　/で表記する．ただし〔　〕内は日本語には適用されないので，本章では，日本語の場合は「　」で表記した．

C　発声および構音にかかわる器官

 発声器官

発声器官は，喉頭（狭義の発声器官）ならびに付属管腔とよばれる咽頭，口腔および鼻腔，その他の呼吸器官からなる．

喉頭は，口腔と気管との間にある腔所で，3種の喉頭軟骨と6種の喉頭筋からなる（**図20-2**）．

(1) 3種の喉頭軟骨

甲状軟骨，輪状軟骨，披裂軟骨の3種からなる．

■**図20-2**■**喉頭の構造**　　　　　　　　　　　　　　　　（図c：丸付数字は表20-1に対応）

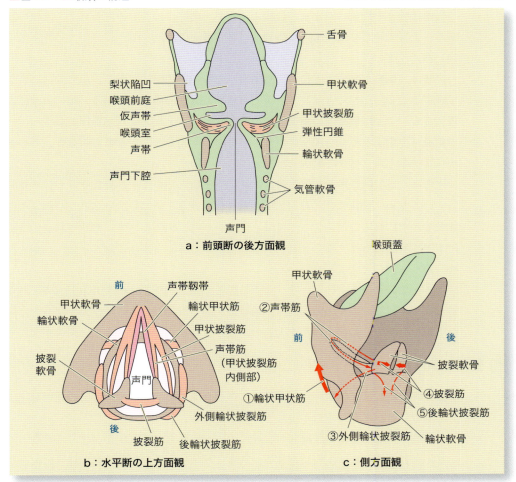

(2) 6種の喉頭筋

輪状甲状筋，甲状披裂筋，披裂筋（斜披裂筋および横披裂筋），外側輪状披裂筋，後輪状披裂筋と声帯（声帯筋と声帯靭帯とからなる）の6種からなる．

喉頭筋の働きと支配神経を**表20-1**に示す．

■表20-1■喉頭筋の機能　　　　　　（丸付数字は図20-2-cに対応）

働き	喉頭筋	支配神経
声帯の緊張	①輪状甲状筋 ②声帯筋	上喉頭神経（迷走神経） 下喉頭神経（反回神経，迷走神経）
声門の閉鎖	③外側輪状披裂筋 甲状披裂筋 ④披裂筋	下喉頭神経（反回神経，迷走神経）
声門の開大	⑤後輪状披裂筋	下喉頭神経（反回神経，迷走神経）

(3) 喉　頭

喉頭は気管の入口にあり，気管と食道の分岐部にあたる．本来の機能は，気道への異物侵入を防ぐ防御機構であるが，哺乳類，とくにヒトでは発声機能が発達している．

喉頭は軟骨の枠組に囲まれた管状の器官で，内腔には左右の壁から上下2組のひだ状の隆起がある．上方のひだを仮声帯，下方のひだを声帯とよぶ．

(4) 声　帯

声帯は，粘膜上皮の直下に疎な組織からなる粘膜固有層があり，その深部に密な線維構造を示す声帯靭帯と，それに密着して声帯筋（甲状披裂筋内側部）がある．このように声帯が一種の層構造をもつことが機能的に重要である．すなわち，上皮および粘膜固有層浅層は，それより深部の組織（声帯筋とそれを覆う声帯靭帯）とゆるく結合していることになり，この部分のずれ運動が声帯振動を成立させる要因となる．

声帯は，披裂軟骨声帯突起と甲状軟骨の間を結んでいるが，披裂軟骨が輪状軟骨と関節で連結しているため，輪状軟骨前側面と甲状軟骨前下面とを結ぶ輪状甲状筋が収縮すると，相対的に甲状軟骨が前に傾くことによって前後方向に引かれ，緊張を増す．輪状甲状筋の活動は，高い声を出す際に著明に上昇する．

(5) 声　門

両声帯間の間隙を声門という．発声に際しては，声門閉鎖筋群（甲状披裂筋，外側輪状披裂筋，披裂筋）の活動と，声門開大筋（後輪状披裂筋）の抑制によって声門が閉じる．逆に，発声に続いて起こる吸気時には，声門開大筋の活動がさらに高まって，声門の開きが大きくなる．

② 発声の機序

安静呼吸時には，両側の声帯が離れて声門が開き，空気は自由にその間を通る．しかし，発声する場合には，左右の声帯が接して声門が閉じる．

そして，呼息筋である腹壁筋の収縮によって肺からの呼気圧が高まってくると，声帯は呼気圧に耐えきれなくなり，左右に押し開かれる．呼気は声門を付属管腔のほうに流れ出て，そこに空気の疎密波が生じる．これを喉頭音（喉頭原音）という．このとき声帯は，おもに左右の方向に

振動するが，わずかに上下運動が加わっている．このように，声帯を押し広げて付属管腔内に流れ出た呼気流は，付属管腔に固有振動を起こして声になる．

 ## 音声の種類

音声は，調子によって胸声と頭声に，また音色によって地声と裏声に区別される．

(1) 胸声，頭声

低い声から次第に高いほうへと声を上げていくと，ある高さで声の質が変わる．この声の質が変わる点より低い声を胸声，それより高い声を頭声といい，このような区分を声区という．頭声では，声帯の前方部のみが振動する．

(2) 地声，裏声

裏声は，とくに努力して出す声である．裏声では，地声のときに認められる声帯の肥厚は認められない．

地声は，声帯筋が収縮し，声門の開閉を伴う．一方，裏声は輪状甲状筋によって声帯が緊張し，おもに声帯の振動によって発声される．

一般に，男性の地声は胸声であり，女性の裏声は頭声である．地声と胸声，裏声と頭声とが，それぞれ同一のものであると考えられがちであるが，これには例外がある．胸声と頭声の区別と，地声と裏声の区別とは別である．

 ## 音声の性状

(1) 音声の調子（高低）

音声の調子は声帯の振動数によって決まる．そして声帯の振動数には声帯の緊張度，声帯振動部の長さと幅，声帯の厚さ（形状）および呼気圧の大きさが関係する．

子どもや女性の音声の調子が高いのは，声帯が短く（女性：9.4 mm），薄く，緊張力が強く，開閉周期が短いためである．男性では思春期に達すると急に喉頭が発達し（甲状軟骨の突出），声帯の長さが1/3増加し（12.4 mm），声帯の緊張度は弱くなって，音声の調子が上限および下限ともに約1オクターブ低下する．これを声変わりという．女性では声域の上限と下限とが1〜2音増大する程度で，丸みを帯びた声になる．女性では声変わりは著明には認められない．

発声可能な最低音から最高音までの音域を生理的声域という．成人男子では60〜500 Hz（約3オクターブ），成人女子では120〜800 Hz（約2.5オクターブ）である．小児では声域は狭く，約1オクターブである．話し声の平均的な高さを話声位とよび，成人男子では120 Hz，成人女子では240 Hz付近である．

(2) 音声の強弱（大きさ）

音声の強弱は，声帯が振動する振幅に関係する．振幅の大きさは呼気圧の強弱（140〜200 mmHg）による．呼気圧が強くなると声帯は緊張度を増し，そのため調子も高くなる．

なお，ささやくときの呼気圧は30 mmHg程度である．

(3) 音声の音色

音声の音色は声帯の構造に関係する．このほか，付属管腔の形態や大きさによって喉頭音中のある倍音に共鳴している音色に個人差が生じる．そのため，音色は付属管腔の固有振動によって決まる．したがって，音色が各個人によって異なるのは付属管腔の形態および大きさの個人差に

起因し，親子や兄弟で互いに音色が似ているのは付属管腔や声帯の形態が似ているためである．

5 構音器官とその運動

構音に関与するおもな器官は，舌，下顎，軟口蓋，口唇であるが，咽頭筋の緊張なども言語音（声）の性質の決定に関与していると考えられている．また喉頭も，後述するように，言語音調節と密接に関連するため，発声器官であると同時に構音器官に含めることができる．図 20-3 に声道の正中矢状断面の模式図と各構音器官の位置を示した．

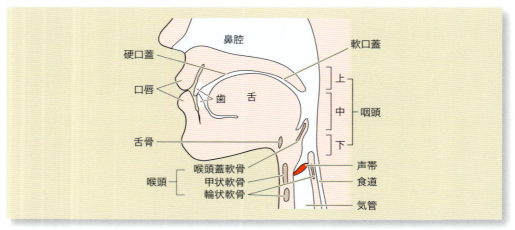

■図 20-3■声道の正中矢状断面図

(1) 舌

舌は筋性の器官で，構音器官のうち最も重要なものである．子音の構音では舌先の速い運動が起こり，これにより口腔内に子音の音源をつくるための，狭めや閉鎖がつくられる．

(2) 顎

顎は顎関節で開閉し，開口度を変化させる．構音時には上顎はほとんど動かないので，構音器官には下顎のみを含める．顎の開きの程度は舌の形状とともに母音の音色の決定に意味をもつ．

(3) 口　蓋

口蓋は上顎の後部にあり，口腔と鼻腔とを境する弁状の構造をもっている．軟口蓋は口腔の天井を形成する口蓋のうち，可動性のある筋性の部分に相当する．軟口蓋は安静呼吸時には下降しており，口腔と鼻腔は通じている．しかし，発声，構音，嚥下に際しては口蓋帆挙筋が活動して後上方に挙上され，鼻腔への交通を遮断する．これを鼻咽腔閉鎖という．ただし，鼻音の構音に際しては軟口蓋の挙上は起こらない．

(4) 口　唇

口唇は声道の外側端にあって，言語音が外界に放射される出口を形成している．口唇の運動はおもに口輪筋の収縮，弛緩によって起こる．この部の閉鎖，開放によって〔p〕〔b〕〔m〕などの音がつくられる．また母音の種類によっては口輪筋の活動による口唇の突き出しや丸めを伴う．日本語の「オ」はその一例である．

(5) 喉　　頭

喉頭は発声器官として音源を供給する．言語音には，声帯の振動を伴う有声音と，声帯の振動を伴わない無声音とがある．有声音の生成時には声門閉鎖が起こって声帯振動を持続させ，無声音の生成にあたっては声門が一瞬開いて声帯振動を停止させる．

6 鼻咽腔閉鎖機能不全と構音

嚥下や構音時において，軟口蓋は口蓋帆挙筋と口蓋帆張筋の収縮により挙上し，上咽頭収縮筋による咽頭後壁の前方運動と協調して鼻咽腔を閉鎖する．この鼻咽腔閉鎖が正常に機能しない場合，発声時に呼気が鼻腔に漏出するため，母音の開鼻声や子音の歪みが起こり，鼻に抜けた声（開放性鼻声）になる．また，口腔内に空気をためられないため，正常とは異なる構音方法による声門破裂音，咽頭破裂音，咽頭摩擦音などの異常構音が発生することがある．

D　構音の様式

1 言語音の形成

構音の様式は，基本的には共鳴と気流操作に大別される．

(1) 共　　鳴

声道，すなわち口腔，咽頭などの腔は空気で満たされており，その空気が腔の形や大きさに応じて，与えられた音源に対して共鳴を起こすことにより固有の音色が生じる．音源としては，たとえば母音では声帯音源がこれにあたる．また，鼻音の特徴も鼻腔共鳴の結果として得られる．

(2) 気流操作

気流操作は，おもに子音の構音に際して起こるもので，声道のある部位に狭めや閉鎖をつくって呼気流を制限する動作である．それぞれの言語音では，声道内で特徴的に狭くなる部位があり，これを構音部位または構音点という．狭いところを気流が通過するときには，〔s〕などの摩擦音が得られ，いったん閉鎖した部位が開放され急速に呼気が出ていくときには，〔p〕〔t〕〔k〕などの破裂音が生じる．このほか，日本語には破裂と摩擦が組み合わされた破擦音（「チ」「ツ」の子音部）や，舌先で口蓋を弾く弾音（ラ行音の子音部）などがある．

(3) 言語音の音響的特徴

言語音の音響的特徴を決めるのは，音源の性質，声道内での共鳴特性および口唇や鼻孔からの音波の放射特性の3つである．母音の音源は声帯振動によって生じた喉頭原音であるが，無声子音では声道内の狭めによって生じる乱流雑音などが音源となる．

2 母　　音

母音とは，呼気流の声道通過が妨げられることなく発音する言語音で，各付属管腔の形態，舌の形態と位置，口唇の形態と離開の仕方，および口腔の開き方の程度によって決定される．長く続けて発声できるもので，日本語の母音はアイウエオの5種類である．

舌の位置が低いときは「ア」の音が発せられる．舌の高まりがあって，それが前にある前舌母音は「イ」で，後ろにある後舌母音では「ウ」になる（**図20-4-a**）．この3種は基本的母音で，

20…発声と構音　● **329**

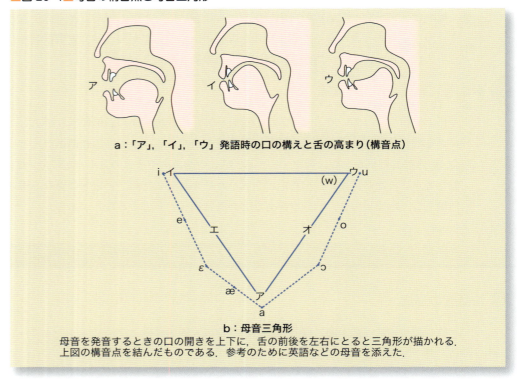

■図 20-4■母音の構音点と母音三角形

a：「ア」，「イ」，「ウ」発語時の口の構えと舌の高まり（構音点）

b：母音三角形
母音を発音するときの口の開きを上下に，舌の前後を左右にとると三角形が描かれる．
上図の構音点を結んだものである．参考のために英語などの母音を添えた．

どの言語にもあるとされる．「エ」は「ア」と「イ」の中間，「オ」は「ア」と「ウ」の中間にある．前舌母音では口裂は細く平らに狭まり，後舌母音では丸く小さくなって口唇が尖るものが多いが，日本語（関東・東北地方）の「ウ」は丸めないので，音声記号では/ɯ/と表す．各母音の関係を模式化したものが母音三角形である（図 20-4-b）．

3 子　音

　子音とは，呼気流が声道を通過するとき，舌，口唇，歯および軟口蓋などで妨げられて衝撃的に発せられる，破裂音や摩擦音といった持続時間のきわめて短い言語音である（表 20-2）．

(1) 構音部位による分類
　① 両唇音：上下の口唇を接触させて構音される子音．
　② 歯音：前歯と舌とで構音される子音．
　③ 歯茎音：上顎前歯の歯頸部（歯肉）と舌先部で構音される子音．
　④ 硬口蓋音：硬口蓋中央部と舌によって構音される子音．
　⑤ 軟口蓋音：軟口蓋と舌後部によって構音される子音．
　⑥ 声門音：声帯と声帯の間で閉鎖や間隙をつくり構音される声帯振動がない子音「ハ行」．

(2) 構音様式による分類
　同じ構音点を有していても，構音様式によって異なる音となる．
　破裂音：軟口蓋挙上により咽頭腔と鼻腔との連絡を遮断し，かつ構音点で呼気が完全に閉鎖され口腔内圧を上昇させたあと，呼気を一気に開放することによりつくられる音．

■表20-2■構音部位および構音様式による日本語音の分類

構音部位	構音様式	破裂音（閉鎖音） 無声	破裂音（閉鎖音） 有声	摩擦音 無声	摩擦音 有声	破擦音 無声	破擦音 有声	鼻音 有声	流音および半母音 有声
唇音	① 両唇音	p	b	Φ				m	w
歯音	② 歯音			tʃ	s	z	ts	dz		
歯音	③ 歯茎音	t	d	ʃ	ʒ	tʃ	dʒ	n	
口蓋音	④ 硬口蓋音			ç					r
口蓋音	⑤ 軟口蓋音	k	g					ŋ	j
口蓋音	⑥ 声門音	ʔ		h					

子音の構音点

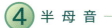

摩擦音：2つの構音点の間に狭い隙間をつくることで狭い気流の通路を形成し，そこを通る呼気に乱流が生じた際に出る持続的な音．

破擦音：破裂音と摩擦音の組み合わさった音．破裂音の状態から生じた爆発的な音のあとに持続的な摩擦音が続いて生じる音．

鼻音：構音点で口腔内の呼気の通り道を閉鎖するのと同時に軟口蓋は少し挙上し鼻腔への通路を開け，鼻腔に呼気を通すことで生じる音．

流音：舌先を口蓋に近づけ，その中間または両側から呼気を通すことで生じる音．

4 半母音

構音様式による子音の分類の1つである．日本語のヤ行の子音/j/やワ行の子音/w/は，それぞれ/i/，/u/とほとんど同一構音であり，音響学的にも同一のフォルマント構造をもつ．しかし，その上にアクセントが置かれることはなく，経過も過渡的で，後続母音に滑らかに移っていく．これを半母音とよび，一般の子音と同様に，音節のはじまりをなすとともに，ほかの子音（たとえば/k/）と後続母音との中間に立って，いわゆる拗音（たとえばキャ/kja/）をつくる．

E　構音運動および音声の記録と発音検査法

構音運動や音声の記録および発音の検査は，エックス線写真法，パラトグラム（口蓋図）描記法，音声スペクトルによる方法および語音明瞭度試験法などによって行われる．

1　パラトグラム

発音時に舌が口蓋に接触する範囲を示す図である．すなわち，口蓋における構音点を知る方法で，言語音の種類によってそれぞれ異なるパターンとなる．同一の音ではほぼ一定の形となり，標準形態が求められている（図20-5）．

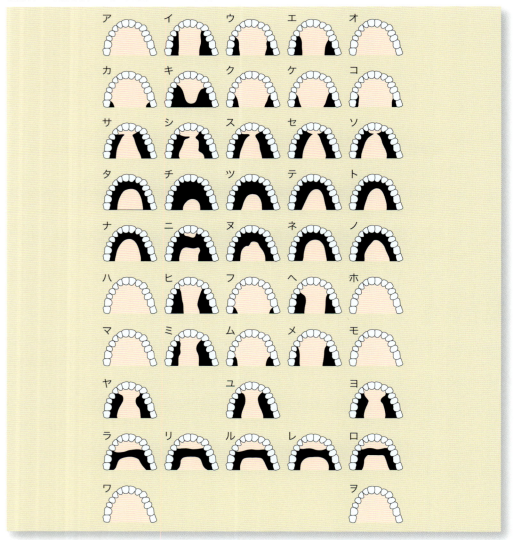

■図20-5■日本語五十音の発音時におけるパラトグラム
（荒井賢一：歯科学報，58（10付録），1958より改変）

(1) 静的パラトグラム

直接法と間接法がある．

直接法：舌に墨などを塗って発音させ，口蓋についた墨の範囲から舌の接触部位を知る．逆に，口蓋に墨を塗布して発音させると，舌のどの部分が接したかがわかる．この方法は異物を介さないので自然な構音部位がわかるが，記録，計測が困難で，反復観察に不便である．

間接法（粉末法）：口蓋部に適合した薄い口蓋板の表面に白色の粉末を塗布し，口腔内に装着して発音させる．発音後に口腔外に取り出してみると，舌の接した部分の粉末が湿って接触範囲がわかる．比較的自然で詳細な構音部位がわかり，全部床義歯やろう義歯ではそのまま応用できるが，発音中の舌の接触範囲の総和が記録されるのみである．

(2) ダイナミックパラトグラム

電極を設置した口蓋板を装着し，舌が接触した電極に対応する発光ダイオードを，表示板上で点灯させて表示する．連続的な発音中の舌の接触位置の推移がわかるが，電極の配置の密度が粗く，口蓋板が厚く，電極から口腔外への導線を必要とするなど制約がある．

図 20-6 に，ダイナミックパラトグラムで下顎運動および音声の同時観測システムにより測定した，日本語話者による「mississippi」と発音時の一例を示した．図の上段は各言語音に対応したパラトグラムを表し，口蓋板に包埋した電極 64 個中，舌に接触した電極の位置を参考に描記したものである．中段は舌に接触した電極の総数を，下段は下顎の動きをそれぞれ表している．

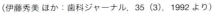

■図 20-6■ mississippi と発音したときのダイナミックパラトグラムの結果
（伊藤秀美 ほか：歯科ジャーナル，35（3），1992 より）

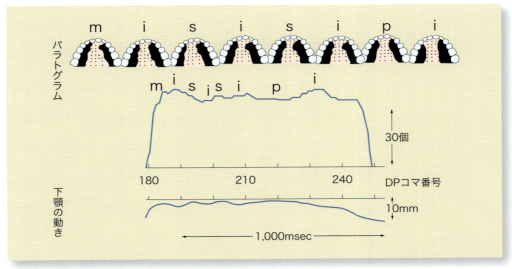

2 音声スペクトルによる方法

(1) 音声と音波

音声は空気が媒質となって伝播される．声帯が振動すると空気の分子の疎密が生じ，その密度変化が周囲に伝えられる．こうした空気振動のうち，耳が処理可能な周波数，強度のものを音波

とよび，音波を受信する鼓膜のほうからみると，空気の分子密度の変化で圧力が変化することから，音波は空気の圧力変動になる．この圧力変動を，電流，電圧などの電気量に変換するものがマイクロフォンで，電気的に変換することでコンピュータや計測器で音波を視覚化できる．

(2) 音の波形

　音声分析・処理を行う前の波形を原波形といい，電気的に変換された値を時間の流れとともに表示する．音は周期性のある音と周期性のない音とに分類でき，周期性のある音はさらに1周期がきれいな正弦曲線になっているものと，さらに複雑な波形が1周期になっているものとに分けられる．1周期が正弦曲線になっている音を純音という．音叉の出す音が代表的な純音で，口笛は純音に近い音である．複雑な波形が1周期になっている音は楽音とよばれ，バイオリンやピアノなどの楽器の音が典型である．母音や一部の有声子音も楽音に分類される（図20-7-a）．周期性のない音は雑音（ノイズ）とよばれ，言語音では無声子音がそれにあたる．

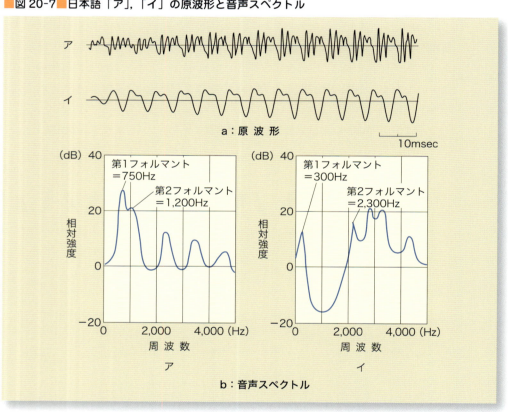

■図20-7■日本語「ア」，「イ」の原波形と音声スペクトル

(3) スペクトル分析

　音声の音響的特性を明らかにするうえで重要な分析方法の1つがスペクトル分析である．スペクトルの求め方の最も古典的な方法にフーリエ分析がある．その原理は，楽音のような周期波形の場合，たとえ波形が複雑であっても，さまざまな周期の正弦波を適切な強度で混ぜ合わせたもので近似できるようになっている．

(4) フォルマント

母音や有声子音をスペクトル分析すると，スペクトルにいくつかのピークが観察される．このピークをフォルマントといい，周波数の低いほうから，それぞれ第1フォルマント，第2フォルマント，第3フォルマント，第4フォルマント（F_1, F_2, F_3, F_4）とよぶ．

(5) サウンドスペクトログラム

スペクトル分析を短時間ごとに繰り返し行うと，その時間的な変化を示すことができる．スペクトルの時間的変化を視覚化したものがサウンドスペクトログラム（声紋）である．サウンドスペクトログラムでは，周波数が縦軸に，強さは濃淡で示され，横軸は時間になる．

図20-8に，成人男子が発話した日本語5母音をサウンドスペクトログラフで分析した結果の一例を示した．濃く現れている部分がフォルマントに相当する．また，その中心にあたる第1～第3フォルマント周波数の位置を実線で示し，その上部には各母音発語時の声道のエックス線写真のトレースを示した．

F_1はその音を発音したときの舌の位置の高低と関係があり，舌が低い位置にあるほど周波数が高くなる．一方，F_2は舌の前後的位置に関係しており，舌の高まりが前方にあるほど周波数が高くなる．

■図20-8■日本語5母音の各音の構音時の声道形状の対比と，サウンドスペクトログラムの一例

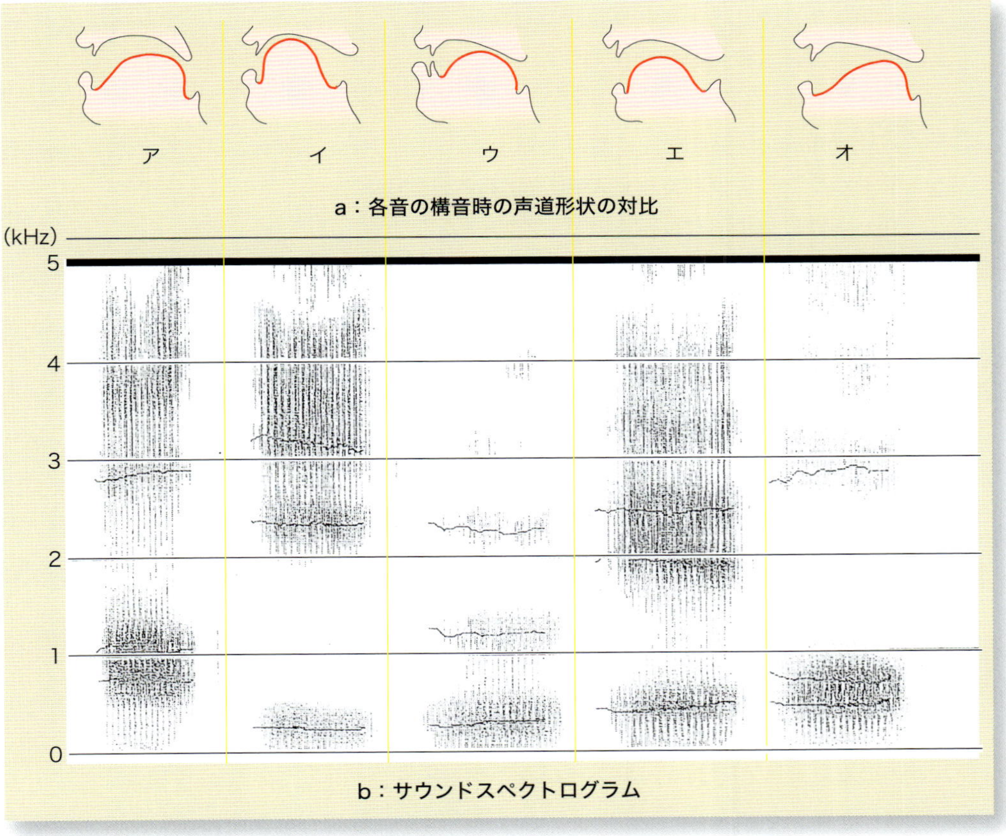

a：各音の構音時の声道形状の対比

b：サウンドスペクトログラム

3 語音明瞭度試験法（語明度試験法）

聴覚を利用して発音の障害の程度を検査する方法である．被検者が発音する言語音を，聴覚の正常な検者が耳で聴き，発音した言語音の数に対する正しく聴くことができた言語音の数の百分率を，語明度として評価される．語明度試験法には，単語を用いる方法と，文章を用いる方法とがある．歯科領域において，発音障害として最も問題が多いサ行およびタ行の単語と，標準日本語の主要な音要素を多く含む単文，すなわち「桜の花が咲きました」を語明度試験用の文章として用いるのがよいといわれている．

F　言語中枢

大脳皮質の言語に関与する領域（言語野）には，ブローカ Broca 野（運動性言語野：前頭言語中枢）とウェルニッケ Wernicke 野（感覚性言語野：側頭言語中枢）の2つがある（図20-9）．

ブローカ野とウェルニッケ野は弓状束とよばれる神経線維で接続されている．さらに，補足運動野（ブロードマン Brodmann の6野）にほぼ一致して上言語野とよばれる中枢があり，ブローカ野の補足的な役割をはたしている．

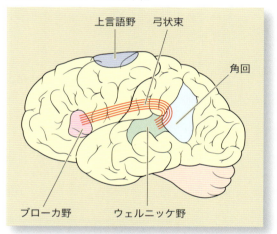

■図20-9■ヒトの言語中枢

1 ブローカ Broca 野（運動性言語野：前頭言語中枢）

ブローカ野は大脳皮質の前頭葉にある．この中枢は運動性言語野とよばれ，唇，舌や顎などの会話に必要な筋運動の統合に関与しており，ことばとして声をつくるためのプログラムを，中心前回の一次運動野（ブロードマンの4野）に送る．この部位が損傷すると，他人が話している言語（会話）は理解できるが，自発的にはほとんど話すことができなくなる（運動性失語症）．しかし，発声に必要な骨格筋は正常であり，発音機構や聴覚機構にも異常はない．

2 ウェルニッケ Wernicke 野（感覚性言語野：側頭言語中枢）

ウェルニッケ野は大脳皮質の側頭葉にある．この中枢は感覚性言語野とよばれ，言語（会話）の理解に関与しており，過去の印象を手がかりにして言語の意味を理解する．したがって，この部位が障害されると，会話や文字の理解が困難になり（感覚性失語症），支離滅裂なことを話すようになる．しかし，理性や思考，判断および推理の能力は正常であり，話さないかぎり正常と変わりない．

G　歯科臨床と発音障害

　歯の欠如，歯の位置異常および不正咬合，あるいは舌，口唇，頬および口蓋などに疾患，奇形，異常などがあると，発音障害が起こる．

① 上顎前歯欠如，開咬

　上顎前歯の欠如や開咬があると，サ行，タ行，ハ行，ラ行の各音に発音障害が現れる．とくにサ行音に対する影響が大きい．下顎前歯や臼歯の欠如では，サ行音はそれほど障害されない．

② 口　蓋　裂

　口蓋裂患者では，口蓋音（カ行音およびガ行音）の発音は不良となるが，/m/，/n/，/ng/などの鼻音への影響は比較的少ない．

③ 舌小帯短縮症

　舌小帯短縮症は，舌小帯が短いことにより舌を前方に突出させると舌先がハート状に凹むのが特徴である．症状によるが，舌の運動制限により構音障害（サ・ラ・カ・タ行），乳児期では哺乳障害（吸啜障害）の原因となる可能性がある．

④ 有床義歯

　有床義歯の装着者では，サ行音およびタ行音の発音が妨げられることが多い．とくに舌の運動が変わると，タ行音の発音がうまくできなくなる．新しい義歯を装着した当初は，無歯顎のとき，あるいは旧義歯装着時に順応していた舌の運動調節作用がくずれるので，多少の発音障害があるのは当然だが，やがて舌の運動も新しい義歯に順応して発音障害はなくなる．しかし，義歯装着後3週間たってもなお発音障害が残っているときは異常とみなすべきである．

⑤ オーラルフレイル

（1）オーラルフレイルとは

　高齢者にみられるオーラルフレイルは，口腔機能の軽微な低下や食の偏りなどを含む身体の衰え（フレイル）の1つで，健康と機能障害との中間にあり，早期の適切な対応により改善できる．オーラルフレイルの初期症状は，滑舌低下，食べこぼし，わずかなむせ，噛めない食品が増える，口の乾燥などの軽微な症状のため，見逃しやすく，気がつきにくいため注意が必要である．

（2）オーラル・ディアドコキネシス

　高齢者の口腔機能（とくに口唇，舌）の巧緻性および速度を評価する検査方法である．
　被験者に「パ」「タ」「カ」の単音節をそれぞれ10秒間ずつ，できるだけ早く繰り返し発音させて，1秒当たりの発音回数を測定する．正常値の目安は，「パ」が6.4回/秒，「タ」が6.1回/秒，「カ」が5.7回/秒である．高齢でない健常者では，1秒当たり6回未満を舌口唇運動機能低下とする．「パ」「タ」「カ」の音が「マ」「ナ」「ンガ」となる場合，鼻咽腔閉鎖不全の可能性がある．「パ」は口唇，「タ」は舌尖，「カ」は奥舌の動きをおもに評価している．

20…発声と構音　**337**

付　生理学を学ぶための化学の基礎知識

1．元素と原子，分子

　　元素：物質を構成する最も基本的な要素を元素とよぶ．元素はそれぞれ固有の元素記号が割り当てられている．水素，炭素，酸素などが元素であり，それぞれ H，C，O という元素記号でよばれる．

　　原子：化学的には分割できない物質の最小構成単位である．元素と原子は同じ元素記号でよばれるが，元素が原子の性質を表すのに対して，原子は実際に物質を構成する粒子をさす．

　　原子は原子核とその周囲を回る電子で構成される．原子核は原子の中心に位置し，正の電荷を帯びた陽子と，電荷をもたない中性子とからなる．一方，電子は負の電荷をもち，原子核の周りに電子殻とよばれる層に分かれて存在する．原子は陽子と電子を同数もつため，原子全体としては電気的に中性になる．

　　原子番号：陽子の数を原子番号といい，原子番号が同じであれば同じ元素である．

　　同位体：元素ごとに陽子の数は決まっているが，陽子数は同じでも中性子数が異なる原子が存在し，これらを同位体という．

　　分子：分割してもその物質の化学的性質を失わない最小の構成単位である．

■表1■主要な元素

原子番号	元素名	元素記号	およその原子量
1	水　素	H	1
6	炭　素	C	12
7	窒　素	N	14
8	酸　素	O	16
9	フッ素	F	19
11	ナトリウム	Na	23
12	マグネシウム	Mg	24
14	ケイ素	Si	28
15	リ　ン	P	31
16	硫　黄	S	32
17	塩　素	Cl	35.5
19	カリウム	K	39
20	カルシウム	Ca	40
25	マンガン	Mn	55
26	鉄	Fe	56
27	コバルト	Co	59
29	銅	Cu	63.5
30	亜　鉛	Zn	65
53	ヨウ素	I	127
82	鉛	Pb	207

　　たとえば，水は水素原子（H）2 個と，酸素原子（O）1 個が共有結合した分子であり，H_2O として存在する．H_2O のように，元素記号を用いて分子の組成を表した式を分子式，または化学式という．

　　通常は 2 個以上の原子が結合して分子を構成するが，ヘリウムのように単原子で存在する物質もあり，その場合は単原子分子という．

2．原子量，分子量，式量

　　原子量：陽子と中性子の質量はほぼ等しく，一方，電子の質量はそれらの 1,840 分の 1 しかない．したがって，原子の質量は陽子と中性子で決まる．原子核を構成する陽子と中性子の総和を質量数という．質量数 12 の炭素原子^{12}C（陽子 6 個と中性子 6 個からなる原子核をもつ）の質量を 12 と定め，他の原子の質量は^{12}C に対する相対質量で表し，これを原子量という．

■図1■原子の模式図

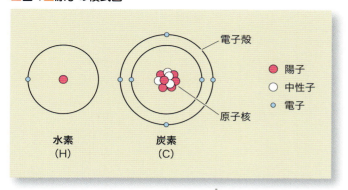

■図2■原子と分子

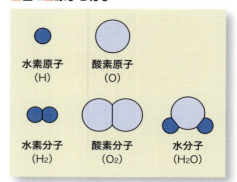

分子量：分子を構成する元素の原子量の総和である．

水（H_2O）の分子量は，Hの原子量が1，Oの原子量が16のため，1×2＋16＝18となる．

式量：イオン結合や金属結合のように繰り返し構造がみられ，最小単位が独立した分子ではない場合の最小単位の原子量の総和である．

塩化ナトリウムは，Na^+とCl^-が交互に結合した格子型結晶を形成するが，最小単位はNaClであるため，23.0（Na）＋ 35.5（Cl）＝ 58.5が式量となる．

3．イオンと電解質

イオン：正または負の電荷を帯びた原子をイオンという．電子の存在する電子殻は内側から埋められていき，一番内側の電子殻は2個，それより外側の電子殻には8個までの電子が入る．

原子は，最外殻に8個の電子が存在するときが最も安定する．そのため，最外殻電子が1個または2個の場合はこの電子を放出し，逆に最外殻電子が6個または7個の場合は他の原子から電子を受け取り，安定な状態になろうとする．電子を放出することによって原子は正の電荷を帯びて陽イオンに，電子を受け取ることによって負の電荷を帯びて陰イオンになる．

■図3■イ オ ン

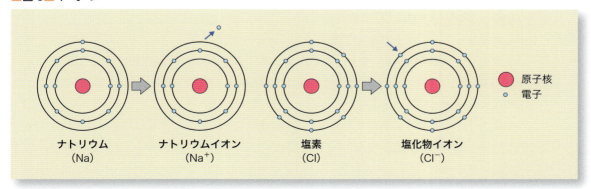

付…生理学を学ぶための化学の基礎知識 ●**339**●

■表2■主要なイオン

陽イオン		陰イオン	
水素イオン	H^+	塩化物イオン（塩素イオン）	Cl^-
ナトリウムイオン	Na^+	水酸化物イオン（水酸イオン）	OH^-
カリウムイオン	K^+	重炭酸イオン（炭酸水素イオン）	HCO_3^-
アンモニウムイオン	NH_4^+	炭酸イオン	CO_3^{2-}
カルシウムイオン	Ca^{2+}	リン酸一水素イオン	HPO_4^{2-}
マグネシウムイオン	Mg^{2+}	リン酸二水素イオン	$H_2PO_4^-$
鉄イオン	Fe^{2+}, Fe^{3+}	硫酸イオン	SO_4^{2-}

価数：イオンがもつ電荷の数を価数といい，原子記号や分子式の右肩に＋または−とともに示される．たとえば，Na^+は1価の陽イオン，HPO_4^{2-}は2価の陰イオンである．

電解質：食塩（NaCl）は，Na^+とCl^-が電気的に結ばれて（イオン結合），結晶を形成している．この結晶を水に溶かすとNa^+とCl^-とに解離（電離）する．その結果，イオンが電荷を運ぶことにより電気を通すようになる．このように，水に溶かすとイオンに電離して電気を通す物質を電解質とよぶ．

4．化学反応式

化学反応に関与する物質の種類と量の関係を，化学式を用いて示したものを化学反応式という．反応前の反応物と反応後の生成物は矢印（→）で結ばれる．可逆反応であることを示す場合には，両方向矢印（⇄）を用いる．矢印の前後では各原子の数は等しい．

たとえば，$CO_2 + H_2O \rightleftarrows H_2CO_3 \rightleftarrows H^+ + HCO_3^-$という式は，二酸化炭素（$CO_2$）と水（$H_2O$）が反応して炭酸（$H_2CO_3$）が生成し，その炭酸はさらに水素イオン（$H^+$）と重炭酸イオン（$HCO_3^-$）に解離すること，またこの反応は逆向きにも進行しうることを示している．

5．モルと当量

モル：物質の個数を表現する単位で，1モル（mol）は$6.02×10^{23}$個である．この数をアボガドロ定数とよび，質量数12の炭素（^{12}C）12 g に含まれる炭素原子の数として定義される．物質1 mol の質量は，その原子量や分子量に g をつけたものになる．水の分子量は18.01528であるため，水1 mol は18.01528 g になり，このなかに水分子が$6.02×10^{23}$個存在する．

1 L の溶液中に溶けている物質濃度を mol で表したものはモル濃度とよばれ，その単位として mol/L または M が用いられる．

当量：イオンのように電荷をもつ場合には，mol にその価数を乗じた当量 equivalent（Eq）という単位でも表現される．Na^+のように1価のイオンは1 mol＝1Eq であるが，Ca^{2+}のように2価のイオンは1 mol＝2Eq となる．

6．酸，塩基，塩

酸：酸は水に溶けるとH^+を生じる物質である．

塩酸（HCl）のように水中でほぼ解離する酸を強酸，酢酸（CH_3COOH）のように一部だけが解

離する酸を弱酸とよぶ.

　　塩基：塩基とはH^+を受け取る物質であり，酸を中和して塩を生じる．水に溶けた塩基性物質はアルカリとよばれ，水酸化物イオン（OH^-）を生じる．アンモニア（NH_3）は分子中にOHをもたないが，水に溶ける（水と反応する）ことによってOH^-が生じる．

　　水酸化ナトリウム（$NaOH$）のように水中でほぼ完全に解離する塩基を強塩基，アンモニア（NH_3）のように一部だけが解離する，またはOH^-生成に関与する塩基を弱塩基という．

$$NH_3 + H_2O \rightarrow NH_4^+ + OH^-$$

　　塩：酸と塩基が中和反応して水とともに生じる物質を塩とよぶ．塩酸と水酸化ナトリウムが反応して生じる食塩が代表的なものである．

7．pH

　　水分子は，H^+とOH^-とに一部解離しており，この2つのイオン濃度の積は，25℃では常に$1.0 \times 10^{-14}(mol/L)^2$に保たれている．したがって，完全に中性の水中では，H^+濃度＝OH^-濃度＝$1.0 \times 10^{-7}\,mol/L$である．ここに酸を加えると$H^+$が増加してその分$OH^-$が減少する．逆に塩基を加えると$OH^-$が増加して$H^+$が減少する．このことを利用して，液体の酸性・塩基性の度合いを表すのにpH（水素イオン指数）が用いられる．pHは液体中のH^+濃度の逆数の対数で定義される．

$$pH = \log\frac{1}{[H^+]} \qquad [H^+]：水素イオン濃度（単位：mol/L）$$

　　たとえば，H^+濃度が$0.1\,mol/L$のとき，$pH = \log(1/0.1) = 1$であり，$0.01\,mol/L$のとき，$pH = \log(1/0.01) = 2$となる．このように，H^+濃度が10倍になるとpHが1低下する．中性のときには，$pH = \log(1/10^{-7}) = 7$となり，酸性ではpHが低下し，アルカリ性ではH^+が減少するためpHは上昇する．

■表3■H^+濃度とpH

pH	0	1	2	3	4	5	6	7	8	9	10	11	12	13	14
H^+濃度（mol/L）	1	10^{-1}	10^{-2}	10^{-3}	10^{-4}	10^{-5}	10^{-6}	10^{-7}	10^{-8}	10^{-9}	10^{-10}	10^{-11}	10^{-12}	10^{-13}	10^{-14}
OH^-濃度(mol/L)	10^{-14}	10^{-13}	10^{-12}	10^{-11}	10^{-10}	10^{-9}	10^{-8}	10^{-7}	10^{-6}	10^{-5}	10^{-4}	10^{-3}	10^{-2}	10^{-1}	1

8．酸化還元

　　物質が酸素と結合すること，水素を失うこと，または電子を失うことを酸化という．
　　物質が酸素を失うこと，水素と結合すること，または電子を受け取ることを還元という．

$$酸化 \quad A + O \rightarrow AO：BH \rightarrow B + H：Fe^{2+} \rightarrow Fe^{3+} + e^-$$
$$還元 \quad AO \rightarrow A + O：B + H \rightarrow BH：Fe^{3+} + e^- \rightarrow Fe^{2+}$$

　　酸素と結合するということは，酸素原子に電子2個を奪われることと同義になる．また，水素原子を失う際には，水素原子に電子1個を返還することになる．したがって，これらをすべて「酸化」と表現する．逆に酸素を失うということは，酸素原子から電子2個を返還されるのと同義で

付…生理学を学ぶための化学の基礎知識　●**341**●

あり，水素原子と結合するということは，水素原子から電子1個の提供を受けることになるため，これらを「還元」とよぶ．

9．拡散と浸透，浸透圧

拡散：構成成分の濃度が不均一な気体や液体中において，成分が熱運動により移動して均一になろうとすることを拡散という．

浸透：一部の成分は通すが他の成分は通さない選択性をもつ膜を半透膜という．溶質濃度の異なる2つの液体がその溶質を通さない半透膜を介して接すると，拡散により溶媒が半透膜を通過する．これを浸透という．

浸透圧：溶媒と溶液の間に半透膜を置くと，浸透により溶媒が溶液へ移動した結果，溶液側の液量が増加する．ここで溶液表面に圧力を加え，溶液の移動を妨げることができたとすると，この圧力を溶液の浸透圧という（図4-A）．

浸透圧の単位：溶液の浸透圧は単位容積当たりの溶質粒子数に比例し，粒子の種類や大きさには関係しない．そのため，浸透圧の単位として溶液中の溶質粒子の数を表す単位であるOsm（オスモル）が用いられる（Osm/L，Osm/kg H_2O）．

溶液中で解離しないグルコースなどは1 molが1 Osmに相当するが，食塩は溶液中ではNa^+とCl^-に解離するため，粒子数としては2倍になり，1 molが2 Osmになる．

■図4■半透膜を介しての物質移動

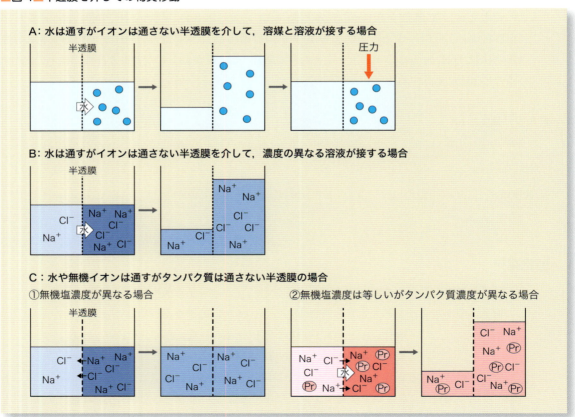

コロイド（膠質）浸透圧：食塩水のように，光が散乱しないくらい小さい粒子が溶けている溶液を真の溶液という．一方，タンパク質のように高分子が分散している溶液をコロイド溶液とよぶ．コロイド粒子がつくる浸透圧を膠質浸透圧という．

半透膜を介した物質移動：細胞膜のように，水は通すがイオンは通さない半透膜を介して浸透圧の異なる溶液同士が接すると，浸透圧を一定にするために浸透圧の低いほうから高いほうへ水が移動する（図4-B）．

血管壁のように，水やイオンは通すがタンパク質は通さない半透膜の場合，無機塩による浸透圧が異なる溶液が接しても，イオンが移動することによって浸透圧差は解消され，水は移動しない（図4-C-①）．しかし，タンパク質濃度の異なる溶液が接するときには，タンパク質が半透膜を通過できないために2つの溶液の間に膠質浸透圧差が生じ，これを解消しようとしてタンパク質濃度（膠質浸透圧）の低いほうから高いほうへと水およびイオンが移動する（図4-C-②）．

■参考：表4■倍数を表す接頭語

T	テラ	tera	10^{12}
G	ギガ	giga	10^{9}
M	メガ	mega	10^{6}
k	キロ	kilo	10^{3}
h	ヘクト	hecto	10^{2}
da	デカ	deca	10^{1}
d	デシ	deci	10^{-1}
c	センチ	centi	10^{-2}
m	ミリ	milli	10^{-3}
μ	マイクロ	micro	10^{-6}
n	ナノ	nano	10^{-9}
p	ピコ	pico	10^{-12}

■参考：表5■ギリシャ文字

A	α	アルファ
B	β	ベータ
Γ	γ	ガンマ
Δ	δ	デルタ
E	ε	イプシロン
Z	ζ	ゼータ，ジータ
H	η	イータ
Θ	θ ϑ	シータ，テータ
I	ι	イオタ
K	κ	カッパ
Λ	λ	ラムダ
M	μ	ミュー
N	ν	ニュー
Ξ	ξ	グザイ，クサイ
O	o	オミクロン
Π	π	パイ
P	ρ	ロー
Σ	σ ς	シグマ
T	τ	タウ
Υ	υ	ウプシロン
Φ	ϕ φ	ファイ
X	χ	カイ
Ψ	ψ	プサイ
Ω	ω	オメガ

付…生理学を学ぶための化学の基礎知識　343

参考文献

1) Beverly R ほか：J. Prosthetic Dentistry, 49（5）, 1980
2) Byers MR, Dong WK：J. Comparative Neurology, 279（1）, 117-127, 1989
3) Dale Purves et al.：NEUROSCIENCE, Third Edition, Sinauer Associates, 2004
4) Dawes C, Jenkins GN：J Phyisol, 170：86-100, 1964
5) Eric R. Kandel et al.：カンデル神経科学，メディカル・サイエンス・インターナショナル，2014
6) Eric R. Kandel, John D. Koester, Sarah H. Mack, Steven A. Siegelbaum 編：カンデル神経科学 第2版，メディカル・サイエンス・インターナショナル，2022
7) Ferguson DB：Salivary Gland s and Saliva, In Applied Physiology of the Mouth（Lavelle CLB, Ed）, John Wright and Sons Limited, 1975
8) Guyton AC, Hall JE：Guyton and Hall Textbook of Medical Physiology, 9th ed., W. B. Saunders, 1996
9) J. E. Hall：ガイトン生理学，原著第13版，エルゼビア・ジャパン，2018
10) J. E. Hall, M. E. Hall：Guyton and Hall Textbook of Medical Physiology, 14th ed., ELSEVIER, 2021
11) Jenkins GN：Saliva, In The Physiology and Biochemistry of the Mouth, 4th ed., 1978
12) Kenshalo DR：Sensory Functions of the Skin in Primate, Zotterman Y ed.Pergamon Press, 1976
13) Manly と Braley：*J Dent Res*, 29, 1950
14) Nakayama T et al.：Science, 134：560, 1961
15) Percival RS et al.：*J Dent Res*, 73：1416-1420, 1994
16) Richard L.Doty：Handbook of Olfaction and Gustation, 3rd edition, Wiley-Blackwell, 2015
17) Timothy Swartz：Micro-biology and Parasitology, Université Pierre et Marie Curie-Paris Ⅵ, 2012
18) Touhara K and Vosshall：Sensing Odorants and Pheromones with Chemosensory Receptors, 2009
19) Virginia B. Collings：Perception & Psychophysics volume 16, 169-174, 1974
20) West J. B.：Respiratory physiology, 5th ed., Williams & Wilkins, 1995
21) W. F. Boron，E. L. Boulpeap：ボロンブールペープ生理学，西村書店，2011
22) Zhen X et al.：Gingival solitary chemosensory cells are immune sentinels for periodontitis, 2019
23) 青木　健：標準生理学Ⅱ，金原出版，1985
24) 安孫子宣光 ほか：スタンダード生化学・口腔生化学，第2版，学建書院，2013
25) 荒井賢一：歯科学報，58（10付録），1958
26) 和泉博之，浅沼直和 ほか：ビジュアル生理学・口腔生理学，第3版，学建書院，2021
27) 伊藤　隆：組織学，第19版，南山堂，2005
28) 伊藤秀美 ほか：歯科ジャーナル，35（3），1992
29) 岩田幸一 ほか：基礎歯科生理学，第7版，医歯薬出版，2020
30) 上羽隆夫 ほか編：スタンダード口腔生理学，第1版，学建書院，2001
31) 江口正信 編著：新訂版 根拠から学ぶ基礎看護技術，第2版，サイオ出版，2024
32) 太田保世：呼吸生理学入門，メディカル・サイエンス・インターナショナル，1982
33) 大地陸男：生理学テキスト 第8版，文光堂，2017
34) 岡田泰伸 編：新パッチクランプ実験技術法，吉岡書店，2001
35) 岡田泰伸 ほか訳：ギャノング生理学，原書，第22版，丸善，2006
36) 小川　聡，井上　博 編：標準循環器病学，医学書院，2001
37) 小澤瀞司，福田康一郎 ほか：標準生理学，第8版，医学書院，2014
38) 小幡邦彦 ほか：新生理学，第3版，文光堂，2000
39) 覚道幸男 ほか：図説歯学生理学，学建書院，1966
40) 彼末一之，能勢　博 編集：やさしい生理学，改訂第7版，南江堂，2017
41) 貴邑冨久子，根来英雄：シンプル生理学，改訂第8版，南江堂，2021
42) 熊谷裕生 ほか：圧受容器反射と高血圧，動脈圧受容器反射からみた循環系の病態生理，第15回日本病態生理学会大会，2005
43) 小谷順一郎：スタンダード全身管理・歯科麻酔学，第4版，学建書院，2017
44) 小林　恒：口腔と全身との関係，日本調理科学会誌，Vol. 50，No. 5，213-215，2017
45) 堺　章：目でみるからだのメカニズム，第1版，医学書院，1995

46）坂元イツ子：月刊ナーシング，19（5），学習研究社，1999

47）佐藤昭夫 ほか：自律機能生理学，金芳堂，1995

48）佐藤裕二 ほか：よくわかる高齢者歯科学，第1版，永末書店，2020

49）砂野 哲：図説人体生理学，新和出版，1987

50）杉 晴夫 編：人体機能生理学，改訂第4版，南江堂，2003

51）杉村忠敬 編：口腔生理学概説，学建書院，2007

52）髙倉公明 ほか訳：ビジュアルテキスト脳神経，第1版，医学書院，2004

53）高見沢 忠：日本補綴歯科学会雑誌，1965

54）田端恒雄 ほか訳：ケルバーの補綴学，第1巻，クインテッセンス，1982

55）東京医科歯科大学歯学部顎総合研究施設 編：顎運動とそのメカニズム，日本歯科評論社，1981

56）東洋療法学校協会 編，内田さえ ほか著：生理学 第3版，医歯薬出版，2021

57）冨田 寛：味覚障害の全貌，診断と治療社，2011

58）富永真琴：温度を感じるしくみ，総研大ジャーナル，Vol. 10，p. 41-45，2006

59）中沢文子，山野善正 ほか編：おいしさの科学，朝倉書店，1994

60）二ノ宮裕三：味センサーの多機能性と味シグナルの口腔脳腸連関による食調節，口腔・咽頭科，Vol. 31，No. 1，p. 7-31，2018

61）日本高血圧学会高血圧治療ガイドライン作成委員会 編：高血圧治療ガイドライン2019，ライフサイエンス出版，2019

62）羽賀通夫：咬合学入門，医歯薬出版，1980

63）藤田恒太郎：人体解剖学，第37版，南江堂，1990

64）本郷利憲 ほか：標準生理学，第3版，医学書院，1993

65）本間研一 監修：標準生理学，第9版，医学書院，2019

66）前田健康 ほか編：歯科衛生学シリーズ 人体の構造と機能1 解剖学・組織発生学・生理学，医歯薬出版，2022

67）真島英信 ほか：生理学，第18版，文光堂，1993

68）宗形芳英：*the Quintessence*，15（9），1996

69）宗形芳英：日本実験力学会講演論文集，3（1），2003

70）森 寿 ほか：脳神経科学イラストレイテッド，第1版，羊土社，2000

71）森本俊文，中村嘉男 ほか編：基礎歯科生理学，第4版，医歯薬出版，2003

72）森本俊文 ほか編：基礎歯科生理学，第6版，医歯薬出版，2014

73）山口静子 ら：日本味と匂い学会誌，2，467-470，1995

74）山田好秋：よくわかる摂食・嚥下のメカニズム，医歯薬出版，2004

和文索引

あ

アイントーベンの三角形　125
アウエルバッハ神経叢　167
亜鉛欠乏症　263
青錐体　74
赤錐体　74
アクアポリン　181, 201, 314
アクチン　95
アクチンフィラメント　94
悪味症　263
アジソン病　206
アシドーシス　179
アストロサイト　11
アセチル CoA　34
アセチルコリン　22, 24, 312
アセチルコリンエステラーゼ　34
アセチルコリン合成酵素　34
アセチルコリン受容体　25, 34
圧覚　84
圧受容器反射　41, 133
アディポネクチン　199
アデニル酸シクラーゼ　314
アデノシン三リン酸　5
アドヘレンスジャンクション　311
アドレナリン　24, 196, 198, 203
アドレナリン作動性ニューロン
　　　　　　　　　　　33, 61
アドレナリン受容体　25, 33
アブミ骨　77
アポクリン腺　221
アマクリン細胞　71
アミノ酸　24, 159
アミノペプチダーゼ　160
アミラーゼ　229
アミン類　192
アメロゲニン　234
アルカローシス　179
アルドステロン
　　　　　133, 178, 181, 196, 201
アルブミン　112
アレルギー反応　109
アンジオテンシン　133
アンジオテンシンⅠ　135, 202
アンジオテンシンⅡ　135, 202
アンジオテンシン変換酵素　202
暗順応　71
暗所視　71
安静吸気位　146
安静空隙　273
安静呼気位　146
安静時唾液　319
暗帯　94
アンドロゲン　214
アンモニア　182

アンモニウムイオン　182

い

胃　159, 168
イオン　339
イオンチャネル　12
イオンチャネル型受容体　255, 260
イオン導入法　236
閾下縁　24
閾下刺激　16
閾刺激　16
閾値　15, 16, 66
閾膜電位　15
胃結腸反射　169
胃酸　160, 162
胃腺　162
胃相　164
一塩基多型　261
一次運動野　56
一次感覚細胞　67, 267
一次視覚野　56, 75
一次止血　110
一次終末　89
一次精母細胞　210
一次体性感覚野　46, 55, 56, 68, 246
一次味覚野　262
一次卵母細胞　211
一方向性伝達　26
一酸化窒素　136
イヌリン　184
イノシトール 1,4,5-三リン酸
　　　　　　　　　　　189, 312
イノシトール三リン酸　260
イノシン酸　257
易疲労性　27
意味記憶　59
異味症　263
胃抑制ポリペプチド　164
色変わりチューインガム　301
陰圧　144
インクレチン　173
インクレチン作用　173
陰茎　209
飲食作用　9
飲水行動　52
インスリン　52, 197, 198, 206
インスリン抵抗性　199
インターフェロン　225
インターロイキン 1　225
インターロイキン 6　225
咽頭　142
咽頭期　306
咽頭反射　308
陰嚢　209
インヒビン　215

陰部神経　186
隠蔽効果　76

う

ウィリス動脈輪　137
ウェルニッケ野　61, 80, 336
ウォルフ管　208
右脚　103, 119, 120
受け入れ弛緩　168
右心室　118
右心房　118
うつ熱　226
右方移動　151
うま味　255, 256
裏声　327
運動解離　53
運動失調　53
運動神経　28
運動性言語野　55, 61, 336
運動性失語症　61, 336
運動前野　55
運動単位　96
運動パターン　287

え

鋭敏化　58
腋窩温　218
エキソサイトーシス　9
エクリン腺　221
エステロン　216
エストラジオール　216
エストリオール　216
エストロゲン　211, 214, 216
エナメリン　234
エナメル質　233
エナメル質-象牙質境界部　235
エピソード記憶　59
エブネル腺　258, 311, 320
エマルジョン　161
エラスターゼ　160
エリスロポエチン　108
遠位尿細管　175
塩基　341
嚥下　304
嚥下性無呼吸　306
嚥下中枢　307
嚥下反射　306, 307
遠視　73
遠心性神経　28
延髄　42, 49
延髄孤束核　261
エンテロキナーゼ　160
エンドサイトーシス　9
エンドセリン　136
塩味　255, 256

和文索引　●　**347**

お

横隔神経　145
横隔膜　143
横行結腸　169
横行小管　93
黄体　212, 216
黄体形成ホルモン　194, 215
黄体ホルモン　211
黄疸　109
嘔吐　308
嘔吐中枢　308
黄斑　71
横紋筋　92
オーバージェット　270
オーバーバイト　270
オーラル・ディアドコキネシス　337
オーラルフレイル　337
悪寒　225
オキシトシン　195
オスモル　342
オッディ括約筋　165
音　76
オトガイ舌骨筋　279
オピオイド　24
オプシン　72
オペラント条件づけ　58
オリーブ核　80
オリゴデンドロサイト　11
オルガネラ　4
音圧　76
温覚　84
温受容器　84, 223
音色　76
音声　325, 327
　——の大きさ　327
　——の音色　327
　——の強弱　327
　——の高低　327
　——の調子　327
音声スペクトル　333
温度覚　84
温度感受性ニューロン　223
温度受容器　84, 223
温ニューロン　223
温熱性発汗　222
温熱中性帯　223
音波　76

か

外因系　112
外因性発熱物質　225
外殻温度　218
開咬　337
開口運動　280
開口反射　284
開口分泌　9, 314
開口放出　9, 21, 314
外肛門括約筋　169
外呼吸　144

介在ニューロン　44, 284
介在板　104
外耳　77
概日リズム　60, 204, 219
概日リズム調節中枢　52
外耳道　77
外生殖器　209
外舌筋　243, 292
咳嗽反射　307
外側膝状体　52
外側半規管　82
外側野　52
外側翼突筋　278
外側輪状披裂筋　326
回腸　168
外転神経　29
外転神経核　51
解糖　102
外尿道括約筋　185
海馬　55
灰白交通枝　36
灰白質　30, 42
回復熱　102
開放性鼻声　329
外膜　128
回盲弁　169
解離性味覚異常　263
外リンパ　78
外肋間筋　144
カイロミクロン　162, 170
下顎安静位　273, 282
下顎位　273, 275
下顎限界運動路　275
化学シナプス　21
化学受容器　84
化学受容器反射　41, 135
化学受容器引金帯　308
下顎神経　246
下顎張反射　244, 273, 282
化学的消化作用　229
下顎頭　277
化学反応式　340
過換気症候群　156
下丘　80
蝸牛　77
蝸牛神経　29, 79, 80
蝸牛マイクロフォン電位　80
架橋形成　95
核　4
顎下神経節　37
顎下腺　29
顎間距離　296
顎関節　272, 277
顎筋　272
顎骨　272
拡散　149, 342
学習　58
核心温度　218
顎舌骨筋　279
拡張期血圧　130

獲得免疫　109
顎二腹筋前腹　279
顎反射　50
角膜　69
下行結腸　169
下行路　42
過呼吸　156
加重　24, 26, 99
下神経節　261
下垂体　188
下垂体後葉　195
下垂体前葉ホルモン　194
下垂体ホルモン分泌調節中枢　52
下垂体門脈　194
下垂体門脈系　203
価数　340
ガス交換　149
ガストデューシン　260
ガストリン　162, 173
ガス分圧　148
可塑性　27
下唾液核　38, 318
滑液膜　277
滑車神経　29
褐色脂肪組織　220
活性型ビタミンD_3　200
滑走運動　270
活動電位　15
滑面小胞体　5
カテコール-O-メチル基転移酵素　35
カテコールアミン　24, 135, 192, 196
寡動　55
カフェイン拘縮　100
下腹神経　186
過分極　15
ガム法　319
ガラクトース　160
辛味　256
カリウムイオン　7
カルシトニン　196, 201
カルシトニン遺伝子関連ペプチド　86
カルバミノ化合物　152
カルボキシペプチダーゼ　160
カルモジュリン　105, 167, 189
加齢性難聴　80
緩圧作用　239
感音性難聴　80
感音部　77, 78
感覚　64
感覚器　66
感覚記憶　58
感覚受容器　66
感覚受容細胞　67
感覚神経　28
感覚性言語野　56, 61, 336
感覚性失語症　61, 336
感覚単位　83
感覚点　83, 246
感覚毛　82
換気　144

眼球　69
管腔内消化　159
間質液　6, 138
間質液膠質浸透圧　115
間質液静水圧　115
間質細胞　215
間質細胞刺激ホルモン　216
冠循環　136
緩衝作用　153, 321
冠状動脈　136
肝静脈　170
緩徐脱分極　103
眼振　82
眼神経　246
関節円板　274, 277
関節窩　277
関節結節　274
関節包　277
関節リウマチ　263
肝臓　159, 170
桿体（杆体）　70
間脳　42, 51
ガンマループ　90
甘味　255, 256
顔面神経　29
関連痛　91, 250

き

キーゾウの無痛領域　247
記憶　58
機械刺激受容器　67
機械受容器　84
機械的消化　229
疑核　38
企画振戦　53
器官　3
気管　142
気管支　143
基礎体温　219
基礎代謝　220
基礎代謝率　220
基礎代謝量　220
拮抗筋　43
拮抗支配　40
気道　142
起動電位　68
希突起膠細胞　11
キヌタ骨　77
機能円柱　76
機能局在　55
機能的合胞体　104, 167
機能的残気量　146
揮発性　266
基本味　255
ギムネマ酸　257
ギムネマシルベスタ　257
キモトリプシノーゲン　160
キモトリプシン　160
脚橋被蓋核　62
ギャップ結合　104, 105, 119

キャリア　9
嗅覚　266
嗅覚受容体　267
嗅球　29, 268
球形嚢　78, 81
嗅細胞　266
弓状核　52
弓状束　61
嗅上皮　267
嗅神経　29
求心性神経　28
嗅線毛　267
吸息　144
急速眼球運動　60
吸息ニューロン　154
吸啜　302
吸啜窩　302
吸啜中枢　302
嗅皮質　268
橋　42, 49
頬　242
胸郭　143
胸郭コンプライアンス　146
胸管　139
胸腔　143
胸腔内圧　145
凝固因子　111
胸骨　143
胸式呼吸　145
凝集原　112
凝集素　112
強縮　99
胸神経　30
胸髄　42
胸声　327
胸椎　143
胸壁　143
強膜　70
共鳴　329
巨核球　110
局所電流　18
巨人症　205
気流操作　329
近位尿細管　175
筋原線維　93
筋固縮　55
筋細胞　93
近視　73
筋小胞体　93
筋節　94
筋線維　93
筋層　167
筋層間神経叢　167
緊張性歯根膜咀嚼筋反射　283
緊張性放電　230
筋電図　98
筋分節　30
筋紡錘　43, 89, 244, 253
筋ポンプ作用　130
筋膜　93

く

グアニル酸シクラーゼ　136
空間的加重　26
空腸　168
クエン酸回路　102
駆出期　121
屈曲反射　43, 45
クッシング症候群　206
屈折異常　73
首振り運動　95
クプラ　82
グラーフ卵胞　212
クラウゼ小体　84, 252
グリア細胞　11
クリアランス　183
グリコーゲン　102, 159, 170, 198
グリシン　24, 284
グリセロール　161
グルカゴン　197, 198
グルカゴン様ペプチド-1　173
グルクロン酸　108
グルコース　102, 112, 159
グルコース感受性ニューロン　52
グルコース受容ニューロン　52
グルコース輸送体　9, 160, 198
グルコース溶出量測定　301
グルココルチコイド　196
グルタミン　183
グルタミン酸　24
グルタミン酸ナトリウム　257
クレアチニン　184
クレアチンリン酸　101
クレチン病　206
クロスブリッジ形成　95
クロナキシー　17
グロビン　108
グロブリン　112
クロマフィン様細胞　162
クロライドシフト　152

け

経細胞輸送　311
形質細胞　110
頸神経　30
頸髄　42
頸椎　51
頸動脈小体　135, 154
頸動脈洞　133
頸反射　51
血圧　129
血圧上昇反応　41
血液　106
血液凝固　111
血液凝固因子　106
血液脳関門　6, 114, 137
血管　127
血管音　131
血管拡張性物質　136

和文索引　●349●

血管作動性腸管ポリペプチド 133, 319
血管収縮性物質 136
血管内皮細胞 129
血球 106, 107
月経 212
月経期 212
月経周期 212, 219
血漿 7, 106, 112
血漿膠質浸透圧 115, 177
血漿浸透圧 201
楔状束核 46
血漿タンパク質 7
血小板 106, 107, 110
血小板活性化因子 110
血小板凝集 110
血小板血栓 110
血小板由来成長因子 112
血清 106, 112
結節乳頭体核 61
結腸 169
血糖 112
血糖値 197
血糖調節中枢 52
血餅 111
ケトン体生成 198
解熱 226
言語 61
言語音 328
言語音声 325
言語中枢 336
犬歯 233
原子 338
原始生殖管 208
原子番号 338
原始反射 302
原始卵胞 211
原子量 338
減数分裂 210
元素 338
原唾液 315
検知閾値 256
原尿 178
原皮質 55
腱紡錘 90
幻味 263

こ

高閾値機械侵害受容器 85
高エネルギーリン酸結合 5
好塩基球 109
構音 229, 324
高温期 219
口蓋 242
後外側腹側核 46, 51
口蓋裂 337
後角 42
高カルシウム血症 206
交換血管系 129
交感神経 28, 132

交感神経幹 35
交感神経性血管拡張線維 133
交感神経性血管収縮線維 132
交感神経副腎系 135
咬筋 278
抗菌作用 320
口腔 159
口腔咽頭期 305
口腔温 218
口腔乾燥症 321
口腔期 305
口腔前庭 241
口腔底粘膜 248
口腔内消化 168
口腔内唾液 315
口腔粘膜 241, 246
膠原線維 128
抗原提示 109
咬合 270
咬合圧 294
咬合位 273
硬口蓋 242
硬口蓋音 330
咬合感覚 252
咬合干渉 254
咬合高径 275
咬合システム 272
咬合相 293
咬合力 294, 296
後根神経節 30
虹彩 69, 70
後索 42
後索-内側毛帯路 46
交叉性伸展反射 46
好酸球 109
膠質浸透圧 7, 343
高次の精神機能 56
抗重力筋 51
拘縮 100
恒常性 2
甲状腺 188, 196
甲状腺機能亢進症 205
甲状腺刺激ホルモン 194
甲状腺刺激ホルモン放出ホルモン 194
甲状腺ホルモン 188, 196, 198
甲状軟骨 325
甲状披裂筋 326
口唇 242
口唇腺 242
高浸透圧 180
酵素共役型受容体 189
酵素内蔵型受容体 189
後退運動 276, 280
抗脱灰作用 321
好中球 109
紅潮 86
高張 180
硬直 100
後電位 15

喉頭 142, 325, 326
喉頭音 326
咬頭嵌合位 273, 274
咬頭干渉 270
喉頭筋 325, 326
喉頭原音 326
喉頭口閉鎖 306
喉頭軟骨 325
後頭葉 55
後内側腹側核 52
高ナトリウム血漿 206
後半規管 82
興奮収縮連関 43, 98
興奮性シナプス 22
興奮性シナプス後電位 22
興奮性神経伝達物質 24
興奮伝導 18
　　——の三原則 18
興奮伝導速度 19
後方開閉運動 276
後方限界運動 276
高密度リポタンパク質 171
肛門 159
絞扼反射 308
抗利尿作用 201
抗利尿ホルモン 181, 188
口輪筋 242
後輪状披裂筋 326
誤嚥 230, 323
誤嚥性肺炎 230
呼吸運動 144
呼吸細気管支 143
呼吸性アルカローシス 156
呼吸中枢 145, 154
呼吸反射 155
黒質 54
コク味 256
鼓索神経 37, 261
鼓室神経 38
呼息 144
孤束核 133
呼息筋運動ニューロン 154
骨格筋 25, 92
骨芽細胞 199
骨吸収 200
骨髄 107
骨粗鬆症 213
骨伝導 77
骨盤神経 186
骨迷路 78
古典的条件づけ 58
ゴナドトロピン 215
ゴナドトロピン放出ホルモン 215
コネキシン 119
コネクソン 119
古皮質 55
鼓膜 77
固有感覚 46, 65, 89, 253
固有口腔 241
固有心筋 103

固有心筋細胞　119
コラーゲン　234
コラム　76
コリン　34
コリンアセチルトランスフェラーゼ
　34
コリン作動性ニューロン　33, 62
ゴルジ腱器官　44, 90, 253
ゴルジ装置　5
コルチ器官　79
コルチゾール　196, 204
コレシストキニン　164, 173
コレステロール　161, 189
コレステロールエステラーゼ　161
コロイド浸透圧　343
コロトコフ音　131
混合腺　310
コン症候群　206
根尖孔　237
コンプライアンス　145
根面齲蝕　322

さ

サーカディアンリズム　204, 219
サーファクタント　143
細気管支　143
鰓弓　228
サイクリック AMP　189, 314
サイクリック GMP　72, 189
最後退位　276
再構築　199
細静脈　127
臍静脈　137
サイズの原理　97
再石灰化作用　321
最大開口位　273
最大吸気位　146
最大吸気量　146
最大咬合力　295, 296
最大呼気位　146
細動脈　127
臍動脈　137
細胞　3
細胞外液　6
細胞極性　311
細胞骨格　5
細胞体　10
細胞内液　6
細胞内小器官　4
細胞膜　4
細胞膜受容体　189
サイロキシン　136, 192, 196
サイログロブリン　197
サウンドスペクトログラム　335
左脚　103, 119, 120
サクソン法　319
錯味症　263
左心室　118
左心房　118
殺菌作用　320

サッケード運動　83
サブスタンス P　24, 86
左方移動　151
サルコペニア　230
サルコメア　94
酸　340
酸塩基平衡　153
酸化還元　341
酸化的リン酸化　102
残気量　146
三叉神経　29, 88
三叉神経運動核　244
三叉神経感覚核　88, 245
三叉神経視床路　46
三叉神経主感覚核　245
三叉神経脊髄路核　245
三叉神経節　244, 251
三叉神経中脳路核　88, 244, 251
三尖弁　118
酸素解離曲線　150
酸素飽和度　150
三大栄養素　159
産熱　220
三半規管　78
酸味　255, 256
三連構造　93

し

ジアシルグリセロール　312
子音　330
シェーグレン症候群　263, 321
ジオプトリ（D）　72
歯音　330
視覚　69
耳下腺　29
耳管　77
時間的加重　26
色覚　74
色覚異常　74
色弱　74
色盲　74
子宮　208, 211
糸球体　175
糸球体傍細胞　175
糸球体濾過　177
糸球体濾過量　184
子宮内膜　212
式量　339
死腔　148
軸索　10
軸索反射　86
歯茎音　330
刺激（時）唾液　319
刺激伝導系　103, 119
止血　106
自原抑制　43, 44
視交叉　29, 74
視交叉上核　204, 219
嗜好性　265
地声　327

自己受容性反射　293
自己分泌　192
歯根膜　238
歯根膜機械受容器　290
歯根膜咬筋反射　283
視細胞　70, 71
視索　74
視索上核　201
視索前野　223
視軸　72
支持細胞　11
脂質　159
脂質二重膜　4
歯周組織　233
視床　42, 51
視床下核　54
視床下部　42, 52, 223
視床下部−下垂体前葉系　194
視床下部ホルモン　194
視床後内側腹側核　246, 262
耳小骨　77
視床髄板内核　246
糸状乳頭　257
茸状乳頭　257
視神経　29
耳神経節　38
視神経乳頭　71
歯髄炎　250
歯髄腔　237
歯髄腔内圧　237
歯髄神経　250
歯髄組織　233
歯髄の感覚　249
耳石　82
耳石器　48, 78, 81, 82
耳石膜　82
歯槽骨　241
歯槽粘膜　240
持続性活動　40
持続性支配　40
舌　243, 292
時値　17
膝蓋腱反射　43
膝神経節　261
室傍核　201
シナプス下膜　21
シナプス間隙　21
シナプス後細胞　21
シナプス後電位　22
シナプス後膜　21
シナプス後抑制　23
シナプス小頭　21
シナプス前終末　21
シナプス前抑制　23
シナプス遅延　27
歯肉　238, 240
歯肉溝　240
歯肉溝滲出液　240
自発性異常味覚　263
自発性活動　40

和文索引　●351

篩分法　298
脂肪酸　159, 161
視野　74
シャーピー線維　238
射精管　208, 209
射乳反射　195
習慣性開閉口運動　276
終期　287
集合管　175
集合リンパ管　139
収縮期血圧　130
収縮高　99
自由神経終末　65, 84, 223, 248, 252
縦走筋　167
収束　23
収束投射説　250
重炭酸イオン　152, 164, 182
重炭酸緩衝系　321
十二指腸　168
終板　97
終板電位　98
修復象牙質　237
終末細気管支　143
終末槽　93
終末蝶番運動　276
終末蝶番軸　276
充満期　121
主感覚核　88
主細胞　162
樹状突起　10
受精　213
受精卵　213
受動輸送　8
受容器　64
受容器電位　45, 67, 260
受容体　25, 189
受容野　83
シュワン細胞　11
潤滑作用　320
循環　116
循環液　6
循環血液量　201
順応　66
漿液細胞　310
漿液腺　310
消化管　159, 166
消化管ホルモン　172, 188
消化器　159
上顎神経　246
消化酵素　164
消化作用　320
松果体　204
小臼歯　233
上頸神経節　36
上下運動　287
上行結腸　169
小膠細胞　11
上喉頭神経　307
上行路　42
硝子体　69, 70

小錐体神経　38
上唾液核　318
小唾液腺　243, 258, 310
小腸　159, 168
情動行動　52
小脳　42, 53, 290
小脳性運動失調　53
小脳体　53
蒸発　221
小胞体　4
漿膜　167
静脈　116, 127
静脈還流量　130
初期熱　102
食塊　168
食塊形成相　293
食事誘発性産熱反応　220
触診法　131
食道　159
食道期　306
植物性機能　3
女性の二次性徴　216
触覚　84
触覚閾　252
徐波睡眠　204
徐脈　123
シリア　82
自律神経系　28
自律神経節　32
視力　72
腎盂　174
心音　123
侵害刺激　85
侵害受容器　45, 84, 85
心筋　92, 103
神経核　49
神経幹　19
神経筋接合部　24, 97
神経膠細胞　11
神経細胞　10
神経支配比　96
神経終末部　10
神経障害性疼痛　85
神経性下垂体　195
神経節細胞　71
神経節遮断薬　34
神経線維　11
神経束　19
神経伝達物質　21, 24
神経トーヌス　230
神経分泌細胞　195
腎血漿流量　184
心室筋　103
心室中隔　118
心周期　120
腎循環　176
腎小体　174
振戦　55
心臓　118
腎臓　174

腎単位　174
伸張反射　43
心電図　123
浸透　342
浸透圧　7, 342
浸透圧受容器　201
浸透圧利尿　322
腎杯　174
心肺部圧受容器　133
心肺部圧受容器反射　133
心拍出量　123, 130
心拍数　123
新皮質　55
深部感覚　65, 89, 244
深部痛　85
心房筋　103
心房収縮期　121
心房性ナトリウム利尿ペプチド
　　　　　　　　135, 181, 202
心房中隔　118

す

膵アミラーゼ　160
随意的　32
膵液　164
錘外筋線維　89
推尺異常　53
髄鞘　11
水晶体　69, 70
膵臓　159
錐体　70
錐体路　47
垂直被蓋　270
膵島　188
膵島ホルモン　188
錘内筋線維　89
水平細胞　74
水平被蓋　270
睡眠　59
睡眠時ブラキシズム　60
睡眠時無呼吸症候群　60, 156
スクラーゼ　160
スクロース　160
スターリングの心臓の法則　130
スタテリン　321
ステロイドホルモン　189
ストレス　203
ストレッサー　203
スペクトル分析　334

せ

精管　208, 209
精原細胞　210
精細管　209
正視　73
精子　209, 210
静止(膜)電位　14
正視眼　73
精子細胞　210
性周期　211

成熟卵胞　212
星状膠細胞　11
星状神経節　36
生殖細胞　210
生殖腺　188
性腺刺激ホルモン　194, 215
性腺刺激ホルモン放出ホルモン　194
性染色体　208
精巣　209
精巣上体　209
声帯　326
成長ホルモン　188, 194, 198, 204
成長ホルモン放出ホルモン　194
成長ホルモン抑制ホルモン　194
静的作用　282
声道　324
精嚢　208, 209
正の強化　58
正のフィードバック　192
青斑核　61
生物学的機能環　272
性ホルモン　188, 214
声紋　335
声門　326
声門音　330
声門開大筋　326
声門閉鎖筋群　326
生理食塩水　112
生理的咬合　270
生理的動揺　239
セカンドメッセンジャー
　　　　　　　　　105, 189, 259
赤核　48
赤唇部　242
脊髄　28, 42
脊髄視床路　46, 47, 87
脊髄小脳　53
脊髄神経　28
脊髄神経節　30, 35, 87
脊髄前根　35
脊髄反射　42
脊髄路核　88
咳反射　307
セクレチン　164, 173
舌　243, 292
舌咽神経　29
絶縁伝導　18
舌下神経　29, 243
舌下腺　29
赤筋　95
赤筋線維　95
赤血球　107
節後線維　32
舌骨上筋群　279
節後ニューロン　32
切歯　233
切歯点　276
舌小帯短縮症　337
摂食中枢　52
節前線維　32

節前ニューロン　32
絶対不応期　16
接着結合　311
セットポイント　224
セットポイント仮説　224
舌乳頭　243
舌リパーゼ　162
セメント質　233, 238
セルトリ細胞　209, 210
セロトニン　87, 136
セロトニン作動性ニューロン　61
前角　42
全か無の法則　16
全口腔法　264
前後運動　287
仙骨神経　30
前索　42
前視床下部　223
洗浄作用　321
線条体　54
線条部導管　315
仙髄　42
腺性下垂体　195
選択的透過性　12
先端巨大症　205
前痛感覚　250
前庭器官　81
前庭頸反射　48, 50
前庭小脳　53
前庭神経　29
前庭神経核　51, 82
前庭脊髄反射　48
前庭脊髄路　47
前庭動眼反射　51
蠕動運動　168
前頭言語中枢　336
前頭葉　55
前頭連合野　58
前突運動　276, 280
全肺活量　146
前半規管　82
選別相　293
腺房　310
前方限界運動　276
腺房細胞　310
線溶　112
前立腺　209

そ

走化性因子　109
総肝管　165
臓器　3
臓器感覚　35, 65, 91
早期接触　270
双極性神経細胞　268
象牙芽細胞　237
象牙芽細胞突起　248
象牙細管　235, 248
象牙質　233
　　――の感覚　248

造血　107
増殖期　212
相対不応期　16
相反性神経支配　44
増幅単極肢誘導　123
僧帽弁　118
側角　35, 42
速筋　95
足細胞　175
側索　42
速順応　66
速順応性機械受容器　84
促通　24
促通拡散　8, 161
側頭筋　278
側頭言語中枢　336
側頭葉　55
側頭連合野　58
側方運動　270, 280, 287
組織液　6
組織間液　6
組織呼吸　144
組織トロンボプラスチン　111
咀嚼　286
咀嚼圧　239, 294
咀嚼運動　286
咀嚼期　287
咀嚼筋　278
咀嚼効率　300
咀嚼指数　300
咀嚼システム　272
咀嚼側　280
咀嚼値　298
咀嚼粘膜　241, 242
咀嚼能率　299
咀嚼能力　298
咀嚼リズム　287, 288, 291
咀嚼力　294, 297
外向き電流　18
疎密波　77, 326
粗面小胞体　4

た

第Ⅰ心音　123
第Ⅰ誘導　125
第Ⅱ心音　123
第Ⅱ誘導　125
第Ⅲ心音　123
第Ⅲ誘導　125
第一鰓弓　278
体液　6
体温調節中枢　52, 223
体温調節反射　41
大臼歯　233
対向流増幅系　180
対向流熱交換　222
胎児循環　137
体循環　116
帯状回　55
大静脈　127

和文索引　● **353** ●

大錐体神経　37, 261
体性感覚　64
体性神経系　28
大唾液腺　310
大腸　159, 169
大動脈　127
大動脈弓　133
大動脈小体　135, 154
大動脈弁　118
タイト結合　311
タイトジャンクション　311
体内時計　204
第二象牙質　237
大脳　42, 54
大脳回　55
大脳基底核　42, 54, 289
大脳溝　55
大脳小脳　53
大脳動脈輪　137
大脳皮質　42, 55
大脳皮質運動野　47
大脳皮質感覚野　68
大脳皮質聴覚野　80
大脳辺縁系　42, 55
胎盤　114, 216
体部位局在　56
体部位再現　56
対流　221
唾液　162
唾液アミラーゼ　159, 168
唾液腺　29, 159, 310
唾液分泌反射　41
唾液流　321
多元性平滑筋　104
多シナプス反射　43
脱負荷反射　282
脱分極相　15
脱リン酸化酵素　105
多能性幹細胞　107
胆管　170
短期記憶　59
単球　109
単極胸部誘導　123
単極誘導　123
単元性平滑筋　104
炭酸脱水酵素　152, 317
単シナプス性　282
単シナプス反射　43
胆汁　165, 170
胆汁酸　161, 165
胆汁色素　165
単収縮　99
単純拡散　8
弾性血管系　129
弾性線維　128
男性の二次性徴　216
淡蒼球　54
担体　9, 161
単糖類　159
胆嚢　159

胆嚢管　165
タンパク質　159, 160

ち

知覚神経　28
遅筋　95
蓄尿　185
蓄尿反射　185
遅順応　66
遅順応性機械受容器　84
腔　208, 211
緻密斑　175
着床　213
チャネル　8
中間亜核　245
中耳　77
中心位　274
中心窩　71
中心後回　246
中心咬合位　274
中心体　5
中枢温度受容器　223
中枢化学受容器　154
中枢神経系　28, 42
中枢性パターン発生器　291, 307
中性脂肪　161
中脳　42, 49
虫部　53
中膜　128
腸陰窩　166
腸液　166
調音　229
聴覚　76
聴覚野　56
長期記憶　59
長期増強　27
長期抑圧　27
聴診法　131
腸相　164
蝶番運動　278, 280
蝶番滑走関節　278
跳躍伝導　18
張力　96
直腸　169
直腸温　218
チロキシン　136
チロシン　34, 192
チロシンキナーゼ型受容体　198
陳述記憶　59

つ

椎間孔　30
痛覚　85
ツチ骨　77
強さ-時間曲線　16

て

低圧受容器　133
低温期　219
抵抗血管系　129
低身長症　205
低浸透圧　180
低体温　226
低張　180
低密度リポタンパク質　171
デオキシリボ核酸　4
適刺激　65
デキストリン　160
テストステロン　208, 214, 216
デスモゾーム　311
テタニー　156, 206
テタニー様症状　156
テタヌス後増強　27
デルマトーム　30
電位依存性ATPチャネル　260
電位依存性Ca^{2+}チャネル　79
電位依存性Na^+チャネル　15
伝音性難聴　80
伝音部　77
電解質　340
電解質コルチコイド　196
電気緊張電位　17
電気シナプス　22
電気味覚閾値　265
電気味覚検査法　265
電子伝達系　102
伝導　18, 221
デンプン　159

と

同位体　338
導管　311
動眼神経　29
瞳孔括約筋　37, 70
瞳孔散大筋　70
糖質　159
糖質コルチコイド　196, 198, 203
等尺性収縮　99, 100
動静脈吻合　222
糖新生　198
動水力学説　249
頭声　327
糖タンパク質　320
等張性収縮　99
頭頂葉　55
頭頂連合野　56
動的作用　282
動的反応　89
糖尿病　206
動物性機能　3
洞房結節　103, 119, 120
動脈　116, 127
動脈管　138
等容性弛緩期　121
等容性収縮期　121

● 354 ●

当量　340
トーヌス　40
ドーパミン　24
ドーパミン作動性ニューロン　61
ドーパミンニューロン　55
特異動的作用　220
特殊感覚　64, 244
特殊心筋　103
特殊心筋細胞　119
特殊粘膜　242
吐唾法　319
突発性難聴　80
ドップラー効果　77
ドライマウス　321
トランスデューシン　72
トランスポーター　8
トリガー効果　104
トリグリセリド　161
取り込みおよび stage I 移送期　287
鳥肌　222
トリプシノーゲン　160
トリプシン　160, 164
トリプトファン　192
トリヨードサイロニン　192, 196
努力性肺活量　147
トロポニン　95
トロポニン C　95
トロポミオシン　95
トロンビン　112
トロンボキサン A$_2$　110
ドンダースの空隙　243
鈍痛　85

な

内因系　111
内因子　169
内因性発痛物質　87
内因性発熱物質　225
内肛門括約筋　169
内呼吸　144
内在性神経系　167
内耳　77
内耳神経　29
内生殖器　209
内舌筋　243, 292
内臓感覚　65, 91
内臓求心性神経　28
内臓痛　85
内臓痛覚　35, 65, 91
内側膝状体　52, 80
内側毛帯　246
内側翼突筋　278
内尿道括約筋　185
内分泌　192
内分泌細胞　162
内膜　129
内リンパ　78
内肋間筋　144
ナトリウムイオン　7

ナトリウム依存性グルコース共輸送体
　　178
ナトリウム依存性グルコース輸送体
　　9
ナトリウムカリウムポンプ　9
ナトリウムポンプ　15
慣れ　58
軟化象牙質　235
軟口蓋　242
軟口蓋音　330
難聴　80

に

ニオイ物質　266
苦味　255, 256
ニコチン受容体　22, 34
二次感覚細胞　67, 255
二次終末　89
二次性能動輸送　9, 160
二次精母細胞　210
二次体性感覚野　56
二次ニューロン　262
二重支配　39
二重痛覚　85
二点弁別閾　83, 246, 247
乳化　161
乳剤　161
ニューロン　10
尿管　174
尿細管　174
尿素回路　183
尿道　174
尿道球腺　209
尿の性状　176
尿崩症　181, 205
尿路結石　206
妊娠　213
認知閾値　256

ね

ねじれ相　293
熱痙攣　226
熱射病　226
熱ショックタンパク質　191
熱中症　226
熱疲労　226
ネフロン　174
粘液細胞　310
粘液水腫　206
粘液腺　310
粘膜　167
粘膜下神経叢　167

の

脳　28, 42
脳幹　42, 49
脳幹網様体　48, 50
脳循環　137
脳神経　28, 29
脳性麻痺　51

脳脊髄液　6, 114
脳相　164
能動輸送　9, 162
脳波　60
ノルアドレナリン　24, 196, 312
ノルアドレナリン作動性ニューロン
　　61
ノルメタネフリン　35
ノンレム睡眠　59

は

歯　232
　　——の圧覚　251
　　——の固有感覚　251
　　——の触覚　251
　　——の痛覚　251
パーキンソン病　55, 263
バイオフィードバック調節　35
肺活量　146
肺気量　146
肺コンプライアンス　146
杯細胞　166
肺循環　117
肺伸展受容器　156
排泄作用　321
背側　42
肺動脈弁　118
ハイドロキシアパタイト　234
排尿　186
排尿筋　185, 186
排尿中枢　186
排尿路　174
排便　169
排便中枢　169
肺胞　142, 143
肺胞換気量　148
肺胞気-動脈血 O$_2$ 分圧較差　149
排卵　212
歯ぎしり　60
白交通枝　35
白質　42
薄束核　46
白体　212
破骨細胞　199
破擦音　331
橋本病　205
バセドウ病　205
バソプレッシン
　　　　　133, 135, 181, 195, 201
パチニ小体　67, 84, 246
発汗　221, 226
白筋　95
白筋線維　95
白血球　106, 107, 109
発散　23
発射圏　24
発声　324
発声器官　325
発熱　225
発熱物質　225

和文索引　●355●

バッファローハンプ　206
パブロフ　58
パラアミノ馬尿酸　184
パラトグラム　332
パラトルモン　180, 196
パラフィンワックス　301
破裂音　330
半規管　48, 81, 82
半自動運動　288
反射　42
反射弓　42
汎性投射系　61
半側空間無視　58
ハンチントン病　55
半透膜を介した物質移動　343
反復刺激後増強　27

ひ

鼻咽腔閉鎖　306, 328
鼻咽腔閉鎖機能不全　329
鼻音　325, 331
被蓋　270
被殻　54
皮下静脈叢　222
鼻腔　142
尾骨神経　30
皮質延髄路　47, 50
皮質吸啜野　303
皮質赤核脊髄路　47
皮質脊髄路　47
皮質咀嚼野　303
皮質網様体脊髄路　47
ビシャの脂肪床　302
糜粥　164, 168
尾状核　54
尾髄　42
ヒス束　103, 119, 120
ヒスタチン　320
ヒスタミン　86, 136, 162
ヒスタミン作動性ニューロン　61
非ステロイド性抗炎症薬　226
尾側亜核　245
尾側延髄腹外側部　133
ビタミンB$_{12}$　108, 169
ビタミンK　112
左静脈角　139
非陳述記憶　59
非特殊投射系　246
ヒト絨毛性ゴナドトロピン　213
泌尿器　174
比肺活量　147
皮膚感覚　64
被覆粘膜　241, 242
皮膚血管の収縮　225
皮膚分節　30
非ふるえ産熱　220
表在感覚　64
表在痛　85
標準12誘導心電図　124
標準肢誘導　123

標的細胞　189, 192
表面活性物質　143
表面感覚　244
ビリルビン　108, 171
ピルビン酸　102
披裂筋　326
披裂軟骨　325
非連合学習　58
疲労　100
ヒンジアキシス　278
頻脈　123

ふ

フィードバック制御　281, 292
フィードバックによる調節　192
フィードフォワード機構　225
フィブリノーゲン　111, 112
フィブリン　112
フェニルチオカルバミド　261
フェニルチオ尿素　261
不応期　16
フォルマント　331, 335
不感蒸散　221
不感蒸泄　221
複合核　245
複合活動電位　19
副交感神経　28, 132
副交感神経系　318
副交感神経性血管拡張線維　133
副甲状腺　188, 196
副甲状腺機能亢進症　206
副甲状腺機能低下症　206
副甲状腺ホルモン　180, 196, 200
腹式呼吸　145
副歯槽堤　302
副腎　188
副神経　29
副腎髄質　33, 195
副腎髄質ホルモン　188
副腎皮質　195
副腎皮質刺激ホルモン　194, 196
副腎皮質刺激ホルモン放出ホルモン
　　　　　　　　　　　　　194
副腎皮質ホルモン　188
副腎皮質ホルモン刺激ホルモン　203
腹側　42
腹内側核　52
不減衰伝導　18
不顕性誤嚥　230
浮腫　115, 140
不随意的　32
付属管腔　325
付着歯肉　240
負の強化　58
負のフィードバック　192
ブラキシズム　254
ブラジキニン　86, 136
プラスミノーゲン　112
プラスミノーゲンアクチベーター
　　　　　　　　　　　　　112

プラスミン　112
プラトー相　103
振子運動　168
振子現象　53
ふるえ　225
ふるえ産熱　220
フルオロアパタイト　234
プルキンエ線維　103, 119, 120
フルクトース　160
ブルンナー腺　166
フレア　86
プロエラスターゼ　160
ブローカ野　61, 80, 336
ブロードマン　55, 75, 80
プロカルボキシペプチダーゼ　160
プロゲステロン　211, 214, 216
プロスタグランジン　86, 163
プロスタグランジンE$_2$　225
プロセスモデル　304
プロトロンビン　111
プロトンポンプ　162
プロラクチン　194
プロラクチン放出ホルモン　194
プロラクチン抑制ホルモン　194
分圧　148
分子　338
分子量　339
分節運動　168
吻側亜核　245
吻側延髄腹外側部　133
分泌型IgA　315, 321
分泌顆粒　314
分泌期　212
分娩　213

へ

平滑筋　26, 92, 104
平均血圧　130
閉経　213
閉口運動　279
閉口筋筋紡錘　290
平衡砂膜　82
平衡電位　15
平衡斑　82
閉口反射(狭義)　284
閉塞　24
ペースメーカ　103
壁細胞　162
ヘキサメトニウム　34
ベネット運動　281
ベネット角　277, 281
ペプシノーゲン　160
ペプシン　160, 163
ペプチドホルモン　189
ヘマトクリット値　107
ヘム　108
ヘモグロビン　108, 150
ベル・マジャンディーの法則　30
ペルオキシダーゼ　320
便意　169

扁桃体　*55, 262, 268, 289*
ペンフィールドの地図　*69*
片葉小節葉　*53*
ヘンレ係蹄　*175*
ヘンレループ　*175*

ほ

母音　*329*
母音三角形　*330*
防御反射　*46, 285, 308*
膀胱　*174*
傍細胞輸送　*311*
放散　*221*
傍糸球体装置　*175*
房室結節　*103, 119, 120*
房室弁　*118*
放射　*221*
縫線核　*61*
膨大部稜　*82*
放熱　*221*
傍分泌　*192*
傍濾胞細胞　*196*
飽和水蒸気圧　*148*
頬　*242*
ボーア効果　*151*
ボーマン嚢　*175*
ボーマン嚢内圧　*177*
保護作用　*320*
ホスファターゼ　*105*
ホスホジエステラーゼ　*72*
ホスホリパーゼC　*312*
補足運動野　*55*
ボタロー管　*138*
歩調取り　*103*
歩調取り電位　*103*
ポッセルトの図形　*276*
ホメオスタシス　*2, 32*
ポリソムノグラフィー　*60*
ポリペプチド　*160*
ポリモーダル侵害受容器　*85*
ホルモン　*188*
本幹　*139*

ま

マイスネル小体　*67, 84*
マイスネル神経叢　*167*
毎分心拍出量　*123*
膜消化　*159*
膜電位　*12*
マクロファージ　*108, 109*
摩擦音　*331*
マスト細胞　*162*
末梢温度受容器　*223*
末梢化学受容器　*154*
末梢血管抵抗　*130*
末梢神経系　*28*
末端肥大症　*205*
マリオットの盲点　*71*
マルトース　*160*
マルトトリオース　*160*

満月様顔貌　*206*
慢性甲状腺炎　*205*
満腹中枢　*52*

み

ミエリン　*11*
ミオグロビン　*95*
ミオシン軽鎖キナーゼ　*105, 167*
ミオシンフィラメント　*94*
味覚　*255*
味覚異常　*263*
味覚嫌悪学習　*262*
味覚検査法　*264*
味覚減退　*263*
味覚修飾物質　*257*
味覚障害　*263*
味覚消失　*263*
右静脈角　*139*
右リンパ本幹　*139*
ミクログリア　*11*
味細胞　*255, 258*
水チャネル　*201, 314*
水分泌　*312*
ミセル　*162*
三つ組構造　*93*
密着結合　*311*
ミトコンドリア　*5*
緑錐体　*74*
ミネラルコルチコイド　*196*
脈圧　*130*
ミュラー管　*208*
味蕾　*257*
ミラクリン　*257*
ミラクルフルーツ　*257*

む

無細胞セメント質　*238*
無髄線維　*11*
ムスカリン受容体　*34, 222*
ムスカリン性アセチルコリン受容体
　312
無声音　*329*
ムチン　*162, 163, 314, 320*
無動　*55*

め

明順応　*71*
明所視　*71*
迷走神経　*29*
迷走神経背側核　*38*
明帯　*94*
メサンギウム細胞　*175*
メニエール病　*80*
メラトニン　*192, 204*
メラニン産生細胞　*206*
メルケル触盤　*84*
免疫　*106*
メンデルの法則　*113*

も

毛細血管　*116, 127*
毛細胆管　*165*
毛細リンパ管　*114, 139*
盲腸　*169*
盲点　*71*
毛包受容器　*246*
網膜　*69, 70*
毛様体筋　*37*
毛様体小帯　*70*
毛様体神経節　*37*
モチリン　*173*
モノアシルグリセロール　*159*
モノアミン酸化酵素　*35*
モル　*340*
門脈　*136, 170*

や

野牛の肩瘤　*206*

ゆ

有郭乳頭　*257*
有効濾過圧　*177*
有細胞セメント質　*236, 238*
有髄線維　*11*
有声音　*329*
有毛細胞　*79*
遊離歯肉　*240*
遊離脂肪酸　*52*
輸出細動脈　*175*
輸送体　*8*
輸入細動脈　*175*

よ

葉酸　*108*
葉状乳頭　*257*
腰神経　*30*
腰髄　*42*
溶媒作用　*321*
容量血管系　*129*
翼口蓋神経節　*37*
抑制性介在ニューロン　*43*
抑制性シナプス　*23*
抑制性シナプス後電位　*23*
抑制性神経伝達物質　*24*
予備吸気量　*146*
予備呼気量　*146*

ら

ライスネル膜　*78*
ライディッヒ細胞　*208, 209, 210, 215*
ラクターゼ　*160*
ラクトース　*160*
ラクトフェリン　*320*
卵円窓　*77*
卵管　*208, 211*
卵管膨大部　*213*
卵形嚢　*78, 81*
ランゲルハンス島　*188, 197, 198*

和文索引　●**357**●

卵原細胞　211
乱視　73
卵子　211
卵巣　211
卵巣周期　212
ランドルト環　72
ランビエの絞輪　11
卵胞刺激ホルモン　194, 215
卵胞ホルモン　211

り

リアノジン受容体　98
リーベルキューン腺　166
梨状皮質　268
リソソーム　5
リゾチーム　320
リパーゼ　161, 320
リポタンパク質　170
リモデリング　199
流音　331

利用時　17
両唇音　330
両方向性伝導　18
リン酸一水素イオン　182
リン酸二水素イオン　182
輪状甲状筋　326
輪状軟骨　325
輪走筋　167
リンパ　139
リンパ液　114
リンパ管　114
リンパ球　109

る

涙腺　29
類洞　170
ルフィニ小体　67, 84, 252

れ

冷覚　84

冷受容器　84, 223
冷ニューロン　223
レニン　133, 175, 201
レニン・アンジオテンシン・アルドス
　テロン系　135, 196, 202
レプチン　199
レム睡眠　59
連合学習　58

ろ

老眼　73
老視　73
ローマン反応　101
濾紙ディスク法　264
肋骨　143
ロドプシン　71
濾胞　196
濾胞細胞　197

数字・欧文索引

数字・記号

1 回換気量　*146*
1 回心拍出量　*123*
1 型糖尿病　*206*
1 嗅細胞-1 受容体ルール　*267*
1 咀嚼周期　*287*
1 秒率　*147*
1 秒量　*147*
2 型糖尿病　*206*
2-モノアシルグリセロール　*161*
3 方向運動　*287*
5-HT$_2$受容体　*136*
5 基本味　*255, 256*
5 期モデル　*304*
Ⅰa 群　*20*
Ⅰb 群　*20*
Ⅰb 抑制　*44*
Ⅰ型細胞　*258*
Ⅰ型線維　*95*
Ⅱ型細胞　*258*
Ⅱ型線維　*95*
Ⅲ型細胞　*259*
Ⅳ型細胞　*259*
%VC　*147*

A

A（α）細胞　*198*
A-aDO$_2$　*149*
ABO 式血液型　*113*
ACE　*202*
acetylcholinesterase　*34*
ACh　*312*
AChE　*34*
ACTH　*196, 203*
adaptation　*66*
Addison 病　*206*
ADH　*181*
ANP　*181, 202*
antidiuretic hormone　*181*
AQP　*181, 201, 314*
ATP　*5*
ATP 感受性 K$^+$チャネル　*198*
atrial natriuretic peptide　*181*
Auerbach 神経叢　*167*
aVF 誘導　*126*
aVL 誘導　*126*
aVR 誘導　*125*
Aα 線維　*20*
Aβ 線維　*20, 250*
Aδ 線維　*20, 248, 250*
A 型　*113*
A 型抗原　*113*
A 線維　*20*
A 帯　*94*

B

B（β）細胞　*197*
Bainbridge 反射　*133*
basal metabolic rate　*220*
Basedow 病　*205*
Bell-Magendie の法則　*30*
Bennett 運動　*281*
Bennett 角　*277, 281*
Betz の巨大錐体細胞　*56*
Bichat の脂肪床　*302*
BMR　*220*
Broca 野　*61, 80, 336*
Brodmann　*55, 75, 80*
B 型　*113*
B 型抗原　*113*
B 線維　*20*
B リンパ球　*110*

C

Ca^{2+}-induced Ca^{2+} release　*104*
Ca^{2+}依存性 Cl$^-$チャネル　*312*
Ca^{2+}チャネル　*22*
Ca^{2+}ポンプ　*98*
CALHM1　*260*
cAMP　*189, 267*
cAMP 依存性タンパク質リン酸化酵素　*314*
carbonic anhydrase　*152*
CAT　*34*
catechol-*O*-methyltransferase　*35*
CCK　*164*
central pattern generator　*291*
cGMP　*72, 189*
CGRP　*86*
ChAT　*34*
chemoreceptor trigger zone　*308*
chloride shift　*152*
cholecystokinin　*164*
Cl$^-$チャネル　*23*
CO$_2$分圧　*149*
COMT　*35*
Conn 症候群　*206*
CPG　*291*
CTZ　*308*
Cushing 症候群　*206*
C 細胞　*196*
C 線維　*20, 248, 250*

D

DAG　*312*
DNA　*4*
dysgeusia　*263*
D 抗原　*114*
D-ペニシラミン　*263*

E

ECL 細胞　*162*
Einthoven の三角形　*125*
electromyogram　*98*
EMG　*98*
EPSP　*22*
Erlanger-Gasser による神経線維の分類　*20*
excitatory postsynaptic potential　*22*

F

fast-twitch fatigable type　*96*
fast-twitch fatigue resistant type　*97*
FEV1.0　*147*
FF 型　*96*
follicle-stimulating hormone　*215*
forced expiratory volume 1.0　*147*
forced vital cataicty　*147*
FR 型　*97*
FSH　*215*
FVC　*147*

G

GABA　*23, 24, 284*
GABA$_A$受容体　*23*
GABA 作動性ニューロン　*52*
GFR　*184*
GIP　*164*
Gla　*112*
Gla タンパク質　*112*
glomerular filtration rate　*184*
GLP-1　*173*
glucagon-like peptide-1　*173*
Glucose transporter　*160*
GLUT　*9, 160*
GLUT2　*198*
GnRH　*215*
GPCR　*259*
GTP 結合タンパク質　*189, 259, 312*
G タンパク質　*259*
G タンパク質共役型受容体　*189, 255, 259, 266, 267*

H

H$^+$/オリゴペプチド共輸送体　*161*
H$^+$-K$^+$-ATPase　*162*
H$^+$-K$^+$交換輸送体　*179*
Hb　*150*
hCG　*213*
HDL　*171*
Hering-Breuer 反射　*156*
HPO$_4{}^{2-}$　*182*
HSP90　*191*
Huntington 病　*55*

数字・欧文索引　●**359**●

H 帯　*94*

I

IgG 型　*114*
IgM 型　*114*
IMP　*257*
inhibitory postsynaptic potential　*23*
inositol triphosphate　*260*
IP$_3$　*189, 260, 312*
IPSP　*23*
I 帯　*94*

J

J-receptor　*156*

K

K$^+$チャネル　*12*
Kiesow の無痛領域　*247*
Klüver-Bucy 症候群　*55*
Korotkov sound　*131*
K 拘縮　*100*

L

LDL　*171*
LH　*215*
Lloyd-Hunt による神経線維の分類　*20*
long-term potentiation　*27*
LTP　*27*
luteinizing hormone　*215*
L 錐体　*74*
L-ドーパ　*263*

M

Maissner 神経叢　*167*
Manly らの方法　*298*
MAO　*35*
MLCK　*105*
monoamineoxidase　*35*
MSG　*257*
myosin light chain kinase　*105*
M 錐体　*74*

N

Na$^+$/リン酸共輸送体　*182*
Na$^+$-K$^+$-2Cl$^-$共輸送体　*313*
Na$^+$-K$^+$-ATPase　*9, 178, 313*
Na$^+$-K$^+$ポンプ　*313*
Na$^+$依存性アミノ酸輸送体　*161*
Na$^+$依存性グルコース共輸送体　*160*
Na$^+$チャネル　*12*
Na$^+$利尿作用　*202*
NH$_3$　*182*
NH$_4$$^+$　*182*
NMN　*35*
N$_M$受容体　*34*
N$_N$受容体　*34*
NO　*136*
NSAIDs　*164, 226*

O

O$_2$分圧　*149*
Oddi 括約筋　*165*
Osm　*342*
O 型　*113*

P

P50　*150*
pantogeusia　*263*
parathyroid hormone　*200*
Parkinson 病　*55, 263*
Pavlov　*58*
PDGF　*112*
pH　*341*
phenylthiocarbamide　*261*
Physiology　*2*
pH 緩衝系　*181*
Piezo チャネル　*84*
PKA　*314*
PLC　*312*
Posselt の図形　*276*
post-tetanic potentiation　*27*
prepain　*250*
PTC　*261*
PTC 味盲　*261*
PTH　*200*
PTP　*27*
pyrogen　*225*
P 波　*126*
P 物質　*250*

Q

QRS 波　*126*

R

referred pain　*91*
Rh 抗原　*114*
Rh 式血液型　*114*
RNA　*5*
RPF　*184*

S

sex-determining region Y 遺伝子　*208*
SGLT　*9, 160, 178*
SIgA　*315*
sIgA　*315*
single nucleotide polymorphism　*261*
size principle　*97*
Sjögren 症候群　*263, 321*
slow-twich type　*97*
SNARE タンパク質　*314*
SNP　*261*
Sodium-dependent glucose transporter　*160*
SRY 遺伝子　*208*
stage I 移送　*287*
stage II 移送　*288*
S 型　*97*
S 状結腸　*169*

S 錐体　*74*

T

T1R　*260*
T1R 受容体ファミリー　*260*
T2R　*260*
T2R38 受容体　*261*
T2R 受容体ファミリー　*260*
T$_3$　*192, 196*
T$_4$　*192, 196*
Tas1R　*260*
Tas2R　*260*
taste disorder　*263*
Transient receptor potential ankyrin 1 channel　*85*
Transient receptor potential channel　*84*
Transient receptor potential melastain 8 channel　*84*
Transient receptor potential vanilloid 1 channel　*85*
Transient receptor potential vanilloid 2 channel　*85*
Transient receptor potential vanilloid 3 channel　*84*
Transient receptor potential vanilloid 4 channel　*84*
triad　*94*
TRPA1 チャネル　*85*
TRPM5　*260*
TRPM8 チャネル　*84*
TRPV1 チャネル　*85, 250*
TRPV2 チャネル　*85*
TRPV3 チャネル　*84*
TRPV4 チャネル　*84*
TRP チャネル　*84, 246*
T 管　*93*
T 波　*126*
T リンパ球　*110*

V

vasoactive intestinal polypeptide　*133*
VIP　*24, 133, 319*
VIP 受容体　*133*
von Willebrand 因子　*110*
VPM　*246*

W

Wernicke 野　*61, 80, 336*

X

X 染色体　*208*

Y

Y 染色体　*208*

Z

Z 帯　*94*

ギリシャ文字

α1 受容体　*132*
α-γ 連関　*90*
α アミラーゼ　*159, 314, 320*
α 運動神経　*96*
α 運動線維　*89*
α 運動ニューロン　*96*

α 受容体　*33, 135*
α 波　*60*
β2 作用　*133*
β アドレナリン受容体　*312*
β 受容体　*33, 135*
β ディフェンシン　*321*
β 波　*60*
γ-アミノ酪酸　*23*

γ 運動神経　*96*
γ 運動線維　*89*
γ 運動ニューロン　*96*
γ カルボキシグルタミン酸　*112*
γ 環　*90*
γ 振動　*60*
δ 波　*60*
θ 波　*60*

ビジュアル生理学・口腔生理学　第4版

2008 年 2 月 1 日　第 1 版第 1 刷発行
2010 年 3 月 1 日　第 2 版第 1 刷発行
2012 年 3 月 1 日　第 2 版第 2 刷発行
2014 年 3 月 1 日　第 3 版第 1 刷発行
2017 年 3 月 1 日　第 3 版第 2 刷発行
2021 年 3 月 1 日　第 3 版第 3 刷発行
2025 年 3 月 1 日　第 4 版第 1 刷発行

編　者　吉垣　純子
　　　　石井　久淑
発 行 者　百瀬　卓雄
発 行 所　株式会社 学建書院
〒112-0004　東京都文京区後楽 1-1-15-3F
TEL（03）3816-3888
FAX（03）3814-6679
http://www.gakkenshoin.co.jp
印刷製本　三報社印刷㈱

ⒸJunko Yoshigaki, Hisayoshi Ishii, 2025［検印廃止］

JCOPY 〈（一社）出版者著作権管理機構 委託出版物〉
本書の無断複写は著作権法上での例外を除き禁じられています．複写される場合は，その
つど事前に，（一社）出版者著作権管理機構（電話 03-5244-5088，FAX 03-5244-5089）の
許諾を得てください．

ISBN978-4-7624-3663-5